编　委　会

四川卫生健康统计年鉴

SICHUAN WEISHENG JIANKANG
TONGJI NIANJIAN（2021）

2021

四川省卫生健康委员会　编

西南交通大学出版社
·成　都·

图书在版编目（CIP）数据

四川卫生健康统计年鉴. 2021 / 四川省卫生健康委员会编. — 成都：西南交通大学出版社，2022.11
ISBN 978-7-5643-9003-7

Ⅰ. ①四… Ⅱ. ①四… Ⅲ. ①卫生统计－统计资料－四川－2021－年鉴 Ⅳ. ①R195.1-54

中国版本图书馆 CIP 数据核字（2022）第 212409 号

数字年鉴

四川卫生健康统计年鉴
（2021）
四川省卫生健康委员会　编

责任编辑	张文越
封面设计	墨创文化
出版发行	西南交通大学出版社 （四川省成都市金牛区二环路北一段 111 号 西南交通大学创新大厦 21 楼）
发行部电话	028-87600564　028-87600533
邮政编码	610031
网　　址	http: //www.xnjdcbs.com
印　　刷	成都蜀通印务有限责任公司
成品尺寸	210 mm × 295 mm
印　　张	28.75
字　　数	889 千
版　　次	2022 年 11 月第 1 版
印　　次	2022 年 11 月第 1 次
书　　号	ISBN 978-7-5643-9003-7
定　　价	350.00 元

图书如有印装质量问题　本社负责退换

目　录

一、医疗卫生机构

简要说明

1. 本部分主要介绍全省及21个市（州）、183个县（市、区）医疗卫生机构数，主要包括各级各类医院、基层医疗卫生机构、专业公共卫生机构（含计划生育技术服务机构）、其他医疗卫生机构；医院等级情况，按床位数分组的医院、卫生院和社区卫生服务中心（站）数等。

2. 本部分数据来源于四川省卫生健康统计数据综合采集与决策支持系统年报数据库。

3. 统计分类。

（1）按经济类型分为公立（国有、集体）、民营（联营、私营和其他）。

（2）按主办单位分为政府办、社会办和个人办。政府办包括卫生行政部门和其他政府机关主办的医疗卫生机构，社会办包括企业、事业单位、社会团体和其他社会组织办的医疗卫生机构。

（3）按分类管理原则分为非营利性、营利性和其他医疗卫生机构。

4. 统计口径。

医疗卫生机构的数量系卫生健康行政部门或工商、民政部门登记注册数，总数不包括国境卫生检疫所、高等或中等医学院校、药品检验所（室）和计划生育指导站（中心）等。

主要指标解释

医疗卫生机构：从卫生健康行政部门取得"医疗机构执业许可证"或从民政、工商行政、机构编制管理部门取得法人单位登记证书，为社会提供医疗服务、公共卫生服务或从事医学科研和医学在职培训等工作的单位。医疗卫生机构包括医院、基层医疗卫生机构、专业公共卫生机构、其他医疗卫生机构。

非营利性医疗卫生机构：为社会公众利益服务而设立运营的医疗卫生机构，不以营利为目的，其收入用于弥补医疗服务成本。

营利性医疗卫生机构：医疗服务所得收益可用于投资者弥补经济回报的医疗卫生机构。政府不举办营利性医疗卫生机构。

医院：包括综合医院、中医医院、中西医结合医院、民族医院、各类专科医院、护理院、护理中心，不包括专科疾病防治院、妇幼保健院（所、站）和疗养院。

中医医院：中医（综合）医院和中医专科医院，不包括中西医结合医院和民族医医院。

专科医院：包括口腔医院、眼科医院、耳鼻喉科医院、肿瘤医院、心血管病医院、胸科医院、血液病医院、妇产（科）医院、儿童医院、精神病医院、传染病医院、皮肤病医院、结核病医院、麻风病医院、职业病医院、骨科医院、康复医院、整形外科医院、美容医院等其他专科医院，不包括中医专科医院、各类专科疾病防治院和妇幼保健院（所、站）。

公立医院：经济类型为国有和集体的医院。

民营医院：经济类型为国有和集体以外的医院，包括联营、股份合作、私营、港澳台投资和外国投资等性质的医院。

基层医疗卫生机构：包括社区卫生服务中心（站）、街道卫生院、乡镇卫生院、村卫生室、门诊部、诊所（卫生所、医务室）、护理站。

专业公共卫生机构：包括疾病预防控制中心、专科疾病防治机构、妇幼保健机构、健康教育机构、急救中心（站）、采供血机构、卫生监督机构、卫生部门主管的计划生育技术服务中心，不包括传染病院、结核病医院、血防医院、精神病医院、卫生监督检验（监测、检测）机构。

其他医疗卫生机构：包括康复医疗机构（疗养院、康复医疗机构、安宁疗护中心）、临床检验中心（所、站）、医学科学研究机构、医学在职培训机构、健康教育机构、健康体检中心、医疗辅助性机构（医学检验实验室、病理诊断中心、医学影像诊断中心、血液透析中心、医学消毒供应中心、其他辅助类诊疗服务机构）、医学考试中心、农村改水中心、人才交流中心、统计信息中心等卫生事业单位。

医院等级：由卫生行政部门确定的级别（一、二、三级）和由医疗机构评审委员会评定的等次（甲、乙、丙等），是由卫生行政部门评定的、反映医院规模和医疗水平的综合指标。

联合办村卫生室：由两个或多个乡村医生联合创办或执业（助理）医师与乡村医生联合创办的村卫生室。

政府办村卫生室：乡镇卫生院设点的村卫生室。

表 1-1-1　2017—2021 年全省各类医疗卫生机构数

分　类	2017	2018	2019	2020	2021
总　计	**80480**	**81539**	**83757**	**82793**	**80249**
医　院	2219	2343	2417	2435	2481
综合医院	1444	1485	1507	1494	1483
中医医院	222	232	247	260	266
中西医结合医院	29	33	35	30	34
民族医医院	32	35	35	38	43
专科医院	490	550	582	602	641
护理院（中心）	2	8	11	11	14
基层医疗卫生机构	77484	78427	80499	79491	76875
卫生院	4476	4437	4421	4317	3687
乡镇卫生院	4466	4432	4416	4284	3661
中心卫生院	1039	1038	1046	1026	1028
乡卫生院	3427	3394	3370	3258	2633
社区卫生服务中心（站）	940	981	1039	1058	1116
社区卫生服务中心	417	424	433	459	498
门诊部	410	523	696	786	1200
护理站	0	0	2	6	14
诊所、卫生所、医务室	15445	16467	18569	19122	20549
村卫生室	56213	56019	55772	54202	50309
专业公共卫生机构	710	700	716	716	703
妇幼保健院（所、站）	203	201	201	202	202
专科疾病防治院（所、站）	25	24	25	22	23
疾病预防控制机构	206	206	208	210	212
卫生监督机构	202	202	201	191	178
健康教育所（站、中心）	11	11	13	13	12
急救中心（站）	18	18	23	22	23
采供血机构	34	35	41	52	52
计划生育技术服务机构	11	3	4	4	1
其他医疗卫生机构	67	69	125	151	190
康复医疗机构	0	0	1	3	3
医学科学研究机构	7	7	7	7	5
医学在职培训机构	13	13	8	8	8
临床检验中心（所、站）	6	8	37	41	44
其　他	41	41	72	92	130

表 1-1-2　2021 年市（州）

地　区	合计	医　院							基层医疗卫生机构								
		小计	综合医院	中医医院	中西医结合医院	民族医医院	专科医院	护理院(中心)	小计	社区卫生服务中心	社区卫生服务站	街道卫生院	乡镇卫生院	村卫生室	门诊部	护理站	诊所、卫生所、医务室
总　计	80249	2481	1483	266	34	43	641	14	76875	498	618	26	3661	50309	1200	14	20549
成都市	12497	692	397	65	18	3	205	4	11642	154	112	0	237	3133	980	14	7012
锦江区	566	31	14	5	0	0	12	0	530	15	1	0	0	0	67	0	447
青羊区	679	53	21	7	2	0	23	0	615	11	12	0	0	0	111	2	479
金牛区	774	47	21	8	3	0	15	0	719	14	9	0	0	0	90	1	605
武侯区	1382	122	44	8	5	2	61	2	1220	19	23	0	0	0	271	1	906
成华区	809	50	33	1	1	1	13	1	751	11	14	0	0	0	62	3	661
龙泉驿区	632	28	24	1	0	0	3	0	595	8	2	0	6	80	63	0	436
青白江区	262	14	7	1	0	0	5	1	245	2	0	0	9	117	9	0	108
新都区	741	27	22	2	0	0	3	0	709	4	3	0	11	246	44	0	401
温江区	654	39	33	1	0	0	5	0	600	8	9	0	5	148	56	3	371
双流区	1209	67	53	3	2	0	9	0	1130	11	0	0	15	204	92	2	806
郫都区	708	23	19	2	0	0	2	0	676	4	9	0	12	156	57	0	438
新津区	165	10	6	1	0	0	3	0	151	2	0	0	7	61	8	2	71
金堂县	472	20	6	1	1	0	12	0	448	6	0	0	17	280	2	0	143
大邑县	465	18	14	3	0	0	1	0	444	6	0	0	20	281	5	0	132
蒲江县	161	9	3	2	1	0	3	0	148	5	0	0	8	86	6	0	43
都江堰市	477	34	18	4	0	0	12	0	440	5	26	0	21	174	7	0	207
彭州市	567	33	17	9	2	0	5	0	526	8	0	0	9	344	8	0	157
邛崃市	463	23	17	2	0	0	4	0	437	1	0	0	21	231	9	0	175
崇州市	446	30	16	3	1	0	10	0	412	6	4	0	25	150	8	0	219
简阳市	865	14	9	1	0	0	4	0	846	8	0	0	51	575	5	0	207
自贡市	2143	68	43	6	1	0	17	1	2048	19	13	0	71	1368	4	0	573
自流井区	273	19	13	1	0	0	5	0	245	6	6	0	6	34	1	0	192
贡井区	229	7	4	1	0	0	2	0	219	3	1	0	7	149	0	0	59
大安区	247	7	3	1	0	0	3	0	236	4	1	0	11	150	0	0	70
沿滩区	175	4	2	0	0	0	2	0	168	2	1	0	11	110	0	0	44
荣　县	542	12	8	1	1	0	2	0	527	1	2	0	19	398	1	0	106
富顺县	677	19	13	2	0	0	3	1	653	3	2	0	17	527	2	0	102
攀枝花市	1077	28	17	3	1	0	6	1	1025	14	24	0	37	453	2	0	495
东　区	250	8	4	0	1	0	3	0	230	6	4	0	1	7	0	0	212
西　区	90	2	2	0	0	0	0	0	85	4	7	0	1	5	0	0	68
仁和区	237	6	2	1	0	0	2	1	228	2	13	0	12	83	0	0	118
米易县	248	6	4	1	0	0	1	0	239	1	0	0	11	171	1	0	55
盐边县	252	6	5	1	0	0	0	0	243	1	0	0	12	187	1	0	42

及县（市、区）医疗卫生机构数

专业公共卫生机构									其他医疗卫生机构							
小计	疾病预防控制机构	卫生监督机构	专科疾病防治院(所、站)	妇幼保健院(所、站)	急救中心(站)	采供血机构	健康教育所（站、中心）	计划生育技术服务机构	小计	康复医疗机构	医学科研机构	医学在职培训机构	临床检验中心（所、站）	健康体检中心	医疗辅助性机构	其他
703	212	178	23	202	23	52	12	1	190	3	5	8	44	13	33	84
68	25	13	2	21	2	5	0	0	95	1	4	1	41	7	16	25
4	1	1	0	1	0	1	0	0	1	0	0	0	0	1	0	0
4	1	2	0	1	0	0	0	0	7	0	2	0	0	0	0	5
3	2	0	0	1	0	0	0	0	5	0	0	0	2	1	2	0
8	4	1	0	2	1	0	0	0	32	0	1	0	20	3	4	4
3	1	1	0	1	0	0	0	0	5	1	1	0	2	0	0	1
3	1	1	0	1	0	0	0	0	6	0	0	0	3	0	0	3
2	1	0	0	1	0	0	0	0	1	0	0	0	0	0	1	0
3	1	1	0	1	0	0	0	0	2	0	0	0	0	0	0	2
3	1	1	0	1	0	0	0	0	12	0	0	0	7	0	4	1
4	2	0	0	1	1	0	0	0	8	0	0	1	3	1	3	0
3	1	1	0	1	0	0	0	0	6	0	0	0	4	0	0	2
3	1	0	1	1	0	0	0	0	1	0	0	0	0	0	0	1
4	1	1	0	1	0	1	0	0	0	0	0	0	0	0	0	0
2	1	0	0	1	0	0	0	0	1	0	0	0	0	0	1	0
3	1	1	0	1	0	0	0	0	1	0	0	0	0	0	0	1
3	1	0	0	1	0	1	0	0	0	0	0	0	0	0	0	0
3	1	0	0	1	0	1	0	0	5	0	0	0	0	1	0	4
3	1	1	0	1	0	0	0	0	0	0	0	0	0	0	0	0
3	1	1	0	1	0	0	0	0	1	0	0	0	0	0	1	0
4	1	0	1	1	0	1	0	0	1	0	0	0	0	0	0	1
26	7	8	1	7	1	2	0	0	1	0	0	0	0	0	0	1
8	2	3	0	1	1	1	0	0	1	0	0	0	0	0	0	1
3	1	1	0	1	0	0	0	0	0	0	0	0	0	0	0	0
4	1	1	0	2	0	0	0	0	0	0	0	0	0	0	0	0
3	1	1	0	1	0	0	0	0	0	0	0	0	0	0	0	0
3	1	1	0	1	0	0	0	0	0	0	0	0	0	0	0	0
5	1	1	1	1	0	1	0	0	0	0	0	0	0	0	0	0
21	6	6	1	6	1	1	0	0	3	0	0	0	0	0	0	3
9	2	2	1	2	1	1	0	0	3	0	0	0	0	0	0	3
3	1	1	0	1	0	0	0	0	0	0	0	0	0	0	0	0
3	1	1	0	1	0	0	0	0	0	0	0	0	0	0	0	0
3	1	1	0	1	0	0	0	0	0	0	0	0	0	0	0	0
3	1	1	0	1	0	0	0	0	0	0	0	0	0	0	0	0

续表

地区	合计	医院							基层医疗卫生机构								
		小计	综合医院	中医医院	中西医结合医院	民族医医院	专科医院	护理院(中心)	小计	社区卫生服务中心	社区卫生服务站	街道卫生院	乡镇卫生院	村卫生室	门诊部	护理站	诊所、卫生所、医务室
泸州市	4556	137	83	22	0	0	32	0	4379	29	29	0	109	3149	20	0	1043
江阳区	589	33	18	2	0	0	13	0	551	10	14	0	7	251	5	0	264
纳溪区	447	24	17	6	0	0	1	0	419	3	1	0	10	296	1	0	108
龙马潭区	401	21	4	6	0	0	11	0	371	9	5	0	3	147	2	0	205
泸　县	1173	21	18	1	0	0	2	0	1144	1	0	0	19	970	1	0	153
合江县	799	15	10	3	0	0	2	0	779	2	0	0	22	553	5	0	197
叙永县	532	10	7	2	0	0	1	0	518	1	9	0	25	401	6	0	76
古蔺县	615	13	9	2	0	0	2	0	597	3	0	0	23	531	0	0	40
德阳市	2251	90	50	12	2	0	26	0	2124	20	22	0	75	1093	20	0	894
旌阳区	444	28	11	3	1	0	13	0	406	9	0	0	8	118	15	0	256
罗江区	165	5	3	1	0	0	1	0	157	1	4	0	7	75	1	0	69
中江县	673	12	7	1	1	0	3	0	656	2	15	0	30	436	1	0	172
广汉市	406	18	11	1	0	0	6	0	383	4	3	0	9	199	2	0	166
什邡市	268	12	8	2	0	0	2	0	249	2	0	0	11	133	1	0	102
绵竹市	295	15	10	4	0	0	1	0	273	2	0	0	10	132	0	0	129
绵阳市	4556	128	76	14	1	1	33	3	4381	25	84	0	219	2895	8	0	1150
涪城区	649	32	12	4	1	0	13	2	605	11	45	0	14	121	4	0	410
游仙区	425	13	7	2	0	0	3	1	407	5	11	0	10	224	1	0	156
安州区	323	9	7	1	0	0	1	0	310	0	0	0	18	237	0	0	55
三台县	1073	24	20	2	0	0	2	0	1046	2	5	0	42	874	0	0	123
盐亭县	560	10	7	1	0	0	2	0	546	1	3	0	31	435	1	0	75
梓潼县	324	12	8	1	0	0	3	0	309	0	1	0	20	205	0	0	83
北川县	248	3	1	0	0	1	1	0	239	2	6	0	19	193	0	0	19
平武县	278	3	1	1	0	0	1	0	270	0	0	0	25	215	1	0	29
江油市	676	22	13	2	0	0	7	0	649	4	13	0	40	391	1	0	200
广元市	3210	81	46	12	1	0	22	0	3095	14	11	0	217	2109	7	0	737
利州区	654	35	16	4	1	0	14	0	608	7	10	0	10	185	6	0	390
昭化区	267	5	3	2	0	0	0	0	256	1	1	0	27	210	0	0	17
朝天区	258	3	2	1	0	0	0	0	252	1	0	0	24	214	0	0	13
旺苍县	501	16	12	1	0	0	3	0	481	2	0	0	35	352	0	0	92
青川县	328	4	3	1	0	0	0	0	322	0	0	0	36	268	0	0	18
剑阁县	482	7	5	1	0	0	1	0	472	0	0	0	54	358	1	0	59
苍溪县	720	11	5	2	0	0	4	0	704	3	0	0	31	522	0	0	148
遂宁市	3907	71	43	10	1	0	17	0	3801	17	90	0	88	2675	18	0	913
船山区	855	31	14	4	1	0	12	0	810	11	74	0	11	303	13	0	398

1-1-2（1）

专业公共卫生机构									其他医疗卫生机构							
小计	疾病预防控制机构	卫生监督机构	专科疾病防治院(所、站)	妇幼保健院(所、站)	急救中心(站)	采供血机构	健康教育所（站、中心）	计划生育技术服务机构	小计	康复医疗机构	医学科研机构	医学在职培训机构	临床检验中心（所、站）	健康体检中心	医疗辅助性机构	其他
30	8	8	2	8	1	1	2	0	10	0	0	0	0	1	8	1
5	1	1	0	1	1	0	1	0	0	0	0	0	0	0	0	0
3	1	1	0	1	0	0	0	0	1	0	0	0	0	0	1	0
7	2	2	0	2	0	1	0	0	2	0	0	0	0	0	1	1
5	1	1	1	1	0	0	1	0	3	0	0	0	0	1	2	0
4	1	1	1	1	0	0	0	0	1	0	0	0	0	0	1	0
3	1	1	0	1	0	0	0	0	1	0	0	0	0	0	1	0
3	1	1	0	1	0	0	0	0	2	0	0	0	0	0	2	0
31	7	7	5	6	1	4	1	0	6	0	0	1	0	0	0	5
8	2	2	0	1	1	1	1	0	2	0	0	0	0	0	0	2
3	1	1	0	1	0	0	0	0	0	0	0	0	0	0	0	0
5	1	1	1	1	0	1	0	0	0	0	0	0	0	0	0	0
4	1	1	0	1	0	1	0	0	1	0	0	0	0	0	0	1
6	1	1	2	1	0	1	0	0	1	0	0	0	0	0	0	1
5	1	1	2	1	0	0	0	0	2	0	0	1	0	0	0	1
43	12	10	1	10	5	5	0	0	4	0	0	1	0	0	0	3
11	3	2	1	2	2	1	0	0	1	0	0	0	0	0	0	1
5	2	2	0	1	0	0	0	0	0	0	0	0	0	0	0	0
4	1	1	0	1	0	1	0	0	0	0	0	0	0	0	0	0
3	1	0	0	1	0	1	0	0	0	0	0	0	0	0	0	0
4	1	1	0	1	0	1	0	0	0	0	0	0	0	0	0	0
3	1	1	0	1	0	0	0	0	0	0	0	0	0	0	0	0
4	1	1	0	1	1	0	0	0	2	0	0	1	0	0	0	1
4	1	1	0	1	1	0	0	0	1	0	0	0	0	0	0	1
5	1	1	0	1	1	1	0	0	0	0	0	0	0	0	0	0
30	8	6	1	7	1	3	3	1	4	0	0	0	0	0	0	4
8	2	2	0	1	1	1	0	1	3	0	0	0	0	0	0	3
5	1	1	0	1	0	0	2	0	1	0	0	0	0	0	0	1
3	1	1	0	1	0	0	0	0	0	0	0	0	0	0	0	0
4	1	1	0	1	0	0	1	0	0	0	0	0	0	0	0	0
2	1	0	0	1	0	0	0	0	0	0	0	0	0	0	0	0
3	1	0	0	1	0	1	0	0	0	0	0	0	0	0	0	0
5	1	1	1	1	0	1	0	0	0	0	0	0	0	0	0	0
21	6	5	0	6	1	2	1	0	14	1	0	1	1	0	2	9
9	2	2	0	2	1	1	1	0	5	0	0	0	1	0	0	4

续表

地　区	合计	医院							基层医疗卫生机构								
		小计	综合医院	中医医院	中西医结合医院	民族医医院	专科医院	护理院(中心)	小计	社区卫生服务中心	社区卫生服务站	街道卫生院	乡镇卫生院	村卫生室	门诊部	护理站	诊所、卫生所、医务室
安居区	752	8	6	1	0	0	1	0	740	2	0	0	21	664	0	0	53
蓬溪县	617	10	6	1	0	0	3	0	601	0	3	0	22	488	0	0	88
大英县	595	10	8	1	0	0	1	0	581	0	12	0	11	425	1	0	132
射洪市	1088	12	9	3	0	0	0	0	1069	4	1	0	23	795	4	0	242
内江市	3764	75	53	9	1	0	12	0	3660	16	2	0	73	2791	11	0	767
市中区	466	19	13	3	0	0	3	0	440	8	2	0	9	229	4	0	188
东兴区	772	16	10	1	0	0	5	0	749	3	0	0	16	541	6	0	183
威远县	747	18	15	1	1	0	1	0	726	1	0	0	14	572	0	0	139
资中县	1073	12	7	3	0	0	2	0	1055	2	0	0	22	858	1	0	172
隆昌市	706	10	8	1	0	0	1	0	690	2	0	0	12	591	0	0	85
乐山市	3237	98	56	14	1	0	26	1	3098	16	19	0	165	2133	30	0	735
市中区	612	33	13	5	1	0	14	0	567	7	15	0	24	231	17	0	273
沙湾区	211	9	7	0	0	0	2	0	199	1	2	0	8	143	1	0	44
五通桥区	236	7	3	2	0	0	2	0	227	2	0	0	10	167	1	0	47
金口河区	59	1	1	0	0	0	0	0	56	0	0	0	6	41	1	0	8
犍为县	554	9	7	1	0	0	1	0	540	1	0	0	30	422	4	0	83
井研县	389	6	4	1	0	0	1	0	380	2	0	0	14	306	2	0	56
夹江县	307	7	3	1	0	0	3	0	297	1	0	0	7	209	2	0	78
沐川县	226	4	3	1	0	0	0	0	220	0	1	0	19	181	0	0	19
峨边县	151	3	2	1	0	0	0	0	145	0	0	0	14	121	0	0	10
马边县	167	4	3	1	0	0	0	0	160	0	0	0	15	123	0	0	22
峨眉山市	325	15	10	1	0	0	3	1	307	2	1	0	18	189	2	0	95
南充市	8302	177	112	9	1	0	52	3	8085	38	112	0	421	6187	21	0	1306
顺庆区	787	52	30	1	0	0	21	0	726	6	39	0	20	248	13	0	400
高坪区	621	22	15	1	0	0	5	1	596	6	8	0	24	376	2	0	180
嘉陵区	569	10	5	0	1	0	3	1	556	4	15	0	41	421	0	0	75
南部县	1243	25	17	1	0	0	7	0	1213	3	0	0	79	1044	3	0	84
营山县	1413	11	7	1	0	0	3	0	1398	5	10	0	66	1265	0	0	52
蓬安县	750	14	10	1	0	0	3	0	732	2	6	0	38	590	0	0	96
仪陇县	1132	11	5	1	0	0	4	1	1118	3	18	0	62	887	0	0	148
西充县	760	11	8	1	0	0	2	0	746	3	2	0	45	611	1	0	84
阆中市	1027	21	15	2	0	0	4	0	1000	6	14	0	46	745	2	0	187
眉山市	2247	86	43	10	0	0	33	0	2136	13	0	1	123	1439	1	0	559
东坡区	498	33	13	4	0	0	16	0	456	3	0	0	23	232	1	0	197
彭山区	261	10	7	1	0	0	2	0	248	1	0	1	12	174	0	0	60

1-1-2（2）

专业公共卫生机构									其他医疗卫生机构							
小计	疾病预防控制机构	卫生监督机构	专科疾病防治院(所、站)	妇幼保健院(所、站)	急救中心(站)	采供血机构	健康教育所（站、中心）	计划生育技术服务机构	小计	康复医疗机构	医学科研机构	医学在职培训机构	临床检验中心(所、站)	健康体检中心	医疗辅助性机构	其他
3	1	1	0	1	0	0	0	0	1	0	0	0	0	0	0	1
3	1	0	0	1	0	1	0	0	3	0	0	1	0	0	0	2
3	1	1	0	1	0	0	0	0	1	0	0	0	0	0	0	1
3	1	1	0	1	0	0	0	0	4	1	0	0	0	0	2	1
25	6	6	1	6	2	4	0	0	4	0	0	0	0	0	2	2
5	1	1	0	1	1	1	0	0	2	0	0	0	0	0	0	2
7	2	2	0	2	0	1	0	0	0	0	0	0	0	0	0	0
3	1	1	0	1	0	0	0	0	0	0	0	0	0	0	0	0
5	1	1	0	1	1	1	0	0	1	0	0	0	0	0	1	0
5	1	1	1	1	0	1	0	0	1	0	0	0	0	0	1	0
38	13	9	2	12	0	1	1	0	3	0	0	0	0	2	0	1
10	2	2	2	2	0	1	1	0	2	0	0	0	0	2	0	0
3	1	1	0	1	0	0	0	0	0	0	0	0	0	0	0	0
2	1	0	0	1	0	0	0	0	0	0	0	0	0	0	0	0
2	1	0	0	1	0	0	0	0	0	0	0	0	0	0	0	0
4	2	1	0	1	0	0	0	0	1	0	0	0	0	0	0	1
3	1	1	0	1	0	0	0	0	0	0	0	0	0	0	0	0
3	1	1	0	1	0	0	0	0	0	0	0	0	0	0	0	0
2	1	0	0	1	0	0	0	0	0	0	0	0	0	0	0	0
3	1	1	0	1	0	0	0	0	0	0	0	0	0	0	0	0
3	1	1	0	1	0	0	0	0	0	0	0	0	0	0	0	0
3	1	1	0	1	0	0	0	0	0	0	0	0	0	0	0	0
34	10	10	0	10	2	2	0	0	6	0	0	0	0	0	0	6
8	2	2	0	2	1	1	0	0	1	0	0	0	0	0	0	1
3	1	1	0	1	0	0	0	0	0	0	0	0	0	0	0	0
3	1	1	0	1	0	0	0	0	0	0	0	0	0	0	0	0
4	1	1	0	1	0	1	0	0	1	0	0	0	0	0	0	1
3	1	1	0	1	0	0	0	0	1	0	0	0	0	0	0	1
3	1	1	0	1	0	0	0	0	1	0	0	0	0	0	0	1
3	1	1	0	1	0	0	0	0	0	0	0	0	0	0	0	0
3	1	1	0	1	0	0	0	0	0	0	0	0	0	0	0	0
4	1	1	0	1	1	0	0	0	2	0	0	0	0	0	0	2
25	8	5	1	7	1	3	0	0	0	0	0	0	0	0	0	0
9	2	2	1	2	1	1	0	0	0	0	0	0	0	0	0	0
3	1	1	0	1	0	0	0	0	0	0	0	0	0	0	0	0

续表

地区	合计	医院							基层医疗卫生机构								
		小计	综合医院	中医医院	中西医结合医院	民族医医院	专科医院	护理院(中心)	小计	社区卫生服务中心	社区卫生服务站	街道卫生院	乡镇卫生院	村卫生室	门诊部	护理站	诊所、卫生所、医务室
仁寿县	883	24	15	1	0	0	8	0	854	6	0	0	58	570	0	0	220
洪雅县	238	6	3	1	0	0	2	0	230	1	0	0	14	193	0	0	22
丹棱县	182	7	2	2	0	0	3	0	171	1	0	0	7	142	0	0	21
青神县	185	6	3	1	0	0	2	0	177	1	0	0	9	128	0	0	39
宜宾市	4867	135	75	19	0	0	41	0	4691	15	29	0	138	3689	23	0	797
翠屏区	673	30	13	1	0	0	16	0	635	8	5	0	14	356	16	0	236
南溪区	360	7	5	1	0	0	1	0	350	1	9	0	11	261	1	0	67
叙州区	923	31	16	4	0	0	11	0	886	6	4	0	19	651	5	0	201
江安县	573	11	8	2	0	0	1	0	559	0	0	0	14	512	0	0	33
长宁县	456	9	7	1	0	0	1	0	443	0	0	0	18	348	1	0	76
高　县	404	7	5	1	0	0	1	0	393	0	0	0	14	336	0	0	43
珙　县	359	15	10	3	0	0	2	0	341	0	8	0	13	291	0	0	29
筠连县	416	12	5	3	0	0	4	0	400	0	3	0	12	333	0	0	52
兴文县	489	8	4	2	0	0	2	0	478	0	0	0	12	427	0	0	39
屏山县	214	5	2	1	0	0	2	0	206	0	0	0	11	174	0	0	21
广安市	2333	85	61	4	0	0	19	1	2222	15	34	0	110	1677	0	0	386
广安区	578	23	14	1	0	0	7	1	547	6	2	0	19	461	0	0	59
前锋区	247	7	6	0	0	0	1	0	237	2	9	0	9	204	0	0	13
岳池县	564	17	13	1	0	0	3	0	543	2	15	0	25	406	0	0	95
武胜县	429	17	13	1	0	0	3	0	408	1	8	0	24	276	0	0	99
邻水县	361	15	10	1	0	0	4	0	342	1	0	0	24	253	0	0	64
华蓥市	154	6	5	0	0	0	1	0	145	3	0	0	9	77	0	0	56
达州市	4223	145	96	18	2	0	29	0	4045	19	26	0	264	2602	12	0	1122
通川区	649	28	17	2	1	0	8	0	610	4	10	0	18	218	3	0	357
达川区	771	20	12	2	0	0	6	0	747	6	10	0	35	466	2	0	228
宣汉县	867	27	18	4	0	0	5	0	837	2	0	0	53	692	0	0	90
开江县	280	10	5	3	0	0	2	0	266	1	0	0	20	194	3	0	48
大竹县	594	19	14	1	0	0	4	0	572	1	3	0	50	382	0	0	136
渠　县	657	31	23	5	1	0	2	0	621	3	1	0	59	399	4	0	155
万源市	405	10	7	1	0	0	2	0	392	2	2	0	29	251	0	0	108
雅安市	1365	46	28	8	0	0	10	0	1285	7	0	1	88	677	1	0	511
雨城区	351	15	8	1	0	0	6	0	325	4	0	0	8	111	1	0	201
名山区	212	5	3	1	0	0	1	0	203	1	0	1	11	141	0	0	49
荥经县	192	5	4	1	0	0	0	0	183	1	0	0	11	126	0	0	45
汉源县	264	5	2	1	0	0	2	0	256	0	0	0	22	136	0	0	98
石棉县	73	4	3	1	0	0	0	0	66	1	0	0	11	38	0	0	16

1-1-2（3）

专业公共卫生机构									其他医疗卫生机构							
小计	疾病预防控制机构	卫生监督机构	专科疾病防治院(所、站)	妇幼保健院(所、站)	急救中心(站)	采供血机构	健康教育所（站、中心）	计划生育技术服务机构	小计	康复医疗机构	医学科研机构	医学在职培训机构	临床检验中心（所、站）	健康体检中心	医疗辅助性机构	其他
5	2	1	0	1	0	1	0	0	0	0	0	0	0	0	0	0
2	1	0	0	1	0	0	0	0	0	0	0	0	0	0	0	0
4	1	1	0	1	0	1	0	0	0	0	0	0	0	0	0	0
2	1	0	0	1	0	0	0	0	0	0	0	0	0	0	0	0
38	11	11	0	11	1	4	0	0	3	0	0	0	0	0	1	2
6	2	1	0	2	1	0	0	0	2	0	0	0	0	0	0	2
3	1	1	0	1	0	0	0	0	0	0	0	0	0	0	0	0
6	1	2	0	1	0	2	0	0	0	0	0	0	0	0	0	0
3	1	1	0	1	0	0	0	0	0	0	0	0	0	0	0	0
4	1	1	0	1	0	1	0	0	0	0	0	0	0	0	0	0
4	1	1	0	1	0	1	0	0	0	0	0	0	0	0	0	0
3	1	1	0	1	0	0	0	0	0	0	0	0	0	0	0	0
3	1	1	0	1	0	0	0	0	1	0	0	0	0	0	1	0
3	1	1	0	1	0	0	0	0	0	0	0	0	0	0	0	0
3	1	1	0	1	0	0	0	0	0	0	0	0	0	0	0	0
25	7	7	0	7	0	3	1	0	1	0	0	0	0	0	1	0
8	2	2	0	2	0	1	1	0	0	0	0	0	0	0	0	0
3	1	1	0	1	0	0	0	0	0	0	0	0	0	0	0	0
4	1	1	0	1	0	1	0	0	0	0	0	0	0	0	0	0
3	1	1	0	1	0	0	0	0	1	0	0	0	0	0	1	0
4	1	1	0	1	0	1	0	0	0	0	0	0	0	0	0	0
3	1	1	0	1	0	0	0	0	0	0	0	0	0	0	0	0
28	8	8	1	8	0	3	0	0	5	1	0	0	0	1	0	3
7	2	2	0	2	0	1	0	0	4	1	0	0	0	1	0	2
3	1	1	0	1	0	0	0	0	1	0	0	0	0	0	0	1
3	1	1	0	1	0	0	0	0	0	0	0	0	0	0	0	0
4	1	1	0	1	0	1	0	0	0	0	0	0	0	0	0	0
3	1	1	0	1	0	0	0	0	0	0	0	0	0	0	0	0
5	1	1	1	1	0	1	0	0	0	0	0	0	0	0	0	0
3	1	1	0	1	0	0	0	0	0	0	0	0	0	0	0	0
29	9	9	0	9	1	1	0	0	5	0	0	0	1	0	0	4
8	2	2	0	2	1	1	0	0	3	0	0	0	0	0	0	3
3	1	1	0	1	0	0	0	0	1	0	0	0	1	0	0	0
3	1	1	0	1	0	0	0	0	1	0	0	0	0	0	0	1
3	1	1	0	1	0	0	0	0	0	0	0	0	0	0	0	0
3	1	1	0	1	0	0	0	0	0	0	0	0	0	0	0	0

续表

地区	合计	医院							基层医疗卫生机构								
		小计	综合医院	中医医院	中西医结合医院	民族医医院	专科医院	护理院(中心)	小计	社区卫生服务中心	社区卫生服务站	街道卫生院	乡镇卫生院	村卫生室	门诊部	护理站	诊所、卫生所、医务室
天全县	124	5	4	1	0	0	0	0	116	0	0	0	10	73	0	0	33
芦山县	98	5	3	1	0	0	1	0	90	0	0	0	8	22	0	0	60
宝兴县	51	2	1	1	0	0	0	0	46	0	0	0	7	30	0	0	9
巴中市	3366	79	46	9	1	0	23	0	3253	28	5	22	207	2427	2	0	562
巴州区	722	30	14	3	0	0	13	0	677	9	5	0	38	418	2	0	205
恩阳区	511	5	2	2	0	0	1	0	503	3	0	0	34	443	0	0	23
通江县	696	16	11	2	1	0	2	0	675	5	0	0	49	523	0	0	98
南江县	663	11	6	1	0	0	4	0	647	5	0	0	48	522	0	0	72
平昌县	774	17	13	1	0	0	3	0	751	6	0	22	38	521	0	0	164
资阳市	3225	54	28	6	0	0	20	0	3153	8	1	1	114	2603	11	0	415
雁江区	1103	26	12	4	0	0	10	0	1068	4	1	0	21	842	9	0	191
安岳县	1434	16	8	1	0	0	7	0	1413	1	0	1	68	1209	1	0	133
乐至县	688	12	8	1	0	0	3	0	672	3	0	0	25	552	1	0	91
阿坝州	1620	39	22	6	1	9	1	0	1547	10	4	0	180	1250	1	0	102
马尔康市	142	5	3	1	0	1	0	0	131	1	0	0	13	105	0	0	12
汶川县	145	6	4	1	1	0	0	0	136	1	2	0	9	109	0	0	15
理　县	80	2	1	0	0	1	0	0	76	0	0	0	11	63	0	0	2
茂　县	182	4	3	1	0	0	0	0	174	1	2	0	10	136	0	0	25
松潘县	171	2	1	0	0	1	0	0	166	0	0	0	18	143	0	0	5
九寨沟县	128	2	1	1	0	0	0	0	124	1	0	0	11	108	1	0	3
金川县	112	3	2	1	0	0	0	0	107	1	0	0	19	77	0	0	10
小金县	142	2	1	0	0	1	0	0	138	0	0	0	18	111	0	0	9
黑水县	146	2	1	1	0	0	0	0	142	0	0	0	16	123	0	0	3
壤塘县	77	2	1	0	0	1	0	0	73	1	0	0	12	60	0	0	0
阿坝县	113	3	2	0	0	1	0	0	108	1	0	0	16	80	0	0	11
若尔盖县	129	4	1	0	0	2	1	0	123	2	0	0	16	102	0	0	3
红原县	53	2	1	0	0	1	0	0	49	1	0	0	11	33	0	0	4
甘孜州	2528	45	22	0	0	20	3	0	2421	2	0	0	295	2037	0	0	87
康定市	265	9	5	0	0	3	1	0	249	2	0	0	15	203	0	0	29
泸定县	137	3	1	0	0	1	1	0	131	0	0	0	9	92	0	0	30
丹巴县	170	3	1	0	0	1	1	0	164	0	0	0	15	140	0	0	9
九龙县	89	2	1	0	0	1	0	0	83	0	0	0	16	63	0	0	4
雅江县	103	2	1	0	0	1	0	0	98	0	0	0	16	79	0	0	3
道孚县	143	2	1	0	0	1	0	0	138	0	0	0	19	118	0	0	1
炉霍县	195	2	1	0	0	1	0	0	190	0	0	0	15	175	0	0	0

1-1-2（4）

专业公共卫生机构									其他医疗卫生机构							
小计	疾病预防控制机构	卫生监督机构	专科疾病防治院(所、站)	妇幼保健院(所、站)	急救中心(站)	采供血机构	健康教育所（站、中心）	计划生育技术服务机构	小计	康复医疗机构	医学科研机构	医学在职培训机构	临床检验中心（所、站）	健康体检中心	医疗辅助性机构	其他
3	1	1	0	1	0	0	0	0	0	0	0	0	0	0	0	0
3	1	1	0	1	0	0	0	0	0	0	0	0	0	0	0	0
3	1	1	0	1	0	0	0	0	0	0	0	0	0	0	0	0
29	6	6	4	6	1	3	3	0	5	0	0	0	1	0	1	3
11	2	2	2	2	0	1	2	0	4	0	0	0	1	0	1	2
3	1	1	0	1	0	0	0	0	0	0	0	0	0	0	0	0
5	1	1	1	1	0	1	0	0	0	0	0	0	0	0	0	0
4	1	1	0	1	0	1	0	0	1	0	0	0	0	0	0	1
6	1	1	1	1	1	0	1	0	0	0	0	0	0	0	0	0
15	4	4	1	4	0	2	0	0	3	0	0	0	0	1	1	1
7	2	2	0	2	0	1	0	0	2	0	0	0	0	1	0	1
5	1	1	1	1	0	1	0	0	0	0	0	0	0	0	0	0
3	1	1	0	1	0	0	0	0	1	0	0	0	0	0	1	0
32	14	3	0	14	0	1	0	0	2	0	1	1	0	0	0	0
6	2	1	0	2	0	1	0	0	0	0	0	0	0	0	0	0
2	1	0	0	1	0	0	0	0	1	0	0	1	0	0	0	0
2	1	0	0	1	0	0	0	0	0	0	0	0	0	0	0	0
3	1	1	0	1	0	0	0	0	1	0	1	0	0	0	0	0
3	1	1	0	1	0	0	0	0	0	0	0	0	0	0	0	0
2	1	0	0	1	0	0	0	0	0	0	0	0	0	0	0	0
2	1	0	0	1	0	0	0	0	0	0	0	0	0	0	0	0
2	1	0	0	1	0	0	0	0	0	0	0	0	0	0	0	0
2	1	0	0	1	0	0	0	0	0	0	0	0	0	0	0	0
2	1	0	0	1	0	0	0	0	0	0	0	0	0	0	0	0
2	1	0	0	1	0	0	0	0	0	0	0	0	0	0	0	0
2	1	0	0	1	0	0	0	0	0	0	0	0	0	0	0	0
2	1	0	0	1	0	0	0	0	0	0	0	0	0	0	0	0
59	19	19	0	19	1	1	0	0	3	0	0	0	0	0	0	3
7	2	2	0	2	0	1	0	0	0	0	0	0	0	0	0	0
3	1	1	0	1	0	0	0	0	0	0	0	0	0	0	0	0
3	1	1	0	1	0	0	0	0	0	0	0	0	0	0	0	0
3	1	1	0	1	0	0	0	0	1	0	0	0	0	0	0	1
3	1	1	0	1	0	0	0	0	0	0	0	0	0	0	0	0
3	1	1	0	1	0	0	0	0	0	0	0	0	0	0	0	0
3	1	1	0	1	0	0	0	0	0	0	0	0	0	0	0	0

续表

地区	合计	医院							基层医疗卫生机构								
		小计	综合医院	中医医院	中西医结合医院	民族医医院	专科医院	护理院(中心)	小计	社区卫生服务中心	社区卫生服务站	街道卫生院	乡镇卫生院	村卫生室	门诊部	护理站	诊所、卫生所、医务室
甘孜县	161	2	1	0	0	1	0	0	156	0	0	0	21	132	0	0	3
新龙县	114	2	1	0	0	1	0	0	109	0	0	0	17	92	0	0	0
德格县	178	2	1	0	0	1	0	0	173	0	0	0	23	150	0	0	0
白玉县	151	2	1	0	0	1	0	0	146	0	0	0	16	130	0	0	0
石渠县	152	2	1	0	0	1	0	0	147	0	0	0	21	125	0	0	1
色达县	150	2	1	0	0	1	0	0	145	0	0	0	16	129	0	0	0
理塘县	141	2	1	0	0	1	0	0	135	0	0	0	24	109	0	0	2
巴塘县	77	2	1	0	0	1	0	0	72	0	0	0	17	52	0	0	3
乡城县	78	2	1	0	0	1	0	0	73	0	0	0	12	59	0	0	2
稻城县	108	2	1	0	0	1	0	0	102	0	0	0	13	89	0	0	0
得荣县	116	2	1	0	0	1	0	0	110	0	0	0	10	100	0	0	0
凉山州	4975	122	86	10	2	10	14	0	4784	19	1	1	430	3922	28	0	383
西昌市	766	29	12	3	1	0	13	0	725	8	1	0	19	402	28	0	267
会理市	507	8	7	1	0	0	0	0	495	2	0	1	24	442	0	0	26
木里县	174	3	2	0	0	1	0	0	168	0	0	0	29	136	0	0	3
盐源县	324	11	10	1	0	0	0	0	309	0	0	0	23	286	0	0	0
德昌县	210	2	1	1	0	0	0	0	205	1	0	0	19	178	0	0	7
会东县	415	7	5	1	0	0	1	0	404	1	0	0	17	363	0	0	23
宁南县	164	3	2	1	0	0	0	0	155	1	0	0	13	131	0	0	10
普格县	107	4	3	0	0	1	0	0	100	1	0	0	20	76	0	0	3
布拖县	160	3	2	0	0	1	0	0	153	0	0	0	29	120	0	0	4
金阳县	122	5	3	1	0	1	0	0	114	0	0	0	16	98	0	0	0
昭觉县	324	4	3	0	0	1	0	0	317	1	0	0	45	261	0	0	10
喜德县	205	5	4	0	0	1	0	0	196	0	0	0	23	173	0	0	0
冕宁县	299	15	14	1	0	0	0	0	281	0	0	0	38	240	0	0	3
越西县	317	6	5	0	0	1	0	0	308	1	0	0	20	287	0	0	0
甘洛县	211	4	3	0	0	1	0	0	204	1	0	0	13	177	0	0	13
美姑县	340	4	3	0	0	1	0	0	333	1	0	0	36	290	0	0	6
雷波县	330	9	7	0	1	1	0	0	317	1	0	0	46	262	0	0	8

1-1-2(5)

专业公共卫生机构									其他医疗卫生机构							
小计	疾病预防控制机构	卫生监督机构	专科疾病防治院(所、站)	妇幼保健院(所、站)	急救中心(站)	采供血机构	健康教育所(站、中心)	计划生育技术服务机构	小计	康复医疗机构	医学科研机构	医学在职培训机构	临床检验中心(所、站)	健康体检中心	医疗辅助性机构	其他
3	1	1	0	1	0	0	0	0	0	0	0	0	0	0	0	0
3	1	1	0	1	0	0	0	0	0	0	0	0	0	0	0	0
3	1	1	0	1	0	0	0	0	0	0	0	0	0	0	0	0
3	1	1	0	1	0	0	0	0	0	0	0	0	0	0	0	0
3	1	1	0	1	0	0	0	0	0	0	0	0	0	0	0	0
3	1	1	0	1	0	0	0	0	0	0	0	0	0	0	0	0
3	1	1	0	1	0	0	0	0	1	0	0	0	0	0	0	1
3	1	1	0	1	0	0	0	0	0	0	0	0	0	0	0	0
3	1	1	0	1	0	0	0	0	0	0	0	0	0	0	0	0
4	1	1	0	1	1	0	0	0	0	0	0	0	0	0	0	0
3	1	1	0	1	0	0	0	0	1	0	0	0	0	0	0	1
56	18	18	0	18	1	1	0	0	13	0	0	3	0	1	1	8
8	2	2	0	2	1	1	0	0	4	0	0	0	0	1	1	2
3	1	1	0	1	0	0	0	0	1	0	0	1	0	0	0	0
3	1	1	0	1	0	0	0	0	0	0	0	0	0	0	0	0
3	1	1	0	1	0	0	0	0	1	0	0	0	0	0	0	1
3	1	1	0	1	0	0	0	0	0	0	0	0	0	0	0	0
3	1	1	0	1	0	0	0	0	1	0	0	0	0	0	0	1
3	1	1	0	1	0	0	0	0	3	0	0	0	0	0	0	3
3	1	1	0	1	0	0	0	0	0	0	0	0	0	0	0	0
3	1	1	0	1	0	0	0	0	1	0	0	0	0	0	0	1
3	1	1	0	1	0	0	0	0	0	0	0	0	0	0	0	0
3	1	1	0	1	0	0	0	0	0	0	0	0	0	0	0	0
3	1	1	0	1	0	0	0	0	1	0	0	1	0	0	0	0
3	1	1	0	1	0	0	0	0	0	0	0	0	0	0	0	0
3	1	1	0	1	0	0	0	0	0	0	0	0	0	0	0	0
3	1	1	0	1	0	0	0	0	0	0	0	0	0	0	0	0
3	1	1	0	1	0	0	0	0	0	0	0	0	0	0	0	0
3	1	1	0	1	0	0	0	0	1	0	0	1	0	0	0	0

表 1-1-3　2021 年全省不同性质

分类	合计	按城乡分		按经济类型分						
		城市	农村	公立	国有	集体	民营	联营	私营	其他
总　计	**80249**	**15819**	**64430**	**36830**	**8004**	**28826**	**43419**	**1901**	**35845**	**5673**
医　院	2481	1250	1231	684	660	24	1797	8	1174	615
综合医院	1483	686	797	382	370	12	1101	6	767	328
中医医院	266	121	145	154	148	6	112	1	74	37
中西医结合医院	34	21	13	7	7	0	27	0	18	9
民族医医院	43	3	40	40	39	1	3	0	0	3
专科医院	641	408	233	101	96	5	540	1	307	232
口腔医院	50	35	15	4	4	0	46	0	31	15
眼科医院	63	40	23	1	1	0	62	0	27	35
耳鼻喉科医院	12	9	3	0	0	0	12	0	6	6
肿瘤医院	13	10	3	4	4	0	9	0	6	3
心血管病医院	3	3	0	0	0	0	3	0	2	1
胸科医院	1	0	1	0	0	0	1	0	1	0
血液病医院	1	1	0	0	0	0	1	0	0	1
妇产（科）医院	48	37	11	1	1	0	47	0	26	21
儿童医院	6	6	0	2	2	0	4	0	2	2
精神病医院	146	64	82	58	54	4	88	0	51	37
传染病医院	7	5	2	7	7	0	0	0	0	0
皮肤病医院	15	12	3	1	1	0	14	0	8	6
结核病医院	0	0	0	0	0	0	0	0	0	0
麻风病医院	4	1	3	4	4	0	0	0	0	0
职业病医院	2	1	1	2	2	0	0	0	0	0
骨科医院	58	29	29	0	0	0	58	1	38	19
康复医院	45	27	18	9	9	0	36	0	23	13
整形外科医院	1	1	0	0	0	0	1	0	1	0
美容医院	37	36	1	0	0	0	37	0	9	28
其他专科医院	129	91	38	8	7	1	121	0	76	45
护理院（中心）	14	11	3	0	0	0	14	0	8	6
基层医疗卫生机构	76875	14168	62707	35393	6591	28802	41482	1893	34628	4961
社区卫生服务中心（站）	1116	717	399	603	465	138	513	0	470	43
社区卫生服务中心	498	301	197	470	385	85	28	0	11	17
社区卫生服务站	618	416	202	133	80	53	485	0	459	26

医疗卫生机构数

按主办单位分				按机构管理类别分		
政府办	卫生部门	社会办	个人办	非营利性	营利性	其他
9035	**8936**	**34622**	**36592**	**55430**	**24270**	**549**
616	559	659	1206	1085	1396	0
321	283	379	783	664	819	0
151	151	37	78	173	93	0
7	7	6	21	11	23	0
39	39	4	0	40	3	0
98	79	225	318	192	449	0
4	4	17	29	16	34	0
1	1	38	24	3	60	0
0	0	3	9	3	9	0
4	4	3	6	4	9	0
0	0	2	1	2	1	0
0	0	1	0	0	1	0
0	0	1	0	0	1	0
1	1	20	27	6	42	0
2	2	3	1	3	3	0
58	43	34	54	76	70	0
7	7	0	0	7	0	0
1	1	6	8	2	13	0
0	0	0	0	0	0	0
4	3	0	0	4	0	0
1	1	1	0	2	0	0
0	0	17	41	12	46	0
9	6	12	24	15	30	0
0	0	1	0	0	1	0
0	0	23	14	0	37	0
6	6	43	80	37	92	0
0	0	8	6	5	9	0
7681	7642	33854	35340	54096	22779	0
520	519	116	480	1076	40	0
449	449	39	10	497	1	0
71	70	77	470	579	39	0

续表

分类	合计	按城乡分		按经济类型分						
		城市	农村	公立			民营			
					国有	集体		联营	私营	其他
卫生院	3687	2	3685	3679	2908	771	8	5	2	1
街道卫生院	26	2	24	26	24	2	0	0	0	0
乡镇卫生院	3661	0	3661	3653	2884	769	8	5	2	1
中心卫生院	1028	0	1028	1028	941	87	0	0	0	0
乡卫生院	2633	0	2633	2625	1943	682	8	5	2	1
村卫生室	50309	0	50309	30514	2763	27751	19795	1884	15742	2169
门诊部	1200	1064	136	77	72	5	1123	0	579	544
综合门诊部	215	156	59	55	53	2	160	0	89	71
中医门诊部	78	65	13	5	2	3	73	0	36	37
中西医结合门诊部	13	11	2	0	0	0	13	0	11	2
民族医门诊部	0	0	0	0	0	0	0	0	0	0
专科门诊部	894	832	62	17	17	0	877	0	443	434
诊所、卫生所、医务室	20549	12371	8178	520	383	137	20029	4	17827	2198
诊　所	19788	11946	7842	38	15	23	19750	3	17661	2086
卫生所、医务室	761	425	336	482	368	114	279	1	166	112
护理站	14	14	0	0	0	0	14	0	8	6
专业公共卫生机构	703	273	430	670	670	0	33	0	6	27
疾病预防控制机构	212	79	133	212	212	0	0	0	0	0
省　属	1	1	0	1	1	0	0	0	0	0
地级市属	21	18	3	21	21	0	0	0	0	0
县级市属	76	58	18	76	76	0	0	0	0	0
县　属	111	0	111	111	111	0	0	0	0	0
其　他	3	2	1	3	3	0	0	0	0	0
专科疾病防治院（所、站）	23	8	15	20	20	0	3	0	2	1
专科疾病防治院	7	1	6	5	5	0	2	0	1	1
传染病防治院	0	0	0	0	0	0	0	0	0	0
结核病防治院	0	0	0	0	0	0	0	0	0	0
职业病防治院	2	1	1	2	2	0	0	0	0	0
其　他	5	0	5	3	3	0	2	0	1	1
专科疾病防治所（站、中心）	16	7	9	15	15	0	1	0	1	0
口腔病防治所（站、中心）	3	1	2	2	2	0	1	0	1	0
精神病防治所（站、中心）	1	0	1	1	1	0	0	0	0	0
皮肤病与性病防治所（中心）	0	0	0	0	0	0	0	0	0	0

1-1-3（1）

按主办单位分				按机构管理类别分		
政府办	卫生部门	社会办	个人办	非营利性	营利性	其他
3669	3669	17	1	3687	0	0
26	26	0	0	26	0	0
3643	3643	17	1	3661	0	0
1028	1028	0	0	1028	0	0
2615	2615	17	1	2633	0	0
3454	3454	31039	15816	48233	2076	0
4	0	461	735	94	1106	0
3	0	108	104	66	149	0
0	0	40	38	7	71	0
0	0	2	11	0	13	0
0	0	0	0	0	0	0
1	0	311	582	21	873	0
34	0	2215	18300	1005	19544	0
1	0	1644	18143	358	19430	0
33	0	571	157	647	114	0
0	0	6	8	1	13	0
662	660	39	2	246	4	453
210	210	2	0	1	0	211
1	1	0	0	0	0	1
21	21	0	0	0	0	21
76	76	0	0	0	0	76
111	111	0	0	0	0	111
1	1	2	0	1	0	2
18	16	4	1	20	3	0
4	3	3	0	5	2	0
0	0	0	0	0	0	0
0	0	0	0	0	0	0
1	1	1	0	2	0	0
3	2	2	0	3	2	0
14	13	1	1	15	1	0
2	2	0	1	2	1	0
0	0	1	0	1	0	0
0	0	0	0	0	0	0

续表

分类	合计	按城乡分		按经济类型分						
		城市	农村	公立			民营			
					国有	集体		联营	私营	其他
结核病防治所（站、中心）	3	1	2	3	3	0	0	0	0	0
职业病防治所（站、中心）	0	0	0	0	0	0	0	0	0	0
地方病防治所（站、中心）	0	0	0	0	0	0	0	0	0	0
血吸虫病防治所（站、中心）	6	3	3	6	6	0	0	0	0	0
药物戒毒所（中心）	2	1	1	2	2	0	0	0	0	0
其　他	1	1	0	1	1	0	0	0	0	0
健康教育所（站、中心）	12	9	3	12	12	0	0	0	0	0
妇幼保健院（所、站）	202	71	131	201	201	0	1	0	0	1
按机构隶属关系分										
省　属	1	1	0	1	1	0	0	0	0	0
地级市属	18	15	3	18	18	0	0	0	0	0
县级市属	71	53	18	71	71	0	0	0	0	0
县　属	110	0	110	110	110	0	0	0	0	0
其　他	2	2	0	1	1	0	1	0	0	1
按机构类别分										
妇幼保健院	197	69	128	196	196	0	1	0	0	1
妇幼保健所	0	0	0	0	0	0	0	0	0	0
妇幼保健站	1	0	1	1	1	0	0	0	0	0
生殖保健中心	0	0	0	0	0	0	0	0	0	0
母婴护理保健中心	0	0	0	0	0	0	0	0	0	0
妇幼保健计划生育服务中心	4	2	2	4	4	0	0	0	0	0
急救中心（站）	23	15	8	23	23	0	0	0	0	0
采供血机构	52	21	31	23	23	0	29	0	4	25
卫生监督所（中心）	178	69	109	178	178	0	0	0	0	0
省　属	1	1	0	1	1	0	0	0	0	0
地级市属	21	18	3	21	21	0	0	0	0	0
县级市属	63	49	14	63	63	0	0	0	0	0
县　属	92	0	92	92	92	0	0	0	0	0
其　他	1	1	0	1	1	0	0	0	0	0
计划生育技术服务机构	1	1	0	1	1	0	0	0	0	0
其他卫生机构	190	128	62	83	83	0	107	0	37	70
康复医疗机构	3	2	1	1	1	0	2	0	1	1
医学科学研究机构	5	4	1	5	5	0	0	0	0	0
医学在职培训机构	8	1	7	8	8	0	0	0	0	0
临床检验中心（所、站）	44	44	0	0	0	0	44	0	10	34
健康体检中心	13	10	3	0	0	0	13	0	5	8
医疗辅助性机构	33	17	16	1	1	0	32	0	12	20
其　他	84	50	34	68	68	0	16	0	9	7

1-1-3（2）

按主办单位分				按机构管理类别分		
政府办	卫生部门	社会办	个人办	非营利性	营利性	其他
3	3	0	0	3	0	0
0	0	0	0	0	0	0
0	0	0	0	0	0	0
6	6	0	0	6	0	0
2	1	0	0	2	0	0
1	1	0	0	1	0	0
12	12	0	0	0	0	12
200	200	2	0	202	0	0
1	1	0	0	1	0	0
18	18	0	0	18	0	0
71	71	0	0	71	0	0
110	110	0	0	110	0	0
0	0	2	0	2	0	0
195	195	2	0	197	0	0
0	0	0	0	0	0	0
1	1	0	0	1	0	0
0	0	0	0	0	0	0
0	0	0	0	0	0	0
4	4	0	0	4	0	0
21	21	2	0	23	0	0
22	22	29	1	0	1	51
178	178	0	0	0	0	178
1	1	0	0	0	0	1
21	21	0	0	0	0	21
63	63	0	0	0	0	63
92	92	0	0	0	0	92
1	1	0	0	0	0	1
1	1	0	0	0	0	1
76	75	70	44	3	91	96
0	0	2	1	2	1	0
5	5	0	0	0	0	5
8	8	0	0	0	0	8
0	0	30	14	1	42	1
0	0	9	4	0	13	0
0	0	15	18	0	31	2
63	62	14	7	0	4	80

表 1-2 2017—2021 年全省各类医疗机构数

分 类	2017	2018	2019	2020	2021
总 计	**79955**	**81021**	**83203**	**82216**	**79697**
医 院	2219	2343	2417	2435	2481
综合医院	1444	1485	1507	1494	1483
中医医院	222	232	247	260	266
中西医结合医院	29	33	35	30	34
民族医医院	32	35	35	38	43
专科医院	490	550	582	602	641
护理院（中心）	2	8	11	11	14
基层医疗卫生机构	77484	78427	80499	79491	76875
卫生院	4476	4437	4421	4317	3687
乡镇卫生院	4466	4432	4416	4284	3661
中心卫生院	1039	1038	1046	1026	1028
乡卫生院	3427	3394	3370	3258	2633
社区卫生服务中心（站）	940	981	1039	1058	1116
社区卫生服务中心	417	424	433	459	498
门诊部	410	523	696	786	1200
诊所、卫生所、医务室	15445	16467	18569	19122	20549
村卫生室	56213	56019	55772	54202	50309
护理站	0	0	2	6	14
专业公共卫生机构	246	243	249	246	248
妇幼保健院(所、站)	203	201	201	202	202
专科疾病防治院(所、站)	25	24	25	22	23
急救中心（站）	18	18	23	22	23
其他医疗机构	6	8	38	44	93
康复医疗机构	0	0	1	3	3
临床检验中心（所、站）	6	8	37	41	44
健康体检中心	0	0	0	0	13
医疗辅助性机构	0	0	0	0	33

表 1-3-1 2017—2021 年全省医院数

分　类	2017	2018	2019	2020	2021
总　计	**2219**	**2343**	**2417**	**2435**	**2481**
按经济类型分					
公　立	699	692	699	690	684
民　营	1520	1651	1718	1745	1797
按主办单位分					
政府办	604	609	617	618	616
社会办	493	561	621	619	659
个人办	1122	1173	1179	1198	1206
按管理类别分					
非营利性	1182	1200	1185	1142	1085
营利性	1037	1143	1232	1293	1396
按医院等级分					
三级医院	153	200	217	269	299
二级医院	582	567	637	741	751
一级医院	344	349	440	859	932
未评级	1140	1227	1123	566	499
按类别分					
综合医院	1444	1485	1507	1494	1483
中医医院	222	232	247	260	266
中西医结合医院	29	33	35	30	34
民族医医院	32	35	35	38	43
专科医院	490	550	582	602	641
护理院（中心）	2	8	11	11	14

表 1-3-2 2021 年全省不同等级医院、妇幼保健院、专科疾病防治院数

分　类	医院	综合医院	中医医院	中西医结合医院	民族医医院	专科医院	护理院（中心）	妇幼保健院	专科疾病防治院
总　计	2481	1483	266	34	43	641	14	197	7
三　级	299	160	82	7	0	50	0	36	0
甲　等	129	70	35	5	0	19	0	8	0
乙　等	129	77	40	1	0	11	0	28	0
二　级	751	260	104	10	29	348	0	125	2
甲　等	254	132	65	2	21	34	0	59	0
乙　等	188	95	14	1	7	71	0	64	0
未定等	309	33	25	7	1	243	0	2	2
一　级	932	782	57	13	2	76	2	22	0
甲　等	155	134	8	1	0	12	0	19	0
乙　等	66	55	6	0	0	4	1	3	0
丙　等	2	2	0	0	0	0	0	0	0
未定等	709	591	43	12	2	60	1	0	0
未定级	499	281	23	4	12	167	12	14	5

表 1-3-3 2021 年市（州）及县（市、区）不同等级医院数

地区	合计	三级			二级				一级					未评级
		小计	甲等	乙等	小计	甲等	乙等	未评	小计	甲等	乙等	丙等	未评	
总　计	2481	299	129	129	751	254	188	309	932	155	66	2	709	499
成都市	692	99	51	20	178	49	30	99	231	5	4	0	222	184
锦江区	31	6	6	0	11	5	2	4	9	0	0	0	9	5
青羊区	53	11	7	2	20	4	2	14	12	0	0	0	12	10
金牛区	47	9	4	1	18	7	0	11	14	0	0	0	14	6
武侯区	122	21	13	1	28	8	2	18	25	0	1	0	24	48
成华区	50	7	2	2	9	2	3	4	1	1	0	0	0	33
龙泉驿区	28	3	0	1	6	2	0	4	16	0	0	0	16	3
青白江区	14	2	1	0	5	0	1	4	6	0	0	0	6	1
新都区	27	3	3	0	6	3	2	1	16	0	0	0	16	2
温江区	39	5	2	1	3	0	0	3	15	0	0	0	15	16
双流区	67	7	2	3	5	0	0	5	29	0	0	0	29	26
郫都区	23	4	3	0	6	4	0	2	11	0	0	0	11	2
新津区	10	2	0	1	4	0	3	1	3	0	0	0	3	1
金堂县	20	2	0	2	13	3	5	5	5	0	2	0	3	0
大邑县	18	3	1	2	3	0	1	2	8	0	0	0	8	4
蒲江县	9	1	0	0	7	1	2	4	0	0	0	0	0	1
都江堰市	34	3	2	0	10	5	2	3	18	1	0	0	17	3
彭州市	33	2	2	0	6	3	3	0	19	0	0	0	19	6
邛崃市	23	2	0	2	6	0	1	5	14	0	0	0	14	1
崇州市	30	4	1	2	10	1	0	9	8	1	1	0	6	8
简阳市	14	2	2	0	2	1	1	0	2	2	0	0	0	8
自贡市	68	9	5	4	24	6	8	10	30	19	0	0	11	5
自流井区	19	2	2	0	7	2	1	4	10	9	0	0	1	0
贡井区	7	2	2	0	2	1	0	1	2	1	0	0	1	1
大安区	7	1	1	0	3	0	2	1	2	0	0	0	2	1
沿滩区	4	0	0	0	3	0	2	1	0	0	0	0	0	1
荣　县	12	2	0	2	4	2	1	1	6	3	0	0	3	0
富顺县	19	2	0	2	5	1	2	2	10	6	0	0	4	2
攀枝花市	28	6	4	1	11	7	1	3	9	1	0	0	8	2
东　区	8	4	3	0	3	1	0	2	1	0	0	0	1	0
西　区	2	1	0	1	1	1	0	0	0	0	0	0	0	0
仁和区	6	1	1	0	1	1	0	0	2	1	0	0	1	2
米易县	6	0	0	0	3	2	0	1	3	0	0	0	3	0
盐边县	6	0	0	0	3	2	1	0	3	0	0	0	3	0

续表 1-3-3（1）

地　区	合计	三级			二级				一级					未评级
		小计	甲等	乙等	小计	甲等	乙等	未评	小计	甲等	乙等	丙等	未评	
泸州市	137	13	5	8	45	8	7	30	79	1	14	0	64	0
江阳区	33	5	4	1	12	1	1	10	16	0	0	0	16	0
纳溪区	24	1	0	1	2	1	0	1	21	1	14	0	6	0
龙马潭区	21	1	1	0	15	2	2	11	5	0	0	0	5	0
泸　县	21	1	0	1	5	2	0	3	15	0	0	0	15	0
合江县	15	2	0	2	4	1	1	2	9	0	0	0	9	0
叙永县	10	2	0	2	2	0	1	1	6	0	0	0	6	0
古蔺县	13	1	0	1	5	1	2	2	7	0	0	0	7	0
德阳市	90	12	2	10	30	10	7	13	40	4	0	1	35	8
旌阳区	28	6	1	5	10	3	1	6	11	1	0	1	9	1
罗江区	5	0	0	0	2	2	0	0	2	0	0	0	2	1
中江县	12	1	1	0	4	1	1	2	6	0	0	0	6	1
广汉市	18	1	0	1	7	2	2	3	7	0	0	0	7	3
什邡市	12	2	0	2	2	1	0	1	7	1	0	0	6	1
绵竹市	15	2	0	2	5	1	3	1	7	2	0	0	5	1
绵阳市	128	19	11	7	38	19	8	11	52	5	4	0	43	19
涪城区	32	8	4	3	11	4	3	4	8	0	4	0	4	5
游仙区	13	2	2	0	5	1	1	3	4	2	0	0	2	2
安州区	9	1	1	0	2	2	0	0	5	0	0	0	5	1
三台县	24	2	2	0	3	2	0	1	19	0	0	0	19	0
盐亭县	10	1	0	1	2	2	0	0	6	0	0	0	6	1
梓潼县	12	1	0	1	3	1	1	1	6	1	0	0	5	2
北川县	3	0	0	0	3	3	0	0	0	0	0	0	0	0
平武县	3	0	0	0	2	2	0	0	0	0	0	0	0	1
江油市	22	4	2	2	7	2	3	2	4	2	0	0	2	7
广元市	81	11	6	5	38	7	10	21	15	4	1	0	10	17
利州区	35	5	4	1	19	3	4	12	4	0	0	0	4	7
昭化区	5	0	0	0	3	1	1	1	1	1	0	0	0	1
朝天区	3	1	0	1	1	0	1	0	0	0	0	0	0	1
旺苍县	16	1	0	1	4	1	0	3	7	2	0	0	5	4
青川县	4	0	0	0	3	2	1	0	1	1	0	0	0	0
剑阁县	7	2	1	1	1	0	0	1	2	0	1	0	1	2
苍溪县	11	2	1	1	7	0	3	4	0	0	0	0	0	2

续表 1-3-3（2）

地区	合计	三级			二级				一级					未评级
		小计	甲等	乙等	小计	甲等	乙等	未评	小计	甲等	乙等	丙等	未评	
遂宁市	71	6	3	2	17	6	3	8	38	23	6	0	9	10
船山区	31	3	2	1	6	2	0	4	17	13	0	0	4	5
安居区	8	0	0	0	1	1	0	0	4	0	4	0	0	3
蓬溪县	10	1	0	0	6	1	1	4	3	2	0	0	1	0
大英县	10	0	0	0	3	2	1	0	5	3	0	0	2	2
射洪市	12	2	1	1	1	0	1	0	9	5	2	0	2	0
内江市	75	9	3	6	18	5	4	9	44	7	0	0	37	4
市中区	19	2	2	0	3	2	0	1	13	1	0	0	12	1
东兴区	16	2	1	1	6	1	0	5	8	5	0	0	3	0
威远县	18	1	0	1	4	1	2	1	10	1	0	0	9	3
资中县	12	2	0	2	3	1	1	1	7	0	0	0	7	0
隆昌市	10	2	0	2	2	0	1	1	6	0	0	0	6	0
乐山市	98	12	3	9	37	11	5	21	37	9	0	0	28	12
市中区	33	5	2	3	16	1	1	14	11	1	0	0	10	1
沙湾区	9	0	0	0	3	1	0	2	6	4	0	0	2	0
五通桥区	7	0	0	0	4	2	2	0	3	3	0	0	0	0
金口河区	1	0	0	0	1	1	0	0	0	0	0	0	0	0
犍为县	9	2	0	2	1	0	0	1	6	1	0	0	5	0
井研县	6	0	0	0	3	2	0	1	0	0	0	0	0	3
夹江县	7	3	0	3	1	0	0	1	2	0	0	0	2	1
沐川县	4	0	0	0	1	1	0	0	0	0	0	0	0	3
峨边县	3	0	0	0	2	1	1	0	1	0	0	0	1	0
马边县	4	0	0	0	1	1	0	0	1	0	0	0	1	2
峨眉山市	15	2	1	1	4	1	1	2	7	0	0	0	7	2
南充市	177	15	6	9	42	9	18	15	44	13	6	0	25	76
顺庆区	52	4	4	0	5	3	2	0	0	0	0	0	0	43
高坪区	22	1	0	1	7	1	2	4	1	1	0	0	0	13
嘉陵区	10	0	0	0	1	1	0	0	6	0	4	0	2	3
南部县	25	2	1	1	8	0	3	5	12	1	1	0	10	3
营山县	11	2	0	2	2	1	0	1	2	1	0	0	1	5
蓬安县	14	1	0	1	4	1	2	1	8	0	0	0	8	1
仪陇县	11	2	0	2	3	1	2	0	2	0	1	0	1	4
西充县	11	1	0	1	4	1	3	0	4	3	0	0	1	2
阆中市	21	2	1	1	8	0	4	4	9	7	0	0	2	2

续表 1-3-3（3）

地区	合计	三级			二级				一级					未评级
		小计	甲等	乙等	小计	甲等	乙等	未评	小计	甲等	乙等	丙等	未评	
眉山市	86	9	4	1	27	8	2	17	30	2	4	1	23	20
东坡区	33	5	2	0	9	1	2	6	10	1	2	0	7	9
彭山区	10	1	0	0	2	1	0	1	4	0	0	0	4	3
仁寿县	24	2	2	0	8	0	0	8	9	0	0	0	9	5
洪雅县	6	1	0	1	3	1	0	2	2	0	2	0	0	0
丹棱县	7	0	0	0	2	2	0	0	3	1	0	0	2	2
青神县	6	0	0	0	3	3	0	0	2	0	0	1	1	1
宜宾市	135	24	3	16	34	4	15	15	72	18	10	0	44	5
翠屏区	30	4	2	2	15	1	8	6	10	1	0	0	9	1
南溪区	7	2	0	2	2	0	2	0	2	0	0	0	2	1
叙州区	31	4	1	1	8	2	0	6	18	7	2	0	9	1
江安县	11	2	0	1	1	0	1	0	8	0	0	0	8	0
长宁县	9	2	0	2	1	0	0	1	6	0	1	0	5	0
高　县	7	2	0	1	0	0	0	0	4	1	1	0	2	1
珙　县	15	3	0	3	2	0	1	1	10	5	3	0	2	0
筠连县	12	1	0	1	2	1	0	1	8	4	3	0	1	1
兴文县	8	2	0	2	2	0	2	0	4	0	0	0	4	0
屏山县	5	2	0	1	1	0	1	0	2	0	0	0	2	0
广安市	85	9	2	6	23	3	7	13	50	7	5	0	38	3
广安区	23	2	1	1	11	2	3	6	9	3	4	0	2	1
前锋区	7	0	0	0	1	1	0	0	6	1	0	0	5	0
岳池县	17	2	1	1	3	0	2	1	11	0	0	0	11	1
武胜县	17	2	0	2	3	0	0	3	12	0	0	0	12	0
邻水县	15	2	0	2	3	0	1	2	9	1	0	0	8	1
华蓥市	6	1	0	0	2	0	1	1	3	2	1	0	0	0
达州市	145	8	4	4	34	13	14	7	46	4	0	0	42	57
通川区	28	2	2	0	7	2	5	0	0	0	0	0	0	19
达川区	20	2	0	2	6	2	1	3	8	0	0	0	8	4
宣汉县	27	1	1	0	4	2	2	0	2	0	0	0	2	20
开江县	10	0	0	0	4	2	2	0	5	0	0	0	5	1
大竹县	19	2	1	1	2	0	0	2	12	0	0	0	12	3
渠　县	31	1	0	1	7	2	3	2	19	4	0	0	15	4
万源市	10	0	0	0	4	3	1	0	0	0	0	0	0	6
雅安市	46	8	3	5	15	7	8	0	4	4	0	0	0	19
雨城区	15	4	3	1	6	1	5	0	1	1	0	0	0	4

续表 1-3-3（4）

地区	合计	三级			二级				一级					未评级
		小计	甲等	乙等	小计	甲等	乙等	未评	小计	甲等	乙等	丙等	未评	
名山区	5	0	0	0	2	2	0	0	0	0	0	0	0	3
荥经县	5	0	0	0	2	1	1	0	1	1	0	0	0	2
汉源县	5	2	0	2	0	0	0	0	1	1	0	0	0	2
石棉县	4	1	0	1	1	1	0	0	0	0	0	0	0	2
天全县	5	1	0	1	2	1	1	0	0	0	0	0	0	2
芦山县	5	0	0	0	1	1	0	0	1	1	0	0	0	3
宝兴县	2	0	0	0	1	0	1	0	0	0	0	0	0	1
巴中市	79	9	3	6	17	5	9	3	46	20	6	0	20	7
巴州区	30	2	2	0	8	2	5	1	19	12	0	0	7	1
恩阳区	5	1	0	1	2	1	1	0	1	0	0	0	1	1
通江县	16	2	0	2	2	1	1	0	11	1	0	0	10	1
南江县	11	2	0	2	3	0	1	2	4	2	0	0	2	2
平昌县	17	2	1	1	2	1	1	0	11	5	6	0	0	2
资阳市	54	8	5	3	18	3	9	6	19	0	0	0	19	9
雁江区	26	5	4	1	7	1	4	2	9	0	0	0	9	5
安岳县	16	2	1	1	8	1	4	3	5	0	0	0	5	1
乐至县	12	1	0	1	3	1	1	1	5	0	0	0	5	3
阿坝州	39	2	1	1	27	21	6	0	1	0	0	0	1	9
马尔康市	5	1	1	0	3	2	1	0	0	0	0	0	0	1
汶川县	6	1	0	1	1	1	0	0	0	0	0	0	0	4
理　县	2	0	0	0	2	1	1	0	0	0	0	0	0	0
茂　县	4	0	0	0	3	2	1	0	0	0	0	0	0	1
松潘县	2	0	0	0	2	2	0	0	0	0	0	0	0	0
九寨沟县	2	0	0	0	2	2	0	0	0	0	0	0	0	0
金川县	3	0	0	0	2	1	1	0	0	0	0	0	0	1
小金县	2	0	0	0	2	1	1	0	0	0	0	0	0	0
黑水县	2	0	0	0	2	1	1	0	0	0	0	0	0	0
壤塘县	2	0	0	0	2	2	0	0	0	0	0	0	0	0
阿坝县	3	0	0	0	2	2	0	0	1	0	0	0	1	0
若尔盖县	4	0	0	0	2	2	0	0	0	0	0	0	0	2
红原县	2	0	0	0	2	2	0	0	0	0	0	0	0	0
甘孜州	45	1	1	0	40	32	7	1	0	0	0	0	0	4
康定市	9	1	1	0	5	3	1	1	0	0	0	0	0	3
泸定县	3	0	0	0	3	2	1	0	0	0	0	0	0	0

续表 1-3-3（5）

地　区	合计	三级			二级				一级					未评级
		小计	甲等	乙等	小计	甲等	乙等	未评	小计	甲等	乙等	丙等	未评	
丹巴县	3	0	0	0	2	1	1	0	0	0	0	0	0	1
九龙县	2	0	0	0	2	2	0	0	0	0	0	0	0	0
雅江县	2	0	0	0	2	2	0	0	0	0	0	0	0	0
道孚县	2	0	0	0	2	2	0	0	0	0	0	0	0	0
炉霍县	2	0	0	0	2	2	0	0	0	0	0	0	0	0
甘孜县	2	0	0	0	2	2	0	0	0	0	0	0	0	0
新龙县	2	0	0	0	2	1	1	0	0	0	0	0	0	0
德格县	2	0	0	0	2	1	1	0	0	0	0	0	0	0
白玉县	2	0	0	0	2	2	0	0	0	0	0	0	0	0
石渠县	2	0	0	0	2	2	0	0	0	0	0	0	0	0
色达县	2	0	0	0	2	1	1	0	0	0	0	0	0	0
理塘县	2	0	0	0	2	2	0	0	0	0	0	0	0	0
巴塘县	2	0	0	0	2	2	0	0	0	0	0	0	0	0
乡城县	2	0	0	0	2	2	0	0	0	0	0	0	0	0
稻城县	2	0	0	0	2	1	1	0	0	0	0	0	0	0
得荣县	2	0	0	0	2	2	0	0	0	0	0	0	0	0
凉山州	122	10	4	6	38	21	10	7	45	9	6	0	30	29
西昌市	29	4	4	0	16	4	5	7	6	5	1	0	0	3
会理市	8	1	0	1	2	1	1	0	5	0	1	0	4	0
木里县	3	0	0	0	2	2	0	0	0	0	0	0	0	1
盐源县	11	0	0	0	2	2	0	0	7	3	3	0	1	2
德昌县	2	2	0	2	0	0	0	0	0	0	0	0	0	0
会东县	7	1	0	1	1	1	0	0	4	0	0	0	4	1
宁南县	3	2	0	2	0	0	0	0	0	0	0	0	0	1
普格县	4	0	0	0	1	1	0	0	2	0	1	0	1	1
布拖县	3	0	0	0	1	1	0	0	1	0	0	0	1	1
金阳县	5	0	0	0	1	1	0	0	0	0	0	0	0	4
昭觉县	4	0	0	0	1	1	0	0	0	0	0	0	0	3
喜德县	5	0	0	0	1	1	0	0	2	0	0	0	2	2
冕宁县	15	0	0	0	5	2	3	0	7	0	0	0	7	3
越西县	6	0	0	0	2	1	1	0	3	0	0	0	3	1
甘洛县	4	0	0	0	1	1	0	0	2	0	0	0	2	1
美姑县	4	0	0	0	1	1	0	0	1	1	0	0	0	2
雷波县	9	0	0	0	1	1	0	0	5	0	0	0	5	3

表 1-3-4　2021 年市（州）及县（市、区）公立医院数

地　区	合计	按医院级别分				按类别分					护理院（中心）	公立医院中政府办医院
		三级医院	二级医院	一级医院	未评级	综合医院	中医医院	中西医结合医院	民族医医院	专科医院		
总　计	**684**	**259**	**293**	**47**	**85**	**382**	**154**	**7**	**40**	**101**	**0**	**616**
成都市	149	67	41	18	23	94	26	3	1	25	0	116
锦江区	5	3	1	0	1	4	0	0	0	1	0	3
青羊区	15	8	3	1	3	7	5	0	0	3	0	11
金牛区	13	5	5	2	1	7	3	0	0	3	0	8
武侯区	23	12	3	5	3	12	2	2	1	6	0	15
成华区	11	2	4	0	5	7	1	0	0	3	0	7
龙泉驿区	9	3	1	3	2	8	1	0	0	0	0	8
青白江区	3	2	1	0	0	1	1	0	0	1	0	3
新都区	8	3	3	2	0	7	1	0	0	0	0	6
温江区	7	5	0	0	2	5	1	0	0	1	0	5
双流区	9	5	1	3	0	7	1	0	0	1	0	6
郫都区	5	2	2	0	1	4	1	0	0	0	0	4
新津区	3	2	1	0	0	1	1	0	0	1	0	3
金堂县	7	2	4	1	0	5	1	0	0	1	0	7
大邑县	4	1	1	0	2	4	0	0	0	0	0	4
蒲江县	3	1	2	0	0	2	1	0	0	0	0	3
都江堰市	7	2	5	0	0	4	2	0	0	1	0	6
彭州市	6	2	3	0	1	2	1	1	0	2	0	6
邛崃市	4	2	1	0	1	3	1	0	0	0	0	4
崇州市	4	3	0	1	0	2	1	0	0	1	0	4
简阳市	3	2	0	0	1	2	1	0	0	0	0	3
自贡市	24	9	11	2	2	13	5	0	0	6	0	24
自流井区	6	2	2	2	0	5	1	0	0	0	0	6
贡井区	5	2	2	0	1	2	1	0	0	2	0	5
大安区	3	1	2	0	0	1	1	0	0	1	0	3
沿滩区	3	0	2	0	1	2	0	0	0	1	0	3
荣　县	3	2	1	0	0	1	1	0	0	1	0	3
富顺县	4	2	2	0	0	2	1	0	0	1	0	4
攀枝花市	15	5	8	1	1	10	2	1	0	2	0	12
东　区	4	3	1	0	0	3	0	1	0	0	0	2
西　区	2	1	1	0	0	2	0	0	0	0	0	1
仁和区	4	1	1	1	1	2	0	0	0	2	0	4
米易县	2	0	2	0	0	1	1	0	0	0	0	2
盐边县	3	0	3	0	0	2	1	0	0	0	0	3

续表 1-3-4（1）

地 区	合计	按医院级别分				按类别分					护理院（中心）	公立医院中政府办医院
		三级医院	二级医院	一级医院	未评级	综合医院	中医医院	中西医结合医院	民族医医院	专科医院		
泸州市	22	13	9	0	0	11	8	0	0	3	0	21
江阳区	7	5	2	0	0	3	1	0	0	3	0	6
纳溪区	2	1	1	0	0	1	1	0	0	0	0	2
龙马潭区	4	1	3	0	0	2	2	0	0	0	0	4
泸 县	3	1	2	0	0	2	1	0	0	0	0	3
合江县	2	2	0	0	0	1	1	0	0	0	0	2
叙永县	2	2	0	0	0	1	1	0	0	0	0	2
古蔺县	2	1	1	0	0	1	1	0	0	0	0	2
德阳市	31	12	13	5	1	17	8	1	0	5	0	30
旌阳区	10	6	1	3	0	6	1	1	0	2	0	10
罗江区	2	0	2	0	0	1	1	0	0	0	0	2
中江县	5	1	4	0	0	3	1	0	0	1	0	5
广汉市	5	1	2	2	0	3	1	0	0	1	0	4
什邡市	3	2	0	0	1	2	1	0	0	0	0	3
绵竹市	6	2	4	0	0	2	3	0	0	1	0	6
绵阳市	45	16	21	4	4	24	11	0	1	9	0	42
涪城区	10	5	3	2	0	6	3	0	0	1	0	9
游仙区	5	2	2	0	1	3	1	0	0	1	0	4
安州区	3	1	2	0	0	2	1	0	0	0	0	3
三台县	4	2	2	0	0	1	2	0	0	1	0	4
盐亭县	3	1	2	0	0	1	1	0	0	1	0	3
梓潼县	2	1	1	0	0	1	1	0	0	0	0	2
北川县	3	0	3	0	0	1	0	0	1	1	0	3
平武县	3	0	2	0	1	1	1	0	0	1	0	3
江油市	12	4	4	2	2	8	1	0	0	3	0	11
广元市	29	11	12	2	4	19	8	0	0	2	0	24
利州区	11	5	3	1	2	8	2	0	0	1	0	9
昭化区	2	0	2	0	0	1	1	0	0	0	0	2
朝天区	2	1	1	0	0	1	1	0	0	0	0	2
旺苍县	5	1	1	1	2	4	1	0	0	0	0	2
青川县	3	0	3	0	0	2	1	0	0	0	0	3
剑阁县	2	2	0	0	0	1	1	0	0	0	0	2
苍溪县	4	2	2	0	0	2	1	0	0	1	0	4

续表 1-3-4（2）

地　区	合计	按医院级别分				按类别分					护理院（中心）	公立医院中政府办医院
		三级医院	二级医院	一级医院	未评级	综合医院	中医医院	中西医结合医院	民族医医院	专科医院		
遂宁市	13	6	5	0	2	7	4	0	0	2	0	13
船山区	6	3	2	0	1	3	1	0	0	2	0	6
安居区	2	0	1	0	1	1	1	0	0	0	0	2
蓬溪县	1	1	0	0	0	1	0	0	0	0	0	1
大英县	2	0	2	0	0	1	1	0	0	0	0	2
射洪市	2	2	0	0	0	1	1	0	0	0	0	2
内江市	20	9	8	2	1	9	6	0	0	5	0	20
市中区	8	2	3	2	1	3	2	0	0	3	0	8
东兴区	3	2	1	0	0	2	1	0	0	0	0	3
威远县	3	1	2	0	0	2	1	0	0	0	0	3
资中县	3	2	1	0	0	1	1	0	0	1	0	3
隆昌市	3	2	1	0	0	1	1	0	0	1	0	3
乐山市	31	11	14	3	3	16	9	0	0	6	0	29
市中区	7	4	2	1	0	3	2	0	0	2	0	7
沙湾区	1	0	1	0	0	1	0	0	0	0	0	1
五通桥区	3	0	3	0	0	1	1	0	0	1	0	3
金口河区	1	0	1	0	0	1	0	0	0	0	0	1
犍为县	3	2	0	1	0	2	1	0	0	0	0	2
井研县	2	0	2	0	0	1	1	0	0	0	0	2
夹江县	4	3	0	0	1	1	1	0	0	2	0	4
沐川县	1	0	1	0	0	1	0	0	0	0	0	1
峨边县	2	0	2	0	0	1	1	0	0	0	0	2
马边县	2	0	1	0	1	1	1	0	0	0	0	2
峨眉山市	5	2	1	1	1	3	1	0	0	1	0	4
南充市	42	15	14	0	13	24	8	0	0	10	0	34
顺庆区	14	4	3	0	7	9	1	0	0	4	0	7
高坪区	10	1	3	0	6	6	1	0	0	3	0	9
嘉陵区	1	0	1	0	0	1	0	0	0	0	0	1
南部县	3	2	1	0	0	1	1	0	0	1	0	3
营山县	3	2	1	0	0	1	1	0	0	1	0	3
蓬安县	2	1	1	0	0	1	1	0	0	0	0	2
仪陇县	3	2	1	0	0	2	1	0	0	0	0	3
西充县	2	1	1	0	0	1	1	0	0	0	0	2
阆中市	4	2	2	0	0	2	1	0	0	1	0	4

续表 1-3-4（3）

地区	合计	按医院级别分				按类别分					护理院（中心）	公立医院中政府办医院
		三级医院	二级医院	一级医院	未评级	综合医院	中医医院	中西医结合医院	民族医医院	专科医院		
眉山市	17	7	8	0	2	6	6	0	0	5	0	17
东坡区	4	3	1	0	0	1	1	0	0	2	0	4
彭山区	3	1	1	0	1	1	1	0	0	1	0	3
仁寿县	3	2	1	0	0	1	1	0	0	1	0	3
洪雅县	3	1	2	0	0	1	1	0	0	1	0	3
丹棱县	2	0	1	0	1	1	1	0	0	0	0	2
青神县	2	0	2	0	0	1	1	0	0	0	0	2
宜宾市	33	24	4	4	1	17	12	0	0	4	0	31
翠屏区	5	4	0	1	0	4	1	0	0	0	0	5
南溪区	2	2	0	0	0	1	1	0	0	0	0	2
叙州区	8	4	2	2	0	2	3	0	0	3	0	7
江安县	3	2	1	0	0	1	1	0	0	1	0	3
长宁县	2	2	0	0	0	1	1	0	0	0	0	2
高　县	4	2	0	1	1	3	1	0	0	0	0	4
珙　县	3	3	0	0	0	2	1	0	0	0	0	2
筠连县	2	1	1	0	0	1	1	0	0	0	0	2
兴文县	2	2	0	0	0	1	1	0	0	0	0	2
屏山县	2	2	0	0	0	1	1	0	0	0	0	2
广安市	15	9	5	1	0	9	4	0	0	2	0	13
广安区	4	2	2	0	0	2	1	0	0	1	0	4
前锋区	1	0	1	0	0	1	0	0	0	0	0	1
岳池县	2	2	0	0	0	1	1	0	0	0	0	2
武胜县	2	2	0	0	0	1	1	0	0	0	0	2
邻水县	3	2	1	0	0	1	1	0	0	1	0	3
华蓥市	3	1	1	1	0	3	0	0	0	0	0	1
达州市	26	8	13	0	5	15	7	1	0	3	0	22
通川区	8	2	3	0	3	6	1	1	0	0	0	5
达川区	3	2	1	0	0	1	1	0	0	1	0	3
宣汉县	6	1	3	0	2	4	1	0	0	1	0	5
开江县	2	0	2	0	0	1	1	0	0	0	0	2
大竹县	2	2	0	0	0	1	1	0	0	0	0	2
渠　县	2	1	1	0	0	1	1	0	0	0	0	2
万源市	3	0	3	0	0	1	1	0	0	1	0	3
雅安市	19	8	8	0	3	10	8	0	0	1	0	19
雨城区	5	4	1	0	0	3	1	0	0	1	0	5

续表 1-3-4（4）

地区	合计	按医院级别分				按类别分					护理院（中心）	公立医院中政府办医院
		三级医院	二级医院	一级医院	未评级	综合医院	中医医院	中西医结合医院	民族医医院	专科医院		
名山区	2	0	2	0	0	1	1	0	0	0	0	2
荥经县	2	0	1	0	1	1	1	0	0	0	0	2
汉源县	2	2	0	0	0	1	1	0	0	0	0	2
石棉县	2	1	1	0	0	1	1	0	0	0	0	2
天全县	2	1	1	0	0	1	1	0	0	0	0	2
芦山县	2	0	1	0	1	1	1	0	0	0	0	2
宝兴县	2	0	1	0	1	1	1	0	0	0	0	2
巴中市	16	8	4	0	4	7	5	0	0	4	0	16
巴州区	4	2	1	0	1	2	1	0	0	1	0	4
恩阳区	2	0	2	0	0	1	1	0	0	0	0	2
通江县	3	2	0	0	1	1	1	0	0	1	0	3
南江县	3	2	0	0	1	1	1	0	0	1	0	3
平昌县	4	2	1	0	1	2	1	0	0	1	0	4
资阳市	17	8	5	1	3	10	4	0	0	3	0	16
雁江区	9	5	1	1	2	6	2	0	0	1	0	8
安岳县	5	2	2	0	1	3	1	0	0	1	0	5
乐至县	3	1	2	0	0	1	1	0	0	1	0	3
阿坝州	30	2	26	0	2	15	6	0	9	0	0	30
马尔康市	4	1	3	0	0	2	1	0	1	0	0	4
汶川县	3	1	1	0	1	2	1	0	0	0	0	3
理　县	2	0	2	0	0	1	0	0	1	0	0	2
茂　县	2	0	2	0	0	1	1	0	0	0	0	2
松潘县	2	0	2	0	0	1	0	0	1	0	0	2
九寨沟县	2	0	2	0	0	1	1	0	0	0	0	2
金川县	2	0	2	0	0	1	1	0	0	0	0	2
小金县	2	0	2	0	0	1	0	0	1	0	0	2
黑水县	2	0	2	0	0	1	1	0	0	0	0	2
壤塘县	2	0	2	0	0	1	0	0	1	0	0	2
阿坝县	2	0	2	0	0	1	0	0	1	0	0	2
若尔盖县	3	0	2	0	1	1	0	0	2	0	0	3
红原县	2	0	2	0	0	1	0	0	1	0	0	2
甘孜州	41	1	40	0	0	21	0	0	19	1	0	41
康定市	6	1	5	0	0	4	0	0	2	0	0	6
泸定县	3	0	3	0	0	1	0	0	1	1	0	3

续表 1-3-4（5）

地　区	合计	按医院级别分				按类别分					护理院（中心）	公立医院中政府办医院
		三级医院	二级医院	一级医院	未评级	综合医院	中医医院	中西医结合医院	民族医医院	专科医院		
丹巴县	2	0	2	0	0	1	0	0	1	0	0	2
九龙县	2	0	2	0	0	1	0	0	1	0	0	2
雅江县	2	0	2	0	0	1	0	0	1	0	0	2
道孚县	2	0	2	0	0	1	0	0	1	0	0	2
炉霍县	2	0	2	0	0	1	0	0	1	0	0	2
甘孜县	2	0	2	0	0	1	0	0	1	0	0	2
新龙县	2	0	2	0	0	1	0	0	1	0	0	2
德格县	2	0	2	0	0	1	0	0	1	0	0	2
白玉县	2	0	2	0	0	1	0	0	1	0	0	2
石渠县	2	0	2	0	0	1	0	0	1	0	0	2
色达县	2	0	2	0	0	1	0	0	1	0	0	2
理塘县	2	0	2	0	0	1	0	0	1	0	0	2
巴塘县	2	0	2	0	0	1	0	0	1	0	0	2
乡城县	2	0	2	0	0	1	0	0	1	0	0	2
稻城县	2	0	2	0	0	1	0	0	1	0	0	2
得荣县	2	0	2	0	0	1	0	0	1	0	0	2
凉山州	49	10	24	4	11	28	7	1	10	3	0	46
西昌市	10	4	4	2	0	6	1	1	0	2	0	8
会理市	4	1	2	1	0	3	1	0	0	0	0	4
木里县	2	0	2	0	0	1	0	0	1	0	0	2
盐源县	3	0	2	0	1	2	1	0	0	0	0	3
德昌县	2	2	0	0	0	1	1	0	0	0	0	2
会东县	3	1	1	0	1	1	1	0	0	1	0	3
宁南县	2	2	0	0	0	1	1	0	0	0	0	2
普格县	2	0	1	0	1	1	0	0	1	0	0	2
布拖县	2	0	1	0	1	1	0	0	1	0	0	2
金阳县	2	0	1	0	1	1	0	0	1	0	0	2
昭觉县	2	0	1	0	1	1	0	0	1	0	0	2
喜德县	2	0	1	0	1	1	0	0	1	0	0	2
冕宁县	5	0	4	0	1	4	1	0	0	0	0	4
越西县	2	0	1	0	1	1	0	0	1	0	0	2
甘洛县	2	0	1	0	1	1	0	0	1	0	0	2
美姑县	2	0	1	0	1	1	0	0	1	0	0	2
雷波县	2	0	1	1	0	1	0	0	1	0	0	2

表 1-3-5　2021 年市（州）及县（市、区）民营医院数

地区	合计	按医院级别分				按类别分					
		三级医院	二级医院	一级医院	未评级	综合医院	中医医院	中西医结合医院	民族医医院	专科医院	护理院（中心）
总　计	**1797**	**40**	**458**	**885**	**414**	**1101**	**112**	**27**	**3**	**540**	**14**
成都市	543	32	137	213	161	303	39	15	2	180	4
锦江区	26	3	10	9	4	10	5	0	0	11	0
青羊区	38	3	17	11	7	14	2	2	0	20	0
金牛区	34	4	13	12	5	14	5	3	0	12	0
武侯区	99	9	25	20	45	32	6	3	1	55	2
成华区	39	5	5	1	28	26	0	1	1	10	1
龙泉驿区	19	0	5	13	1	16	0	0	0	3	0
青白江区	11	0	4	6	1	6	0	0	0	4	1
新都区	19	0	3	14	2	15	1	0	0	3	0
温江区	32	0	3	15	14	28	0	0	0	4	0
双流区	58	2	4	26	26	46	2	2	0	8	0
郫都区	18	2	4	11	1	15	1	0	0	2	0
新津区	7	0	3	3	1	5	0	0	0	2	0
金堂县	13	0	9	4	0	1	0	1	0	11	0
大邑县	14	2	2	8	2	10	3	0	0	1	0
蒲江县	6	0	5	0	1	1	1	1	0	3	0
都江堰市	27	1	5	18	3	14	2	0	0	11	0
彭州市	27	0	3	19	5	15	8	1	0	3	0
邛崃市	19	0	5	14	0	14	1	0	0	4	0
崇州市	26	1	10	7	8	14	2	1	0	9	0
简阳市	11	0	2	2	7	7	0	0	0	4	0
自贡市	44	0	13	28	3	30	1	1	0	11	1
自流井区	13	0	5	8	0	8	0	0	0	5	0
贡井区	2	0	0	2	0	2	0	0	0	0	0
大安区	4	0	1	2	1	2	0	0	0	2	0
沿滩区	1	0	1	0	0	0	0	0	0	1	0
荣　县	9	0	3	6	0	7	0	1	0	1	0
富顺县	15	0	3	10	2	11	1	0	0	2	1
攀枝花市	13	1	3	8	1	7	1	0	0	4	1
东　区	4	1	2	1	0	1	0	0	0	3	0
西　区											
仁和区	2	0	0	1	1	0	1	0	0	0	1
米易县	4	0	1	3	0	3	0	0	0	1	0
盐边县	3	0	0	3	0	3	0	0	0	0	0

续表 1-3-5（1）

地　区	合计	按医院级别分				按类别分					
		三级医院	二级医院	一级医院	未评级	综合医院	中医医院	中西医结合医院	民族医医院	专科医院	护理院（中心）
泸州市	115	0	36	79	0	72	14	0	0	29	0
江阳区	26	0	10	16	0	15	1	0	0	10	0
纳溪区	22	0	1	21	0	16	5	0	0	1	0
龙马潭区	17	0	12	5	0	2	4	0	0	11	0
泸　县	18	0	3	15	0	16	0	0	0	2	0
合江县	13	0	4	9	0	9	2	0	0	2	0
叙永县	8	0	2	6	0	6	1	0	0	1	0
古蔺县	11	0	4	7	0	8	1	0	0	2	0
德阳市	59	0	17	35	7	33	4	1	0	21	0
旌阳区	18	0	9	8	1	5	2	0	0	11	0
罗江区	3	0	0	2	1	2	0	0	0	1	0
中江县	7	0	0	6	1	4	0	1	0	2	0
广汉市	13	0	5	5	3	8	0	0	0	5	0
什邡市	9	0	2	7	0	6	1	0	0	2	0
绵竹市	9	0	1	7	1	8	1	0	0	0	0
绵阳市	83	3	17	48	15	52	3	1	0	24	3
涪城区	22	3	8	6	5	6	1	1	0	12	2
游仙区	8	0	3	4	1	4	1	0	0	2	1
安州区	6	0	0	5	1	5	0	0	0	1	0
三台县	20	0	1	19	0	19	0	0	0	1	0
盐亭县	7	0	0	6	1	6	0	0	0	1	0
梓潼县	10	0	2	6	2	7	0	0	0	3	0
北川县											
平武县											
江油市	10	0	3	2	5	5	1	0	0	4	0
广元市	52	0	26	13	13	27	4	1	0	20	0
利州区	24	0	16	3	5	8	2	1	0	13	0
昭化区	3	0	1	1	1	2	1	0	0	0	0
朝天区	1	0	0	0	1	1	0	0	0	0	0
旺苍县	11	0	3	6	2	8	0	0	0	3	0
青川县	1	0	0	1	0	1	0	0	0	0	0
剑阁县	5	0	1	2	2	4	0	0	0	1	0
苍溪县	7	0	5	0	2	3	1	0	0	3	0

续表 1-3-5（2）

地区	合计	按医院级别分				按类别分					
		三级医院	二级医院	一级医院	未评级	综合医院	中医医院	中西医结合医院	民族医医院	专科医院	护理院（中心）
遂宁市	58	0	12	38	8	36	6	1	0	15	0
船山区	25	0	4	17	4	11	3	1	0	10	0
安居区	6	0	0	4	2	5	0	0	0	1	0
蓬溪县	9	0	6	3	0	5	1	0	0	3	0
大英县	8	0	1	5	2	7	0	0	0	1	0
射洪市	10	0	1	9	0	8	2	0	0	0	0
内江市	55	0	10	42	3	44	3	1	0	7	0
市中区	11	0	0	11	0	10	1	0	0	0	0
东兴区	13	0	5	8	0	8	0	0	0	5	0
威远县	15	0	2	10	3	13	0	1	0	1	0
资中县	9	0	2	7	0	6	2	0	0	1	0
隆昌市	7	0	1	6	0	7	0	0	0	0	0
乐山市	67	1	23	34	9	40	5	1	0	20	1
市中区	26	1	14	10	1	10	3	1	0	12	0
沙湾区	8	0	2	6	0	6	0	0	0	2	0
五通桥区	4	0	1	3	0	2	1	0	0	1	0
金口河区											
犍为县	6	0	1	5	0	5	0	0	0	1	0
井研县	4	0	1	0	3	3	0	0	0	1	0
夹江县	3	0	1	2	0	2	0	0	0	1	0
沐川县	3	0	0	0	3	2	1	0	0	0	0
峨边县	1	0	0	1	0	1	0	0	0	0	0
马边县	2	0	0	1	1	2	0	0	0	0	0
峨眉山市	10	0	3	6	1	7	0	0	0	2	1
南充市	135	0	28	44	63	88	1	1	0	42	3
顺庆区	38	0	2	0	36	21	0	0	0	17	0
高坪区	12	0	4	1	7	9	0	0	0	2	1
嘉陵区	9	0	0	6	3	4	0	1	0	3	1
南部县	22	0	7	12	3	16	0	0	0	6	0
营山县	8	0	1	2	5	6	0	0	0	2	0
蓬安县	12	0	3	8	1	9	0	0	0	3	0
仪陇县	8	0	2	2	4	3	0	0	0	4	1
西充县	9	0	3	4	2	7	0	0	0	2	0
阆中市	17	0	6	9	2	13	1	0	0	3	0

续表 1-3-5（3）

地　区	合计	按医院级别分				按类别分					
		三级医院	二级医院	一级医院	未评级	综合医院	中医医院	中西医结合医院	民族医医院	专科医院	护理院（中心）
眉山市	69	2	19	30	18	37	4	0	0	28	0
东坡区	29	2	8	10	9	12	3	0	0	14	0
彭山区	7	0	1	4	2	6	0	0	0	1	0
仁寿县	21	0	7	9	5	14	0	0	0	7	0
洪雅县	3	0	1	2	0	2	0	0	0	1	0
丹棱县	5	0	1	3	1	1	1	0	0	3	0
青神县	4	0	1	2	1	2	0	0	0	2	0
宜宾市	102	0	30	68	4	58	7	0	0	37	0
翠屏区	25	0	15	9	1	9	0	0	0	16	0
南溪区	5	0	2	2	1	4	0	0	0	1	0
叙州区	23	0	6	16	1	14	1	0	0	8	0
江安县	8	0	0	8	0	7	1	0	0	0	0
长宁县	7	0	1	6	0	6	0	0	0	1	0
高　县	3	0	0	3	0	2	0	0	0	1	0
珙　县	12	0	2	10	0	8	2	0	0	2	0
筠连县	10	0	1	8	1	4	2	0	0	4	0
兴文县	6	0	2	4	0	3	1	0	0	2	0
屏山县	3	0	1	2	0	1	0	0	0	2	0
广安市	70	0	18	49	3	52	0	0	0	17	1
广安区	19	0	9	9	1	12	0	0	0	6	1
前锋区	6	0	0	6	0	5	0	0	0	1	0
岳池县	15	0	3	11	1	12	0	0	0	3	0
武胜县	15	0	3	12	0	12	0	0	0	3	0
邻水县	12	0	2	9	1	9	0	0	0	3	0
华蓥市	3	0	1	2	0	2	0	0	0	1	0
达州市	119	0	21	46	52	81	11	1	0	26	0
通川区	20	0	4	0	16	11	1	0	0	8	0
达川区	17	0	5	8	4	11	1	0	0	5	0
宣汉县	21	0	1	2	18	14	3	0	0	4	0
开江县	8	0	2	5	1	4	2	0	0	2	0
大竹县	17	0	2	12	3	13	0	0	0	4	0
渠　县	29	0	6	19	4	22	4	1	0	2	0
万源市	7	0	1	0	6	6	0	0	0	1	0
雅安市	27	0	7	4	16	18	0	0	0	9	0
雨城区	10	0	5	1	4	5	0	0	0	5	0

续表 1-3-5（4）

地 区	合计	按医院级别分				按类别分					
		三级医院	二级医院	一级医院	未评级	综合医院	中医医院	中西医结合医院	民族医医院	专科医院	护理院（中心）
名山区	3	0	0	0	3	2	0	0	0	1	0
荥经县	3	0	1	1	1	3	0	0	0	0	0
汉源县	3	0	0	1	2	1	0	0	0	2	0
石棉县	2	0	0	0	2	2	0	0	0	0	0
天全县	3	0	1	0	2	3	0	0	0	0	0
芦山县	3	0	0	1	2	2	0	0	0	1	0
宝兴县											
巴中市	63	1	13	46	3	39	4	1	0	19	0
巴州区	26	0	7	19	0	12	2	0	0	12	0
恩阳区	3	1	0	1	1	1	1	0	0	1	0
通江县	13	0	2	11	0	10	1	1	0	1	0
南江县	8	0	3	4	1	5	0	0	0	3	0
平昌县	13	0	1	11	1	11	0	0	0	2	0
资阳市	37	0	13	18	6	18	2	0	0	17	0
雁江区	17	0	6	8	3	6	2	0	0	9	0
安岳县	11	0	6	5	0	5	0	0	0	6	0
乐至县	9	0	1	5	3	7	0	0	0	2	0
阿坝州	9	0	1	1	7	7	0	1	0	1	0
马尔康市	1	0	0	0	1	1	0	0	0	0	0
汶川县	3	0	0	0	3	2	0	1	0	0	0
理 县											
茂 县	2	0	1	0	1	2	0	0	0	0	0
松潘县											
九寨沟县											
金川县	1	0	0	0	1	1	0	0	0	0	0
小金县											
黑水县											
壤塘县											
阿坝县	1	0	0	1	0	1	0	0	0	0	0
若尔盖县	1	0	0	0	1	0	0	0	0	1	0
红原县											
甘孜州	4	0	0	0	4	1	0	0	1	2	0
康定市	3	0	0	0	3	1	0	0	1	1	0
泸定县											

续表 1-3-5（5）

地 区	合计	按医院级别分				按类别分					
		三级医院	二级医院	一级医院	未评级	综合医院	中医医院	中西医结合医院	民族医医院	专科医院	护理院（中心）
丹巴县	1	0	0	0	1	0	0	0	0	1	0
九龙县											
雅江县											
道孚县											
炉霍县											
甘孜县											
新龙县											
德格县											
白玉县											
石渠县											
色达县											
理塘县											
巴塘县											
乡城县											
稻城县											
得荣县											
凉山州	73	0	14	41	18	58	3	1	0	11	0
西昌市	19	0	12	4	3	6	2	0	0	11	0
会理市	4	0	0	4	0	4	0	0	0	0	0
木里县	1	0	0	0	1	1	0	0	0	0	0
盐源县	8	0	0	7	1	8	0	0	0	0	0
德昌县											
会东县	4	0	0	4	0	4	0	0	0	0	0
宁南县	1	0	0	0	1	1	0	0	0	0	0
普格县	2	0	0	2	0	2	0	0	0	0	0
布拖县	1	0	0	1	0	1	0	0	0	0	0
金阳县	3	0	0	0	3	2	1	0	0	0	0
昭觉县	2	0	0	0	2	2	0	0	0	0	0
喜德县	3	0	0	2	1	3	0	0	0	0	0
冕宁县	10	0	1	7	2	10	0	0	0	0	0
越西县	4	0	1	3	0	4	0	0	0	0	0
甘洛县	2	0	0	2	0	2	0	0	0	0	0
美姑县	2	0	0	1	1	2	0	0	0	0	0
雷波县	7	0	0	4	3	6	0	1	0	0	0

表 1-3-6　2021 年按床位数分组的医院、妇幼保健院（所、站）和专科疾病防治院（所、站）数

分　类	总计	0～49 张	50～99 张	100～199 张	200～299 张	300～399 张	400～499 张	500～799 张	800 张及以上
医　院	**2481**	**710**	**742**	**406**	**160**	**103**	**79**	**150**	**131**
按经济类型分									
公　立	684	123	60	77	62	59	59	119	125
民　营	1797	587	682	329	98	44	20	31	6
按类别分									
综合医院	1483	425	499	241	72	46	31	84	85
中医医院	266	46	58	42	26	17	30	33	14
中西医结合医院	34	8	10	7	1	2	1	2	3
民族医医院	43	27	12	3	1	0	0	0	0
专科医院	641	200	156	111	60	38	16	31	29
口腔医院	50	48	1	1	0	0	0	0	0
眼科医院	63	26	31	5	1	0	0	0	0
耳鼻喉科医院	12	1	7	4	0	0	0	0	0
肿瘤医院	13	0	2	4	3	2	1	0	1
心血管病医院	3	0	2	0	0	0	0	1	0
胸科医院	1	0	1	0	0	0	0	0	0
血液病医院	1	0	1	0	0	0	0	0	0
妇产（科）医院	48	22	22	3	1	0	0	0	0
儿童医院	6	1	1	3	1	0	0	0	0
精神病医院	146	4	3	17	29	31	13	26	23
传染病医院	7	2	2	0	1	1	0	0	1
皮肤病医院	15	7	8	0	0	0	0	0	0
结核病医院	0	0	0	0	0	0	0	0	0
麻风病医院	4	3	0	0	1	0	0	0	0
职业病医院	2	1	0	0	0	0	0	1	0
骨科医院	58	5	13	28	9	3	0	0	0
康复医院	45	6	24	9	4	0	0	1	1
整形外科医院	1	1	0	0	0	0	0	0	0
美容医院	37	37	0	0	0	0	0	0	0
其他专科医院	129	36	38	37	10	1	2	2	3
护理院（中心）	14	4	7	2	0	0	1	0	0
妇幼保健院（所、站）	**202**	**107**	**42**	**43**	**7**	**2**	**1**	**0**	**0**
专科疾病防治院（所、站）	**23**	**19**	**1**	**1**	**0**	**0**	**1**	**1**	**0**

表 1-4 2017—2021 年全省基层医疗卫生机构数

分 类	2017	2018	2019	2020	2021
总 计	**77484**	**78427**	**80499**	**79491**	**76875**
按经济类型分					
公 立	35141	36034	36393	36658	35393
民 营	42343	42393	44106	42833	41482
按主办单位分					
政府办	8482	8470	8522	8437	7681
社会办	35663	35887	36334	35401	33854
个人办	33339	34070	35643	35653	35340
按管理类别分					
非营利性	59699	59584	59569	58067	54096
营利性	17785	18843	20930	21424	22779
按类别分					
社区卫生服务中心（站）	940	981	1039	1058	1116
社区卫生服务中心	417	424	433	459	498
政府办	369	376	384	403	449
社区卫生服务站	523	557	606	599	618
政府办	94	98	92	76	71
卫生院	4476	4437	4421	4317	3687
街道卫生院	10	5	5	33	26
乡镇卫生院	4466	4432	4416	4284	3661
政府办	4447	4412	4401	4271	3643
中心卫生院	1039	1038	1046	1026	1028
乡卫生院	3427	3394	3370	3258	2633
门诊部	410	523	696	786	1200
诊所、卫生所、医务室	15445	16467	18569	19122	20549
村卫生室	56213	56019	55772	54202	50309
护理站	0	0	2	6	14

表 1-5-1 2017—2021 年全省村卫生室数

年 份	合计	村办	乡卫生院设点	联合办	私人办	其他
2017	56213	27794	3541	2583	19074	3221
2018	56019	27848	3556	2561	18808	3246
2019	55772	27926	3610	2535	18288	3413
2020	54202	26929	3620	2603	17628	3422
2021	50309	25222	3454	2423	15816	3394

表 1-5-2　2021 年市（州）及县（市、区）村卫生室数

地　区	合计	村办	乡卫生院设点	联合办	私人办	其他
总　计	**50309**	**25222**	**3454**	**2423**	**15816**	**3394**
成都市	3133	1889	270	116	761	97
锦江区						
青羊区						
金牛区						
武侯区						
成华区						
龙泉驿区	80	49	11	12	1	7
青白江区	117	53	6	0	55	3
新都区	246	229	0	0	12	5
温江区	148	43	8	0	75	22
双流区	204	187	8	0	8	1
郫都区	156	60	57	0	36	3
新津区	61	49	10	0	2	0
金堂县	280	195	31	35	17	2
大邑县	281	237	17	0	15	12
蒲江县	86	43	3	1	38	1
都江堰市	174	24	16	61	56	17
彭州市	344	102	26	4	212	0
邛崃市	231	46	14	0	169	2
崇州市	150	95	49	2	0	4
简阳市	575	477	14	1	65	18
自贡市	1368	1052	5	3	299	9
自流井区	34	33	0	0	0	1
贡井区	149	146	1	0	0	2
大安区	150	148	2	0	0	0
沿滩区	110	109	0	1	0	0
荣　县	398	133	2	1	258	4
富顺县	527	483	0	1	41	2
攀枝花市	453	34	40	1	373	5
东　区	7	0	7	0	0	0
西　区	5	5	0	0	0	0
仁和区	83	19	3	1	59	1
米易县	171	5	13	0	152	1
盐边县	187	5	17	0	162	3

续表 1-5-2（1）

地　区	合计	村办	乡卫生院设点	联合办	私人办	其他
泸州市	3149	1230	54	38	1653	174
江阳区	251	47	2	2	197	3
纳溪区	296	10	3	30	215	38
龙马潭区	147	2	2	0	141	2
泸　县	970	475	16	1	413	65
合江县	553	501	6	1	39	6
叙永县	401	172	11	2	209	7
古蔺县	531	23	14	2	439	53
德阳市	1093	774	3	96	152	68
旌阳区	118	104	0	0	0	14
罗江区	75	36	1	38	0	0
中江县	436	338	1	58	38	1
广汉市	199	197	1	0	0	1
什邡市	133	19	0	0	114	0
绵竹市	132	80	0	0	0	52
绵阳市	2895	1571	825	105	212	182
涪城区	121	34	0	1	83	3
游仙区	224	92	98	4	1	29
安州区	237	230	3	3	0	1
三台县	874	601	66	1	101	105
盐亭县	435	92	333	2	0	8
梓潼县	205	81	51	60	13	0
北川县	193	52	94	32	14	1
平武县	215	12	168	0	0	35
江油市	391	377	12	2	0	0
广元市	2109	2058	23	2	23	3
利州区	185	145	19	1	20	0
昭化区	210	210	0	0	0	0
朝天区	214	213	1	0	0	0
旺苍县	352	352	0	0	0	0
青川县	268	262	3	0	3	0
剑阁县	358	358	0	0	0	0
苍溪县	522	518	0	1	0	3

续表 1-5-2（2）

地　区	合计	村办	乡卫生院设点	联合办	私人办	其他
遂宁市	2675	151	23	11	2452	38
船山区	303	7	7	1	277	11
安居区	664	100	3	0	557	4
蓬溪县	488	1	0	0	477	10
大英县	425	40	9	10	355	11
射洪市	795	3	4	0	786	2
内江市	2791	959	10	22	1605	195
市中区	229	7	2	0	220	0
东兴区	541	430	7	20	73	11
威远县	572	261	0	0	310	1
资中县	858	200	1	1	501	155
隆昌市	591	61	0	1	501	28
乐山市	2133	1540	100	10	280	203
市中区	231	224	2	0	0	5
沙湾区	143	35	2	0	83	23
五通桥区	167	160	3	0	2	2
金口河区	41	1	1	0	38	1
犍为县	422	328	0	0	23	71
井研县	306	208	3	0	70	25
夹江县	209	122	20	10	41	16
沐川县	181	181	0	0	0	0
峨边县	121	74	38	0	2	7
马边县	123	43	29	0	8	43
峨眉山市	189	164	2	0	13	10
南充市	6187	3380	200	1609	847	151
顺庆区	248	34	11	1	202	0
高坪区	376	331	16	0	22	7
嘉陵区	421	59	12	46	283	21
南部县	1044	579	3	298	144	20
营山县	1265	1051	46	58	23	87
蓬安县	590	529	46	1	4	10
仪陇县	887	0	0	887	0	0
西充县	611	257	37	317	0	0
阆中市	745	540	29	1	169	6

续表 1-5-2（3）

地　区	合计	村办	乡卫生院设点	联合办	私人办	其他
眉山市	1439	1415	16	0	5	3
东坡区	232	232	0	0	0	0
彭山区	174	173	1	0	0	0
仁寿县	570	570	0	0	0	0
洪雅县	193	177	14	0	0	2
丹棱县	142	141	1	0	0	0
青神县	128	122	0	0	5	1
宜宾市	3689	1378	45	22	2244	0
翠屏区	356	150	1	10	195	0
南溪区	261	17	1	0	243	0
叙州区	651	517	30	0	104	0
江安县	512	190	7	0	315	0
长宁县	348	10	0	0	338	0
高　县	336	0	0	0	336	0
珙　县	291	18	1	0	272	0
筠连县	333	1	4	0	328	0
兴文县	427	301	1	12	113	0
屏山县	174	174	0	0	0	0
广安市	1677	710	5	113	816	33
广安区	461	259	1	0	198	3
前锋区	204	142	1	0	61	0
岳池县	406	191	2	1	192	20
武胜县	276	45	1	112	108	10
邻水县	253	0	0	0	253	0
华蓥市	77	73	0	0	4	0
达州市	2602	2351	32	143	8	68
通川区	218	214	0	4	0	0
达川区	466	461	5	0	0	0
宣汉县	692	633	0	3	7	49
开江县	194	45	4	136	1	8
大竹县	382	380	2	0	0	0
渠　县	399	380	8	0	0	11
万源市	251	238	13	0	0	0
雅安市	677	135	165	1	346	30
雨城区	111	6	37	1	61	6

续表 1-5-2（4）

地　区	合计	村办	乡卫生院设点	联合办	私人办	其他
名山区	141	6	20	0	115	0
荥经县	126	65	32	0	27	2
汉源县	136	26	22	0	78	10
石棉县	38	5	14	0	18	1
天全县	73	0	29	0	43	1
芦山县	22	17	2	0	3	0
宝兴县	30	10	9	0	1	10
巴中市	2427	2220	143	13	37	14
巴州区	418	399	19	0	0	0
恩阳区	443	408	32	0	0	3
通江县	523	417	56	13	34	3
南江县	522	502	15	0	3	2
平昌县	521	494	21	0	0	6
资阳市	2603	501	52	30	1970	50
雁江区	842	44	3	0	791	4
安岳县	1209	395	41	29	702	42
乐至县	552	62	8	1	477	4
阿坝州	1250	653	347	63	105	82
马尔康市	105	44	36	3	0	22
汶川县	109	107	2	0	0	0
理　县	63	2	61	0	0	0
茂　县	136	15	11	0	104	6
松潘县	143	44	83	0	1	15
九寨沟县	108	98	9	0	0	1
金川县	77	66	9	0	0	2
小金县	111	107	1	0	0	3
黑水县	123	6	117	0	0	0
壤塘县	60	36	14	0	0	10
阿坝县	80	1	3	53	0	23
若尔盖县	102	94	1	7	0	0
红原县	33	33	0	0	0	0
甘孜州	2037	179	45	16	29	1768
康定市	203	10	29	0	3	161
泸定县	92	0	6	0	0	86

续表 1-5-2（5）

地　区	合计	村办	乡卫生院设点	联合办	私人办	其他
丹巴县	140	0	0	0	0	140
九龙县	63	0	0	0	0	63
雅江县	79	69	0	0	0	10
道孚县	118	1	3	1	0	113
炉霍县	175	0	0	0	26	149
甘孜县	132	0	0	0	0	132
新龙县	92	0	0	0	0	92
德格县	150	0	0	0	0	150
白玉县	130	0	0	0	0	130
石渠县	125	0	0	0	0	125
色达县	129	2	6	11	0	110
理塘县	109	0	0	0	0	109
巴塘县	52	0	1	0	0	51
乡城县	59	1	0	0	0	58
稻城县	89	0	0	0	0	89
得荣县	100	96	0	4	0	0
凉山州	3922	1042	1051	9	1599	221
西昌市	402	3	45	7	343	4
会理市	442	187	7	0	235	13
木里县	136	8	44	0	80	4
盐源县	286	36	14	0	227	9
德昌县	178	9	19	0	149	1
会东县	363	1	0	0	355	7
宁南县	131	6	9	1	112	3
普格县	76	64	12	0	0	0
布拖县	120	6	114	0	0	0
金阳县	98	6	91	0	0	1
昭觉县	261	258	0	0	0	3
喜德县	173	0	172	0	0	1
冕宁县	240	58	17	1	97	67
越西县	287	4	276	0	0	7
甘洛县	177	4	80	0	0	93
美姑县	290	168	122	0	0	0
雷波县	262	224	29	0	1	8

表 1-6　2017—2021 年全省专业公共卫生机构数

分　类	2017	2018	2019	2020	2021
总　计	**710**	**700**	**716**	**716**	**703**
按经济类型分					
公　立	695	685	695	683	670
民　营	15	15	21	33	33
按主办单位分					
政府办	687	681	688	674	662
社会办	21	17	25	40	39
个人办	2	2	3	2	2
按类别分					
疾病预防控制中心	206	206	208	210	212
专科疾病防治院（所、站）	25	24	25	22	23
健康教育所（站、中心）	11	11	13	13	12
妇幼保健院（所、站）	203	201	201	202	202
急救中心（站）	18	18	23	22	23
采供血机构	34	35	41	52	52
卫生监督所（中心）	202	202	201	191	178
计划生育技术服务机构	11	3	4	4	1

二、卫生人员

简要说明

1. 本部分主要介绍全省及 21 个市（州）、183 个县（市、区）卫生人员总数，各类卫生人员数，卫生人员构成（按性别、年龄、学历、职称、科室等分类统计），执业（助理）医师执业类别及执业范围等。

2. 本部分数据来源于四川省卫生健康统计数据综合采集与决策支持系统年报、四川省卫生健康人力资源管理系统。

3. 统计口径调整。

（1）执业医师和执业助理医师数、注册护士数按执业（注册）数统计，执业医师和执业助理医师数不包括未取得“医师执业证”的见习医师，注册护士数不包括护理员和护工。

（2）卫生人员不包括国境卫生检疫所、高等或中等医学院校、药品检验所（室）和由各级计生委批准设立的计划生育指导站（中心）四类机构人员；自 2007 年起，卫生人员包括返聘本单位半年以上人员；药剂员和检验员等技能人员从卫生技术人员划归工勤技能人员中。自 2010 年起，卫生人员总数包括公务员身份的卫生监督员数。

（3）村卫生室人员数（包括乡村医生、卫生员、执业医师和执业助理医师数、注册护士）计入卫生人员总数。

（4）除特殊说明外，执业（助理）医师及注册护士均不包括乡镇卫生院设点的村卫生室人员数（这部分人员计入乡镇卫生院中，不重复统计）。

4. 本章涉及医疗卫生机构的统计口径和指标解释与“医疗卫生机构”章一致。

5. 分科执业（助理）医师的科室分类主要依据国家卫生健康委制定的《医疗机构诊疗科目》。中医医院和专科医院人员的科室归类原则如下：中医医院全部计入中医科，中西医结合医院全部计入中西医结合科，民族医院全部计入民族医学科，妇幼保健院分别计入妇产科、儿科，儿童医院计入儿科，传染病院、麻风病院全部计入传染科，疗养院、康复医院全部计入康复医学科，肿瘤医院全部计入肿瘤科，其他专科医院计入相关科室。

6. 2021 年起，卫生人员等于卫生技术人员、其他技术人员、仅从事管理的人员、工勤技能人员，乡村医生和卫生员之和。

主要指标解释

卫生人员：在医院、基层医疗卫生机构、专业公共卫生机构及其他医疗卫生机构工作的职工，包括卫生技术人员、乡村医生和卫生员、其他技术人员、管理人员和工勤技能人员。一律按支付年底工资的在岗职工统计，包括各类聘任人员（含合同工）和返聘本单位半年以上人员，不包括临时工、离退休人员、退职人员、离开本单位仍保留劳动关系人员和返聘、临聘本单位不足半年人员。

卫生技术人员：包括执业医师、执业助理医师、注册护士、药师（士）、检验技师（士）、影像技师（士）、卫生监督员和见习医（药、护、技）师（士）等卫生专业人员，2020 年及以前不包括从事管理工作的卫生技术人员（如院长、副院长、党委书记等）。

医生：包括主任医师、副主任医师、主治医师、住院医师和医士。

医师：包括主任医师、副主任医师、主治医师、住院医师。

执业医师：具有“医师执业证”及其“级别”为“执业医师”且实际从事医疗、预防保健工作的人员，2020 年及以前不包括实际从事管理工作的执业医师。执业医师类别分为临床、中医、口腔和公共卫生四类。

执业助理医师：具有“医师执业证”及其“级别”为“执业助理医师”且实际从事医疗、预防保健工作的人员，2020 年及以前不包括实际从事管理工作的执业助理医师。执业助理医师类别分为临床、中医、口腔和公共卫生四类。

全科医生：2017 年至 2020 年包括注册为全科医学专业的人数和取得全科医生培训合格证书的人数；2021 年起全科医生包括注册为全科医学的人数和注册为乡村全科执业助理医师的人数，不再包括取得全科医生培训合格证书但未注册为全科医学或未注册乡村全科执业助理医师的人数。

见习医师：毕业于高等和中等院校医学专业但尚未取得《医师执业证》的医师。

注册护士：具有“注册护士证”且实际从事护理工作的人员，2020 年及以前不包括从事管理工作的护士。

药师（士）：包括主任药师、副主任药师、主管药师、药师和药士，不包括药剂员。

技师（士）：检验技师（士）、影像技师（士）和康复技师（士）。包括主任技师、副主任技师、主管技师、技师、技士。

检验师（士）：包括主任检验技师、副主任检验技师、主管检验技师、检验技师、检验技士，不包括检验员。

其他卫生技术人员：包括见习医（药、护、技）师（士）等卫生专业人员和卫生监督员，不包括药剂员、检验员、护理员等。

其他技术人员：从事医疗器械修配、卫生宣传、科学研究和教学等技术工作的非卫生专业人员。

管理人员：担负领导职责或管理任务的工作人员。包括从事医疗服务、公共卫生、医学科研与教学等业务管理工作的人员；主要从事党政、人事、财务、信息、安全保卫等行政管理工作的人员。仅从事管理的人员数指在医疗卫生机构中仅担负领导职责和管理任务且不从事临床或监督工作的管理人员，包括有执业证书但不实际从事临床或监督工作的管理人。

工勤技能人员：承担技能操作和维护、后勤保障、服务等职责的工作人员。工勤技能人员分为技术工和普通工。技术工包括护理员（工）、药剂员（工）、检验员、收费员、挂号员等，但不包括实验员、技术员、研究实习员（计入其他技术人员），以及经济员、会计员和统计员等（计入管理人员）。

每千人口卫生技术人员：卫生技术人员数/人口数×1000。

每千人口执业（助理）医师：执业（助理）医师数/人口数×1000。

卫生监督员：专业公共卫生机构中具有“卫生监督员证”且实际从事卫生监督工作的人员，不包括从事管理工作的卫生监督员；包括公务员中取得卫生监督员证书的人员。

乡村医生：在村卫生室中工作且从当地卫生行政部门获得“乡村医生证”的人员。

中专学历及中专水平乡村医生：指获得中专文凭或获得当地卫生行政部门认可的中专水平证书的乡村医生。

卫生员：在村卫生室中工作但未获得“乡村医生证”的人员。

表 2-1-1　2017—2021 年全省卫生人员数

分　类	2017	2018	2019	2020	2021
卫生人员	**710787**	**747160**	**794282**	**826990**	**865444**
卫生技术人员	530935	563086	603073	633276	672722
执业（助理）医师	195585	205610	222388	235291	250397
执业医师	162995	171554	185247	195693	209833
全科医生	11266	12825	16995	216890	20776
注册护士	228608	247322	270616	286010	306685
药师（士）	24945	25997	27463	28497	30311
检验人员	18707	20178	21929	23201	25037
其　他	63090	63979	60677	60277	60292
其他技术人员	20171	19453	23616	26491	31897
管理人员	32747	34910	36742	37515	42532
仅从事管理的人员	—	—	—	—	30401
工勤技能人员	62168	66804	70305	71355	76286
乡村医生	63160	61427	59464	57441	53330
卫生员	1606	1480	1082	912	808

表 2-1-2 2021 年全省各类

分类	合计	卫生技术人员					
		小计	执业（助理）医师	执业医师	注册护士	药师（士）	技师（士）
总计	**865444**	**672722**	**250397**	**209833**	**306685**	**30311**	**42787**
医院	508955	415768	135776	126795	214595	18727	27641
综合医院	332793	276590	91594	86032	142900	11563	18480
中医医院	75412	64328	22102	20826	30966	3955	4354
中西医结合医院	10621	8642	3076	2957	4427	432	532
民族医医院	2223	1733	748	542	424	90	131
专科医院	87227	64068	18138	16338	35667	2668	4127
口腔医院	4156	2983	1190	1089	1596	60	80
眼科医院	5173	3281	913	818	1789	142	164
耳鼻喉科医院	1002	689	190	167	374	39	55
肿瘤医院	4554	3781	1150	1073	1928	148	376
心血管病医院	911	774	283	271	373	33	46
胸科医院	40	30	6	4	21	1	1
血液病医院	62	48	7	5	37	1	2
妇产（科）医院	6093	4002	1167	1090	2142	189	326
儿童医院	954	692	183	173	290	40	90
精神病医院	25000	19509	4719	4241	12029	798	917
传染病医院	1837	1532	474	463	841	79	101
皮肤病医院	797	584	150	123	308	44	34
结核病医院	0	0	0	0	0	0	0
麻风病医院	97	66	26	20	32	2	3
职业病医院	911	748	231	231	423	20	58
骨科医院	6628	5270	1405	1092	2761	228	393
康复医院	3374	2734	727	587	1351	119	339
整形外科医院	45	23	5	5	16	1	0
美容医院	5579	2281	840	776	1283	77	62
其他专科医院	20014	15041	4472	4110	8073	647	1080
护理院（中心）	679	407	118	100	211	19	17
基层医疗卫生机构	296185	210589	99613	69479	74849	10218	8552
社区卫生服务中心（站）	30856	26366	9873	7925	11654	1803	1517
社区卫生服务中心	27195	23080	8343	6622	10186	1640	1469
社区卫生服务站	3661	3286	1530	1303	1468	163	48
卫生院	115361	98572	38594	23197	33836	5607	6143
街道卫生院	518	439	197	107	108	21	32
乡镇卫生院	114843	98133	38397	23090	33728	5586	6111

医疗卫生机构卫生人员数

卫生技术人员					乡村医生和卫生员	其他技术人员	管理人员		工勤技能人员
			其他卫生技术人员					仅从事管理的人员	
检验师（士）	影像技师（士）	康复技师（士）		见习医师					
25037	**10998**	**5057**	**42542**	**10644**	**54138**	**31897**	**42532**	**30401**	**76286**
14377	7716	4168	19029	6850	0	19135	28637	21685	52367
9561	5199	2482	12053	4545	0	12114	18137	13790	30299
2242	1192	884	2951	1174	0	2550	3157	2341	6193
272	160	98	175	55	0	543	605	424	1012
58	52	20	340	57	0	190	122	78	222
2238	1108	678	3468	1018	0	3678	6567	5009	14472
36	42	2	57	11	0	221	493	425	527
114	46	2	273	69	0	321	648	479	1092
26	23	2	31	22	0	56	87	79	178
149	160	7	179	38	0	225	151	138	410
32	14	0	39	11	0	8	63	63	66
1	0	0	1	0	0	1	1	1	8
2	0	0	1	0	0	0	7	7	7
229	73	19	178	46	0	189	449	315	1587
38	12	38	89	4	0	80	81	70	112
559	220	129	1046	433	0	1015	1578	1088	3388
84	17	0	37	5	0	75	44	44	186
25	8	0	48	6	0	21	66	56	136
0	0	0	0	0	0	0	0	0	0
2	1	0	3	0	0	2	8	1	28
32	21	5	16	0	0	27	101	101	35
158	170	62	483	204	0	192	425	309	857
85	53	198	198	31	0	92	254	192	356
0	0	0	1	0	0	0	1	0	22
53	8	0	19	2	0	256	573	428	2614
613	240	214	769	136	0	897	1537	1213	2863
6	5	6	42	1	0	60	49	43	169
5028	2693	657	17357	3090	54138	8194	9395	5275	17989
920	406	176	1519	227	0	1275	1426	862	2353
895	393	170	1442	212	0	1179	1132	716	2220
25	13	6	77	15	0	96	294	146	133
3703	1977	358	14392	2625	0	5466	4971	2407	8916
18	9	4	81	13	0	29	31	17	33
3685	1968	354	14311	2612	0	5437	4940	2390	8883

续表

分类	合计	卫生技术人员						
		小计	执业（助理）医师	执业医师	注册护士	药师（士）	技师（士）
中心卫生院	62487	53499	20537	13296	19236	3056	3652
乡卫生院	52356	44634	17860	9794	14492	2530	2459
门诊部	22541	16044	6349	5473	8504	397	614
综合门诊部	5527	4223	1676	1570	1999	129	374
中医门诊部	1417	918	545	483	213	92	36
中西医结合门诊部	214	196	91	81	71	18	5
民族医门诊部	0	0	0	0	0	0	0
专科门诊部	15383	10707	4037	3339	6221	158	199
诊所、卫生所、医务室	59075	55340	31546	28175	19920	2333	276
诊　所	56595	53122	30219	26994	19172	2280	254
卫生所、医务室	2480	2218	1327	1181	748	53	22
村卫生室	68286	14216	13249	4707	889	78	0
护理站	66	51	2	2	46	0	2
专业公共卫生机构	53099	42524	14327	12941	16001	1314	5498
疾病预防控制机构	14007	10509	4843	4235	1180	141	2563
省　属	730	353	224	223	10	0	119
地级市属	2420	1782	927	870	110	17	477
县级市属	5144	3932	1867	1668	444	60	991
县　属	5591	4370	1785	1437	612	64	962
其　他	122	72	40	37	4	0	14
专科疾病防治院（所、站）	745	463	202	186	160	28	42
专科疾病防治院	440	248	93	89	95	12	25
传染病防治院	0	0	0	0	0	0	0
结核病防治院	0	0	0	0	0	0	0
职业病防治院	189	99	46	44	22	1	15
其　他	251	149	47	45	73	11	10
专科疾病防治所（站、中心）	305	215	109	97	65	16	17
口腔病防治所（站、中心）	43	32	16	16	13	1	1
精神病防治所（站、中心）	0	0	0	0	0	0	0
皮肤病与性病防治所（中心）	0	0	0	0	0	0	0
结核病防治所（站、中心）	0	0	0	0	0	0	0
职业病防治所（站、中心）	0	0	0	0	0	0	0
地方病防治所（站、中心）	0	0	0	0	0	0	0
血吸虫病防治所（站、中心）	200	170	87	75	46	14	16
药物戒毒所（中心）	55	7	3	3	4	0	0
其　他	7	6	3	3	2	1	0

2-1-2（1）

卫生技术人员					乡村医生和卫生员	其他技术人员	管理人员		工勤技能人员
检验师（士）	影像技师（士）	康复技师（士）	其他卫生技术人员	见习医师				仅从事管理的人员	
2177	1246	184	7018	1540	0	2778	2078	1129	5081
1508	722	170	7293	1072	0	2659	2862	1261	3802
317	238	46	180	21	0	1291	2010	1278	3928
182	170	20	45	1	0	222	281	128	954
19	5	10	32	2	0	85	181	94	320
2	0	3	11	0	0	8	7	5	5
0	0	0	0	0	0	0	0	0	0
114	63	13	92	18	0	976	1541	1051	2649
88	72	75	1265	217	68	158	977	725	2784
76	68	72	1197	202	68	121	944	697	2587
12	4	3	68	15	0	37	33	28	197
0	0	0	0	0	54070	0	0	0	0
0	0	2	1	0	0	4	11	3	8
4626	516	232	5384	670	0	3290	3375	2537	4748
2391	156	2	1782	266	0	1407	949	765	1326
119	0	0	0	0	0	293	55	55	29
461	16	0	251	46	0	198	253	228	212
935	51	1	570	132	0	437	314	245	530
862	89	1	947	86	0	462	300	211	548
14	0	0	14	2	0	17	27	26	7
32	7	0	31	6	0	78	87	72	132
18	5	0	23	6	0	68	30	19	105
0	0	0	0	0	0	0	0	0	0
0	0	0	0	0	0	0	0	0	0
11	3	0	15	0	0	50	17	11	29
7	2	0	8	6	0	18	13	8	76
14	2	0	8	0	0	10	57	53	27
1	0	0	1	0	0	1	3	3	7
0	0	0	0	0	0	0	0	0	0
0	0	0	0	0	0	0	0	0	0
0	0	0	0	0	0	0	0	0	0
0	0	0	0	0	0	0	0	0	0
0	0	0	0	0	0	0	0	0	0
13	2	0	7	0	0	9	5	1	20
0	0	0	0	0	0	0	48	48	0
0	0	0	0	0	0	0	1	1	0

续表

分类	合计	卫生技术人员					
		小计	执业（助理）医师	执业医师	注册护士	药师（士）	技师（士）
健康教育所（站、中心）	95	36	8	8	10	2	0
妇幼保健院（所、站）	31705	26512	8770	8051	13000	1116	2356
按机构隶属关系分							
省属	1246	1003	359	359	488	37	119
地级市属	5674	4690	1447	1402	2461	192	434
县级市属	12742	10746	3691	3460	5302	463	927
县属	11531	9649	3129	2686	4512	413	844
其他	512	424	144	144	237	11	32
按机构类别分							
妇幼保健院	30909	25859	8563	7867	12679	1090	2292
妇幼保健所	0	0	0	0	0	0	0
妇幼保健站	84	70	24	21	36	0	8
生殖保健中心	0	0	0	0	0	0	0
母婴护理保健中心	0	0	0	0	0	0	0
妇幼保健计划生育服务中心	712	583	183	163	285	26	56
急救中心（站）	525	335	109	103	201	8	8
采供血机构	3337	2491	395	358	1450	19	529
卫生监督所（中心）	2679	2177	0	0	0	0	0
省属	93	88	0	0	0	0	0
地级市属	564	422	0	0	0	0	0
县级市属	988	783	0	0	0	0	0
县属	1027	877	0	0	0	0	0
其他	7	7	0	0	0	0	0
计划生育技术服务机构	6	1	0	0	0	0	0
其他医疗卫生机构	7205	3841	681	618	1240	52	1096
康复医疗机构	496	339	82	70	212	4	22
医学科学研究机构	399	206	0	0	0	0	0
医学在职培训机构	52	18	2	1	5	1	3
临床检验中心（所、站）	3133	1471	126	113	81	1	896
健康体检中心	936	613	187	185	330	0	75
医疗辅助性机构	770	542	104	91	315	30	73
其他	1419	652	180	158	297	16	27

2-1-2（2）

卫生技术人员					乡村医生和卫生员	其他技术人员	管理人员		工勤技能人员
检验师（士）	影像技师（士）	康复技师（士）	其他卫生技术人员	见习医师				仅从事管理的人员	
0	0	0	16	0	0	25	27	24	10
1708	351	229	1270	394	0	1420	1789	1285	2488
48	14	9	0	0	0	60	188	80	103
329	43	58	156	52	0	237	369	344	403
703	95	120	363	112	0	533	648	445	1018
602	198	38	751	230	0	529	547	413	940
26	1	4	0	0	0	61	37	3	24
1657	339	228	1235	392	0	1381	1747	1248	2421
0	0	0	0	0	0	0	0	0	0
7	1	0	2	0	0	5	3	0	9
0	0	0	0	0	0	0	0	0	0
0	0	0	0	0	0	0	0	0	0
44	11	1	33	2	0	34	39	37	58
6	1	1	9	0	0	64	85	69	57
489	1	0	98	4	0	200	251	190	456
0	0	0	2177	0	0	96	183	128	278
0	0	0	88	0	0	0	0	0	5
0	0	0	422	0	0	44	35	29	69
0	0	0	783	0	0	33	67	48	124
0	0	0	877	0	0	19	81	51	80
0	0	0	7	0	0	0	0	0	0
0	0	0	1	0	0	0	4	4	1
1006	73	0	772	34	0	1278	1125	904	1182
10	12	0	19	4	0	12	44	23	122
0	0	0	206	0	0	122	47	47	24
0	1	0	7	0	0	19	10	4	11
881	7	0	367	25	0	597	421	339	726
38	35	0	21	0	0	100	109	70	153
61	9	0	20	1	0	98	88	65	65
16	9	0	132	4	0	330	406	356	81

表 2-1-3 2021 年市（州）及县（市、区）各类卫生人员数

地区	合计	卫生技术人员								乡村医生和卫生员	其他技术人员	管理人员		工勤技能人员
		小计	执业(助理)医师	执业医师	全科医生	注册护士	药师(士)	技师(士)	其他				仅从事管理的人员	
总计	**865444**	**672722**	**250397**	**209833**	**20776**	**306685**	**30311**	**42787**	**42542**	**54138**	**31897**	**42532**	**30401**	**76286**
成都市	270698	212414	80002	73155	5807	100742	10048	13966	7656	3211	11723	16716	12723	30627
锦江区	16772	13356	4992	4799	119	6754	492	875	243	0	852	1130	602	1962
青羊区	29536	22571	8391	8057	207	11393	1101	1012	674	0	1456	1841	1500	4009
金牛区	20808	16328	6130	5741	198	7950	828	902	518	0	584	1411	1051	2845
武侯区	65658	47256	16659	15950	335	23451	1773	3936	1437	0	4601	5187	4024	9777
成华区	14871	12161	4510	4227	220	5726	493	906	526	0	637	848	695	1378
龙泉驿区	9072	7823	3196	2908	301	3671	351	402	203	108	208	445	378	555
青白江区	4567	3670	1388	1194	253	1649	226	248	159	95	155	292	250	397
新都区	12043	10163	3846	3450	452	4713	578	553	473	229	284	564	447	920
温江区	10298	8098	3085	2778	300	3707	348	726	232	113	550	793	705	832
双流区	18375	15610	7641	7050	726	6355	651	684	279	172	401	1167	831	1361
郫都区	11050	8971	3272	2916	336	4242	425	677	355	210	377	590	495	997
新津区	3649	3040	1107	948	175	1430	196	187	120	57	160	61	48	344
金堂县	6669	5261	1961	1642	300	2312	320	334	334	305	113	369	250	740
大邑县	5490	4540	1673	1429	192	2120	262	294	191	224	94	220	140	492
蒲江县	2510	2133	762	619	142	882	156	181	152	78	65	142	102	132
都江堰市	8941	7306	2487	2142	177	3535	483	486	315	230	272	497	307	826
彭州市	7715	6199	2293	1912	255	2751	384	415	356	310	208	253	205	793
邛崃市	5528	4490	1662	1398	234	2001	251	288	288	217	181	258	153	487
崇州市	7431	6189	2182	1787	344	2847	412	403	345	157	124	260	224	737
简阳市	9715	7249	2765	2208	541	3253	318	457	456	706	401	388	316	1043
自贡市	26411	21476	7756	6481	553	9683	966	1571	1500	1098	963	1192	972	1902
自流井区	8188	7027	2502	2349	114	3428	231	386	480	34	325	399	324	478
贡井区	3237	2666	870	731	94	1277	137	219	163	91	128	190	175	177
大安区	3478	2776	942	787	83	1231	142	243	218	122	122	167	157	301
沿滩区	1713	1255	435	319	80	487	77	144	112	209	28	67	61	160
荣　县	4037	3214	1277	940	66	1388	149	212	188	274	144	158	117	288
富顺县	5758	4538	1730	1355	116	1872	230	367	339	368	216	211	138	498
攀枝花市	14102	11561	4206	3857	281	5291	480	702	882	415	507	699	551	1068
东　区	7133	5844	2118	2060	52	2681	239	375	431	8	363	398	313	605
西　区	1432	1211	422	393	22	586	65	57	81	5	29	69	61	126
仁和区	2127	1831	639	554	64	920	75	86	111	66	52	73	51	127
米易县	2017	1624	610	526	79	691	61	122	140	156	38	122	100	99
盐边县	1393	1051	417	324	64	413	40	62	119	180	25	37	26	111

续表 2-1-3（1）

地区	合计	卫生技术人员								乡村医生和卫生员	其他技术人员	管理人员		工勤技能人员
		小计	执业(助理)医师			注册护士	药师(士)	技师(士)	其他				仅从事管理的人员	
				执业医师	全科医生									
泸州市	42998	33670	12182	9900	1279	16114	1700	1945	1729	3547	1559	1675	1260	2962
江阳区	12494	10285	3699	3385	167	5252	432	663	239	236	591	646	577	805
纳溪区	3206	2455	846	661	106	1214	153	147	95	342	62	104	63	284
龙马潭区	7305	6033	2271	2067	135	2834	303	322	303	140	262	355	230	640
泸　县	5974	4542	1815	1240	311	2009	233	288	197	804	207	166	107	314
合江县	5510	4065	1453	1123	183	1873	304	173	262	933	88	174	140	284
叙永县	4412	3267	1046	710	237	1564	161	187	309	551	194	108	63	337
古蔺县	4097	3023	1052	714	140	1368	114	165	324	541	155	122	80	298
德阳市	33454	26090	9902	8213	754	11613	1407	1753	1415	2271	1167	1797	1128	2798
旌阳区	10958	9078	3280	2971	207	4330	462	639	367	214	359	783	576	731
罗江区	1690	1281	524	439	41	523	80	87	67	177	86	39	19	127
中江县	5956	4303	1815	1323	145	1664	221	258	345	944	201	283	141	367
广汉市	5481	4259	1553	1237	95	1986	236	261	223	325	191	269	122	584
什邡市	4503	3547	1351	1143	118	1541	210	270	175	239	198	228	104	415
绵竹市	4866	3622	1379	1100	148	1569	198	238	238	372	132	195	166	574
绵阳市	48034	38107	14402	12065	1151	17353	1930	2353	2069	2574	1565	2232	1388	4400
涪城区	15756	12816	4630	4281	260	6413	589	820	364	98	513	925	640	1689
游仙区	6016	4995	1946	1721	182	2294	222	302	231	204	258	303	143	416
安州区	2733	2179	937	711	95	844	123	146	129	190	91	160	55	218
三台县	6722	5055	2043	1511	214	2081	279	284	368	664	238	149	79	686
盐亭县	3258	2271	862	687	82	900	133	136	240	432	115	181	151	289
梓潼县	2356	1792	718	550	51	741	122	103	108	162	88	62	33	281
北川县	1990	1520	502	332	67	630	90	108	190	174	57	45	23	216
平武县	1208	812	315	231	68	318	46	62	71	209	39	79	64	84
江油市	7995	6667	2449	2041	132	3132	326	392	368	441	166	328	200	521
广元市	26829	20713	7406	6021	641	8949	950	1327	2081	2433	862	1299	960	1861
利州区	11249	9406	3112	2859	124	4511	393	606	784	183	364	679	535	761
昭化区	1215	861	389	248	68	288	41	65	78	199	47	69	50	58
朝天区	1371	964	319	224	76	395	36	76	138	226	43	53	35	103
旺苍县	3272	2432	883	693	80	1087	136	139	187	343	95	152	104	298
青川县	1562	1099	442	288	70	404	52	78	123	286	34	64	34	109
剑阁县	3739	2634	968	672	130	1025	127	172	342	626	118	168	131	230
苍溪县	4421	3317	1293	1037	93	1239	165	191	429	570	161	114	71	302

续表 2-1-3（2）

地　区	合　计	卫生技术人员								乡村医生和卫生员	其他技术人员	管理人员		工勤技能人员
		小　计	执业(助理)医师			注册护士	药师(士)	技师(士)	其他				仅从事管理的人员	
				执业医师	全科医生									
遂宁市	26402	20503	8307	7046	442	8851	973	1263	1109	2502	1003	1149	642	1752
船山区	10735	9193	3731	3388	106	4239	317	617	289	221	391	545	250	680
安居区	2665	1736	670	516	88	683	95	111	177	618	173	67	23	115
蓬溪县	3566	2313	881	708	81	927	127	160	218	787	103	149	89	274
大英县	3286	2336	949	781	85	952	134	141	160	419	81	239	185	265
射洪市	6150	4925	2076	1653	82	2050	300	234	265	457	255	149	95	418
内江市	29264	23357	8988	7029	893	10950	938	1372	1109	2051	978	1388	1018	1860
市中区	7237	6116	2210	1990	148	3078	230	359	239	222	265	452	305	329
东兴区	7176	5615	2121	1692	170	2705	191	367	231	425	295	438	350	491
威远县	4785	3608	1476	1090	205	1588	184	217	143	435	32	295	251	459
资中县	5820	4678	1899	1264	257	2004	185	273	317	483	245	95	55	359
隆昌市	4246	3340	1282	993	113	1575	148	156	179	486	141	108	57	222
乐山市	30234	23735	9062	7228	819	10960	1181	1446	1086	2039	804	1421	994	2662
市中区	11013	9046	3318	2972	231	4532	414	550	232	197	293	723	590	887
沙湾区	1476	1165	470	350	56	483	64	80	68	135	29	61	42	105
五通桥区	1854	1417	545	420	44	610	96	95	71	192	49	71	41	155
金口河区	344	249	100	59	14	96	9	23	21	39	6	11	6	44
犍为县	3174	2412	1019	684	119	988	146	145	114	367	50	84	63	282
井研县	2275	1630	675	476	89	671	86	95	103	346	84	82	36	179
夹江县	2696	2098	748	629	78	1044	106	114	86	212	53	40	31	302
沐川县	1413	1078	449	266	54	409	41	87	92	175	44	123	43	73
峨边县	905	632	230	159	24	287	27	31	57	111	30	31	17	115
马边县	1374	1039	308	197	30	443	66	69	153	119	90	38	23	103
峨眉山市	3710	2969	1200	1016	80	1397	126	157	89	146	76	157	102	417
南充市	53214	38439	14915	12825	950	16623	1483	2073	3345	6420	1380	2551	2077	4898
顺庆区	14896	12042	4090	3902	99	5963	415	643	931	319	318	950	890	1327
高坪区	4024	2957	1188	1056	97	1328	98	174	169	384	114	204	157	412
嘉陵区	2609	1839	764	615	97	713	47	91	224	413	128	104	56	173
南部县	7097	4733	2141	1724	142	1844	186	268	294	1230	133	252	168	833
营山县	5583	3581	1412	1163	167	1544	124	165	336	1060	233	304	212	497
蓬安县	3557	2439	966	844	65	982	130	145	216	601	91	116	79	347
仪陇县	5834	3913	1442	1241	101	1503	159	256	553	1335	152	162	162	272
西充县	3679	2431	944	799	47	1003	109	121	254	706	76	195	140	326
阆中市	5935	4504	1968	1481	135	1743	215	210	368	372	135	264	213	711

续表 2-1-3（3）

地 区	合 计	卫生技术人员								乡村医生和卫生员	其他技术人员	管理人员		工勤技能人员
		小 计	执业(助理)医师	执业医师	全科医生	注册护士	药师(士)	技师(士)	其他				仅从事管理的人员	
眉山市	26213	20454	7952	6246	632	9035	982	1138	1347	1806	800	735	493	2660
东坡区	9640	7686	2923	2469	150	3545	322	410	486	467	290	272	227	970
彭山区	2705	2185	867	684	98	955	115	96	152	187	96	59	26	211
仁寿县	8737	6570	2738	1988	253	2784	286	366	396	745	269	292	180	973
洪雅县	2224	1731	600	454	75	758	113	127	133	164	72	34	15	242
丹棱县	1380	1085	395	304	17	452	57	75	106	133	36	31	14	112
青神县	1527	1197	429	347	39	541	89	64	74	110	37	47	31	152
宜宾市	42421	33809	11694	8989	1547	15904	1402	2263	2546	3549	1114	2227	1165	2784
翠屏区	13317	11318	3804	3344	321	5691	409	787	627	329	317	831	499	854
南溪区	2523	2047	748	582	121	936	94	115	154	230	15	153	82	149
叙州区	7666	5733	2088	1641	216	2631	233	367	414	803	286	425	252	592
江安县	3203	2426	884	626	161	1149	118	147	128	477	77	102	47	176
长宁县	2787	2263	848	553	120	989	101	131	194	230	62	151	76	156
高 县	2755	2136	712	481	132	976	97	154	197	289	80	85	40	210
珙 县	2896	2272	785	511	93	992	114	162	219	304	82	161	41	197
筠连县	2682	2075	676	464	112	943	80	142	234	300	64	109	36	207
兴文县	2804	2150	693	466	166	954	89	144	270	405	97	86	17	135
屏山县	1788	1389	456	321	105	643	67	114	109	182	34	124	75	108
广安市	25623	19033	6729	5519	766	8623	789	1233	1659	2217	995	1011	797	2581
广安区	6968	5140	1690	1482	91	2530	222	347	351	440	271	450	405	712
前锋区	1729	1195	451	342	41	486	49	88	121	203	69	73	58	204
岳池县	5880	4196	1497	1226	186	1882	178	243	396	544	279	169	125	736
武胜县	4122	3038	1131	953	157	1311	128	201	267	444	193	132	87	360
邻水县	4986	3887	1371	1062	231	1718	147	234	417	454	142	130	81	422
华蓥市	1938	1577	589	454	60	696	65	120	107	132	41	57	41	147
达州市	45890	34960	13726	10399	1001	16012	1350	1909	1963	5046	1674	1603	1092	3118
通川区	10538	8779	3335	3014	46	4219	337	536	352	333	448	513	401	577
达川区	7894	6027	2362	1744	235	2794	255	268	348	939	271	254	157	500
宣汉县	7206	5089	2060	1391	199	2200	195	307	327	1226	166	262	213	512
开江县	3042	2303	978	743	88	1028	85	128	84	363	137	88	50	189
大竹县	6657	5035	1978	1478	151	2349	174	255	279	948	273	156	91	310
渠 县	7336	5223	2002	1365	211	2328	222	302	369	926	289	211	119	779
万源市	3217	2504	1011	664	71	1094	82	113	204	311	90	119	61	251
雅安市	16509	13664	4956	3961	470	5999	655	967	1087	625	571	751	530	1119
雨城区	6763	5609	1937	1726	116	2712	262	406	292	120	194	476	358	482

续表 2-1-3（4）

地区	合计	卫生技术人员								乡村医生和卫生员	其他技术人员	管理人员	仅从事管理的人员	工勤技能人员
		小计	执业(助理)医师	执业医师	全科医生	注册护士	药师(士)	技师(士)	其他					
名山区	1830	1463	572	433	93	563	96	113	119	131	72	41	24	140
荥经县	1390	1135	477	353	50	448	50	77	83	96	34	43	22	103
汉源县	2206	1804	754	587	74	745	78	111	116	126	106	68	45	125
石棉县	1360	1163	362	292	23	531	51	91	128	34	45	49	37	81
天全县	1690	1417	457	307	51	600	67	99	194	65	49	41	32	127
芦山县	820	707	263	181	33	274	36	46	88	25	42	23	7	39
宝兴县	450	366	134	82	30	126	15	24	67	28	29	10	5	22
巴中市	24126	18274	7106	5211	602	7611	718	1213	1626	2738	953	919	680	1481
巴州区	7863	6445	2443	1871	154	2860	258	433	451	472	319	291	222	405
恩阳区	2599	1854	928	547	123	591	63	101	171	434	87	96	84	140
通江县	4400	3248	1237	939	72	1404	104	176	327	569	173	147	112	298
南江县	3846	2859	1064	817	111	1181	145	215	254	561	147	139	63	216
平昌县	5418	3868	1434	1037	142	1575	148	288	423	702	227	246	199	422
资阳市	22327	16883	6249	4926	692	7439	768	1171	1256	2347	761	955	691	1645
雁江区	9893	7761	2846	2379	262	3620	330	569	396	714	291	474	316	811
安岳县	7976	6025	2299	1628	336	2493	254	383	596	1007	287	322	245	412
乐至县	4458	3097	1104	919	94	1326	184	219	264	626	183	159	130	422
阿坝州	9733	7093	2631	1919	339	2388	269	592	1213	1327	423	413	288	602
马尔康市	1588	1131	408	346	42	444	32	85	162	94	86	119	109	168
汶川县	1153	816	299	247	36	300	28	61	128	199	55	32	21	62
理　县	498	390	133	90	17	137	24	32	64	73	11	14	9	15
茂　县	1115	838	317	230	29	292	37	66	126	131	43	37	23	80
松潘县	739	523	207	138	31	165	25	37	89	139	13	54	30	34
九寨沟县	839	644	256	203	38	240	31	73	44	106	35	19	11	43
金川县	699	522	193	115	32	178	20	51	80	80	58	31	24	15
小金县	695	510	217	145	35	160	15	41	77	114	21	30	21	29
黑水县	533	360	117	66	26	108	11	33	91	123	19	10	6	25
壤塘县	388	285	86	52	20	79	9	32	79	60	10	19	5	28
阿坝县	530	417	108	74	5	125	19	31	134	79	11	14	9	14
若尔盖县	576	364	158	114	16	94	12	28	72	105	17	21	14	76
红原县	380	293	132	99	12	66	6	22	67	24	44	13	6	13
甘孜州	10558	7315	2319	1479	289	2421	184	364	2027	2098	382	463	220	543
康定市	2594	1916	642	517	98	818	70	109	277	207	88	142	61	322
泸定县	711	550	210	158	28	201	20	51	68	89	22	19	11	39

续表 2-1-3（5）

地　区	合　计	卫生技术人员								乡村医生和卫生员	其他技术人员	管理人员		工勤技能人员
		小　计	执业(助理)医师	执业医师	全科医生	注册护士	药师(士)	技师(士)	其他				仅从事管理的人员	
丹巴县	641	413	164	113	6	140	15	14	80	191	8	26	7	22
九龙县	374	294	111	72	21	100	4	12	67	63	5	12	6	6
雅江县	377	247	87	50	8	84	5	18	53	79	23	14	9	19
道孚县	478	305	103	63	4	93	14	20	75	117	37	21	10	9
炉霍县	512	316	94	47	17	75	3	29	115	175	15	10	2	4
甘孜县	543	357	105	68	6	96	10	11	135	132	21	25	8	25
新龙县	390	264	66	39	23	87	4	12	95	92	16	21	9	9
德格县	570	361	92	37	9	100	1	16	152	150	46	31	7	6
白玉县	455	302	81	29	23	65	4	3	149	126	1	22	20	6
石渠县	462	321	89	45	8	54	3	9	166	125	8	9	4	4
色达县	483	305	81	42	16	95	3	9	117	141	27	29	7	3
理塘县	514	377	102	39	0	114	2	4	155	109	14	7	4	10
巴塘县	390	283	76	45	11	72	4	16	115	52	8	23	18	29
乡城县	323	218	81	42	3	60	8	10	59	61	20	19	9	15
稻城县	372	258	71	37	5	82	9	17	79	89	0	22	22	3
得荣县	369	228	64	36	3	85	5	4	70	100	23	11	6	12
凉山州	40404	31172	9907	7364	868	14124	1138	2166	3837	3824	1713	1336	732	2963
西昌市	11650	9440	3210	2823	148	4763	364	618	485	419	443	493	332	1016
会理市	3293	2482	949	644	125	1053	106	137	237	337	146	103	47	281
木里县	1017	732	262	145	25	285	26	29	130	136	60	26	8	81
盐源县	2458	1924	592	383	53	914	70	142	206	248	132	60	23	131
德昌县	2002	1662	528	408	36	747	62	153	172	156	49	37	12	123
会东县	2439	1748	552	373	90	698	57	140	301	368	164	55	26	133
宁南县	1783	1427	502	367	57	587	60	94	184	107	48	48	28	173
普格县	1132	876	304	194	9	362	20	38	152	69	87	54	34	66
布拖县	1108	791	217	117	25	327	17	57	173	134	106	33	12	65
金阳县	1089	878	203	126	33	346	25	45	259	126	29	52	19	37
昭觉县	1737	1279	328	226	70	558	28	95	270	249	50	42	18	141
喜德县	1271	868	232	149	41	370	29	73	164	248	75	40	6	74
冕宁县	2585	2084	645	468	46	915	94	209	221	196	53	63	28	224
越西县	2097	1596	463	310	40	703	58	95	277	288	78	51	30	105
甘洛县	1343	1049	306	231	13	447	36	76	184	176	47	35	21	50
美姑县	1667	1118	242	165	25	471	48	83	274	306	74	68	54	115
雷波县	1733	1218	372	235	32	578	38	82	148	261	72	76	34	148

表 2-1-4　2021 年按城乡、经济类型、主办单位分类医疗卫生机构卫生人员数

分类	合计	卫生技术人员								乡村医生和卫生员	其他技术人员	管理人员		工勤技能人员
		小计	执业(助理)医师	执业医师	全科医生	注册护士	药师(士)	技师(士)	其他				仅从事管理的人员	
总计	**865444**	**672722**	**250397**	**209833**	**20776**	**306685**	**30311**	**42787**	**42542**	**54138**	**31897**	**42532**	**30401**	**76286**
按城乡分														
城市	426471	346293	126166	118027	4805	169205	14564	22516	13842	31	17800	26615	20230	42117
农村	438973	326429	124231	91806	15971	137480	15747	20271	28700	54107	14097	15917	10171	34169
按经济类型分														
公立	598793	476674	170536	142718	18982	217317	21951	32888	33982	33955	24322	27619	20204	43638
国有	526687	440491	151047	132733	14297	207005	20085	31316	31038	3254	22738	26192	19438	40766
集体	72106	36183	19489	9985	4685	10312	1866	1572	2944	30701	1584	1427	766	2872
民营	266651	196048	79861	67115	1794	89368	8360	9899	8560	20183	7575	14913	10197	32648
联营	3659	1028	698	453	31	250	27	33	20	2502	37	43	26	66
私营	165011	124800	54539	44974	1406	54121	5465	5121	5554	15648	3624	7468	5056	15883
其他	97981	70220	24624	21688	357	34997	2868	4745	2986	2033	3914	7402	5115	16699
按主办单位分														
政府办	543095	453903	156961	135167	17494	210229	21265	31937	33511	3853	23901	26513	19317	42121
卫生部门	528839	442317	153590	131953	17369	203846	20773	31150	32958	3853	23449	25386	18450	40770
社会办	152568	90619	36896	28311	1750	40478	3571	5917	3757	35418	4018	7906	5680	16833
个人办	169781	128200	56540	46355	1532	55978	5475	4933	5274	14867	3978	8113	5404	17332

注：本表按城乡及按经济类型分卫生技术人员总数中不包括乡镇卫生院在村卫生室工作的人员数（这部分人员计入乡镇卫生院中）。

表 2-1-5 2021 年全省各类卫生人员性别、年龄、工作年限、学历、职称构成（%）

分类（组）	卫生技术人员							其他技术人员	管理人员	工勤技能人员
	小计	执业（助理）医师	执业医师	注册护士	药师（士）	技师（士）	其他			
总　计	**100.00**	**100.00**	**100.00**	**100.00**	**100.00**	**100.00**	**100.00**	**100.00**	**100.00**	**100.00**
按性别分										
男　性	27.06	54.59	54.94	2.76	28.42	36.51	41.27	38.55	42.41	44.44
女　性	72.94	45.41	45.06	97.24	71.58	63.49	58.73	61.45	57.59	55.56
按年龄分										
25 岁以下	7.23	0.38	0.03	10.78	3.74	5.91	17.53	5.31	3.29	5.22
25 ~ 34 岁	45.96	25.45	23.22	59.04	37.95	54.86	55.14	40.92	29.20	25.39
35 ~ 44 岁	23.70	31.85	32.98	19.42	27.98	21.17	14.20	27.51	28.79	23.68
45 ~ 54 岁	14.44	23.39	23.17	8.66	20.42	11.44	9.07	20.19	26.37	29.32
55 ~ 59 岁	4.14	8.02	8.35	1.43	6.21	3.87	2.49	4.45	8.18	10.37
60 岁及以上	4.52	10.93	12.24	0.67	3.71	2.74	1.57	1.62	4.18	6.02
按工作年限分										
5 年以下	29.84	22.29	21.42	31.45	24.47	30.28	52.67	32.82	30.14	39.37
5 ~ 9 年	25.59	18.72	17.66	30.85	23.27	30.30	22.90	23.62	16.59	20.60
10 ~ 19 年	23.69	24.47	25.44	25.41	24.67	20.75	13.17	22.54	21.68	19.06
20 ~ 29 年	11.42	17.78	18.02	7.47	15.22	10.31	6.38	11.25	15.43	9.84
30 年及以上	9.46	16.74	17.47	4.82	12.37	8.35	4.89	9.78	16.16	11.14
按学位分										
博　士	0.45	1.19	1.37	0.01	0.19	0.26	0.20	1.33	0.36	
硕　士	3.98	9.92	11.47	0.16	3.80	2.56	2.05	4.71	4.78	
学　士	18.46	31.25	35.88	7.36	17.49	24.51	23.93	25.66	24.09	
按学历分										
研究生	3.40	8.58	9.92	0.11	2.94	2.13	1.70	4.35	3.74	0.14
大学本科	23.55	37.90	43.24	11.86	21.34	28.69	27.31	32.27	32.42	6.54
大　专	40.93	29.49	25.41	48.22	37.43	48.87	43.77	36.98	36.36	25.83
中专及中技	30.30	21.34	18.86	39.13	33.26	18.90	24.34	18.29	18.16	17.81
技　校	0.21	0.17	0.14	0.19	0.49	0.18	0.35	0.80	0.69	2.77
高中及以下	1.60	2.53	2.43	0.49	4.53	1.23	2.54	7.31	8.63	46.91
按专业技术资格分										
正　高	1.60	3.91	4.52	0.33	0.69	0.94	0.21	0.44	1.43	
副　高	7.29	14.57	16.85	3.71	4.34	5.44	0.69	3.28	5.00	
中　级	19.02	29.40	33.89	14.60	19.34	18.15	2.79	17.62	10.13	
师级/助理	32.62	39.31	39.82	30.11	37.29	34.39	16.70	23.59	10.62	
士　级	33.71	9.96	2.20	47.83	34.62	35.37	49.62	35.04	11.97	
未评及不详	5.76	2.85	2.73	3.41	3.72	5.70	29.99	20.02	60.85	
按聘任技术职务分										
正　高	1.58	3.88	4.49	0.31	0.69	0.97	0.21	0.55	1.58	
副　高	7.33	14.68	16.98	3.69	4.48	5.51	0.74	3.28	4.97	
中　级	19.54	30.55	35.17	14.64	20.31	18.78	3.08	17.32	10.71	
师级/助理	33.28	40.37	38.52	31.22	36.42	33.58	15.22	25.05	11.81	
士　级	30.60	7.42	1.82	45.73	32.74	32.93	38.20	28.59	10.88	
待　聘	7.66	3.11	3.02	4.40	5.37	8.24	42.56	25.21	60.06	

注：本表不含村卫生室数据。

表 2-2-1 2017—2021 年全省每千人口卫生技术人员数（按城乡分）

年 份	每千人口卫生技术人员			每千人口执业（助理）医师			每千人口执业医师	每千人口注册护士		
	合计	城市	农村	合计	城市	农村		合计	城市	农村
2017	5.83	7.95	4.72	2.15	2.83	1.79	1.79	2.51	3.78	1.85
2018	6.17	8.50	4.89	2.25	3.01	1.84	1.88	2.71	4.09	1.95
2019	6.63	8.99	5.25	2.44	3.23	1.99	2.04	2.97	4.40	2.15
2020	6.97	8.75	5.87	2.59	3.16	2.24	2.15	3.15	4.27	2.45
2021	7.40	9.91	5.83	2.75	3.61	2.22	2.31	3.37	4.84	2.46

注：本表按四川省公安厅提供的户籍人口计算。

表 2-2-2 2021 年市（州）每千人口卫生技术人员数

地 区	每千人口卫生技术人员	每千人口执业（助理）医师	每千人口执业医师	每千人口注册护士
总 计	8.04	2.99	2.51	3.66
成都市	10.02	3.78	3.45	4.75
自贡市	8.71	3.14	2.63	3.93
攀枝花市	9.52	3.46	3.18	4.36
泸州市	7.91	2.86	2.32	3.78
德阳市	7.54	2.86	2.37	3.36
绵阳市	7.80	2.95	2.47	3.55
广元市	9.07	3.24	2.64	3.92
遂宁市	7.37	2.99	2.53	3.18
内江市	7.52	2.90	2.26	3.53
乐山市	7.53	2.88	2.29	3.48
南充市	6.91	2.68	2.31	2.99
眉山市	6.91	2.69	2.11	3.05
宜宾市	7.34	2.54	1.95	3.45
广安市	5.86	2.07	1.70	2.65
达州市	6.51	2.56	1.94	2.98
雅安市	9.55	3.46	2.77	4.19
巴中市	6.83	2.66	1.95	2.84
资阳市	7.39	2.74	2.16	3.26
阿坝州	8.70	3.23	2.35	2.93
甘孜州	6.64	2.10	1.34	2.20
凉山州	6.40	2.03	1.51	2.90

注：本表按四川省统计局提供的常住人口计算。

表 2-2-3 2021 年市（州）及县（市、区）每千人口卫生技术人员数

地区	每千人口卫生技术人员	每千人口执业（助理）医师	每千人口执业医师	每千人口注册护士	每千人口全科医生数
总　计	**8.04**	**2.99**	**2.51**	**3.66**	**0.25**
成都市	10.02	3.78	3.45	4.75	0.27
锦江区	14.69	5.49	5.28	7.43	0.13
青羊区	23.49	8.73	8.38	11.86	0.22
金牛区	12.76	4.79	4.49	6.21	0.15
武侯区	25.14	8.86	8.48	12.47	0.18
成华区	8.71	3.23	3.03	4.10	0.16
龙泉驿区	5.77	2.36	2.14	2.71	0.22
青白江区	7.33	2.77	2.38	3.29	0.50
新都区	6.47	2.45	2.19	3.00	0.29
温江区	8.18	3.12	2.81	3.74	0.30
双流区	5.73	2.81	2.59	2.33	0.27
郫都区	5.33	1.94	1.73	2.52	0.20
新津区	8.15	2.97	2.54	3.83	0.47
金堂县	6.52	2.43	2.03	2.86	0.37
大邑县	8.85	3.26	2.79	4.13	0.37
蒲江县	8.24	2.94	2.39	3.41	0.55
都江堰市	10.19	3.47	2.99	4.93	0.25
彭州市	7.90	2.92	2.44	3.50	0.32
邛崃市	7.45	2.76	2.32	3.32	0.39
崇州市	8.30	2.92	2.40	3.82	0.46
简阳市	6.38	2.43	1.94	2.86	0.48
自贡市	8.71	3.14	2.63	3.93	0.22
自流井区	14.61	5.20	4.88	7.13	0.24
贡井区	12.01	3.92	3.29	5.75	0.42
大安区	9.57	3.25	2.71	4.24	0.29
沿滩区	4.27	1.48	1.09	1.66	0.27
荣　县	6.94	2.76	2.03	3.00	0.14
富顺县	6.33	2.41	1.89	2.61	0.16
攀枝花市	9.52	3.46	3.18	4.36	0.23
东　区	14.18	5.14	5.00	6.51	0.13
西　区	9.39	3.27	3.05	4.54	0.17
仁和区	6.86	2.39	2.07	3.45	0.24
米易县	7.15	2.69	2.32	3.04	0.35
盐边县	5.87	2.33	1.81	2.31	0.36

续表 2-2-3（1）

地　区	每千人口卫生技术人员	每千人口执业（助理）医师	每千人口执业医师	每千人口注册护士	每千人口全科医生数
泸州市	7.91	2.86	2.32	3.78	0.30
江阳区	13.48	4.85	4.44	6.88	0.22
纳溪区	6.88	2.37	1.85	3.40	0.30
龙马潭区	12.54	4.72	4.30	5.89	0.28
泸　县	5.93	2.37	1.62	2.62	0.41
合江县	5.90	2.11	1.63	2.72	0.27
叙永县	5.92	1.89	1.29	2.83	0.43
古蔺县	4.64	1.62	1.10	2.10	0.22
德阳市	7.54	2.86	2.37	3.36	0.22
旌阳区	10.96	3.96	3.59	5.23	0.25
罗江区	6.13	2.51	2.10	2.50	0.20
中江县	4.54	1.91	1.40	1.76	0.15
广汉市	6.80	2.48	1.98	3.17	0.15
什邡市	8.69	3.31	2.80	3.78	0.29
绵竹市	8.23	3.13	2.50	3.57	0.34
绵阳市	7.80	2.95	2.47	3.55	0.24
涪城区	9.78	3.53	3.27	4.90	0.20
游仙区	8.83	3.44	3.04	4.05	0.32
安州区	5.69	2.45	1.86	2.20	0.25
三台县	5.35	2.16	1.60	2.20	0.23
盐亭县	6.22	2.36	1.88	2.47	0.22
梓潼县	6.45	2.58	1.98	2.67	0.18
北川县	8.49	2.80	1.85	3.52	0.37
平武县	6.39	2.48	1.82	2.50	0.54
江油市	9.12	3.35	2.79	4.28	0.18
广元市	9.07	3.24	2.64	3.92	0.28
利州区	15.00	4.96	4.56	7.19	0.20
昭化区	6.57	2.97	1.89	2.20	0.52
朝天区	7.77	2.57	1.81	3.19	0.61
旺苍县	7.55	2.74	2.15	3.38	0.25
青川县	7.23	2.91	1.89	2.66	0.46
剑阁县	6.29	2.31	1.60	2.45	0.31
苍溪县	6.53	2.55	2.04	2.44	0.18

续表 2-2-3（2）

地　区	每千人口卫生技术人员	每千人口执业（助理）医师	每千人口执业医师	每千人口注册护士	每千人口全科医生数
遂宁市	7.37	2.99	2.53	3.18	0.16
船山区	10.97	4.45	4.04	5.06	0.13
安居区	4.11	1.59	1.22	1.62	0.21
蓬溪县	5.51	2.10	1.69	2.21	0.19
大英县	6.13	2.49	2.05	2.50	0.22
射洪市	6.83	2.88	2.29	2.84	0.11
内江市	7.52	2.90	2.26	3.53	0.29
市中区	14.49	5.24	4.72	7.29	0.35
东兴区	7.40	2.79	2.23	3.56	0.22
威远县	6.81	2.78	2.06	3.00	0.39
资中县	5.56	2.26	1.50	2.38	0.31
隆昌市	6.05	2.32	1.80	2.85	0.20
乐山市	7.53	2.88	2.29	3.48	0.26
市中区	10.90	4.00	3.58	5.46	0.28
沙湾区	8.20	3.31	2.46	3.40	0.39
五通桥区	6.11	2.35	1.81	2.63	0.19
金口河区	6.55	2.63	1.55	2.53	0.37
犍为县	5.81	2.46	1.65	2.38	0.29
井研县	5.86	2.43	1.71	2.41	0.32
夹江县	6.95	2.48	2.08	3.46	0.26
沐川县	5.73	2.39	1.41	2.18	0.29
峨边县	5.22	1.90	1.31	2.37	0.20
马边县	5.50	1.63	1.04	2.34	0.16
峨眉山市	7.14	2.88	2.44	3.36	0.19
南充市	6.91	2.68	2.31	2.99	0.17
顺庆区	14.47	4.92	4.69	7.17	0.12
高坪区	5.23	2.10	1.87	2.35	0.17
嘉陵区	3.49	1.45	1.17	1.35	0.18
南部县	5.85	2.65	2.13	2.28	0.18
营山县	5.81	2.29	1.89	2.51	0.27
蓬安县	5.33	2.11	1.84	2.14	0.14
仪陇县	5.43	2.00	1.72	2.08	0.14
西充县	5.84	2.27	1.92	2.41	0.11
阆中市	7.29	3.18	2.40	2.82	0.22

续表 2-2-3（3）

地　区	每千人口卫生技术人员	每千人口执业（助理）医师	每千人口执业医师	每千人口注册护士	每千人口全科医生数
眉山市	6.91	2.69	2.11	3.05	0.21
东坡区	8.48	3.23	2.73	3.91	0.17
彭山区	6.64	2.64	2.08	2.90	0.30
仁寿县	5.91	2.46	1.79	2.51	0.23
洪雅县	5.85	2.03	1.53	2.56	0.25
丹棱县	7.28	2.65	2.04	3.03	0.11
青神县	7.13	2.55	2.07	3.22	0.23
宜宾市	7.34	2.54	1.95	3.45	0.34
翠屏区	12.53	4.21	3.70	6.30	0.36
南溪区	6.07	2.22	1.73	2.78	0.36
叙州区	6.06	2.21	1.73	2.78	0.23
江安县	5.66	2.06	1.46	2.68	0.38
长宁县	6.86	2.57	1.68	3.00	0.36
高　县	5.61	1.87	1.26	2.56	0.35
珙　县	6.95	2.40	1.56	3.03	0.28
筠连县	6.29	2.05	1.41	2.86	0.34
兴文县	5.67	1.83	1.23	2.52	0.44
屏山县	5.72	1.88	1.32	2.65	0.43
广安市	5.86	2.07	1.70	2.65	0.24
广安区	6.90	2.27	1.99	3.40	0.12
前锋区	5.15	1.94	1.47	2.09	0.18
岳池县	5.65	2.02	1.65	2.54	0.25
武胜县	5.48	2.04	1.72	2.37	0.28
邻水县	5.51	1.94	1.50	2.43	0.33
华蓥市	5.86	2.19	1.69	2.59	0.22
达州市	6.51	2.56	1.94	2.98	0.19
通川区	9.65	3.66	3.31	4.64	0.05
达川区	6.40	2.51	1.85	2.97	0.25
宣汉县	5.35	2.16	1.46	2.31	0.21
开江县	5.58	2.37	1.80	2.49	0.21
大竹县	6.01	2.36	1.76	2.80	0.18
渠　县	5.74	2.20	1.50	2.56	0.23
万源市	6.18	2.50	1.64	2.70	0.18
雅安市	9.55	3.46	2.77	4.19	0.33
雨城区	15.20	5.25	4.68	7.35	0.31

续表 2-2-3（4）

地　区	每千人口 卫生技术人员	每千人口 执业（助理）医师	每千人口 执业医师	每千人口 注册护士	每千人口 全科医生数
名山区	5.76	2.25	1.70	2.22	0.37
荥经县	8.66	3.64	2.69	3.42	0.38
汉源县	6.33	2.65	2.06	2.61	0.26
石棉县	10.20	3.18	2.56	4.66	0.20
天全县	10.82	3.49	2.34	4.58	0.39
芦山县	7.14	2.66	1.83	2.77	0.33
宝兴县	7.63	2.79	1.71	2.63	0.63
巴中市	6.83	2.66	1.95	2.84	0.22
巴州区	9.03	3.42	2.62	4.01	0.22
恩阳区	5.45	2.73	1.61	1.74	0.36
通江县	6.33	2.41	1.83	2.74	0.14
南江县	6.22	2.31	1.78	2.57	0.24
平昌县	5.96	2.21	1.60	2.43	0.22
资阳市	7.39	2.74	2.16	3.26	0.30
雁江区	9.03	3.31	2.77	4.21	0.31
安岳县	6.41	2.45	1.73	2.65	0.36
乐至县	6.39	2.28	1.89	2.73	0.19
阿坝州	8.70	3.23	2.35	2.93	0.42
马尔康市	19.84	7.16	6.07	7.79	0.74
汶川县	9.95	3.65	3.01	3.66	0.44
理　县	10.83	3.69	2.50	3.81	0.47
茂　县	8.91	3.37	2.45	3.11	0.31
松潘县	7.81	3.09	2.06	2.46	0.46
九寨沟县	9.76	3.88	3.08	3.64	0.58
金川县	9.16	3.39	2.02	3.12	0.56
小金县	7.97	3.39	2.27	2.50	0.55
黑水县	8.37	2.72	1.53	2.51	0.60
壤塘县	6.33	1.91	1.16	1.76	0.44
阿坝县	5.21	1.35	0.93	1.56	0.06
若尔盖县	4.73	2.05	1.48	1.22	0.21
红原县	6.23	2.81	2.11	1.40	0.26
甘孜州	6.64	2.10	1.34	2.20	0.26
康定市	15.09	5.06	4.07	6.44	0.77
泸定县	6.55	2.50	1.88	2.39	0.33

续表 2-2-3（5）

地　区	每千人口 卫生技术人员	每千人口 执业（助理）医师	每千人口 执业医师	每千人口 注册护士	每千人口 全科医生数
丹巴县	8.26	3.28	2.26	2.80	0.12
九龙县	5.55	2.09	1.36	1.89	0.40
雅江县	4.84	1.71	0.98	1.65	0.16
道孚县	5.75	1.94	1.19	1.75	0.08
炉霍县	6.72	2.00	1.00	1.60	0.36
甘孜县	4.96	1.46	0.94	1.33	0.08
新龙县	5.87	1.47	0.87	1.93	0.51
德格县	4.10	1.05	0.42	1.14	0.10
白玉县	5.12	1.37	0.49	1.10	0.39
石渠县	3.12	0.86	0.44	0.52	0.08
色达县	4.77	1.27	0.66	1.48	0.25
理塘县	5.63	1.52	0.58	1.70	0.00
巴塘县	5.66	1.52	0.90	1.44	0.22
乡城县	7.03	2.61	1.35	1.94	0.10
稻城县	7.82	2.15	1.12	2.48	0.15
得荣县	9.12	2.56	1.44	3.40	0.12
凉山州	6.40	2.03	1.51	2.90	0.18
西昌市	9.80	3.33	2.93	4.95	0.15
会理市	6.35	2.43	1.65	2.69	0.32
木里县	5.90	2.11	1.17	2.30	0.20
盐源县	5.63	1.73	1.12	2.67	0.15
德昌县	7.66	2.43	1.88	3.44	0.17
会东县	5.08	1.60	1.08	2.03	0.26
宁南县	7.76	2.73	1.99	3.19	0.31
普格县	4.84	1.68	1.07	2.00	0.05
布拖县	4.23	1.16	0.63	1.75	0.13
金阳县	5.16	1.19	0.74	2.04	0.19
昭觉县	5.04	1.29	0.89	2.20	0.28
喜德县	5.46	1.46	0.94	2.33	0.26
冕宁县	5.71	1.77	1.28	2.51	0.13
越西县	5.25	1.52	1.02	2.31	0.13
甘洛县	5.07	1.48	1.12	2.16	0.06
美姑县	4.64	1.00	0.68	1.95	0.10
雷波县	5.05	1.54	0.98	2.40	0.13

注：本表按四川省统计局提供的常住人口计算。

表 2-3-1 2021 年全省执业（助理）医师性别、年龄、工作年限、学历及职称构成（%）

分类（组）	执业(助理)医师						执业医师					
	合计	临床	中医	口腔	公共卫生	不详	合计	临床	中医	口腔	公共卫生	不详
总　计	**100.00**	**100.00**	**100.00**	**100.00**	**100.00**	**100.00**	**100.00**	**100.00**	**100.00**	**100.00**	**100.00**	**100.00**
按性别分												
男性	54.59	52.13	63.38	49.82	49.75	83.33	54.94	52.43	64.63	49.97	48.59	66.67
女性	45.41	47.87	36.62	50.18	50.25	16.67	45.06	47.57	35.37	50.03	51.41	33.33
按年龄分												
25 岁以下	0.38	0.34	0.45	0.69	0.00	0.00	0.03	0.03	0.02	0.08	0.00	0.00
25 ~ 34 岁	25.45	25.47	23.82	31.77	28.04	66.67	23.22	24.12	19.03	25.76	31.35	66.67
35 ~ 44 岁	31.85	33.27	28.50	31.22	22.81	16.67	32.98	34.52	28.99	33.22	22.55	33.33
45 ~ 54 岁	23.39	24.01	21.87	19.78	28.30	16.67	23.17	23.27	22.94	21.73	25.50	0.00
55 ~ 59 岁	8.02	7.61	9.05	6.32	14.15	0.00	8.35	7.79	9.93	7.01	13.70	0.00
60 岁及以上	10.93	9.30	16.31	10.22	6.70	0.00	12.24	10.27	19.10	12.20	6.90	0.00
按工作年限分												
5 年以下	22.29	22.16	21.51	30.97	14.35	83.33	21.42	21.72	19.60	28.54	15.00	66.67
5 ~ 9 年	18.72	18.56	19.31	17.05	21.35	0.00	17.66	17.91	16.86	14.79	23.51	0.00
10 ~ 19 年	24.47	25.11	23.77	21.79	17.18	16.67	25.44	26.09	24.62	22.70	17.80	33.33
20 ~ 29 年	17.78	18.71	15.02	16.62	20.44	0.00	18.02	18.57	16.04	18.54	19.04	0.00
30 年及以上	16.74	15.46	20.38	13.57	26.68	0.00	17.47	15.71	22.87	15.42	24.65	0.00
按学历分												
研究生	8.58	8.45	8.33	10.66	10.94	0.00	9.92	9.57	10.14	13.35	12.25	0.00
大学本科	37.90	42.43	26.13	27.38	42.95	66.67	43.24	47.56	31.02	33.11	47.68	33.33
大专	29.49	28.51	31.13	39.35	20.41	0.00	25.41	24.90	26.50	31.35	18.25	0.00
中专及中技	21.34	19.25	27.64	20.11	23.55	0.00	18.86	16.83	25.06	19.74	20.46	0.00
技校	0.17	0.10	0.35	0.17	0.15	0.00	0.14	0.08	0.34	0.16	0.06	0.00
高中及以下	2.53	1.25	6.42	2.34	2.00	33.33	2.43	1.07	6.93	2.29	1.30	66.67
按专业技术资格分												
正高	3.91	4.48	2.59	2.10	3.87	0.00	4.52	5.07	3.15	2.63	4.33	0.00
副高	14.57	16.65	9.47	8.59	16.22	0.00	16.85	18.85	11.54	10.76	18.17	0.00
中级	29.40	31.83	23.75	22.02	28.80	0.00	33.89	35.93	28.84	27.41	31.95	0.00
师级/助理	39.31	35.38	48.57	50.68	40.55	0.00	39.82	35.44	51.29	52.72	39.36	0.00
士级	9.96	8.93	12.79	12.53	6.57	50.00	2.20	2.04	2.56	3.00	1.90	0.00
未评及不详	2.85	2.74	2.82	4.08	3.99	50.00	2.73	2.66	2.63	3.47	4.30	100.00
按聘任技术职务分												
正高	3.88	4.42	2.62	2.06	4.02	0.00	4.49	5.01	3.19	2.58	4.50	0.00
副高	14.68	16.72	9.60	8.89	16.98	0.00	16.98	18.93	11.69	11.15	19.02	0.00
中级	30.55	32.77	25.23	23.78	31.46	0.00	35.17	36.97	30.58	29.55	34.83	0.00
师级/助理	40.37	36.01	50.80	53.07	39.72	16.67	38.52	34.13	50.22	51.08	37.04	33.33
士级	7.42	6.68	9.46	9.12	5.23	50.00	1.82	1.60	2.32	2.73	1.78	0.00
待聘	3.11	3.39	2.29	3.07	2.60	33.33	3.02	3.36	1.99	2.91	2.83	66.67

注：本表不含村卫生室数据。

表 2-3-2　2021 年全省不同执业类别执业（助理）医师数及构成

执业类别	执业（助理）医师数			构成比（%）		
	合　计	执业医师	执业助理医师	合　计	执业医师	执业助理医师
总　计	**170943**	**147385**	**23558**	**100.00**	**100.00**	**100.00**
临床类别小计	126914	111727	15187	74.24	75.81	64.47
内科专业	48623	40031	8592	28.44	27.16	36.47
外科专业	26908	25041	1867	15.74	16.99	7.93
妇产科专业	13662	12297	1365	7.99	8.34	5.79
儿科专业	6376	6049	327	3.73	4.10	1.39
眼耳鼻咽喉科专业	4247	4021	226	2.48	2.73	0.96
皮肤病与性病专业	1200	1159	41	0.70	0.79	0.17
精神卫生专业	2050	1876	174	1.20	1.27	0.74
职业病专业	29	29	0	0.02	0.02	0.00
医学影像和放射治疗专业	13064	12097	967	7.64	8.21	4.10
医学检验、病理专业	1360	1268	92	0.80	0.86	0.39
全科医学专业	2458	1537	921	1.44	1.04	3.91
急救医学专业	1179	1136	43	0.69	0.77	0.18
康复医学专业	540	503	37	0.32	0.34	0.16
预防保健专业	224	139	85	0.13	0.09	0.36
特种医学与军事医学专业	13	13	0	0.01	0.01	0.00
计划生育技术服务专业	213	127	86	0.12	0.09	0.37
其他专业	4768	4404	364	2.79	2.99	1.55
中医类别小计	35729	28437	7292	20.90	19.29	30.95
中医专业	22497	17722	4775	13.16	12.02	20.27
中西医结合专业	8189	6692	1497	4.79	4.54	6.35
蒙医专业	3	3	0	0.00	0.00	0.00
藏医专业	441	313	128	0.26	0.21	0.54
维医专业	0	0	0	0.00	0.00	0.00
傣医专业	1	0	1	0.00	0.00	0.00
其他专业	4598	3707	891	2.69	2.52	3.78
口腔类别小计	4372	3715	657	2.56	2.52	2.79
口腔专业	4237	3609	628	2.48	2.45	2.67
其他专业	135	106	29	0.08	0.07	0.12
公共卫生类别小计	3928	3506	422	2.30	2.38	1.79
公共卫生专业	1251	1074	177	0.73	0.73	0.75
其他专业	2677	2432	245	1.57	1.65	1.04

注：① 本表统计数据不包括门诊部、诊所、村卫生室数据；② 本表统计数据来源于四川省卫生健康人力资源管理系统，因填报原因，数据与表 2-1-2 略有差异，仅供参考。

表 2-4-1　2021 年全省医院各类卫生人员数

分　类	合　计	卫生技术人员							其他技术人员	管理人员		工勤技能人员
		小　计	执业(助理)医师	执业医师	注册护士	药师(士)	技师(士)	其他			仅从事管理的人员	
总　计	**508955**	**415768**	**135776**	**126795**	**214595**	**18727**	**27641**	**19029**	**19135**	**28637**	**21685**	**52367**
按城乡分												
城　市	310861	251136	84669	80998	129509	10769	16765	9424	12878	20074	15601	31246
农　村	198094	164632	51107	45797	85086	7958	10876	9605	6257	8563	6084	21121
按经济类型分												
公　立	360154	303886	100401	96769	157629	13373	19977	12506	14056	17857	14225	27987
民　营	148801	111882	35375	30026	56966	5354	7664	6523	5079	10780	7460	24380
按主办单位分												
政府办	347022	293049	96746	93322	152132	12841	19173	12157	13782	16939	13457	26734
社会办	81285	61479	20246	18069	31273	2796	4303	2861	2541	6095	4482	12783
个人办	80648	61240	18784	15404	31190	3090	4165	4011	2812	5603	3746	12850
按管理类别分												
非营利性	391574	328323	107975	103073	169915	14658	21621	14154	15105	19853	15686	32460
营利性	117381	87445	27801	23722	44680	4069	6020	4875	4030	8784	5999	19907
按医院等级分												
三级医院	303789	255244	84704	83093	134295	10633	16673	8939	11830	16135	12792	23923
二级医院	128154	103481	31237	26984	53235	5027	7231	6751	4213	6793	5301	15159
一级医院	46913	36451	11930	9785	17627	2109	2498	2287	1665	3170	1901	6896
未评级	30099	20592	7905	6933	9438	958	1239	1052	1427	2539	1691	6389

表 2-4-2　2021 年市（州）及县（市、区）医院卫生人员数

地　区	合　计	卫生技术人员							其他技术人员	管理人员		工勤技能人员
		小　计	执业(助理)医师	执业医师	注册护士	药师（士）	技师（士）	其他			仅从事管理的人员	
总　计	**508955**	**415768**	**135776**	**126795**	**214595**	**18727**	**27641**	**19029**	**19135**	**28637**	**21685**	**52367**
成都市	177767	139323	48630	46585	70608	6421	9629	4035	7910	11786	9233	21301
锦江区	11333	9140	3225	3149	4748	350	643	174	616	753	393	1184
青羊区	22442	17368	6178	6074	9164	779	831	416	1133	1314	1105	2836
金牛区	14350	11016	3715	3563	5670	555	647	429	366	1139	882	2086
武侯区	49254	35452	11816	11421	18313	1391	2982	950	3333	3828	3021	7448
成华区	9397	7506	2603	2465	3766	361	588	188	408	601	533	950
龙泉驿区	4743	4105	1445	1375	2139	184	237	100	117	254	228	293
青白江区	2513	2013	689	644	994	118	146	66	73	209	188	239
新都区	7496	6326	2155	2043	3107	309	388	367	208	411	352	610
温江区	6358	5099	1798	1747	2530	222	457	92	305	491	437	517
双流区	10554	8878	4398	4239	3569	351	443	117	241	779	646	789
郫都区	5487	4509	1489	1436	2444	230	275	71	241	274	231	506
新津区	2295	1865	604	563	975	106	120	60	129	30	28	273
金堂县	3965	3192	1059	999	1614	175	208	136	86	286	193	494
大邑县	3207	2806	918	843	1441	157	202	88	39	144	79	283
蒲江县	1467	1280	430	400	582	84	113	71	20	106	71	96
都江堰市	5944	4955	1535	1406	2565	296	359	200	156	395	230	603
彭州市	4671	3853	1333	1237	1837	241	292	150	116	156	123	579
邛崃市	3478	2888	969	890	1470	153	189	107	108	204	116	366
崇州市	4579	3815	1190	1052	1928	226	285	186	86	181	166	512
简阳市	4234	3257	1081	1039	1752	133	224	67	129	231	211	637
自贡市	16021	13426	4266	4048	6917	570	880	793	658	774	670	1267
自流井区	6485	5595	1842	1788	2926	169	264	394	270	299	249	371
贡井区	2340	1960	540	523	1061	96	158	105	102	164	161	117
大安区	1575	1275	373	346	641	70	96	95	75	75	70	155
沿滩区	452	349	91	84	185	18	51	4	11	36	36	56
荣　县	2115	1771	574	509	906	86	112	93	86	85	75	183
富顺县	3054	2476	846	798	1198	131	199	102	114	115	79	385
攀枝花市	8992	7410	2307	2256	3728	353	469	553	348	476	424	810
东　区	5263	4283	1403	1390	2091	190	255	344	269	272	234	477
西　区	930	781	231	227	413	42	45	50	21	53	53	75
仁和区	1153	970	261	256	568	54	61	26	31	44	43	109
米易县	1003	832	252	244	392	41	70	77	14	91	79	78
盐边县	643	544	160	139	264	26	38	56	13	16	15	71

续表 2-4-2（1）

地区	合计	卫生技术人员							其他技术人员	管理人员		工勤技能人员
		小计	执业(助理)医师		注册护士	药师（士）	技师（士）	其他			仅从事管理的人员	
				执业医师								
泸州市	24595	20495	6571	6108	10928	959	1286	751	934	1147	926	2240
江阳区	9565	7882	2657	2581	4208	327	566	124	534	550	508	641
纳溪区	1667	1379	390	346	790	80	91	28	26	64	35	227
龙马潭区	4679	3866	1366	1289	1900	230	189	181	150	229	130	533
泸　县	2386	2086	644	542	1131	97	130	84	73	75	61	166
合江县	2499	2122	625	567	1144	98	114	141	40	123	113	224
叙永县	1790	1487	401	353	836	60	106	84	64	46	29	210
古蔺县	2009	1673	488	430	919	67	90	109	47	60	50	239
德阳市	19074	15727	5114	4783	8042	792	1144	635	609	1332	851	1887
旌阳区	7432	6212	2028	1913	3173	287	482	242	204	682	511	505
罗江区	761	638	217	211	326	35	49	11	54	22	13	56
中江县	2256	1903	648	611	968	94	114	79	51	132	65	237
广汉市	3298	2692	823	752	1412	144	181	132	135	163	52	419
什邡市	2446	2024	677	636	1021	117	153	56	111	170	68	243
绵竹市	2881	2258	721	660	1142	115	165	115	54	163	142	427
绵阳市	28309	23381	7578	7130	12391	1070	1541	801	922	1605	1008	2998
涪城区	10776	8755	2832	2737	4785	372	585	181	280	699	500	1241
游仙区	3766	3168	1120	1090	1651	124	208	65	214	244	100	284
安州区	1326	1159	445	408	544	62	76	32	33	117	22	112
三台县	2848	2257	707	660	1221	114	125	90	127	74	53	411
盐亭县	1648	1290	427	382	625	63	82	93	66	133	121	171
梓潼县	1308	1028	324	270	509	64	72	59	56	29	19	205
北川县	914	769	194	158	426	33	61	55	23	10	3	119
平武县	427	351	110	100	177	17	33	14	9	25	24	43
江油市	5296	4604	1419	1325	2453	221	299	212	114	274	166	412
广元市	15019	12648	3864	3481	6225	610	872	1077	435	828	693	1243
利州区	8453	7153	2155	2004	3574	298	476	650	269	524	420	611
昭化区	337	262	90	81	120	17	18	17	22	24	20	33
朝天区	514	422	113	98	209	22	35	43	14	18	18	60
旺苍县	1606	1296	380	336	678	72	86	80	41	89	70	199
青川县	606	523	163	121	233	34	48	45	5	26	24	54
剑阁县	1493	1272	398	345	647	68	92	67	15	93	90	116
苍溪县	2010	1720	565	496	764	99	117	175	69	54	51	170

续表 2-4-2（2）

地　区	合　计	卫生技术人员							其他技术人员	管理人员	仅从事管理的人员	工勤技能人员
		小　计	执业(助理)医师	执业医师	注册护士	药师（士）	技师（士）	其他				
遂宁市	13430	11407	3963	3773	5730	494	819	401	507	738	407	1109
船山区	7471	6483	2304	2244	3295	225	497	162	292	439	197	499
安居区	685	565	191	183	282	29	36	27	48	22	11	61
蓬溪县	1356	1111	386	327	535	54	78	58	24	110	75	146
大英县	1504	1191	375	342	569	65	79	103	44	105	67	202
射洪市	2414	2057	707	677	1049	121	129	51	99	62	57	201
内江市	15806	13487	4372	4099	7227	564	841	483	463	955	716	1140
市中区	4963	4356	1464	1422	2302	170	264	156	170	367	240	197
东兴区	3422	2891	945	903	1549	94	211	92	82	294	244	205
威远县	2481	2005	663	570	1030	116	137	59	18	181	157	301
资中县	2725	2264	692	638	1261	97	137	77	125	48	30	306
隆昌市	2215	1971	608	566	1085	87	92	99	68	65	45	131
乐山市	16937	14048	4530	4173	7395	710	928	485	415	908	690	1784
市中区	7095	5963	1960	1877	3224	276	378	125	157	486	430	545
沙湾区	733	599	196	166	295	30	40	38	17	44	34	83
五通桥区	880	714	220	202	363	44	58	29	30	51	29	107
金口河区	157	122	46	34	59	6	11	0	0	1	1	34
犍为县	1436	1180	364	340	609	84	76	47	33	26	25	198
井研县	849	719	216	200	386	38	52	27	34	52	23	73
夹江县	1684	1396	399	369	769	75	90	63	45	22	19	224
沐川县	693	595	207	159	267	28	55	38	19	91	29	50
峨边县	473	362	109	85	204	17	17	15	5	18	15	91
马边县	530	454	120	92	222	24	30	58	26	18	14	36
峨眉山市	2407	1944	693	649	997	88	121	45	49	99	71	343
南充市	30514	24778	7611	7139	12793	1016	1440	1918	738	1661	1545	3453
顺庆区	11765	9653	2994	2894	4998	365	507	789	218	791	779	1115
高坪区	2513	1954	622	579	1028	69	132	103	71	155	130	358
嘉陵区	599	532	170	156	298	21	29	14	34	23	20	13
南部县	3354	2721	852	769	1400	128	185	156	37	124	99	497
营山县	2710	2191	633	574	1201	78	120	159	121	144	134	264
蓬安县	1697	1361	405	366	675	81	81	119	53	64	50	233
仪陇县	2530	2145	620	589	1071	86	150	218	131	53	53	201
西充县	1851	1481	451	412	725	64	81	160	28	124	106	236
阆中市	3495	2740	864	800	1397	124	155	200	45	183	174	536

续表 2-4-2（3）

地区	合计	卫生技术人员							其他技术人员	管理人员	仅从事管理的人员	工勤技能人员
		小计	执业(助理)医师	执业医师	注册护士	药师（士）	技师（士）	其他				
眉山市	13735	11276	3760	3496	5797	540	633	546	439	421	313	1707
东坡区	5987	4935	1690	1587	2509	205	261	270	196	170	152	704
彭山区	1438	1239	447	414	625	62	64	41	62	30	21	116
仁寿县	3560	2833	886	826	1531	121	174	121	93	155	101	533
洪雅县	1128	922	317	292	463	61	58	23	35	11	5	166
丹棱县	697	600	206	180	272	36	35	51	21	20	9	67
青神县	925	747	214	197	397	55	41	40	32	35	25	121
宜宾市	24735	21274	6341	5732	11313	873	1492	1255	682	1636	864	1915
翠屏区	9346	8121	2429	2311	4366	281	586	459	192	659	385	648
南溪区	1368	1193	374	356	642	51	71	55	1	125	67	107
叙州区	3992	3307	1058	947	1679	144	239	187	185	309	174	326
江安县	1755	1541	463	418	868	73	97	40	52	65	34	128
长宁县	1488	1302	352	306	691	57	90	112	26	94	63	97
高　县	1307	1095	335	269	567	56	80	57	55	50	25	132
珙　县	1746	1515	442	359	778	79	112	104	53	135	28	150
筠连县	1429	1205	343	265	634	43	75	110	34	78	25	165
兴文县	1389	1217	321	301	653	61	84	98	71	43	12	89
屏山县	915	778	224	200	435	28	58	33	13	78	51	73
广安市	14239	11393	3551	3295	6011	456	669	706	492	705	613	1741
广安区	4773	3686	1161	1094	2001	147	226	151	210	359	341	536
前锋区	835	667	216	192	340	29	38	44	24	54	44	100
岳池县	2915	2268	685	642	1192	89	118	184	101	94	71	475
武胜县	1978	1590	530	511	832	66	93	69	66	83	63	259
邻水县	2726	2315	704	629	1165	84	127	235	75	80	68	268
华蓥市	1012	867	255	227	481	41	67	23	16	35	26	103
达州市	23910	20285	6551	5818	10909	825	1233	767	994	984	729	1902
通川区	7409	6388	2250	2097	3237	282	408	211	339	394	319	363
达川区	3900	3303	950	829	1909	116	171	157	175	143	98	324
宣汉县	3316	2791	901	782	1460	119	176	135	78	167	138	309
开江县	1532	1336	409	351	777	54	87	9	76	41	25	95
大竹县	2895	2488	853	759	1315	90	136	94	162	70	45	200
渠　县	3357	2742	808	682	1533	111	177	113	115	104	68	432
万源市	1501	1237	380	318	678	53	78	48	49	65	36	179
雅安市	11059	9319	2778	2528	4891	469	680	501	427	557	431	882
雨城区	5181	4333	1304	1227	2351	187	309	182	163	409	307	378

续表 2-4-2（4）

地 区	合 计	卫生技术人员							其他技术人员	管理人员	仅从事管理的人员	工勤技能人员
		小 计	执业(助理)医师	执业医师	注册护士	药师（士）	技师（士）	其他				
名山区	962	808	250	239	403	49	58	48	48	20	18	88
荥经县	757	644	197	169	315	42	51	39	7	17	13	93
汉源县	1343	1118	326	297	610	58	80	44	93	39	35	97
石棉县	978	831	245	218	420	48	72	46	42	34	31	74
天全县	1168	1016	283	229	516	51	67	99	30	24	23	99
芦山县	446	385	111	100	203	23	28	20	22	12	3	36
宝兴县	224	184	62	49	73	11	15	23	22	2	1	17
巴中市	11907	10134	3056	2745	5370	465	615	628	483	458	392	898
巴州区	4969	4333	1351	1226	2238	203	261	280	214	176	140	282
恩阳区	932	772	260	232	382	32	53	45	44	39	37	79
通江县	2062	1701	472	432	962	70	83	114	76	70	67	218
南江县	1569	1374	407	357	731	78	78	80	43	51	34	118
平昌县	2375	1954	566	498	1057	82	140	109	106	122	114	201
资阳市	11267	9398	2955	2835	4968	431	727	317	375	597	467	1027
雁江区	5790	4833	1548	1496	2550	203	395	137	157	315	216	584
安岳县	3362	2942	927	887	1543	147	215	110	133	178	161	126
乐至县	2115	1623	480	452	875	81	117	70	85	104	90	317
阿坝州	4785	3957	1432	1224	1627	183	292	423	201	222	171	456
马尔康市	1006	790	261	244	372	29	38	90	31	73	66	119
汶川县	591	513	171	162	230	16	25	71	22	19	14	42
理 县	222	200	67	56	81	16	17	19	8	3	3	11
茂 县	576	474	169	146	184	27	37	57	21	18	14	67
松潘县	341	286	118	89	108	16	17	27	7	40	21	27
九寨沟县	410	359	139	135	167	22	29	2	13	5	5	33
金川县	335	268	85	57	125	16	30	12	45	11	11	11
小金县	310	256	98	87	105	10	23	20	13	19	19	22
黑水县	171	144	58	41	49	6	12	19	4	3	3	20
壤塘县	151	124	32	29	42	6	11	33	3	14	5	19
阿坝县	231	216	64	48	87	6	28	31	4	8	4	7
若尔盖县	256	177	101	75	41	8	13	14	7	5	2	70
红原县	185	150	69	55	36	5	12	28	23	4	4	8
甘孜州	4548	3788	1268	927	1592	138	216	574	209	188	101	450
康定市	1840	1429	433	382	707	60	78	151	64	113	44	303
泸定县	347	301	98	78	145	15	27	16	19	10	9	18

续表 2-4-2（5）

地区	合计	卫生技术人员							其他技术人员	管理人员		工勤技能人员
		小计	执业(助理)医师	执业医师	注册护士	药师（士）	技师（士）	其他			仅从事管理的人员	
丹巴县	265	231	87	68	97	14	9	24	7	8	7	20
九龙县	119	114	50	36	43	3	9	9	0	3	3	2
雅江县	150	115	35	24	50	5	16	9	15	3	3	17
道孚县	152	118	49	31	48	6	10	5	28	5	2	4
炉霍县	149	144	41	29	40	3	17	43	2	3	1	2
甘孜县	179	150	55	38	49	7	7	32	5	2	2	22
新龙县	124	112	33	24	43	3	4	29	5	3	2	5
德格县	181	149	56	30	62	1	3	27	24	6	4	4
白玉县	114	108	43	22	36	3	1	25	0	4	3	3
石渠县	117	106	41	25	21	2	7	35	7	4	3	1
色达县	157	142	37	24	59	2	2	42	10	8	3	2
理塘县	144	132	43	11	39	1	1	48	4	2	1	7
巴塘县	137	109	43	30	38	0	9	19	3	2	2	23
乡城县	116	101	49	30	28	5	5	14	3	5	5	7
稻城县	119	115	38	26	38	5	8	26	0	3	3	1
得荣县	138	112	37	19	49	3	3	20	13	4	4	9
凉山州	22306	18814	5278	4620	10133	788	1235	1380	894	659	441	2157
西昌市	7792	6618	1953	1839	3665	274	438	288	244	328	219	711
会理市	1661	1403	412	378	730	76	91	94	62	34	30	166
木里县	547	422	123	83	194	22	22	61	49	10	4	72
盐源县	1384	1167	316	256	650	51	82	68	99	24	11	107
德昌县	1162	1035	278	270	531	45	88	93	18	10	5	104
会东县	1047	870	262	220	445	40	60	63	71	21	16	90
宁南县	981	822	239	230	426	42	51	64	29	21	21	109
普格县	567	486	157	109	257	14	16	42	37	6	5	39
布拖县	469	331	88	57	192	11	28	12	74	10	5	59
金阳县	493	453	99	79	240	16	20	78	17	21	4	19
昭觉县	727	589	135	108	325	13	28	88	19	9	6	113
喜德县	507	424	115	95	226	17	21	45	32	18	5	46
冕宁县	1633	1400	396	342	704	66	119	115	26	34	20	187
越西县	991	861	227	172	521	32	44	37	19	28	25	86
甘洛县	649	580	132	115	311	21	40	76	36	13	10	23
美姑县	764	596	143	107	305	19	40	89	28	37	35	105
雷波县	932	757	203	160	411	29	47	67	34	35	20	121

表 2-4-3　2021 年全省医院卫生人员性别、年龄、工作年限、学历、职称构成（%）

分类（组）	卫生技术人员							其他技术人员	管理人员	工勤技能人员
	小计	执业（助理）医师	执业医师	注册护士	药师（士）	技师（士）	其他			
总　计	**100.00**	**100.00**	**100.00**	**100.00**	**100.00**	**100.00**	**100.00**	**100.00**	**100.00**	**100.00**
按性别分										
男　性	25.13	54.16	54.47	3.42	28.85	38.98	40.67	41.15	40.23	44.56
女　性	74.87	45.84	45.53	96.58	71.15	61.02	59.33	58.85	59.77	55.44
按年龄分										
25 岁以下	7.95	0.32	0.03	11.15	3.83	6.03	22.19	5.23	3.19	5.38
25 ~ 34 岁	49.49	30.86	28.90	59.39	39.68	54.07	62.95	41.76	31.16	25.46
35 ~ 44 岁	23.78	34.43	35.47	19.17	27.72	21.69	9.42	27.79	27.81	23.14
45 ~ 54 岁	11.91	18.83	19.25	8.30	19.28	10.94	3.68	19.47	25.17	28.87
55 ~ 59 岁	3.54	7.00	7.31	1.52	6.25	3.79	1.04	4.42	8.39	10.56
60 岁及以上	3.33	8.57	9.04	0.48	3.24	3.48	0.73	1.33	4.28	6.59
按工作年限分										
5 年以下	32.89	26.08	25.04	33.05	26.99	32.32	65.17	34.99	31.82	41.65
5 ~ 9 年	26.08	20.88	20.21	29.96	22.83	28.58	21.39	22.96	17.75	20.88
10 ~ 19 年	24.13	25.84	26.57	25.44	24.30	21.69	9.22	22.15	21.25	18.22
20 ~ 29 年	9.25	14.31	14.75	6.77	13.53	9.23	2.33	10.26	13.23	8.44
30 年及以上	7.65	12.90	13.43	4.79	12.35	8.18	1.89	9.64	15.95	10.81
按学位分										
博　士	0.65	1.87	1.99	0.02	0.30	0.34	0.21	1.91	0.44	
硕　士	5.51	15.20	16.25	0.21	5.57	3.02	2.78	5.64	6.00	
学　士	23.13	42.74	45.51	9.13	23.05	28.38	33.41	30.50	27.89	
按学历分										
研究生	4.69	13.15	14.05	0.14	4.28	2.46	2.08	5.14	4.66	0.14
大学本科	28.97	50.54	53.72	14.27	27.48	33.31	37.24	38.04	36.16	6.63
大　专	40.13	23.46	20.28	49.89	36.42	45.35	41.92	34.71	34.36	25.98
中专及中技	25.29	11.99	11.17	35.11	28.20	17.60	17.19	14.73	15.82	16.22
技　校	0.16	0.09	0.07	0.18	0.43	0.17	0.24	0.75	0.74	2.80
高中及以下	0.75	0.77	0.71	0.42	3.19	1.11	1.32	6.63	8.26	48.22
按专业技术资格分										
正　高	2.16	5.81	6.21	0.42	1.02	1.00	0.19	0.49	1.89	
副　高	8.77	18.99	20.29	4.18	5.78	6.12	0.65	3.83	5.95	
中　级	21.34	34.01	36.30	16.06	23.23	20.80	3.07	19.78	11.03	
师级/助理	32.35	32.71	32.97	32.54	38.94	37.61	21.74	26.55	10.71	
士　级	29.84	5.47	1.36	43.35	26.99	28.79	42.32	28.58	10.14	
未评及不详	5.55	3.02	2.86	3.44	4.05	5.68	32.03	20.77	60.28	
按聘任技术职务分										
正　高	2.13	5.75	6.15	0.40	1.02	1.01	0.17	0.62	2.07	
副　高	8.79	19.07	20.38	4.16	5.96	6.23	0.67	3.87	5.88	
中　级	21.53	34.59	36.91	15.98	23.79	21.26	3.14	19.12	11.52	
师级/助理	32.54	32.85	31.69	33.44	38.22	36.31	18.75	27.65	11.97	
士　级	27.16	3.79	1.01	41.20	25.30	26.93	30.40	23.64	9.36	
待　聘	7.84	3.94	3.86	4.83	5.70	8.25	46.86	25.09	59.19	

表 2-5-1　2021 年全省不同性质基层医疗卫生机构卫生人员数

分类	合计	卫生技术人员							乡村医生和卫生员	其他技术人员	管理人员		工勤技能人员
		小计	执业（助理）医师	执业医师	注册护士	药师（士）	技师（士）	其他				仅从事管理的人员	
总　计	**296185**	**210589**	**99613**	**69479**	**74849**	**10218**	**8552**	**17357**	**54138**	**8194**	**9395**	**5275**	**17989**
按城乡分													
城　市	82572	70699	33564	29543	30611	3118	1816	1590	31	2001	3614	2330	7511
农　村	213613	139890	66049	39936	44238	7100	6736	15767	54107	6193	5781	2945	10478
按经济类型分													
公　立	185982	131215	56006	33203	44490	7278	7572	15869	33955	6670	6073	3104	11038
国　有	116940	97473	37260	23885	35500	5558	6148	13007	3254	5223	4855	2519	8471
集　体	69042	33742	18746	9318	8990	1720	1424	2862	30701	1447	1218	585	2567
民　营	110203	79374	43607	36276	30359	2940	980	1488	20183	1524	3322	2171	6951
联　营	3233	698	603	382	69	11	11	4	2502	1	9	6	26
私　营	82986	61808	35341	29169	22509	2343	472	1143	15648	791	1982	1292	3447
其　他	23984	16868	7663	6725	7781	586	497	341	2033	732	1331	873	3478
按主办单位分													
政府办	144018	119658	46233	29235	43035	7131	7477	15782	3853	6623	5976	3050	10834
卫生部门	143821	119496	46145	29162	42979	7126	7471	15775	3853	6592	5976	3050	10830
社会办	64667	24913	15831	9485	7467	725	533	357	35418	724	1128	716	2896
个人办	87500	66018	37549	30759	24347	2362	542	1218	14867	847	2291	1509	4259
按管理类别分													
非营利性	215566	141925	63266	37371	47331	7591	7728	16009	52139	6788	6455	3305	11409
营利性	80619	68664	36347	32108	27518	2627	824	1348	1999	1406	2940	1970	6580

表 2-5-2 2021 年全省基层医疗卫生机构卫生人员性别、年龄、工作年限、学历、职称构成（%）

分类（组）	卫生技术人员							其他技术人员	管理人员	工勤技能人员
	小计	执业（助理）医师	执业医师	注册护士	药师（士）	技师（士）	其他			
总　计	**100.00**	**100.00**	**100.00**	**100.00**	**100.00**	**100.00**	**100.00**	**100.00**	**100.00**	**100.00**
按性别分										
男　性	32.90	59.66	61.62	1.11	27.81	33.62	42.30	32.97	47.96	39.32
女　性	67.10	40.34	38.38	98.89	72.19	66.38	57.70	67.03	52.04	60.68
按年龄分										
25 岁以下	6.42	0.53	0.03	10.83	3.64	6.98	14.43	6.92	4.53	5.36
25 ~ 34 岁	38.55	16.34	10.42	58.61	34.85	60.78	46.70	40.38	26.89	25.87
35 ~ 44 岁	22.82	27.06	27.11	19.26	27.32	18.31	18.75	26.28	30.00	24.10
45 ~ 54 岁	19.14	30.33	30.83	8.87	22.58	10.07	14.04	20.40	27.09	29.40
55 ~ 59 岁	5.07	9.30	10.10	1.04	6.48	2.47	3.25	3.66	6.45	9.81
60 岁及以上	8.00	16.44	21.51	1.40	5.13	1.39	2.81	2.35	5.03	5.47
按工作年限分										
5 年以下	25.13	17.46	15.44	28.95	20.19	30.04	40.87	30.20	30.81	36.42
5 ~ 9 年	24.81	15.21	11.89	33.89	24.31	35.93	25.91	27.07	15.81	21.11
10 ~ 19 年	22.17	21.77	22.52	24.17	24.90	17.46	17.54	23.76	21.78	20.95
20 ~ 29 年	15.17	22.76	24.15	8.54	17.99	10.63	9.81	11.67	19.12	11.84
30 年及以上	12.72	22.80	26.00	4.45	12.63	5.94	5.88	7.31	12.47	9.68
按学位分										
博　士	0.06	0.15	0.21	0.00	0.00	0.00	0.01	0.02	0.07	
硕　士	0.49	1.14	1.56	0.01	0.17	0.04	0.06	0.10	0.69	
学　士	6.00	9.77	12.89	1.86	5.52	6.41	5.95	10.68	10.40	
按学历分										
研究生	0.44	1.02	1.39	0.00	0.14	0.00	0.06	0.04	0.55	
大学本科	9.43	14.66	18.82	4.37	8.19	8.71	7.89	14.48	17.08	
大　专	42.71	39.93	36.46	42.05	39.45	63.53	48.70	43.37	43.17	
中专及中技	43.34	38.10	36.20	52.54	43.83	25.84	38.45	30.97	27.56	
技　校	0.35	0.33	0.33	0.26	0.68	0.21	0.63	1.06	0.67	
高中及以下	3.73	5.96	6.80	0.77	7.72	1.71	4.28	10.08	10.97	
按专业技术资格分										
正　高	0.24	0.55	0.75	0.03	0.04	0.04	0.01	0.00	0.42	
副　高	3.20	5.73	7.87	1.84	1.32	1.05	0.13	0.54	2.75	
中　级	12.62	19.94	27.16	8.81	10.41	8.22	1.15	8.64	8.08	
师级/助理	33.89	52.42	57.49	22.13	33.81	24.37	8.74	14.91	11.85	
士　级	44.61	18.70	4.19	63.62	51.24	61.12	67.08	55.61	20.43	
未评及不详	5.45	2.67	2.54	3.57	3.18	5.19	22.89	20.30	56.47	
按聘任技术职务分										
正　高	0.25	0.55	0.75	0.03	0.05	0.06	0.02	0.04	0.40	
副　高	3.26	5.87	8.07	1.84	1.39	1.03	0.15	0.52	2.80	
中　级	13.78	22.01	29.91	9.23	12.15	8.77	1.44	9.04	8.93	
师级/助理	35.72	55.25	56.12	23.82	32.58	24.52	9.37	16.20	12.77	
士　级	40.46	14.46	3.73	61.73	49.14	56.89	54.92	46.28	18.36	
待　聘	6.53	1.86	1.41	3.35	4.70	8.73	34.10	27.92	56.75	

注：本表不含村卫生室人员。

表 2-6-1　2021 年市（州）及县（市、区）乡镇卫生院卫生人员数

地　区	合　计	卫生技术人员							其他技术人员	管理人员		工勤技能人员	每千农业人口乡镇卫生院人员数
		小　计	执业(助理)医师	执业医师	注册护士	药师（士）	技师（士）	其他			仅从事管理的人员		
总　计	**114843**	**98133**	**38397**	**23090**	**33728**	**5586**	**6111**	**14311**	**5437**	**4940**	**2390**	**8883**	**2.05**
成都市	13918	11888	4450	2935	4544	1045	740	1109	534	447	287	1209	2.78
锦江区													
青羊区													
金牛区													
武侯区													—
成华区													
龙泉驿区	439	373	184	162	124	36	18	11	7	23	22	37	—
青白江区	793	678	248	158	273	60	39	58	49	25	14	52	4.12
新都区	1038	906	325	232	394	87	60	40	28	15	7	97	4.83
温江区	281	250	88	57	102	22	14	24	7	4	4	20	1.96
双流区	1030	906	393	312	349	79	51	34	28	38	14	82	—
郫都区	1277	1099	377	236	452	90	92	88	21	73	66	91	4.74
新津区	530	489	199	135	177	49	29	35	18	8	6	17	3.48
金堂县	908	770	318	176	271	67	34	80	9	25	16	113	2.07
大邑县	788	663	266	198	249	57	34	57	25	28	20	80	2.62
蒲江县	334	308	105	63	113	30	27	33	16	9	7	3	2.06
都江堰市	1036	854	271	167	347	108	55	73	47	24	11	124	3.39
彭州市	773	658	241	133	224	64	39	90	32	22	15	68	1.47
邛崃市	826	734	253	140	241	59	53	128	31	26	18	43	3.10
崇州市	1000	868	330	197	313	94	54	77	17	29	14	101	2.75
简阳市	2865	2332	852	569	915	143	141	281	199	98	53	281	—
自贡市	3632	3086	1048	646	1016	236	341	445	157	166	98	291	1.79
自流井区	152	135	45	31	56	9	18	7	12	12	3	2	2.42
贡井区	384	318	117	69	109	28	36	28	16	12	3	47	2.10
大安区	555	484	156	101	143	38	64	83	17	29	27	27	2.26
沿滩区	699	580	182	129	204	48	64	82	14	25	23	82	2.72
荣　县	850	707	256	147	260	50	65	76	47	36	7	89	1.67
富顺县	992	862	292	169	244	63	94	169	51	52	35	44	1.29
攀枝花市	1062	967	385	278	396	42	51	93	29	51	24	42	2.07
东　区	42	40	14	7	12	3	0	11	0	1	0	2	5.70
西　区	40	36	15	12	11	5	0	5	2	1	0	2	4.32
仁和区	292	271	101	70	129	14	6	21	8	13	4	9	2.30
米易县	416	384	151	120	172	12	29	20	11	22	15	6	2.12
盐边县	272	236	104	69	72	8	16	36	8	14	5	23	1.58

续表 2-6-1（1）

地区	合计	卫生技术人员							其他技术人员	管理人员		工勤技能人员	每千农业人口乡镇卫生院人员数
		小计	执业(助理)医师	执业医师	注册护士	药师（士）	技师（士）	其他			仅从事管理的人员		
泸州市	6143	5353	1858	988	2295	300	314	586	363	206	86	341	2.01
江阳区	619	539	198	118	248	24	29	40	13	19	11	56	5.08
纳溪区	509	450	151	89	196	30	35	38	24	14	9	26	2.70
龙马潭区	185	168	60	42	85	9	11	3	9	12	0	8	4.18
泸 县	1478	1297	503	305	552	90	86	66	83	49	24	74	1.88
合江县	958	867	308	162	384	63	43	69	38	39	16	37	1.49
叙永县	1348	1116	334	148	483	54	58	187	115	38	17	100	2.43
古蔺县	1046	916	304	124	347	30	52	183	81	35	9	40	1.47
德阳市	5079	4299	1795	1092	1412	332	286	474	274	164	71	435	2.12
旌阳区	686	606	225	169	250	47	45	39	26	13	4	50	2.80
罗江区	366	293	122	70	84	28	22	37	23	10	2	48	2.32
中江县	1622	1421	591	343	442	97	88	203	110	70	15	76	1.46
广汉市	639	526	261	134	161	48	25	31	20	17	14	79	1.97
什邡市	921	763	313	210	253	57	66	74	47	30	17	94	3.46
绵竹市	845	690	283	166	222	55	40	90	48	24	19	88	2.86
绵阳市	7827	6641	2801	1761	2061	495	385	899	323	277	135	728	2.34
涪城区	591	497	196	148	168	39	40	54	28	16	6	60	5.88
游仙区	879	762	306	195	237	57	49	113	24	25	21	72	3.95
安州区	722	590	259	147	178	44	36	73	38	35	26	68	2.33
三台县	2282	1956	782	512	663	137	118	256	91	59	13	222	1.94
盐亭县	801	648	280	176	168	61	28	111	33	41	24	96	1.89
梓潼县	439	362	187	121	89	41	14	31	24	23	5	48	1.52
北川县	666	557	216	117	164	43	29	105	30	17	5	74	4.13
平武县	348	293	123	60	91	19	15	45	24	20	8	23	2.45
江油市	1099	976	452	285	303	54	56	111	31	41	27	65	2.16
广元市	4935	4198	1692	1019	1368	171	235	732	279	253	98	360	2.31
利州区	452	366	127	81	127	20	19	73	24	30	21	41	2.55
昭化区	383	341	163	96	91	16	38	33	14	28	13	15	1.99
朝天区	421	366	136	81	124	10	25	71	23	27	9	23	2.46
旺苍县	753	648	272	168	253	23	32	68	39	41	13	53	2.37
青川县	490	415	185	110	131	11	15	73	24	37	9	42	3.08
剑阁县	1238	1028	387	215	303	40	60	238	92	56	22	96	2.43
苍溪县	1198	1034	422	268	339	51	46	176	63	34	11	90	1.98

续表 2-6-1（2）

地区	合计	卫生技术人员							其他技术人员	管理人员	仅从事管理的人员	工勤技能人员	每千农业人口乡镇卫生院人员数
		小计	执业(助理)医师	执业医师	注册护士	药师（士）	技师（士）	其他					
遂宁市	4371	3610	1263	953	1409	237	249	452	270	224	152	339	1.75
船山区	548	490	179	148	189	30	43	49	26	22	12	20	2.15
安居区	913	762	248	169	292	54	59	109	101	30	11	39	1.36
蓬溪县	945	771	261	187	269	50	62	129	51	29	8	115	1.73
大英县	584	439	155	116	186	35	34	29	14	110	107	24	1.48
射洪市	1381	1148	420	333	473	68	51	136	78	33	14	141	2.19
内江市	5011	4233	1594	1014	1678	278	272	411	296	185	116	366	1.72
市中区	611	504	191	129	207	39	27	40	59	25	14	34	2.25
东兴区	1192	962	376	230	380	66	61	79	94	39	21	115	1.90
威远县	1137	941	362	244	410	53	56	60	11	67	53	132	2.22
资中县	1410	1269	443	272	455	76	98	197	86	38	22	33	1.48
隆昌市	661	557	222	139	226	44	30	35	46	16	6	52	1.19
乐山市	4265	3648	1562	954	1359	235	193	299	162	195	80	375	2.01
市中区	589	508	235	161	205	24	23	21	9	26	10	62	2.35
沙湾区	274	256	111	67	82	24	21	18	3	8	3	12	2.55
五通桥区	359	308	128	90	121	28	14	17	12	11	4	35	2.29
金口河区	85	67	22	13	26	2	1	16	5	8	5	8	2.63
犍为县	711	612	257	160	219	49	47	40	11	41	23	65	1.70
井研县	560	453	210	122	151	31	20	41	36	17	6	65	2.15
夹江县	283	248	109	75	111	16	3	9	5	10	6	24	1.43
沐川县	385	336	146	62	110	10	21	49	19	28	11	19	1.93
峨边县	201	166	72	42	54	9	6	25	17	12	2	16	1.69
马边县	403	323	122	54	103	24	24	50	40	16	5	35	2.40
峨眉山市	415	371	150	108	177	18	13	13	5	18	5	34	1.98
南充市	7405	5848	2792	1997	1586	278	280	912	365	542	301	891	1.45
顺庆区	437	339	120	99	145	2	23	49	21	28	17	60	2.02
高坪区	259	206	95	72	57	7	12	35	21	21	9	23	0.75
嘉陵区	955	742	300	218	223	18	28	173	73	56	17	123	2.01
南部县	1398	1023	611	425	253	45	35	79	66	102	58	251	1.46
营山县	1127	791	387	288	217	38	29	120	76	113	64	196	1.60
蓬安县	588	486	237	197	139	31	41	38	25	39	17	60	1.10
仪陇县	1111	1000	434	314	210	48	60	248	7	75	75	29	1.25
西充县	641	527	255	186	165	27	27	53	33	55	21	60	1.47
阆中市	889	734	353	198	177	62	25	117	43	53	23	89	1.66

续表 2-6-1（3）

地区	合计	卫生技术人员							其他技术人员	管理人员		工勤技能人员	每千农业人口乡镇卫生院人员数
		小计	执业(助理)医师	执业医师	注册护士	药师（士）	技师（士）	其他			仅从事管理的人员		
眉山市	5091	4264	1712	1045	1544	281	227	500	173	181	89	565	2.45
东坡区	1083	911	404	249	288	64	41	114	33	32	19	120	2.36
彭山区	524	453	159	92	167	32	17	78	11	17	3	57	3.06
仁寿县	2398	1945	824	520	750	111	100	160	106	100	56	291	2.34
洪雅县	611	525	143	74	209	38	45	90	13	16	5	68	2.89
丹棱县	253	226	96	52	63	16	15	36	10	7	3	14	2.75
青神县	222	204	86	58	67	20	9	22	0	9	3	15	1.86
宜宾市	6944	6130	2130	1073	2345	367	418	870	215	239	83	516	2.02
翠屏区	861	766	290	185	322	57	44	53	15	30	17	63	1.89
南溪区	432	394	137	80	149	27	28	53	7	18	10	21	1.52
叙州区	1305	1073	398	208	439	53	70	113	44	31	13	175	2.64
江安县	671	603	234	106	227	40	29	73	18	31	9	41	1.52
长宁县	554	476	189	93	174	33	23	57	32	31	8	38	2.02
高　县	800	726	211	111	308	37	57	113	13	21	6	55	2.32
珙　县	595	530	191	74	174	31	35	99	26	18	7	32	2.16
筠连县	567	513	155	79	180	30	50	98	26	17	5	23	1.68
兴文县	702	643	195	78	230	26	42	150	19	24	0	40	2.19
屏山县	457	406	130	59	142	33	40	61	15	18	8	28	2.21
广安市	5170	4175	1556	1008	1467	218	328	606	347	208	112	536	1.51
广安区	773	631	234	157	223	26	47	101	25	54	36	81	1.43
前锋区	404	311	104	66	100	15	39	53	34	13	9	50	1.64
岳池县	1354	1008	372	238	364	63	76	133	125	51	33	188	1.44
武胜县	1015	841	297	199	298	51	80	115	91	37	18	65	1.50
邻水县	1303	1118	448	292	409	49	60	152	54	44	9	122	1.67
华蓥市	321	266	101	56	73	14	26	52	18	9	7	30	1.40
达州市	9203	7902	3589	2029	2848	277	368	820	398	343	172	731	2.24
通川区	426	370	154	92	136	6	20	54	16	17	7	33	1.85
达川区	1520	1345	600	378	503	53	48	141	47	43	21	107	1.91
宣汉县	1923	1631	788	394	537	67	96	143	69	74	55	168	2.14
开江县	605	500	280	190	140	17	22	41	27	32	14	64	1.74
大竹县	1851	1655	661	430	717	46	81	150	84	68	31	81	2.78
渠　县	2084	1670	754	408	565	73	84	194	131	75	36	247	2.79
万源市	794	731	352	137	250	15	17	97	24	34	8	31	1.86
雅安市	2212	2034	952	507	535	106	110	331	59	99	24	95	2.70
雨城区	339	320	158	88	80	29	26	27	5	10	4	10	2.16

续表 2-6-1（4）

地区	合计	卫生技术人员							其他技术人员	管理人员		工勤技能人员	每千农业人口乡镇卫生院人员数
		小计	执业(助理)医师	执业医师	注册护士	药师（士）	技师（士）	其他			仅从事管理的人员		
名山区	412	365	163	93	94	29	25	54	10	13	2	35	2.19
荥经县	221	213	106	60	65	4	9	29	4	15	1	3	2.43
汉源县	427	395	233	139	80	16	15	51	10	24	5	17	2.51
石棉县	193	187	57	29	70	1	8	51	1	12	4	1	4.83
天全县	296	259	109	43	56	13	18	63	11	11	3	23	3.36
芦山县	184	166	81	40	47	10	6	22	15	8	2	1	4.06
宝兴县	140	129	45	15	43	4	3	34	3	6	3	5	3.64
巴中市	4935	4236	1959	1162	1168	156	341	612	245	270	150	304	1.92
巴州区	748	645	333	173	172	20	55	65	33	46	28	42	1.66
恩阳区	765	644	323	186	168	23	37	93	30	47	41	50	1.89
通江县	1096	968	477	281	269	18	59	145	52	52	31	45	1.97
南江县	1156	1005	429	285	287	59	103	127	70	73	19	62	2.41
平昌县	1170	974	397	237	272	36	87	182	60	52	31	105	1.73
资阳市	5111	4313	1574	915	1533	239	264	703	276	227	118	404	1.84
雁江区	1494	1270	471	283	496	83	72	148	68	74	34	122	1.86
安岳县	2572	2174	821	434	738	91	128	396	139	112	56	203	1.92
乐至县	1045	869	282	198	299	65	64	159	69	41	28	79	1.65
阿坝州	1930	1775	589	238	449	48	121	568	85	89	27	43	2.95
马尔康市	109	103	36	16	27	0	13	27	2	3	0	4	3.69
汶川县	204	172	57	30	47	9	16	43	18	9	5	9	3.78
理　县	126	120	40	14	40	6	6	28	1	6	3	2	3.71
茂　县	181	169	62	14	62	2	8	35	10	7	0	2	2.55
松潘县	165	156	54	26	38	7	9	48	2	8	3	4	3.19
九寨沟县	194	185	67	31	53	5	26	34	3	7	0	6	4.69
金川县	186	172	57	22	36	2	12	65	5	15	8	1	3.43
小金县	149	139	60	17	26	1	3	49	6	8	0	4	2.44
黑水县	172	158	37	7	43	4	13	61	10	5	1	3	3.98
壤塘县	95	86	27	7	14	1	8	36	2	2	0	7	2.27
阿坝县	128	124	21	10	25	8	0	70	3	2	1	0	1.96
若尔盖县	121	109	32	18	25	3	7	42	6	10	6	0	1.83
红原县	100	82	39	26	13	0	0	30	17	7	0	1	2.46
甘孜州	2530	2300	660	272	578	26	39	997	129	201	72	29	2.89
康定市	234	212	98	44	61	5	8	40	18	13	2	2	3.66
泸定县	186	164	60	39	45	3	11	45	2	7	2	18	3.25

续表 2-6-1（5）

地区	合计	卫生技术人员							其他技术人员	管理人员		工勤技能人员	每千农业人口乡镇卫生院人员数
		小计	执业(助理)医师	执业医师	注册护士	药师（士）	技师（士）	其他			仅从事管理的人员		
丹巴县	119	119	40	20	32	1	2	44	0	15	0	0	2.70
九龙县	121	117	42	20	33	1	3	38	3	4	1	0	2.72
雅江县	82	69	27	7	25	0	0	17	8	10	5	0	2.11
道孚县	144	134	41	23	34	6	6	47	5	11	4	1	3.16
炉霍县	127	119	42	12	26	0	0	51	8	6	0	0	3.06
甘孜县	169	149	35	18	36	2	1	75	16	21	4	0	2.99
新龙县	113	95	19	7	34	0	0	42	11	15	6	1	2.70
德格县	179	156	34	6	27	0	0	95	22	23	1	0	2.30
白玉县	165	149	27	2	17	0	1	104	0	16	16	0	3.32
石渠县	157	154	35	10	22	1	1	95	1	2	0	2	1.66
色达县	125	109	32	12	26	1	2	48	16	16	0	0	2.50
理塘县	181	181	47	24	58	0	0	76	0	0	0	0	3.10
巴塘县	146	127	21	9	24	2	2	78	0	16	16	3	3.66
乡城县	91	77	22	5	20	2	1	32	11	8	1	2	4.00
稻城县	113	99	23	4	33	2	1	40	0	14	14	0	4.11
得荣县	78	70	15	10	25	0	0	30	8	4	0	0	3.75
凉山州	8069	7233	2436	1204	2137	219	549	1892	458	373	95	283	1.94
西昌市	732	661	302	196	226	33	44	56	31	28	5	35	2.89
会理市	627	527	246	121	148	17	18	98	39	30	7	54	1.91
木里县	249	229	93	27	75	3	2	56	10	12	2	8	2.15
盐源县	600	550	179	79	195	16	40	120	28	31	9	13	1.79
德昌县	430	389	122	75	155	12	41	59	24	18	3	14	2.70
会东县	797	689	213	88	181	17	66	212	68	25	8	32	2.39
宁南县	419	377	157	73	87	9	26	98	7	14	1	34	3.06
普格县	291	230	74	33	59	4	9	84	41	18	5	15	1.40
布拖县	394	357	87	31	109	4	15	142	29	20	5	3	2.00
金阳县	350	319	85	36	64	7	14	149	9	21	10	12	1.75
昭觉县	527	479	140	75	136	11	50	142	28	30	10	10	1.69
喜德县	368	322	85	34	98	9	41	89	34	19	1	11	1.94
冕宁县	541	514	171	82	165	23	71	84	8	25	5	14	1.73
越西县	632	580	184	102	120	18	36	222	38	19	2	12	1.99
甘洛县	349	335	122	85	92	8	24	89	7	11	3	4	1.58
美姑县	404	360	66	37	111	22	33	128	29	22	10	5	1.47
雷波县	359	315	110	30	116	6	19	64	28	30	9	7	1.38

表 2-6-2　2021 年全省乡镇卫生院卫生人员性别、年龄、工作年限、学历、职称构成（%）

分类（组）	卫生技术人员							其他技术人员	管理人员	工勤技能人员
	小计	执业（助理）医师	执业医师	注册护士	药师（士）	技师（士）	其他			
总　计	**100.00**	**100.00**	**100.00**	**100.00**	**100.00**	**100.00**	**100.00**	**100.00**	**100.00**	**100.00**
按性别分										
男　性	34.12	60.89	63.75	1.30	29.44	36.36	43.36	35.88	57.01	45.08
女　性	65.88	39.11	36.25	98.70	70.56	63.64	56.64	64.12	42.99	54.92
按年龄分										
25岁以下	6.59	0.78	0.02	9.02	4.80	7.72	15.13	7.41	4.40	4.69
25～34岁	42.62	20.11	13.09	60.66	41.15	62.91	49.24	41.67	25.00	18.73
35～44岁	23.70	30.43	32.33	19.53	26.41	16.38	18.73	25.98	30.97	24.04
45～54岁	20.21	34.40	37.31	9.99	20.12	9.96	13.00	19.39	30.75	34.66
55～59岁	4.70	9.40	10.67	0.74	5.50	2.37	2.88	3.73	7.26	11.89
60岁及以上	2.18	4.88	6.57	0.07	2.03	0.66	1.03	1.83	1.60	5.99
按工作年限分										
5年以下	22.81	13.18	8.83	23.79	20.91	30.99	40.83	30.89	22.23	30.44
5～9年	28.48	19.61	15.74	37.00	28.30	37.05	27.71	28.22	16.38	21.12
10～19年	23.00	23.84	26.08	25.60	24.05	15.82	17.74	22.66	23.65	23.67
20～29年	15.76	25.12	28.81	9.56	16.03	10.79	9.08	11.09	23.71	13.39
30年及以上	9.94	18.25	20.55	4.06	10.71	5.35	4.65	7.15	14.03	11.38
按学位分										
博　士	0.00	0.00	0.01	0.00	0.00	0.00	0.00	0.03	0.00	
硕　士	0.07	0.16	0.26	0.00	0.06	0.04	0.01	0.03	0.16	
学　士	4.46	6.57	10.13	1.51	4.40	4.55	5.93	10.42	8.99	
按学历分										
研究生	0.05	0.11	0.18	0.00	0.04	0.00	0.01	0.00	0.03	
大学本科	7.51	10.55	15.23	4.33	7.02	6.48	7.83	13.99	14.62	
大　专	45.20	43.15	40.39	42.61	41.15	64.57	49.95	42.44	46.89	
中专及中技	44.30	42.16	40.01	52.36	45.12	27.04	37.95	31.84	29.12	
技　校	0.28	0.21	0.15	0.21	0.48	0.17	0.57	0.93	0.47	
高中及以下	2.66	3.82	4.03	0.49	6.19	1.74	3.69	10.80	8.87	
按专业技术资格分										
正　高	0.12	0.27	0.45	0.04	0.06	0.02	0.00	0.00	0.25	
副　高	3.10	5.56	9.19	2.49	1.37	1.02	0.06	0.49	2.52	
中　级	12.06	19.55	31.85	10.39	10.53	6.50	0.82	8.18	10.22	
师级/助理	30.86	46.42	52.46	27.36	29.13	21.79	6.18	14.20	15.35	
士　级	48.62	26.95	5.46	57.98	55.94	65.11	70.15	56.20	27.99	
未评及不详	5.24	1.25	0.59	1.73	2.97	5.56	22.78	20.94	43.68	
按聘任技术职务分										
正　高	0.12	0.28	0.46	0.03	0.06	0.02	0.01	0.03	0.19	
副　高	3.10	5.61	9.27	2.45	1.39	0.96	0.06	0.51	2.64	
中　级	12.95	21.04	34.15	10.83	12.60	6.93	1.04	8.56	11.32	
师级/助理	33.09	50.89	51.09	28.85	27.66	22.17	6.81	15.25	16.04	
士　级	42.67	20.65	4.40	54.69	52.68	60.50	57.83	47.38	25.00	
待　聘	8.06	1.53	0.63	3.15	5.61	9.42	34.24	28.27	44.81	

表 2-7-1　2021 年市（州）及县（市、区）社区服务中心（站）卫生人员数

地　区	合　计	卫生技术人员							其他技术人员	管理人员	仅从事管理的人员	工勤技能人员
		小　计	执业(助理)医师	执业医师	注册护士	药师（士）	技师（士）	其他				
总　计	**30856**	**26366**	**9873**	**7925**	**11654**	**1803**	**1517**	**1519**	**1275**	**1426**	**862**	**2353**
成都市	13415	11476	4169	3519	5138	953	695	521	421	571	427	1091
锦江区	824	686	231	197	353	46	36	20	6	36	26	106
青羊区	1483	1207	466	425	543	98	74	26	34	139	107	135
金牛区	1333	1137	398	350	553	84	81	21	29	61	35	132
武侯区	1727	1509	506	487	743	148	96	16	71	50	42	105
成华区	1060	935	320	300	465	74	51	25	41	57	44	40
龙泉驿区	660	569	253	235	230	42	23	21	32	29	23	36
青白江区	241	187	69	58	73	17	19	9	4	11	11	39
新都区	382	332	113	94	154	28	28	9	4	15	12	34
温江区	670	569	216	167	215	60	37	41	27	17	7	67
双流区	1191	1057	421	372	447	77	67	45	17	16	12	105
郫都区	833	719	240	224	358	50	44	27	22	26	18	74
新津区	75	72	32	20	24	6	3	7	1	2	2	0
金堂县	443	396	167	99	123	33	18	55	8	8	3	36
大邑县	311	257	83	49	110	23	20	21	19	11	7	28
蒲江县	278	244	95	51	89	24	18	18	17	10	7	10
都江堰市	403	319	116	88	136	39	13	15	25	36	32	27
彭州市	624	538	192	113	213	43	26	64	30	10	8	48
邛崃市	103	89	31	27	36	6	5	11	8	1	0	6
崇州市	426	371	122	88	160	40	19	30	1	22	19	35
简阳市	348	283	98	75	113	15	17	40	25	14	12	28
自贡市	1019	872	285	226	386	69	83	49	29	53	34	84
自流井区	415	347	114	104	150	33	39	11	17	28	17	34
贡井区	101	91	28	26	39	8	9	7	4	6	5	1
大安区	102	89	30	24	54	3	2	0	0	8	5	8
沿滩区	80	68	16	9	28	8	10	6	0	2	2	10
荣　县	29	27	6	4	17	2	2	0	0	2	0	2
富顺县	292	250	91	59	98	15	21	25	8	7	5	29
攀枝花市	844	728	237	211	388	47	28	28	31	46	23	62
东　区	355	308	105	99	152	24	19	8	4	19	12	31
西　区	203	170	54	47	100	13	3	0	6	11	6	21
仁和区	207	187	57	49	104	4	5	17	12	13	3	5
米易县	46	36	9	9	21	3	1	2	6	2	2	2
盐边县	33	27	12	7	11	3	0	1	3	1	0	3

续表 2-7-1（1）

地区	合计	卫生技术人员							其他技术人员	管理人员		工勤技能人员
		小计	执业(助理)医师	执业医师	注册护士	药师（士）	技师（士）	其他			仅从事管理的人员	
泸州市	1762	1556	535	394	759	88	73	101	82	64	31	93
江阳区	597	525	179	136	267	27	24	28	18	24	12	42
纳溪区	99	81	27	23	41	5	3	5	5	7	6	7
龙马潭区	448	410	150	119	202	19	19	20	17	14	4	17
泸　县	126	100	19	13	57	4	9	11	12	4	4	10
合江县	209	191	65	43	93	18	7	8	7	2	1	10
叙永县	118	110	41	29	49	6	3	11	2	7	1	5
古蔺县	165	139	54	31	50	9	8	18	21	6	3	2
德阳市	1309	1107	465	353	425	99	57	61	89	47	24	89
旌阳区	529	462	208	174	175	45	22	12	20	19	11	36
罗江区	72	61	28	23	25	5	1	2	5	4	2	4
中江县	248	216	77	54	84	14	10	31	23	11	1	8
广汉市	227	183	70	41	70	20	11	12	17	8	6	21
什邡市	124	97	44	38	35	8	8	2	14	3	3	10
绵竹市	109	88	38	23	36	7	5	2	10	2	1	10
绵阳市	1363	1195	525	414	505	72	50	43	43	61	26	99
涪城区	823	715	305	243	319	51	31	9	25	33	13	70
游仙区	248	221	97	79	90	7	11	16	11	12	5	11
安州区												
三台县	78	65	31	22	22	6	1	5	4	4	2	7
盐亭县	25	24	10	9	10	0	1	3	0	1	0	1
梓潼县	2	2	1	1	1	0	0	0	0	0	0	0
北川县	42	35	15	9	12	1	2	5	0	2	1	6
平武县												
江油市	145	133	66	51	51	7	4	5	3	9	5	4
广元市	633	516	162	131	263	28	28	35	48	42	25	44
利州区	454	382	123	107	201	20	23	15	22	31	19	31
昭化区	24	17	9	4	4	1	0	3	4	2	2	1
朝天区	40	33	8	4	11	1	3	10	3	2	2	2
旺苍县	60	45	9	6	27	4	2	3	7	2	1	7
青川县												
剑阁县												
苍溪县	55	39	13	10	20	2	0	4	12	5	1	3

续表 2-7-1（2）

地　区	合　计	卫生技术人员							其他技术人员	管理人员		工勤技能人员
		小　计	执业(助理)医师		注册护士	药师（士）	技师（士）	其他			仅从事管理的人员	
				执业医师								
遂宁市	1021	905	347	320	440	56	28	34	55	45	19	42
船山区	542	515	226	217	247	30	9	3	8	22	8	11
安居区	54	40	9	8	22	2	1	6	5	1	0	9
蓬溪县	15	8	4	4	4	0	0	0	5	0	0	2
大英县	80	68	30	26	26	8	4	0	5	9	4	3
射洪市	330	274	78	65	141	16	14	25	32	13	7	17
内江市	325	275	87	62	140	16	15	17	21	22	13	16
市中区	131	106	37	28	50	6	5	8	8	11	9	8
东兴区	128	108	32	18	54	5	10	7	12	9	4	4
威远县	0	0	0	0	0	0	0	0	0	0	0	0
资中县	0	0	0	0	0	0	0	0	0	0	0	0
隆昌市	66	61	18	16	36	5	0	2	1	2	0	4
乐山市	918	795	290	231	372	51	53	29	22	39	15	86
市中区	398	345	127	107	173	18	21	6	6	19	8	39
沙湾区	64	56	16	13	27	5	6	2	6	4	2	0
五通桥区	116	103	39	25	43	12	8	1	3	3	2	8
金口河区												
犍为县	50	41	13	10	19	4	5	0	1	1	1	7
井研县	122	100	34	24	39	6	5	16	1	6	0	21
夹江县	58	52	18	15	25	3	6	0	0	1	0	6
沐川县	3	3	1	0	1	0	0	1	0	0	0	0
峨边县												
马边县												
峨眉山市	107	95	42	37	45	3	2	3	5	5	2	5
南充市	1753	1482	685	567	564	77	69	87	78	111	56	137
顺庆区	476	421	200	187	169	22	21	9	16	43	22	17
高坪区	264	227	111	93	79	10	12	15	11	12	4	22
嘉陵区	179	164	73	57	79	4	5	3	6	13	7	2
南部县	117	91	44	30	36	1	9	1	6	3	0	20
营山县	84	61	26	22	27	1	1	6	8	11	2	13
蓬安县	72	61	28	19	25	4	3	1	1	2	1	9
仪陇县	201	177	73	60	49	12	9	34	3	13	13	8
西充县	59	44	19	17	17	4	0	4	6	4	2	7
阆中市	301	236	111	82	83	19	9	14	21	10	5	39

续表 2-7-1（3）

地区	合计	卫生技术人员							其他技术人员	管理人员		工勤技能人员
		小计	执业(助理)医师	执业医师	注册护士	药师（士）	技师（士）	其他			仅从事管理的人员	
眉山市	864	721	254	197	300	44	55	68	54	41	11	78
东坡区	222	196	66	55	95	18	9	8	15	14	3	8
彭山区	55	37	8	5	14	3	6	6	12	6	0	6
仁寿县	446	367	141	105	140	15	28	43	16	17	7	56
洪雅县	73	64	20	18	26	4	8	6	9	2	0	0
丹棱县	38	33	8	5	19	1	2	3	1	1	0	4
青神县	30	24	11	9	6	3	2	2	1	1	1	4
宜宾市	1068	949	349	258	463	33	52	52	32	42	18	69
翠屏区	610	557	196	161	281	24	37	19	15	20	12	26
南溪区	56	50	24	9	13	1	2	10	4	1	0	2
叙州区	363	309	108	77	160	8	13	20	13	21	6	35
江安县												
长宁县												
高　县												
珙　县	30	24	17	9	4	0	0	3	0	0	0	6
筠连县	9	9	4	2	5	0	0	0	0	0	0	0
兴文县												
屏山县												
广安市	1044	852	283	194	370	37	46	116	60	40	24	108
广安区	326	269	82	55	131	8	9	39	9	19	11	37
前锋区	126	98	38	17	40	4	5	11	5	3	3	20
岳池县	347	267	96	73	108	14	14	35	32	11	9	39
武胜县	88	78	27	19	19	4	7	21	7	3	1	2
邻水县	63	55	15	11	29	3	5	3	4	1	0	4
华蓥市	94	85	25	19	43	4	6	7	3	3	0	6
达州市	1168	979	433	294	389	40	45	72	46	82	46	97
通川区	302	244	105	84	108	9	15	7	15	19	12	31
达川区	362	310	158	114	118	10	11	13	12	40	17	23
宣汉县	119	104	47	22	44	3	3	7	6	5	4	5
开江县	37	33	19	11	9	2	0	3	0	1	1	3
大竹县	0	0	0	0	0	0	0	0	0	0	0	0
渠　县	161	141	52	28	48	12	14	15	3	7	3	14
万源市	187	147	52	35	62	4	2	27	10	10	9	21
雅安市	323	276	125	84	101	19	22	9	22	8	3	22
雨城区	145	129	55	44	47	9	16	2	2	5	2	12

续表 2-7-1（4）

地区	合计	卫生技术人员								其他技术人员	管理人员	仅从事管理的人员	工勤技能人员
		小计	执业(助理)医师	执业医师	注册护士	药师(士)	技师(士)	其他					
名山区	65	57	21	13	21	8	5	2		5	1	1	2
荥经县	73	53	34	17	18	0	1	0		15	1	0	5
汉源县													
石棉县	40	37	15	10	15	2	0	5		0	1	0	3
天全县													
芦山县													
宝兴县													
巴中市	690	580	232	169	219	32	46	51		31	45	29	50
巴州区	296	234	84	59	106	9	18	17		9	28	25	28
恩阳区	86	78	40	30	19	5	5	9		4	3	2	2
通江县	85	78	39	34	18	2	4	15		7	4	0	0
南江县	48	47	19	13	19	1	3	5		1	3	0	0
平昌县	175	143	50	33	57	15	16	5		10	7	2	20
资阳市	367	311	104	73	141	15	11	40		20	27	19	17
雁江区	232	196	54	41	95	9	7	31		14	21	14	8
安岳县	45	41	23	10	12	2	0	4		1	1	1	2
乐至县	90	74	27	22	34	4	4	5		5	5	4	7
阿坝州	213	163	63	44	56	4	10	30		33	10	6	11
马尔康市	45	29	10	8	2	2	2	13		5	3	3	8
汶川县	28	23	7	5	9	1	2	4		4	2	0	1
理　县													
茂　县	56	52	18	13	22	0	4	8		4	1	0	0
松潘县													
九寨沟县	37	23	13	7	6	0	2	2		13	1	1	0
金川县	11	6	3	2	2	1	0	0		4	0	0	1
小金县													
黑水县													
壤塘县	7	7	4	3	3	0	0	0		0	1	0	0
阿坝县	12	9	3	2	4	0	0	2		2	0	0	1
若尔盖县	12	9	4	4	4	0	0	1		1	2	2	0
红原县	5	5	1	0	4	0	0	0		0	0	0	0
甘孜州	43	40	8	6	11	0	2	19		0	2	2	1
康定市	43	40	8	6	11	0	2	19		0	2	2	1
泸定县													

续表 2-7-1（5）

地区	合计	卫生技术人员							其他技术人员	管理人员		工勤技能人员
		小计	执业(助理)医师	执业医师	注册护士	药师（士）	技师（士）	其他			仅从事管理的人员	
丹巴县												
九龙县												
雅江县												
道孚县												
炉霍县												
甘孜县												
新龙县												
德格县												
白玉县												
石渠县												
色达县												
理塘县												
巴塘县												
乡城县												
稻城县												
得荣县												
凉山州	714	588	235	178	224	23	49	57	58	28	11	57
西昌市	298	262	108	90	103	12	22	17	6	12	5	25
会理市	141	115	56	41	37	4	9	9	10	4	1	15
木里县												
盐源县												
德昌县	17	17	6	6	7	1	2	1	0	1	0	0
会东县	24	14	9	9	5	0	0	0	10	1	0	0
宁南县	62	49	13	9	26	2	6	2	1	2	2	10
普格县	43	34	11	4	7	1	3	12	6	3	0	3
布拖县												
金阳县												
昭觉县	24	21	4	2	12	1	3	1	2	1	1	0
喜德县												
冕宁县												
越西县	55	35	14	9	13	2	3	3	20	1	0	0
甘洛县	6	6	4	1	0	0	0	2	0	1	0	0
美姑县	23	19	2	2	9	0	0	8	0	1	1	3
雷波县	21	16	8	5	5	0	1	2	3	1	1	1

表 2-7-2 2021 年全省社区卫生服务中心（站）卫生人员性别、年龄、工作年限、学历、职称构成（%）

分类（组）	卫生技术人员							其他技术人员	管理人员	工勤技能人员
	小计	执业（助理）医师	执业医师	注册护士	药师（士）	技师（士）	其他			
总　计	**100.00**	**100.00**	**100.00**	**100.00**	**100.00**	**100.00**	**100.00**	**100.00**	**100.00**	**100.00**
按性别分										
男　性	20.97	43.16	42.78	0.64	19.47	24.87	33.73	23.01	41.28	38.41
女　性	79.03	56.84	57.22	99.36	80.53	75.13	66.27	76.99	58.72	61.59
按年龄分										
25岁以下	4.34	0.27	0.00	6.30	1.71	4.42	14.59	3.39	2.19	4.25
25～34岁	39.10	18.97	14.75	53.70	33.61	51.68	46.04	35.51	20.54	25.31
35～44岁	29.99	34.79	37.29	27.04	35.51	28.23	20.63	30.61	33.50	27.48
45～54岁	18.66	29.14	28.92	11.29	20.67	11.06	15.04	26.75	33.00	29.26
55～59岁	4.02	7.58	7.86	1.27	6.02	2.57	2.39	2.45	6.48	9.19
60岁及以上	3.89	9.23	11.18	0.40	2.47	2.04	1.31	1.29	4.29	4.51
按工作年限分										
5年以下	20.14	14.55	12.40	21.71	15.47	23.36	39.83	24.30	17.35	32.62
5～9年	24.21	16.41	14.57	30.32	20.42	32.12	23.76	21.85	14.96	19.69
10～19年	28.78	27.71	30.29	30.77	34.62	25.31	19.15	30.26	26.12	21.99
20～29年	16.15	22.86	23.54	11.85	17.37	11.50	11.28	15.65	23.53	14.84
30年及以上	10.72	18.48	19.19	5.34	12.11	7.70	5.98	7.94	18.05	10.85
按学位分										
博　士	0.03	0.07	0.09	0.00	0.00	0.00	0.00	0.00	0.10	
硕　士	0.85	2.24	2.85	0.01	0.32	0.09	0.11	0.23	1.89	
学　士	11.04	19.94	24.60	3.80	11.73	13.98	8.72	14.95	15.65	
按学历分										
研究生	0.68	1.82	2.30	0.00	0.25	0.00	0.06	0.12	1.40	
大学本科	15.58	26.63	32.59	7.26	15.09	16.81	11.51	20.91	25.52	
大　专	45.36	40.33	36.49	47.27	44.39	58.94	50.31	50.23	40.98	
中专及中技	36.02	27.85	25.26	44.81	33.29	22.30	34.42	21.85	21.73	
技　校	0.21	0.24	0.23	0.12	0.44	0.27	0.46	1.29	0.90	
高中及以下	2.15	3.13	3.13	0.56	6.53	1.68	3.25	5.61	9.47	
按专业技术资格分										
正　高	0.34	0.84	1.07	0.07	0.00	0.09	0.00	0.00	1.00	
副　高	5.03	9.78	12.40	2.82	2.16	1.42	0.23	0.70	6.68	
中　级	19.24	29.11	36.72	15.12	15.98	15.13	1.82	13.08	10.57	
师级/助理	34.67	44.17	45.60	30.04	39.19	33.45	13.16	19.39	11.47	
士　级	37.24	14.51	2.92	49.95	41.22	46.02	61.82	52.45	14.16	
未评及不详	3.49	1.59	1.29	2.01	1.46	3.89	22.96	14.37	56.13	
按聘任技术职务分										
正　高	0.35	0.85	1.08	0.09	0.00	0.00	0.00	0.00	1.20	
副　高	5.06	9.70	12.30	2.91	2.28	1.50	0.34	0.58	6.48	
中　级	20.23	31.21	39.35	15.35	17.12	15.84	2.11	13.43	11.07	
师级/助理	35.87	46.22	43.96	31.20	38.87	33.54	12.65	20.79	12.16	
士　级	33.66	10.86	2.54	48.15	38.93	42.21	47.01	41.12	13.36	
待　聘	4.83	1.16	0.77	2.31	2.79	6.90	37.89	24.07	55.73	

表 2-8-1　2017—2021 年全省乡村医生、卫生员数

年　份	乡村医生和卫生员			平均每村乡村医生和卫生员	每千农业人口乡村医生和卫生员
	合　计	乡村医生	卫生员		
2017	64766	63160	1606	1.42	1.08
2018	62907	61427	1480	1.38	1.07
2019	60546	59464	1082	1.39	1.05
2020	58304	57392	912	2.17	1.04
2021	54070	53262	808	2.07	0.97

表 2-8-2　2021 年按主办单位分类村卫生室人员数

分　类	执业（助理）医师	注册护士	乡村医生数	卫生员
总　计	**13249**	**889**	**53262**	**808**
村　办	7401	385	28289	347
乡卫生院设点	0	0	3716	137
联合办	586	12	3169	158
私人办	4729	455	14652	152
其　他	533	37	3436	14

表 2-8-3　2021 年市（州）及县（市、区）村卫生室卫生人员数

地　区	执业（助理）医师	注册护士	乡村医生和卫生员		
			小　计	乡村医生	卫生员
总　计	**13249**	**889**	**54070**	**53262**	**808**
成都市	1132	169	3205	3112	93
锦江区					
青羊区					
金牛区					
武侯区					
成华区					
龙泉驿区	57	27	108	88	20
青白江区	54	11	94	91	3
新都区	103	27	228	226	2
温江区	53	16	113	112	1
双流区	115	10	172	161	11
郫都区	58	26	209	191	18
新津区	26	2	57	55	2
金堂县	37	3	304	301	3
大邑县	82	3	223	219	4
蒲江县	18	0	78	78	0
都江堰市	60	10	229	214	15
彭州市	95	12	310	306	4
邛崃市	61	1	217	216	1
崇州市	74	3	157	155	2
简阳市	239	18	706	699	7
自贡市	553	16	1098	1092	6
自流井区	10	1	34	34	0
贡井区	72	0	91	89	2
大安区	58	1	122	122	0
沿滩区	52	0	209	208	1
荣　县	170	13	274	273	1
富顺县	191	1	368	366	2
攀枝花市	128	18	415	408	7
东　区	0	0	8	7	1
西　区	2	0	5	5	0
仁和区	28	3	66	65	1
米易县	52	1	156	152	4
盐边县	46	14	180	179	1

续表 2-8-3（1）

地　区	执业（助理）医师	注册护士	乡村医生和卫生员		
			小　计	乡村医生	卫生员
泸州市	862	70	3542	3508	34
江阳区	95	11	236	236	0
纳溪区	80	5	339	339	0
龙马潭区	50	12	140	138	2
泸　县	322	7	804	798	6
合江县	117	4	933	932	1
叙永县	99	29	549	524	25
古蔺县	99	2	541	541	0
德阳市	407	41	2270	2237	33
旌阳区	27	3	214	197	17
罗江区	10	0	177	177	0
中江县	186	9	943	934	9
广汉市	52	24	325	322	3
什邡市	50	5	239	236	3
绵竹市	82	0	372	371	1
绵阳市	700	17	2574	2545	29
涪城区	43	7	98	98	0
游仙区	24	0	204	198	6
安州区	93	0	190	190	0
三台县	302	8	664	657	7
盐亭县	20	2	432	424	8
梓潼县	44	0	162	159	3
北川县	32	0	174	173	1
平武县	9	0	209	207	2
江油市	133	0	441	439	2
广元市	285	6	2431	2411	20
利州区	17	3	182	180	2
昭化区	63	0	199	197	2
朝天区	18	0	226	226	0
旺苍县	43	2	342	337	5
青川县	34	1	286	282	4
剑阁县	65	0	626	619	7
苍溪县	45	0	570	570	0

续表 2-8-3（2）

地　区	执业（助理）医师	注册护士	乡村医生和卫生员		
			小　计	乡村医生	卫生员
遂宁市	925	39	2498	2432	66
船山区	142	6	219	219	0
安居区	113	2	618	616	2
蓬溪县	74	4	785	732	53
大英县	144	0	419	417	2
射洪市	452	27	457	448	9
内江市	1143	88	2051	2042	9
市中区	79	16	222	216	6
东兴区	212	43	425	425	0
威远县	204	0	435	434	1
资中县	442	4	483	483	0
隆昌市	206	25	486	484	2
乐山市	733	68	2037	2003	34
市中区	113	6	197	193	4
沙湾区	37	3	135	135	0
五通桥区	64	11	192	186	6
金口河区	4	0	39	39	0
犍为县	226	16	366	354	12
井研县	66	0	346	343	3
夹江县	54	19	212	211	1
沐川县	57	4	175	171	4
峨边县	10	1	111	111	0
马边县	6	3	119	119	0
峨眉山市	96	5	145	141	4
南充市	1488	8	6418	6208	210
顺庆区	26	1	319	319	0
高坪区	88	1	384	375	9
嘉陵区	72	0	413	413	0
南部县	436	0	1230	1114	116
营山县	232	0	1060	1059	1
蓬安县	99	0	600	596	4
仪陇县	70	0	1335	1260	75
西充县	73	1	706	704	2
阆中市	392	5	371	368	3

续表 2-8-3（3）

地区	执业（助理）医师	注册护士	乡村医生和卫生员		
			小计	乡村医生	卫生员
眉山市	699	38	1805	1781	24
东坡区	158	8	467	458	9
彭山区	56	6	187	183	4
仁寿县	382	8	744	737	7
洪雅县	51	12	164	160	4
丹棱县	16	2	133	133	0
青神县	36	2	110	110	0
宜宾市	875	86	3547	3521	26
翠屏区	130	6	329	329	0
南溪区	63	0	230	229	1
叙州区	95	7	803	793	10
江安县	99	10	477	475	2
长宁县	166	14	230	230	0
高县	67	6	289	288	1
珙县	68	7	304	299	5
筠连县	64	29	300	295	5
兴文县	88	4	405	403	2
屏山县	35	3	180	180	0
广安市	458	3	2217	2211	6
广安区	54	0	440	440	0
前锋区	54	0	203	203	0
岳池县	102	0	544	544	0
武胜县	87	0	444	441	3
邻水县	79	3	454	453	1
华蓥市	82	0	132	130	2
达州市	850	27	5042	4976	66
通川区	35	1	333	332	1
达川区	211	1	939	922	17
宣汉县	138	6	1225	1221	4
开江县	125	5	362	357	5
大竹县	187	6	948	939	9
渠县	117	7	924	899	25
万源市	37	1	311	306	5
雅安市	159	48	589	554	35
雨城区	24	13	101	97	4

续表 2-8-3（4）

地　区	执业（助理）医师	注册护士	乡村医生和卫生员		
			小　计	乡村医生	卫生员
名山区	21	1	128	126	2
荥经县	32	0	96	91	5
汉源县	46	29	126	122	4
石棉县	4	2	34	31	3
天全县	23	0	54	40	14
芦山县	6	3	22	19	3
宝兴县	3	0	28	28	0
巴中市	718	7	2737	2700	37
巴州区	260	2	472	462	10
恩阳区	230	2	434	414	20
通江县	46	0	568	568	0
南江县	46	1	561	559	2
平昌县	136	2	702	697	5
资阳市	610	27	2347	2337	10
雁江区	264	19	714	710	4
安岳县	244	7	1007	1002	5
乐至县	102	1	626	625	1
阿坝州	48	2	1325	1301	24
马尔康市	10	0	94	94	0
汶川县	6	0	199	180	19
理　县	0	0	73	73	0
茂　县	10	0	131	131	0
松潘县	3	1	139	135	4
九寨沟县	2	0	106	105	1
金川县	3	0	80	80	0
小金县	11	0	114	114	0
黑水县	0	0	123	123	0
壤塘县	0	0	60	60	0
阿坝县	0	1	79	79	0
若尔盖县	3	0	105	105	0
红原县	0	0	22	22	0
甘孜州	14	0	2098	2096	2
康定市	7	0	207	206	1
泸定县	2	0	89	89	0

续表 2-8-3（5）

地　区	执业（助理）医师	注册护士	乡村医生和卫生员		
			小　计	乡村医生	卫生员
丹巴县	0	0	191	191	0
九龙县	0	0	63	63	0
雅江县	0	0	79	79	0
道孚县	1	0	117	116	1
炉霍县	0	0	175	175	0
甘孜县	0	0	132	132	0
新龙县	0	0	92	92	0
德格县	0	0	150	150	0
白玉县	4	0	126	126	0
石渠县	0	0	125	125	0
色达县	0	0	141	141	0
理塘县	0	0	109	109	0
巴塘县	0	0	52	52	0
乡城县	0	0	61	61	0
稻城县	0	0	89	89	0
得荣县	0	0	100	100	0
凉山州	462	111	3824	3787	37
西昌市	97	17	419	419	0
会理市	129	28	337	334	3
木里县	0	0	136	136	0
盐源县	66	35	248	247	1
德昌县	73	6	156	154	2
会东县	4	0	368	362	6
宁南县	40	5	107	105	2
普格县	2	1	69	63	6
布拖县	0	0	134	132	2
金阳县	0	1	126	125	1
昭觉县	5	9	249	249	0
喜德县	0	0	248	248	0
冕宁县	45	4	196	183	13
越西县	0	0	288	287	1
甘洛县	0	1	176	176	0
美姑县	0	4	306	306	0
雷波县	1	0	261	261	0

注：本表包括乡镇卫生院在村卫生室工作的执业（助理）医师和注册护士数。

表 2-9 2021 年全省不同性质专业公共卫生机构卫生人员数

分　类	合　计	卫生技术人员							其他技术人员	管理人员	仅从事管理的人员	工勤技能人员
		小计	执业（助理）医师	执业医师	注册护士	药师（士）	技师（士）	其他				
总　计	**53099**	**42524**	**14327**	**12941**	**16001**	**1314**	**5498**	**5384**	**3290**	**3375**	**2537**	**4748**
按城乡分												
城　市	26845	21228	7376	6975	8190	649	2884	2129	1774	1983	1520	2323
农　村	26254	21296	6951	5966	7811	665	2614	3255	1516	1392	1017	2425
按经济类型分												
公　立	51148	41019	14007	12635	15075	1293	5311	5333	3172	3223	2461	4496
国　有	51148	41019	14007	12635	15075	1293	5311	5333	3172	3223	2461	4496
集　体	0	0	0	0	0	0	0	0	0	0	0	0
民　营	1951	1505	320	306	926	21	187	51	118	152	76	252
联　营	0	0	0	0	0	0	0	0	0	0	0	0
私　营	272	184	34	32	107	3	24	16	9	28	9	70
其　他	1679	1321	286	274	819	18	163	35	109	124	67	182
按主办单位分												
政府办	50724	40763	13896	12530	15001	1287	5278	5301	3085	3162	2423	4453
卫生部门	50543	40677	13874	12509	14950	1283	5274	5296	3073	3113	2374	4419
社会办	2323	1725	424	404	978	27	220	76	205	200	113	280
个人办	52	36	7	7	22	0	0	7	0	13	1	15

表 2-10-1 2021 年市（州）妇幼保健院（所、站）卫生人员数

地　区	合　计	卫生技术人员							其他技术人员	管理人员	仅从事管理的人员	工勤技能人员
		小计	执业（助理）医师	执业医师	注册护士	药师（士）	技师（士）	其他				
总　计	**31705**	**26512**	**8770**	**8051**	**13000**	**1116**	**2356**	**1270**	**1420**	**1789**	**1285**	**2488**
成都市	8164	6844	2388	2354	3422	295	608	131	360	660	395	565
自贡市	1594	1296	427	411	651	59	129	30	76	95	73	149
攀枝花市	603	518	186	180	240	18	47	27	12	54	29	44
泸州市	1298	1090	402	381	518	53	88	29	65	48	48	95
德阳市	1227	1024	344	327	504	44	89	43	44	56	27	132
绵阳市	1873	1557	476	443	821	75	139	46	50	84	79	187
广元市	1108	946	320	264	438	44	74	70	43	58	47	72
遂宁市	747	620	216	191	282	28	44	50	67	23	9	51
内江市	1158	969	275	252	523	38	107	26	45	82	70	74
乐山市	1648	1405	398	373	754	65	118	70	86	54	51	106
南充市	2152	1770	543	487	870	65	154	138	72	109	95	215
眉山市	1524	1251	414	390	612	60	95	70	64	35	34	175
宜宾市	1353	1145	384	340	537	49	100	75	72	111	55	81
广安市	924	786	243	208	401	28	79	35	40	18	15	83
达州市	1282	1067	339	286	551	45	85	47	77	47	45	93
雅安市	339	292	136	114	81	14	42	19	15	19	17	15
巴中市	991	809	251	209	416	25	66	51	81	36	36	65
资阳市	790	680	228	211	352	26	53	21	40	21	21	49
阿坝州	521	422	186	152	108	20	54	54	27	30	29	43
甘孜州	534	475	146	96	140	14	40	135	15	32	20	24
凉山州	1875	1546	468	382	779	51	145	103	69	117	90	170

表 2-10-2　2021 年全省妇幼保健院（所、站）卫生人员性别、年龄、工作年限、学历、职称构成（%）

分类（组）	卫生技术人员							其他技术人员	管理人员	工勤技能人员
	小计	执业（助理）医师	执业医师	注册护士	药师（士）	技师（士）	其他			
总　计	100.00	100.00	100.00	100.00	100.00	100.00	100.00	100.00	100.00	100.00
按性别分										
男　性	13.57	25.43	25.24	0.78	25.38	26.68	24.92	31.94	38.76	48.39
女　性	86.43	74.57	74.76	99.22	74.62	73.32	75.08	68.06	61.24	51.61
按年龄分										
25 岁以下	5.03	0.17	0.00	6.68	3.46	4.13	17.33	5.47	2.87	3.67
25 ~ 34 岁	46.86	23.85	22.12	59.38	38.17	54.49	62.65	45.77	30.21	25.50
35 ~ 44 岁	26.38	35.49	36.64	21.66	35.58	25.61	12.97	26.90	29.40	28.68
45 ~ 54 岁	16.44	28.00	28.02	10.83	18.94	12.19	5.65	17.51	28.22	31.93
55 ~ 59 岁	3.89	8.63	9.08	1.37	3.27	2.81	1.08	3.84	7.59	7.87
60 岁及以上	1.40	3.86	4.13	0.09	0.58	0.77	0.32	0.51	1.69	2.35
按工作年限分										
5 年以下	21.97	13.88	12.71	21.90	20.10	23.83	57.10	32.02	25.28	29.63
5 ~ 9 年	26.01	16.99	16.73	31.84	24.13	31.12	23.04	23.48	13.34	21.30
10 ~ 19 年	27.48	27.96	28.86	29.81	29.13	24.03	12.70	22.54	23.58	23.19
20 ~ 29 年	15.18	24.03	24.25	10.76	17.40	14.44	4.84	12.47	18.35	12.67
30 年及以上	9.36	17.14	17.45	5.68	9.23	6.58	2.31	9.48	19.45	13.20
按学位分										
博　士	0.10	0.25	0.27	0.00	0.10	0.05	0.16	0.00	0.37	
硕　士	2.31	5.39	5.85	0.07	4.52	2.19	2.37	1.71	5.53	
学　士	20.34	35.80	38.71	6.51	24.13	29.44	31.43	28.01	25.87	
按学历分										
研究生	1.89	4.51	4.89	0.03	3.85	1.33	2.05	1.11	4.57	0.08
大学本科	24.47	40.81	44.05	10.40	28.27	33.16	33.75	34.33	33.46	7.60
大　专	44.84	33.48	30.54	52.16	36.73	47.86	48.12	42.61	37.88	30.53
中专及中技	28.18	20.47	19.90	36.99	29.71	16.94	15.29	15.03	17.83	19.52
技　校	0.06	0.04	0.04	0.07	0.10	0.15	0.00	0.43	0.44	2.50
高中及以下	0.55	0.69	0.59	0.34	1.35	0.56	0.81	6.49	5.82	39.77
按专业技术资格分										
正　高	1.36	3.65	3.97	0.24	0.67	0.26	0.22	0.00	0.96	
副　高	9.63	20.18	21.94	4.89	5.38	5.92	0.65	2.05	5.16	
中　级	23.69	37.09	40.17	18.00	26.63	22.09	2.21	17.76	10.24	
师级/助理	30.76	30.57	30.58	31.27	37.79	36.58	18.08	24.94	8.62	
士　级	30.62	7.09	2.01	43.46	26.83	31.12	51.29	36.98	12.23	
未评及不详	3.95	1.42	1.33	2.14	2.69	4.03	27.56	18.27	62.79	
按聘任技术职务分										
正　高	1.37	3.69	4.01	0.24	0.58	0.26	0.27	0.00	1.03	
副　高	9.59	20.22	21.98	4.81	5.38	5.66	0.75	2.05	5.16	
中　级	23.90	37.44	40.54	17.95	27.40	22.55	2.85	17.25	10.98	
师级/助理	31.70	31.94	30.31	32.56	37.60	36.68	16.36	27.50	9.95	
士　级	27.49	4.91	1.55	41.23	23.46	27.50	38.75	29.12	10.91	
待　聘	5.96	1.80	1.61	3.21	5.58	7.35	41.01	24.08	61.97	

表 2-11-1　2021 年市（州）疾病预防控制中心卫生人员数

地区	合计	卫生技术人员							其他技术人员	管理人员		工勤技能人员
		小计	执业（助理）医师	执业医师	注册护士	药师（士）	技师（士）	其他			仅从事管理的人员	
总计	**14007**	**10509**	**4843**	**4235**	**1180**	**141**	**2563**	**1782**	**1407**	**949**	**765**	**1326**
成都市	3118	2158	1233	1170	128	11	609	177	459	253	230	271
自贡市	540	411	163	141	43	3	115	87	31	51	49	49
攀枝花市	286	235	100	95	23	0	66	46	16	23	19	16
泸州市	545	442	228	215	41	3	97	73	32	38	29	42
德阳市	550	414	203	184	35	7	118	51	60	18	14	62
绵阳市	682	527	252	237	70	12	134	59	59	39	19	77
广元市	432	325	144	114	37	9	85	50	39	44	32	36
遂宁市	368	307	110	100	51	6	75	65	22	12	10	29
内江市	485	320	157	146	36	4	80	43	59	47	40	66
乐山市	574	460	252	198	45	9	102	52	18	39	34	62
南充市	602	430	187	165	59	4	101	79	71	41	23	78
眉山市	465	339	163	137	44	6	83	43	56	23	20	50
宜宾市	643	513	230	204	59	5	139	80	52	55	44	34
广安市	492	345	140	119	31	10	84	80	47	24	22	78
达州市	751	512	223	181	72	11	137	69	97	46	33	109
雅安市	441	368	163	131	42	6	82	75	26	27	24	23
巴中市	378	280	137	107	32	0	67	44	43	11	7	48
资阳市	373	281	100	85	38	4	77	62	31	28	28	33
阿坝州	592	473	190	150	87	7	102	87	36	49	45	38
甘孜州	551	487	120	87	68	5	59	235	19	24	14	31
凉山州	1139	882	348	269	139	19	151	225	134	57	29	94

表 2-11-2　2021 年全省疾病预防控制中心卫生人员性别、年龄、工作年限、学历、职称构成（%）

分类（组）	卫生技术人员							其他技术人员	管理人员	工勤技能人员
	小计	执业（助理）医师	执业医师	注册护士	药师（士）	技师（士）	其他			
总　计	**100.00**	**100.00**	**100.00**	**100.00**	**100.00**	**100.00**	**100.00**	**100.00**	**100.00**	**100.00**
按性别分										
男　性	39.58	47.27	46.67	0.66	34.62	37.70	46.75	38.23	50.21	73.77
女　性	60.42	52.73	53.33	99.34	65.38	62.30	53.25	61.77	49.79	26.23
按年龄分										
25岁以下	1.43	0.05	0.03	1.23	2.31	2.28	3.54	1.53	0.84	0.73
25～34岁	34.40	21.78	23.30	28.26	15.38	44.84	54.75	35.77	14.09	7.84
35～44岁	26.53	27.22	27.68	38.47	39.23	22.52	22.49	24.30	29.65	24.03
45～54岁	25.56	33.38	31.00	28.07	36.15	19.12	13.74	28.97	39.04	44.76
55～59岁	10.00	14.45	14.70	3.88	6.15	9.46	4.24	7.05	14.20	17.80
60岁及以上	2.07	3.13	3.29	0.09	0.77	1.78	1.23	2.38	2.19	4.84
按工作年限分										
5年以下	16.75	9.87	10.42	8.88	9.23	17.88	36.07	23.11	14.41	19.49
5～9年	20.97	17.11	18.18	15.88	13.08	29.20	22.65	18.78	9.39	8.35
10～19年	21.61	20.77	21.76	31.47	21.54	19.99	20.02	20.65	17.64	16.12
20～29年	20.46	25.16	23.90	27.69	36.15	15.35	11.06	17.50	26.62	22.71
30年及以上	20.21	27.08	25.75	16.07	20.00	17.59	10.20	19.97	31.94	33.33
按学位分										
博　士	0.24	0.28	0.31	0.00	0.00	0.46	0.00	0.93	0.00	
硕　士	5.83	8.54	9.56	0.19	0.77	5.77	3.22	10.54	3.24	
学　士	34.04	35.27	39.31	5.10	10.77	37.91	44.28	34.24	21.71	
按学历分										
研究生	5.07	7.28	8.15	0.19	0.77	5.23	2.84	10.45	2.51	0.00
大学本科	38.22	40.43	44.45	9.07	13.85	41.56	47.07	40.61	32.05	4.98
大　专	32.91	27.29	24.37	48.30	43.08	37.25	30.76	31.61	37.58	23.37
中专及中技	21.87	22.76	21.31	41.49	40.77	14.48	16.91	11.13	18.27	15.31
技　校	0.17	0.12	0.05	0.38	0.00	0.21	0.16	0.34	0.63	2.64
高中及以下	1.76	2.12	1.67	0.57	1.54	1.29	2.25	5.86	8.98	53.70
按专业技术资格分										
正　高	2.64	3.78	4.23	0.66	0.77	3.19	0.54	1.87	0.42	
副　高	11.70	16.97	18.96	8.60	3.85	11.24	2.47	7.90	2.71	
中　级	24.18	31.35	34.55	30.43	23.85	23.06	5.64	26.25	7.10	
师级/助理	33.54	37.91	36.28	28.36	40.77	36.87	21.63	26.68	9.19	
士　级	18.96	6.21	1.96	29.21	27.69	19.20	41.55	18.78	8.25	
未评及不详	8.98	3.78	4.02	2.74	3.08	6.43	28.18	18.52	72.34	
按聘任技术职务分										
正　高	2.72	3.97	4.44	0.57	0.00	3.28	0.54	2.12	0.52	
副　高	12.19	17.58	19.64	9.07	3.85	11.65	2.84	7.90	2.51	
中　级	26.52	34.71	38.21	31.66	26.92	24.97	6.76	25.83	7.52	
师级/助理	32.55	36.72	33.85	30.15	41.54	35.38	20.02	28.89	10.96	
士　级	15.47	5.04	1.72	24.95	23.85	16.30	32.42	13.00	7.41	
待　聘	10.55	1.98	2.14	3.59	3.85	8.42	37.41	22.26	71.09	

表 2-12-1 2021 年市（州）卫生监督所（中心）卫生人员数

地区	合计	卫生技术人员			其他技术人员	管理人员		工勤技能人员
		小计	卫生监督员	其他			仅从事管理的人员	
总计	**2679**	**2177**	**2152**	**25**	**96**	**183**	**128**	**278**
成都市	484	373	367	6	22	38	34	55
自贡市	82	71	70	1	3	9	6	2
攀枝花市	92	63	63	0	0	4	3	26
泸州市	125	99	99	0	3	17	14	9
德阳市	119	97	97	0	2	1	1	19
绵阳市	144	119	116	3	15	3	2	8
广元市	103	79	79	0	7	6	1	16
遂宁市	81	67	67	0	4	8	4	6
内江市	132	94	94	0	18	11	8	12
乐山市	110	92	92	0	0	7	5	13
南充市	188	152	152	0	0	21	13	23
眉山市	77	70	70	0	2	0	0	5
宜宾市	154	133	133	0	0	12	12	9
广安市	107	100	97	3	0	5	3	4
达州市	175	118	115	3	7	13	9	41
雅安市	76	68	66	2	2	1	1	5
巴中市	121	116	114	2	0	6	2	3
资阳市	67	60	60	0	0	2	2	5
阿坝州	22	20	20	0	0	0	0	2
甘孜州	66	51	48	3	6	6	3	6
凉山州	154	135	133	2	5	13	5	9

表 2-12-2　2021 年全省卫生监督所（中心）卫生人员性别、年龄、工作年限、学历、职称构成（%）

分类（组）	卫生技术人员							其他技术人员	管理人员	工勤技能人员
	小计	执业（助理）医师	执业医师	注册护士	药师（士）	技师（士）	其他			
总　计	**100.00**	**100.00**	**100.00**		**100.00**	**100.00**	**100.00**	**100.00**	**100.00**	**100.00**
按性别分										
男　性	51.96	33.33	100.00		100.00	33.33	52.01	37.50	56.15	75.94
女　性	48.04	66.67			0.00	66.67	47.99	62.50	43.85	24.06
按年龄分										
25岁以下	0.14	0.00	0.00		0.00	0.00	0.14	0.00	0.95	0.47
25～34岁	25.91	0.00	0.00		0.00	66.67	25.87	50.00	16.40	9.91
35～44岁	26.42	66.67	0.00		100.00	0.00	26.38	12.50	25.24	30.66
45～54岁	31.37	0.00	0.00		0.00	33.33	31.44	25.00	38.49	44.81
55～59岁	13.40	33.33	100.00		0.00	0.00	13.40	0.00	14.83	11.79
60岁及以上	2.75	0.00	0.00		0.00	0.00	2.76	12.50	4.10	2.36
按工作年限分										
5年以下	9.10	0.00	0.00		100.00	0.00	9.09	0.00	10.41	10.85
5～9年	18.44	0.00	0.00		0.00	66.67	18.37	50.00	14.20	10.85
10～19年	18.58	66.67	0.00		0.00	0.00	18.56	12.50	17.67	14.15
20～29年	23.90	0.00	0.00		0.00	33.33	23.95	12.50	26.50	34.43
30年及以上	29.97	33.33	100.00		0.00	0.00	30.04	25.00	31.23	29.72
按学位分										
博　士	0.00	0.00	0.00		0.00	0.00	0.00	0.00	0.32	
硕　士	2.19	0.00	0.00		0.00	0.00	2.20	0.00	3.47	
学　士	29.37	0.00	0.00		100.00	66.67	29.29	62.50	25.24	
按学历分										
研究生	1.87	0.00	0.00		0.00	0.00	1.87	0.00	2.52	0.47
大学本科	38.66	0.00	0.00		100.00	66.67	38.66	87.50	38.80	13.21
大　专	38.05	33.33	0.00		0.00	33.33	38.05	0.00	36.59	39.15
中专及中技	15.83	66.67	100.00		0.00	0.00	15.79	12.50	17.98	10.85
技　校	0.09	0.00	0.00		0.00	0.00	0.09	0.00	0.00	2.83
高中及以下	5.51	0.00	0.00		0.00	0.00	5.53	0.00	4.10	33.49
按专业技术资格分										
正　高	0.00	0.00	0.00		0.00	0.00	0.00	0.00	0.00	
副　高	0.47	0.00	0.00		0.00	0.00	0.47	0.00	1.58	
中　级	5.09	33.33	100.00		0.00	0.00	5.06	25.00	6.31	
师级/助理	13.17	0.00	0.00		100.00	66.67	13.03	12.50	12.30	
士　级	9.52	66.67	0.00		0.00	33.33	9.42	62.50	3.79	
未评及不详	71.76	0.00	0.00		0.00	0.00	72.02	0.00	76.03	
按聘任技术职务分										
正　高	0.00	0.00	0.00		0.00	0.00	0.00	0.00	0.32	
副　高	0.56	0.00	0.00		0.00	0.00	0.56	12.50	1.58	
中　级	6.82	33.33	100.00		0.00	0.00	6.79	12.50	7.89	
师级/助理	13.45	0.00	0.00		100.00	66.67	13.31	37.50	11.99	
士　级	8.78	66.67	0.00		0.00	33.33	8.67	0.00	4.10	
待　聘	70.40	0.00	0.00		0.00	0.00	70.67	37.50	74.13	

表 2-12-3　2021 年卫生监督员性别、年龄、工作年限、学历、职称人员数及构成

分类（组）	卫生监督员数				构成比(%)			
	合计	卫生监督机构	疾病预防控制机构	其他机构	合计	卫生监督机构	疾病预防控制机构	其他机构
总　计	**3141**	**2125**	**45**	**971**	**100.00**	**100.00**	**100.00**	**100.00**
按性别分								
男　性	1554	1105	20	429	49.47	52.00	44.44	44.18
女　性	1587	1020	25	542	50.53	48.00	55.56	55.82
按年龄分								
25岁以下	132	3	0	129	4.20	0.14	0.00	13.29
25～34岁	850	549	24	277	27.06	25.84	53.33	28.53
35～44岁	766	562	12	192	24.39	26.45	26.67	19.77
45～54岁	898	667	8	223	28.59	31.39	17.78	22.97
55～59岁	378	285	1	92	12.03	13.41	2.22	9.47
60岁及以上	117	59	0	58	3.72	2.78	0.00	5.97
按工作年限分								
5年以下	578	192	20	366	18.40	9.04	44.44	37.69
5～9年	507	391	2	114	16.14	18.40	4.44	11.74
10～19年	531	394	11	126	16.91	18.54	24.44	12.98
20～29年	669	508	8	153	21.30	23.91	17.78	15.76
30年及以上	856	640	4	212	27.25	30.12	8.89	21.83
按学位分								
博　士	3	0	0	3	0.10	0.00	0.00	0.31
硕　士	65	47	0	18	2.07	2.21	0.00	1.85
学　士	785	624	11	150	24.99	29.36	24.44	15.45
按学历分								
研究生	58	40	0	18	1.85	1.88	0.00	1.85
大学本科	1128	824	11	293	35.91	38.78	24.44	30.18
大　专	1216	806	21	389	38.71	37.93	46.67	40.06
中专及中技	548	335	10	203	17.45	15.76	22.22	20.91
技　校	10	2	0	8	0.32	0.09	0.00	0.82
高中及以下	181	118	3	60	5.76	5.55	6.67	6.18
按专业技术资格分								
正　高	1	0	0	1	0.03	0.00	0.00	0.10
副　高	14	10	0	4	0.45	0.47	0.00	0.41
中　级	122	107	1	14	3.88	5.04	2.22	1.44
师级/助理	285	273	1	11	9.07	12.85	2.22	1.13
士　级	241	199	6	36	7.67	9.36	13.33	3.71
其 他	2478	1536	37	905	78.89	72.28	82.22	93.20
按聘任技术职务分								
正　高	0	0	0	0	0.00	0.00	0.00	0.00
副　高	19	12	0	7	0.60	0.56	0.00	0.72
中　级	165	144	1	20	5.25	6.78	2.22	2.06
师级/助理	299	281	2	16	9.52	13.22	4.44	1.65
士　级	218	184	7	27	6.94	8.66	15.56	2.78
待　聘	2440	1504	35	901	77.68	70.78	77.78	92.79

表 2-12-4　2021 年卫生监督员执业科别人员数及其构成

科室名称	卫生监督员数				构成比(%)			
	小计	卫生监督机构	疾病预防控制机构	其他机构	小计	卫生监督机构	疾病预防控制机构	其他机构
总　计	**3141**	**2125**	**45**	**971**	**100.00**	**100.00**	**100.00**	**100.00**
综合卫生监督科	909	885	0	24	28.94	41.65	0.00	2.47
产品卫生监督科	1	1	0	0	0.03	0.05	0.00	0.00
职业卫生监督科	59	59	0	0	1.88	2.78	0.00	0.00
环境卫生监督科	54	54	0	0	1.72	2.54	0.00	0.00
传染病执法监督科	34	34	0	0	1.08	1.60	0.00	0.00
医疗服务监督科	294	292	0	2	9.36	13.74	0.00	0.21
稽查科	109	109	0	0	3.47	5.13	0.00	0.00
许可受理科	65	64	0	1	2.07	3.01	0.00	0.10
放射卫生监督科	22	22	0	0	0.70	1.04	0.00	0.00
学校卫生监督科	91	91	0	0	2.90	4.28	0.00	0.00
食品安全监督科	13	10	0	3	0.41	0.47	0.00	0.31
其他科室	1490	504	45	941	47.44	23.72	100.00	96.91

三、卫生设施

简要说明

1. 本部分主要介绍全省及21个市（州）、183个县（市、区）医疗卫生机构床位、医用设备和房屋面积情况。统计内容主要包括各级各类医疗卫生机构床位数，医院、妇幼保健院、疾病预防控制机构主要医用设备数，各类医疗卫生机构房屋建筑面积等。

2. 本部分数据来源于四川省卫生健康统计数据综合采集与决策支持系统年报数据库。

3. 综合医院各科床位数中所列科室主要依据医疗机构《诊疗科目》。其他医疗卫生机构床位的科室归类原则为：中医医院全部计入中医科，中西医结合医院全部计入中西医结合科，民族医院全部计入民族医学科，妇幼保健院（所、站）分别计入妇产科和儿科，儿童医院计入儿科，传染病院、麻风病院全部计入传染科，疗养院、康复医院全部计入康复医学科，肿瘤医院全部计入肿瘤科，其他专科医院计入相关科室。

4. 房屋面积统计口径和主要指标解释与国家卫生健康委制定的《综合医院建设标准》《妇幼保健院建设标准》《乡镇卫生院建设标准》《疾病预防控制中心建设标准》一致。

主要指标解释

床位数：年底固定实有床位（非编制床位）数，包括正规床位、简易床位、监护床位、正在消毒和修理的床位、因扩建或大修而停用的床位，不包括产科新生儿床位、接产室待产床位、库存床位、观察床位、临时加床位和病人家属陪侍床位。

每千人口医院、卫生院床位数：（医院床位数+卫生院床位数）/人口数×1000。

设备台数：实有设备数。即单位实际拥有的、可供调配的设备台数，包括安装的和未安装的设备，不包括已经批准报废的设备和已订购尚未运抵单位的设备台数。

房屋建筑面积：单位购建并有不动产权证的房屋建筑面积，不包括租房面积。

租房面积：医疗卫生机构使用的、无不动产权证的房屋建筑面积，无论其是否缴纳租金，均计入租房面积。

业务用房面积：医院包括门诊部、急诊部、住院部、医技科室、行政管理、保障系统和院内生活用房面积；社区卫生服务中心和卫生院包括临床科室、预防保健科室、医技科室和管理保障用房面积；妇幼保健院（所、站）包括医疗保健、医技、辅助和行政用房面积；专科疾病防治院（所、站）包括医疗、医技、疾病控制、辅助和行政用房面积；疾病预防控制机构包括检验、疾病控制、辅助和行政用房面积。

表 3-1-1　2017—2021 年全省各类医疗卫生机构床位数

分　类	2017	2018	2019	2020	2021
合　计	**563419**	**598842**	**631707**	**649658**	**662018**
医　院	411911	442215	469814	484823	497531
综合医院	272076	284637	295856	296505	293094
中医医院	56721	60316	66169	68343	72554
专科医院	73597	86731	96220	108079	119190
基层医疗卫生机构	139395	143846	148297	149587	148484
社区卫生服务中心（站）	11582	11761	12133	13513	15970
乡镇卫生院	127062	131474	135705	134980	131720
专业公共卫生机构	12113	12781	13596	13978	14697
妇幼保健院(所、站)	11794	12499	12857	13273	13398
专科疾病防治院(所、站)	319	282	739	705	1299
急救中心（站）	0	0	0	0	0
其他医疗卫生机构	0	0	0	1270	1306

表 3-1-2 2021 年全省不同性质

分类	合计	按城乡分		按主办单位分			
		城市	农村	政府办	卫生部门	社会办	个人办
总 计	**662018**	**292161**	**369857**	**472324**	**448859**	**83909**	**105785**
医 院	497531	275218	222313	311531	289066	81148	104852
综合医院	293094	157212	135882	185119	179062	47109	60866
中医医院	72554	36452	36102	61477	61477	6060	5017
中西医结合医院	9383	7285	2098	6822	6822	889	1672
民族医医院	2051	73	1978	1931	1931	120	0
专科医院	119190	73590	45600	56182	39774	26103	36905
护理院（中心）	1259	606	653	0	0	867	392
基层医疗卫生机构	148484	8997	139487	146355	146355	1316	813
社区卫生服务中心(站)	15970	8763	7207	14722	14722	657	591
社区卫生服务中心	15483	8324	7159	14668	14668	553	262
社区卫生服务站	487	439	48	54	54	104	329
卫生院	132305	113	132192	131633	131633	606	66
街道卫生院	585	113	472	585	585	0	0
乡镇卫生院	131720	0	131720	131048	131048	606	66
中心卫生院	70819	0	70819	70819	70819	0	0
乡卫生院	60901	0	60901	60229	60229	606	66
门诊部	209	121	88	0	0	53	156
专业公共卫生机构	14697	6760	7937	14438	13438	259	0
专科疾病防治院(所、站)	1299	514	785	1153	153	146	0
专科疾病防治院	821	36	785	675	75	146	0
专科疾病防治所(站、中心)	478	478	0	478	78	0	0
妇幼保健院(所、站)	13398	6246	7152	13285	13285	113	0
妇幼保健院	13100	6057	7043	12987	12987	113	0
妇幼保健所（站）	68	0	68	68	68	0	0
其他	230	189	41	230	230	0	0
急救中心(站)	0	0	0	0	0	0	0
其他医疗卫生机构	1306	1186	120	0	0	1186	120
康复医疗机构	1306	1186	120	0	0	1186	120

医疗卫生机构床位数

按经济类型分							按管理类别分	
公立			民营				非营利性	营利性
	国有	集体		联营	私营	其他		
485372	**445597**	**39775**	**176646**	**776**	**107335**	**68535**	**528018**	**134000**
324019	319827	4192	173512	566	106062	66884	365062	132469
196283	195828	455	96811	402	62042	34367	221784	71310
62559	60472	2087	9995	80	6212	3703	65077	7477
6822	6822	0	2561	0	1485	1076	7113	2270
1950	1931	19	101	0	0	101	1950	101
56405	54774	1631	62785	84	35446	27255	68760	50430
0	0	0	1259	0	877	382	378	881
146843	111260	35583	1641	210	1053	378	148213	271
14964	11217	3747	1006	0	750	256	15898	72
14909	11165	3744	574	0	322	252	15443	40
55	52	3	432	0	428	4	455	32
131869	100033	31836	436	210	156	70	132305	0
585	542	43	0	0	0	0	585	0
131284	99491	31793	436	210	156	70	131720	0
70819	61242	9577	0	0	0	0	70819	0
60465	38249	22216	436	210	156	70	60901	0
10	10	0	199	0	147	52	10	199
14474	14474	0	223	0	100	123	14587	110
1189	1189	0	110	0	100	10	1189	110
711	711	0	110	0	100	10	711	110
478	478	0	0	0	0	0	478	0
13285	13285	0	113	0	0	113	13398	0
12987	12987	0	113	0	0	113	13100	0
68	68	0	0	0	0	0	68	0
230	230	0	0	0	0	0	230	0
0	0	0	0	0	0	0	0	0
36	36	0	1270	0	120	1150	156	1150
36	36	0	1270	0	120	1150	156	1150

表 3-1-3 2021 年市（州）

地区	合计	医院						基层医疗卫生机构		
		小计	综合医院	中医医院	中西医结合医院	民族医医院	专科医院	小计	社区卫生服务中心	社区卫生服务站
总　计	**662018**	**497531**	**293094**	**72554**	**9383**	**2051**	**119190**	**148484**	**15483**	**487**
成都市	160833	134895	77874	18865	5065	73	32826	22642	5925	0
锦江区	9518	9307	4475	665	0	0	4167	98	85	0
青羊区	15104	14597	7888	2401	283	0	4025	454	454	0
金牛区	12932	12339	4750	3228	220	0	4141	432	408	0
武侯区	25595	25034	12386	1694	3721	39	7102	86	68	0
成华区	7374	7020	5808	0	61	34	1037	200	188	0
龙泉驿区	5184	4561	3520	400	0	0	641	449	248	0
青白江区	4600	3264	1439	520	0	0	1285	1230	256	0
新都区	6996	5854	4877	742	0	0	235	979	138	0
温江区	6324	5405	3914	341	0	0	1150	766	443	0
双流区	7950	6500	4716	779	129	0	876	1270	451	0
郫都区	6620	5232	3897	1174	0	0	161	1238	323	0
新津区	3039	2158	1040	660	0	0	458	727	50	0
金堂县	7156	4718	2150	400	160	0	2008	2158	654	0
大邑县	4604	3059	1973	1086	0	0	0	1425	313	0
蒲江县	2445	1577	763	374	123	0	317	818	256	0
都江堰市	7722	5718	3627	745	0	0	1346	1828	334	0
彭州市	7436	5756	2766	1385	268	0	1337	1457	611	0
邛崃市	5338	3687	2657	780	0	0	250	1534	55	0
崇州市	6969	5107	2739	611	100	0	1657	1717	405	0
简阳市	7927	4002	2489	880	0	0	633	3776	185	0
自贡市	23224	18126	10477	1825	46	0	5713	4393	476	164
自流井区	5415	5056	4746	80	0	0	230	339	89	155
贡井区	4567	4117	1726	130	0	0	2261	440	41	0
大安区	3209	2245	306	800	0	0	1139	554	74	9
沿滩区	1323	374	116	0	0	0	258	934	66	0
荣　县	3664	2873	1542	300	46	0	985	751	0	0
富顺县	5046	3461	2041	515	0	0	840	1375	206	0
攀枝花市	10538	9645	6442	385	1250	0	1546	665	46	0
东　区	5611	5426	3881	0	1250	0	295	28	28	0
西　区	1137	1137	1137	0	0	0	0	0	0	0
仁和区	1863	1612	420	20	0	0	1150	249	18	0
米易县	1188	923	652	170	0	0	101	221	0	0
盐边县	739	547	352	195	0	0	0	167	0	0

及县（市、区）医疗卫生机构床位数

基层医疗卫生机构			专业公共卫生机构			其他医疗卫生机构
街道卫生院	乡镇卫生院	门诊部	小计	专科疾病防治院（所、站）	妇幼保健院（所、站）	
585	**131720**	**209**	**14697**	**1299**	**13398**	**1306**
0	16624	93	3260	50	3210	36
0	0	13	113	0	113	0
0	0	0	53	0	53	0
0	0	24	161	0	161	0
0	0	18	475	0	475	0
0	0	12	118	0	118	36
0	201	0	174	0	174	0
0	974	0	106	0	106	0
0	828	13	163	0	163	0
0	323	0	153	0	153	0
0	819	0	180	0	180	0
0	915	0	150	0	150	0
0	677	0	154	50	104	0
0	1504	0	280	0	280	0
0	1112	0	120	0	120	0
0	562	0	50	0	50	0
0	1494	0	176	0	176	0
0	846	0	223	0	223	0
0	1479	0	117	0	117	0
0	1307	5	145	0	145	0
0	3583	8	149	0	149	0
0	3745	8	705	10	695	0
0	87	8	20	0	20	0
0	399	0	10	0	10	0
0	471	0	410	0	410	0
0	868	0	15	0	15	0
0	751	0	40	0	40	0
0	1169	0	210	10	200	0
0	619	0	228	36	192	0
0	0	0	157	36	121	0
0	0	0	0	0	0	0
0	231	0	2	0	2	0
0	221	0	44	0	44	0
0	167	0	25	0	25	0

续表

地区	合计	医院						基层医疗卫生机构		
		小计	综合医院	中医医院	中西医结合医院	民族医医院	专科医院	小计	社区卫生服务中心	社区卫生服务站
泸州市	35014	24672	13484	5813	0	0	5375	9199	1348	0
江阳区	9709	8531	5735	714	0	0	2082	1147	367	0
纳溪区	2855	2036	1206	315	0	0	515	799	77	0
龙马潭区	5522	4583	665	2955	0	0	963	572	333	0
泸　县	5048	2899	1891	410	0	0	598	1514	95	0
合江县	5409	3164	1743	654	0	0	767	2195	350	0
叙永县	3520	1772	1117	355	0	0	300	1728	0	0
古蔺县	2951	1687	1127	410	0	0	150	1244	126	0
德阳市	27194	18844	10277	2635	555	0	5377	7783	814	60
旌阳区	7549	6506	3643	677	405	0	1781	904	313	0
罗江区	1639	927	597	180	0	0	150	682	50	52
中江县	5814	2854	1246	310	150	0	1148	2825	141	8
广汉市	4377	3328	1462	328	0	0	1538	967	130	0
什邡市	3571	2475	1830	365	0	0	280	995	0	0
绵竹市	4244	2754	1499	775	0	0	480	1410	180	0
绵阳市	41878	28633	16217	4117	20	200	7859	12464	549	61
涪城区	9684	8593	5201	1848	20	0	1414	806	227	42
游仙区	6129	4240	1350	230	0	0	2550	1779	235	10
安州区	2225	1483	1033	300	0	0	150	662	0	0
三台县	8359	3719	2165	700	0	0	854	4578	29	1
盐亭县	3226	1968	1114	214	0	0	640	1209	0	0
梓潼县	2119	1586	945	260	0	0	381	468	0	0
北川县	1678	1150	300	0	0	200	650	513	19	0
平武县	792	340	230	85	0	0	25	412	0	0
江油市	7666	5554	3879	480	0	0	1195	2037	39	8
广元市	22137	16602	8069	3527	53	0	4953	4958	317	7
利州区	10130	9558	4107	1565	53	0	3833	452	168	7
昭化区	802	391	271	120	0	0	0	331	1	0
朝天区	933	511	431	80	0	0	0	372	10	0
旺苍县	2955	1772	1042	450	0	0	280	1103	93	0
青川县	787	471	271	200	0	0	0	306	0	0
剑阁县	3208	1771	869	612	0	0	290	1377	0	0
苍溪县	3322	2128	1078	500	0	0	550	1017	45	0

3-1-3（1）

基层医疗卫生机构			专业公共卫生机构			其他医疗卫生机构
街道卫生院	乡镇卫生院	门诊部	小计	专科疾病防治院（所、站）	妇幼保健院（所、站）	
0	7851	0	1143	600	543	0
0	780	0	31	0	31	0
0	722	0	20	0	20	0
0	239	0	367	0	367	0
0	1419	0	635	600	35	0
0	1845	0	50	0	50	0
0	1728	0	20	0	20	0
0	1118	0	20	0	20	0
0	6909	0	567	16	551	0
0	591	0	139	0	139	0
0	580	0	30	0	30	0
0	2676	0	135	0	135	0
0	837	0	82	0	82	0
0	995	0	101	16	85	0
0	1230	0	80	0	80	0
0	11849	5	781	0	781	0
0	537	0	285	0	285	0
0	1529	5	110	0	110	0
0	662	0	80	0	80	0
0	4548	0	62	0	62	0
0	1209	0	49	0	49	0
0	468	0	65	0	65	0
0	494	0	15	0	15	0
0	412	0	40	0	40	0
0	1990	0	75	0	75	0
0	4634	0	577	40	537	0
0	277	0	120	0	120	0
0	330	0	80	0	80	0
0	362	0	50	0	50	0
0	1010	0	80	0	80	0
0	306	0	10	0	10	0
0	1377	0	60	0	60	0
0	972	0	177	40	137	0

续表

地区	合计	医院						基层医疗卫生机构		
		小计	综合医院	中医医院	中西医结合医院	民族医医院	专科医院	小计	社区卫生服务中心	社区卫生服务站
遂宁市	20965	14670	8649	2767	25	0	3229	5896	568	44
船山区	8738	7686	4567	1115	25	0	1979	972	170	38
安居区	2599	1421	828	293	0	0	300	1159	37	0
蓬溪县	3041	1882	982	190	0	0	710	1089	0	0
大英县	2150	1562	1027	295	0	0	240	542	0	4
射洪市	4437	2119	1245	874	0	0	0	2134	361	2
内江市	26436	19012	12291	3284	96	0	3341	7037	129	0
市中区	6361	5561	3575	1629	0	0	357	723	28	0
东兴区	5745	3849	2931	248	0	0	670	1765	71	0
威远县	3920	2714	2018	200	96	0	400	1186	0	0
资中县	5988	3609	1872	807	0	0	930	2319	0	0
隆昌市	4422	3279	1895	400	0	0	984	1044	30	0
乐山市	26280	18900	9633	3675	66	0	5388	6197	765	0
市中区	9632	7619	3093	1670	66	0	2790	1194	317	0
沙湾区	1457	1095	705	0	0	0	390	332	15	0
五通桥区	1953	1142	372	322	0	0	448	781	159	0
金口河区	192	125	125	0	0	0	0	48	0	0
犍为县	3002	1730	1190	500	0	0	40	1212	110	0
井研县	2089	1254	654	300	0	0	300	790	104	0
夹江县	2351	1906	700	280	0	0	926	365	24	0
沐川县	1011	610	530	80	0	0	0	401	0	0
峨边县	594	473	374	99	0	0	0	120	0	0
马边县	783	491	471	20	0	0	0	219	0	0
峨眉山市	3216	2455	1419	404	0	0	494	735	36	0
南充市	47009	36553	23552	3658	50	0	8723	9411	832	17
顺庆区	11353	10524	7529	700	0	0	2295	640	174	0
高坪区	4455	3780	2526	210	0	0	984	629	210	2
嘉陵区	2165	877	667	0	50	0	100	1188	39	8
南部县	6447	4625	3098	478	0	0	1049	1717	55	0
营山县	5522	4145	1485	450	0	0	2210	1267	68	0
蓬安县	3548	2461	1696	400	0	0	365	937	57	6
仪陇县	4558	3147	1607	440	0	0	650	1211	42	0
西充县	4133	3189	2319	300	0	0	570	844	21	1
阆中市	4828	3805	2625	680	0	0	500	978	166	0

3-1-3（2）

基层医疗卫生机构			专业公共卫生机构			其他医疗卫生机构
街道卫生院	乡镇卫生院	门诊部	小计	专科疾病防治院（所、站）	妇幼保健院（所、站）	
0	5277	7	279	0	279	120
0	757	7	80	0	80	0
0	1122	0	19	0	19	0
0	1089	0	70	0	70	0
0	538	0	46	0	46	0
0	1771	0	64	0	64	120
0	6908	0	387	19	368	0
0	695	0	77	0	77	0
0	1694	0	131	0	131	0
0	1186	0	20	0	20	0
0	2319	0	60	0	60	0
0	1014	0	99	19	80	0
0	5432	0	1183	400	783	0
0	877	0	819	400	419	0
0	317	0	30	0	30	0
0	622	0	30	0	30	0
0	48	0	19	0	19	0
0	1102	0	60	0	60	0
0	686	0	45	0	45	0
0	341	0	80	0	80	0
0	401	0	0	0	0	0
0	120	0	1	0	1	0
0	219	0	73	0	73	0
0	699	0	26	0	26	0
0	8521	41	1045	0	1045	0
0	460	6	189	0	189	0
0	417	0	46	0	46	0
0	1141	0	100	0	100	0
0	1632	30	105	0	105	0
0	1199	0	110	0	110	0
0	874	0	150	0	150	0
0	1169	0	200	0	200	0
0	817	5	100	0	100	0
0	812	0	45	0	45	0

续表

地　区	合计	医　院						基层医疗卫生机构		
		小计	综合医院	中医医院	中西医结合医院	民族医医院	专科医院	小计	社区卫生服务中心	社区卫生服务站
眉山市	21019	14227	6237	3113	0	0	4877	6186	591	0
东坡区	8088	6291	2003	1513	0	0	2775	1522	155	0
彭山区	2127	1458	767	400	0	0	291	669	40	0
仁寿县	6879	3701	2348	506	0	0	847	2974	345	0
洪雅县	1819	1188	400	418	0	0	370	587	40	0
丹棱县	863	615	260	146	0	0	209	210	6	0
青神县	1243	974	459	130	0	0	385	224	5	0
宜宾市	36472	27479	15369	4242	0	0	7868	8520	700	0
翠屏区	10703	8891	6347	400	0	0	2144	1635	460	0
南溪区	1671	1235	665	320	0	0	250	416	40	0
叙州区	8504	6388	2144	728	0	0	3516	2056	200	0
江安县	2814	2179	1039	800	0	0	340	605	0	0
长宁县	2494	1541	934	585	0	0	22	893	0	0
高　县	2040	1052	742	210	0	0	100	948	0	0
珙　县	2504	1978	1298	380	0	0	300	500	0	0
筠连县	1890	1448	1027	239	0	0	182	418	0	0
兴文县	2385	1681	637	370	0	0	674	678	0	0
屏山县	1467	1086	536	210	0	0	340	371	0	0
广安市	21796	16568	11236	1689	0	0	3591	4888	489	5
广安区	6004	5023	3753	204	0	0	1014	850	207	1
前锋区	1475	973	873	0	0	0	100	492	69	0
岳池县	4984	3784	2579	480	0	0	725	1100	93	4
武胜县	4185	3225	1700	475	0	0	1050	930	10	0
邻水县	3538	2367	1415	530	0	0	422	1113	51	0
华蓥市	1610	1196	916	0	0	0	280	403	59	0
达州市	41557	26708	16967	3035	1351	0	5355	13106	669	115
通川区	7771	5851	4187	380	1002	0	282	658	52	17
达川区	7269	5124	2649	470	0	0	2005	2045	266	98
宣汉县	6160	4011	2240	725	0	0	1046	2089	49	0
开江县	2516	1553	609	315	0	0	629	893	72	0
大竹县	6954	3603	2643	360	0	0	600	3221	0	0
渠　县	7816	4616	3372	555	349	0	340	3139	98	0
万源市	3071	1950	1267	230	0	0	453	1061	132	0
雅安市	14553	12581	7487	2185	0	0	2909	1897	185	0
雨城区	6647	6255	3747	508	0	0	2000	386	64	0

3-1-3（3）

基层医疗卫生机构			专业公共卫生机构			其他医疗卫生机构
街道卫生院	乡镇卫生院	门诊部	小计	专科疾病防治院（所、站）	妇幼保健院（所、站）	
33	5562	0	606	18	588	0
0	1367	0	275	18	257	0
33	596	0	0	0	0	0
0	2629	0	204	0	204	0
0	547	0	44	0	44	0
0	204	0	38	0	38	0
0	219	0	45	0	45	0
0	7810	10	473	0	473	0
0	1175	0	177	0	177	0
0	376	0	20	0	20	0
0	1856	0	60	0	60	0
0	605	0	30	0	30	0
0	883	10	60	0	60	0
0	948	0	40	0	40	0
0	500	0	26	0	26	0
0	418	0	24	0	24	0
0	678	0	26	0	26	0
0	371	0	10	0	10	0
0	4394	0	340	0	340	0
0	642	0	131	0	131	0
0	423	0	10	0	10	0
0	1003	0	100	0	100	0
0	920	0	30	0	30	0
0	1062	0	58	0	58	0
0	344	0	11	0	11	0
0	12283	39	593	0	593	1150
0	589	0	112	0	112	1150
0	1666	15	100	0	100	0
0	2040	0	60	0	60	0
0	812	9	70	0	70	0
0	3221	0	130	0	130	0
0	3026	15	61	0	61	0
0	929	0	60	0	60	0
80	1632	0	75	0	75	0
0	322	0	6	0	6	0

续表

地　区	合计	医　院						基层医疗卫生机构		
		小计	综合医院	中医医院	中西医结合医院	民族医医院	专科医院	小计	社区卫生服务中心	社区卫生服务站
名山区	1769	1023	575	219	0	0	229	726	75	0
荥经县	847	659	620	39	0	0	0	176	20	0
汉源县	1859	1623	629	494	0	0	500	211	0	0
石棉县	1166	1026	791	235	0	0	0	140	26	0
天全县	1395	1275	675	600	0	0	0	110	0	0
芦山县	690	580	350	50	0	0	180	108	0	0
宝兴县	180	140	100	40	0	0	0	40	0	0
巴中市	22809	15056	9427	3102	90	0	2437	7236	481	0
巴州区	7243	5752	3140	1264	0	0	1348	1323	226	0
恩阳区	2321	1096	925	141	0	0	30	1195	33	0
通江县	4645	2937	1815	677	90	0	355	1577	21	0
南江县	3561	2202	1118	540	0	0	544	1239	39	0
平昌县	5039	3069	2429	480	0	0	160	1902	162	0
资阳市	21639	14186	6519	2180	0	0	5487	6925	83	0
雁江区	10064	7582	3238	1100	0	0	3244	2297	8	0
安岳县	7863	4298	2060	680	0	0	1558	3312	40	0
乐至县	3712	2306	1221	400	0	0	685	1316	35	0
阿坝州	5288	4084	3033	398	60	553	40	1040	57	14
马尔康市	831	764	704	0	0	60	0	50	10	0
汶川县	575	477	357	60	60	0	0	93	2	14
理　县	187	122	102	0	0	20	0	59	0	0
茂　县	515	396	316	80	0	0	0	109	28	0
松潘县	372	294	214	0	0	80	0	66	0	0
九寨沟县	451	357	253	104	0	0	0	86	10	0
金川县	408	301	181	120	0	0	0	103	0	0
小金县	383	256	170	0	0	86	0	97	0	0
黑水县	202	135	101	34	0	0	0	55	0	0
壤塘县	268	198	138	0	0	60	0	60	7	0
阿坝县	481	374	247	0	0	127	0	97	0	0
若尔盖县	334	232	140	0	0	52	40	82	0	0
红原县	281	178	110	0	0	68	0	83	0	0
甘孜州	5506	3860	2896	0	0	781	183	1311	4	0
康定市	1617	1514	1198	0	0	213	103	78	4	0
泸定县	319	193	137	0	0	26	30	114	0	0

3-1-3（4）

基层医疗卫生机构			专业公共卫生机构			其他医疗卫生机构
街　道卫生院	乡　镇卫生院	门诊部	小计	专科疾病防治院（所、站）	妇幼保健院（所、站）	
80	571	0	20	0	20	0
0	156	0	12	0	12	0
0	211	0	25	0	25	0
0	114	0	0	0	0	0
0	110	0	10	0	10	0
0	108	0	2	0	2	0
0	40	0	0	0	0	0
431	6324	0	517	10	507	0
0	1097	0	168	10	158	0
0	1162	0	30	0	30	0
0	1556	0	131	0	131	0
0	1200	0	120	0	120	0
431	1309	0	68	0	68	0
31	6811	0	528	100	428	0
0	2289	0	185	0	185	0
31	3241	0	253	100	153	0
0	1281	0	90	0	90	0
0	969	0	164	0	164	0
0	40	0	17	0	17	0
0	77	0	5	0	5	0
0	59	0	6	0	6	0
0	81	0	10	0	10	0
0	66	0	12	0	12	0
0	76	0	8	0	8	0
0	103	0	4	0	4	0
0	97	0	30	0	30	0
0	55	0	12	0	12	0
0	53	0	10	0	10	0
0	97	0	10	0	10	0
0	82	0	20	0	20	0
0	83	0	20	0	20	0
0	1307	0	335	0	335	0
0	74	0	25	0	25	0
0	114	0	12	0	12	0

续表

地区	合计	医院						基层医疗卫生机构		
		小计	综合医院	中医医院	中西医结合医院	民族医医院	专科医院	小计	社区卫生服务中心	社区卫生服务站
丹巴县	366	282	200	0	0	32	50	73	0	0
九龙县	279	126	100	0	0	26	0	123	0	0
雅江县	246	140	80	0	0	60	0	60	0	0
道孚县	243	128	103	0	0	25	0	110	0	0
炉霍县	242	165	115	0	0	50	0	48	0	0
甘孜县	323	212	140	0	0	72	0	89	0	0
新龙县	176	92	68	0	0	24	0	64	0	0
德格县	217	132	102	0	0	30	0	83	0	0
白玉县	243	135	100	0	0	35	0	97	0	0
石渠县	218	110	90	0	0	20	0	83	0	0
色达县	132	73	60	0	0	13	0	49	0	0
理塘县	246	158	108	0	0	50	0	66	0	0
巴塘县	189	110	95	0	0	15	0	54	0	0
乡城县	137	98	68	0	0	30	0	29	0	0
稻城县	166	80	60	0	0	20	0	66	0	0
得荣县	147	112	72	0	0	40	0	25	0	0
凉山州	29871	22230	16958	2059	656	444	2113	6730	455	0
西昌市	7942	7148	4092	320	626	0	2110	592	95	0
会理市	2498	1340	960	380	0	0	0	1069	140	0
木里县	632	403	319	0	0	84	0	214	0	0
盐源县	1979	1501	1262	239	0	0	0	458	0	0
德昌县	1521	1200	800	400	0	0	0	281	2	0
会东县	1833	1150	1047	100	0	0	3	615	20	0
宁南县	1235	875	458	417	0	0	0	335	53	0
普格县	856	578	578	0	0	0	0	208	20	0
布拖县	1030	663	523	0	0	140	0	317	0	0
金阳县	1018	553	480	43	0	30	0	430	0	0
昭觉县	1440	970	900	0	0	70	0	401	30	0
喜德县	817	596	586	0	0	10	0	182	0	0
冕宁县	2190	1772	1612	160	0	0	0	378	0	0
越西县	1418	1010	940	0	0	70	0	359	70	0
甘洛县	883	693	683	0	0	10	0	160	0	0
美姑县	1267	820	810	0	0	10	0	398	15	0
雷波县	1312	958	908	0	30	20	0	333	10	0

3-1-3（5）

基层医疗卫生机构			专业公共卫生机构			其他医疗卫生机构
街道卫生院	乡镇卫生院	门诊部	小计	专科疾病防治院（所、站）	妇幼保健院（所、站）	
0	73	0	11	0	11	0
0	123	0	30	0	30	0
0	60	0	46	0	46	0
0	110	0	5	0	5	0
0	48	0	29	0	29	0
0	89	0	22	0	22	0
0	64	0	20	0	20	0
0	83	0	2	0	2	0
0	97	0	11	0	11	0
0	83	0	25	0	25	0
0	49	0	10	0	10	0
0	66	0	22	0	22	0
0	54	0	25	0	25	0
0	29	0	10	0	10	0
0	66	0	20	0	20	0
0	25	0	10	0	10	0
10	6259	6	911	0	911	0
0	491	6	202	0	202	0
10	919	0	89	0	89	0
0	214	0	15	0	15	0
0	458	0	20	0	20	0
0	279	0	40	0	40	0
0	595	0	68	0	68	0
0	282	0	25	0	25	0
0	188	0	70	0	70	0
0	317	0	50	0	50	0
0	430	0	35	0	35	0
0	371	0	69	0	69	0
0	182	0	39	0	39	0
0	378	0	40	0	40	0
0	289	0	49	0	49	0
0	160	0	30	0	30	0
0	383	0	49	0	49	0
0	323	0	21	0	21	0

表 3-1-4 2017—2021 年全省每千人口医疗机构床位数

年 份	每千人口医疗机构床位数	每千人口医院和卫生院床位数			每千农业人口乡镇卫生院床位数
		合计	市	县	
2017	6.18	5.92	7.99	4.26	2.12
2018	6.57	6.30	8.41	4.50	2.24
2019	6.94	6.65	8.72	4.81	2.36
2020	7.14	6.83	8.91	4.94	2.41
2021	7.28	6.93	8.98	5.00	2.35

注：本表按四川省公安厅提供的户籍人口计算。

表 3-1-5 2021 年市（州）每千人口医疗机构床位数

地 区	每千人口医疗机构床位数	每千人口医院和卫生院床位数	每千人口医院床位数
总 计	**7.91**	**7.52**	**5.94**
成都市	7.59	7.15	6.37
自贡市	9.41	8.87	7.35
攀枝花市	8.68	8.45	7.94
泸州市	8.22	7.64	5.79
德阳市	7.86	7.45	5.45
绵阳市	8.58	8.29	5.86
广元市	9.70	9.30	7.27
遂宁市	7.54	7.17	5.27
内江市	8.52	8.35	6.13
乐山市	8.34	7.72	6.00
南充市	8.45	8.10	6.57
眉山市	7.10	6.70	4.81
宜宾市	7.92	7.66	5.97
广安市	6.71	6.45	5.10
达州市	7.74	7.26	4.97
雅安市	10.17	9.99	8.79
巴中市	8.52	8.15	5.63
资阳市	9.47	9.21	6.21
阿坝州	6.49	6.20	5.01
甘孜州	5.00	4.69	3.50
凉山州	6.13	5.85	4.56

注：本表按四川省统计局提供的常住人口计算。

表 3-1-6 2021 年全省医疗卫生机构分科床位数及构成

分 科	医疗卫生机构		医 院	
	床位数（张）	构成（%）	床位数（张）	构成（%）
总 计	662018	100.00	497531	100.00
预防保健科	1025	0.15	169	0.03
全科医疗科	30639	4.63	3608	0.73
内 科	208424	31.48	144957	29.14
外 科	115894	17.51	97875	19.67
儿 科	30715	4.64	19104	3.84
妇产科	41197	6.22	26979	5.42
眼 科	9833	1.49	9525	1.91
耳鼻咽喉科	8237	1.24	7870	1.58
口腔科	1647	0.25	1377	0.28
皮肤科	2659	0.40	2599	0.52
医疗美容科	1048	0.16	1048	0.21
精神科	77506	11.71	75656	15.21
传染科	5302	0.80	5112	1.03
结核病科	769	0.12	769	0.15
地方病科	2	0.00	2	0.00
肿瘤科	15146	2.29	15146	3.04
急诊医学科	1968	0.30	1249	0.25
康复医学科	18641	2.82	13127	2.64
运动医学科	48	0.01	48	0.01
职业病科	200	0.03	164	0.03
中医科	28775	4.35	12806	2.57
骨伤科	14267	2.16	14267	2.87
肛肠科	3662	0.55	3662	0.74
针灸科	4453	0.67	4453	0.90
推拿科	883	0.13	883	0.18
民族医学科	192	0.03	192	0.04
中西医结合科	5304	0.80	5262	1.06
疼痛科	2397	0.36	2392	0.48
重症医学科	4165	0.63	4138	0.83
其 他	27020	4.08	23092	4.64

表 3-1-7　2017—2021 年全省医院分科床位数

分　科	2017	2018	2019	2020	2021
总　计	**411911**	**442215**	**469814**	**484823**	**497531**
预防保健科	481	261	261	214	169
全科医疗科	4365	4832	4678	4484	3608
内　科	129163	138404	145425	145542	144957
外　科	88056	92947	94810	95663	97875
儿　科	18822	20079	22211	22048	19104
妇产科	29168	29635	29391	28175	26979
眼　科	8057	8456	9256	9249	9525
耳鼻咽喉科	7273	7649	7893	7813	7870
口腔科	1336	1503	1413	1353	1377
皮肤科	2483	2502	2576	2646	2599
医疗美容科	478	659	785	842	1048
精神科	44387	51266	58898	68566	75656
传染科	4715	4836	4764	5499	5112
结核病科	580	494	575	586	769
肿瘤科	12156	12614	13352	13899	15146
康复医学科	10828	11729	12220	12779	13127
职业病科	190	650	135	128	164
中医科	7406	8567	10203	11916	12806
民族医学科	122	167	204	197	192
中西医结合科	4124	4335	4546	5090	5262
其　他	37721	40630	46218	48134	54186

表 3–2 2021 年全省各类医疗卫生机构万元以上设备总价值及台数

分类	万元以上设备总价值(万元)	万元以上设备台数			
		合计	50 万元以下	50 万～99 万元	100 万元及以上
总计	**7093672**	**545968**	**519231**	**14437**	**12300**
医院	5814105	408543	387031	11024	10488
综合医院	4064005	269494	254475	7614	7405
中医医院	914550	65076	61803	1624	1649
中西医结合医院	147296	9319	8775	259	285
民族医医院	24349	2367	2269	60	38
专科医院	662649	62185	59613	1464	1108
口腔医院	30693	7501	7418	60	23
眼科医院	47812	3529	3294	155	80
耳鼻喉科医院	4047	426	406	15	5
肿瘤医院	57953	4386	4063	138	185
心血管病医院	11775	548	513	10	25
胸科医院	592	47	47	0	0
血液病医院	720	66	66	0	0
妇产（科）医院	29600	3641	3511	80	50
儿童医院	5283	290	280	4	6
精神病医院	151840	11296	10773	294	229
传染病医院	41864	2880	2718	95	67
皮肤病医院	2718	320	308	9	3
结核病医院	0	0	0	0	0
麻风病医院	1107	33	27	4	2
职业病医院	23426	1155	1068	54	33
骨科医院	25941	2246	2118	57	71
康复医院	18120	1749	1665	54	30
整形外科医院	200	11	9	2	0
美容医院	21435	1941	1796	127	18
其他专科医院	187523	20120	19533	306	281
护理院（中心）	1256	102	96	3	3
基层医疗卫生机构	562868	68163	66227	1432	504
社区卫生服务中心（站）	103206	13992	13648	249	95
社区卫生服务中心	100576	13484	13145	246	93
社区卫生服务站	2630	508	503	3	2
卫生院	459655	54167	52575	1183	409
街道卫生院	1060	160	158	2	0
乡镇卫生院	458595	54007	52417	1181	409
中心卫生院	285266	30677	29603	751	323
乡卫生院	173329	23330	22814	430	86
专业公共卫生机构	630318	61143	58195	1798	1150
疾病预防控制机构	219307	20347	19175	865	307
省属	7675	432	400	17	15
地级市属	76833	5654	5187	315	152
县级市属	69568	7063	6716	267	80
县属	64245	7040	6720	261	59
其他	986	158	152	5	1
专科疾病防治院（所、站）	3675	382	365	11	6
专科疾病防治院	3052	251	236	9	6
传染病防治院	0	0	0	0	0
结核病防治院	0	0	0	0	0

续表 3-2

分类	万元以上设备总价值(万元)	万元以上设备台数			
		合计	50万元以下	50万~99万元	100万元及以上
职业病防治院	1959	152	140	7	5
其他	1093	99	96	2	1
专科疾病防治所（站、中心）	623	131	129	2	0
口腔病防治所（站、中心）	250	54	53	1	0
精神病防治所（站、中心）	0	0	0	0	0
皮肤病与性病防治所（中心）	0	0	0	0	0
结核病防治所（站、中心）	0	0	0	0	0
职业病防治所（站、中心）	0	0	0	0	0
地方病防治所（站、中心）	0	0	0	0	0
血吸虫病防治所（站、中心）	371	75	74	1	0
药物戒毒所（中心）	0	0	0	0	0
其他	2	2	2	0	0
健康教育所（站、中心）	27	2	2	0	0
妇幼保健院（所、站）	339134	32201	30778	717	706
按机构隶属关系分					
省属	41660	2524	2400	55	69
地级市属	71039	5827	5506	147	174
县级市属	106631	11254	10815	215	224
县属	114479	12130	11611	296	223
其他	5325	466	446	4	16
按机构类别分					
妇幼保健院	329281	31270	29888	696	686
妇幼保健所	0	0	0	0	0
妇幼保健站	674	154	152	2	0
生殖保健中心	0	0	0	0	0
母婴护理保健中心	0	0	0	0	0
妇幼保健计划生育服务中心	9179	777	738	19	20
急救中心（站）	4947	879	871	7	1
采供血机构	56015	5341	5013	198	130
卫生监督所（中心）	7213	1991	1991	0	0
省属	745	127	127	0	0
地级市属	1505	331	331	0	0
县级市属	2428	757	757	0	0
县属	2535	776	776	0	0
其他	0	0	0	0	0
计划生育技术服务机构	0	0	0	0	0
其他医疗卫生机构	86381	8119	7778	183	158
康复医疗机构	1300	40	33	5	2
医学科学研究机构	25902	1648	1500	77	71
医学在职培训机构	236	36	36	0	0
临床检验中心（所、站）	25273	4105	4029	36	40
健康体检中心	12432	654	589	40	25
医疗辅助性机构	13151	784	754	15	15
其他	8087	852	837	10	5

注：本表不包括门诊部、诊所、卫生所、医务室和村卫生室数字。

表 3-3-1　2021 年全省各类医疗卫生机构房屋建筑面积

分　类	合　计（m^2）	房屋建筑面积	业务用房面积	危房面积	危房占业务用房面积(%)	租房面积	占地面积（m^2）
总　计	**62630535.2**	**50815905.6**	**39426248**	**187667**	**0.48**	**11814630**	**48924598**
医　院	40124554	32112537	27720167	62217	0.22	8012017	27284927
综合医院	26007044	21675241	18257691	40777	0.22	4331803	17469519
中医医院	5627864	4927299	4458609	10052	0.23	700565	4400627
中西医结合医院	694530	561616	556176	2000	0.36	132914	303628
民族医医院	241368	226985	217008	1571	0.72	14383	363090
专科医院	7395327	4675421	4194408	7817	0.19	2719906	4615587
口腔医院	262750	136116	109885	0	0.00	126634	80437
眼科医院	407341	153635	129865	0	0.00	253706	182721
耳鼻喉科医院	79245	23594	21794	0	0.00	55651	22570
肿瘤医院	364196	307424	264526	0	0.00	56772	384361
心血管病医院	105671	82234	80534	0	0.00	23437	57727
胸科医院	3000	0	0	0		3000	4500
血液病医院	5069	0	0	0		5069	700
妇产（科）医院	448317	208225	183573	0	0.00	240092	153947
儿童医院	32210	12228	11828	0	0.00	19982	4854
精神病医院	2408920	1789730	1642798	1041	0.06	619190	2131366
传染病医院	171163	153809	129013	6499	5.04	17354	257712
皮肤病医院	62158	30064	17683	0	0.00	32094	30540
结核病医院	0	0	0	0		0	0
麻风病医院	10415	10100	8565	0	0.00	315	12972
职业病医院	60603	60603	51003	0	0.00	0	14020
骨科医院	692944	404697	392369	0	0.00	288247	263518
康复医院	404329	244185	229941	0	0.00	160144	255037
整形外科医院	2300	2300	2096	0	0.00	0	2096
美容医院	247552	62331	31479	0	0.00	185221	48172
其他专科医院	1627144	994146	887456	277	0.03	632998	708337
护理院（中心）	158421	45975	36275	0	0.00	112446	132476
基层医疗卫生机构	18332488.2	15034297.6	8562778	106264	1.24	3298190.6	17363372
社区卫生服务中心（站）	1706169	1152481	1037191	7455	0.72	553688	1204313.9
社区卫生服务中心	1510248	1057370	955709	7129	0.75	452878	1103662
社区卫生服务站	195921	95111	81482	326	0.40	100810	100651.89
卫生院	9705182	9074259	7524646	98809	1.31	630923	10955510
街道卫生院	35462	35352	31624	1870	5.91	110	39372
乡镇卫生院	9669720	9038907	7493022	96939	1.29	630813	10916138

续表 3-3-1（1）

分　类	合　计（m²）	房屋建筑面积	业务用房面积	危房面积	危房占业务用房面积(%)	租房面积	占地面积（m²）
中心卫生院	5013570	4742768	3861771	49148	1.27	270802	5468527
乡卫生院	4656150	4296139	3631251	47791	1.32	360011	5447611.2
门诊部	913670.95	214946	0	0		698724.95	187786.16
综合门诊部	275896.91	59312.04	0	0		216584.87	58157.13
中医门诊部	55858.27	11869	0	0		43989.27	13781
中西医结合门诊部	6179	4116	0	0		2063	2984
民族医门诊部	0	0	0	0		0	0
专科门诊部	575736.77	139648.96	0	0		436087.81	112864.03
诊所、卫生所、医务室	2390517.54	1294337.93	0	0		1096179.6	1213812.6
诊　所	2251922.9	1205637.39	0	0		1046285.5	1131043.2
卫生所、医务室	138594.64	88700.54	0	0		49894.1	82769.36
村卫生室	3612999.68	3295888.68	0	0		317111	3799122
护理站	3949	2385	941	0	0.00	1564	2827
专业公共卫生机构	3603169	3328971	2850139	18991	0.67	274198	3817014
疾病预防控制机构	1000912	989595	804661	6428	0.80	11317	1335356
省　属	45561	45561	26766	0	0.00	0	248011
地级市属	200132	200012	155330	0	0.00	120	176693
县级市属	321407	312037	272664	3204	1.18	9370	426799
县　属	429139	427312	345268	3224	0.93	1827	478827
其　他	4673	4673	4633	0	0.00	0	5026
专科疾病防治院（所、站）	72186	71588	68357	0	0.00	598	85091
专科疾病防治院	47425	47425	44244	0	0.00	0	54296
传染病防治院	0	0	0	0		0	0
结核病防治院	0	0	0	0		0	0
职业病防治院	12209	12209	11523	0	0.00	0	28453
其　他	35216	35216	32721	0	0.00	0	25843
专科疾病防治所（站、中心）	24761	24163	24113	0	0.00	598	30795
口腔病防治所（站、中心）	1776	1578	1578	0	0.00	198	2072
精神病防治所（站、中心）	0	0	0	0		0	0
皮肤病与性病防治所（中心）	0	0	0	0		0	0
结核病防治所（站、中心）	0	0	0	0		0	0
职业病防治所（站、中心）	0	0	0	0		0	0
地方病防治所（站、中心）	0	0	0	0		0	0
血吸虫病防治所（站、中心）	11385	11385	11385	0	0.00	0	19923
药物戒毒所（中心）	10000	10000	10000	0	0.00	0	8000
其　他	1600	1200	1150	0	0.00	400	800

续表 3-3-1（2）

分类	合计（m^2）	房屋建筑面积	业务用房面积	危房面积	危房占业务用房面积(%)	租房面积	占地面积（m^2）
健康教育所（站、中心）	1314	1086	1086	0	0.00	228	799
妇幼保健院（所、站）	2041102	1811904	1601316	10196	0.64	229198	1911227
按机构隶属关系分							
省属	63677	63677	63677	0	0.00	0	27994
地级市属	401464	389921	347941	0	0.00	11543	204902
县级市属	707272	558455	471089	4327	0.92	148817	571768
县属	855513	798660	717418	5869	0.82	56853	1103657
其他	13176	1191	1191	0	0.00	11985	2906
按机构类别分							
妇幼保健院	1978974	1751268	1548120	10196	0.66	227706	1874322
妇幼保健所	0	0	0	0		0	0
妇幼保健站	4037	4037	4037	0	0.00	0	8637
生殖保健中心	0	0	0	0		0	0
母婴护理保健中心	0	0	0	0		0	0
妇幼保健计划生育服务中心	58091	56599	49159	0	0.00	1492	28268
急救中心（站）	32893	32083	25439	0	0.00	810	32206
采供血机构	275168	272650	217001	1718	0.79	2518	332941
卫生监督所（中心）	179594	150065	132279	649	0.49	29529	119394
省属	6600	6600	6600	0	0.00	0	3300
地级市属	25947	13985	12182	0	0.00	11962	15417
县级市属	68722	58646	54125	649	1.20	10076	47933
县属	77825	70334	58872	0	0.00	7491	52509
其他	500	500	500	0	0.00	0	235
计划生育技术服务机构	0	0	0	0		0	0
其他医疗卫生机构	570324	340100	293164	195	0.07	230224	459285
康复医疗机构	48415	40834	34381	0	0.00	7581	134579
医学科学研究机构	42582	42522	42522	0	0.00	60	88583
医学在职培训机构	15567	15567	15332	95	0.62	0	12985
临床检验中心（所、站）	198957	105561	88617	0	0.00	93396	68641
健康体检中心	68818	29519	23883	0	0.00	39299	30837
医疗辅助性机构	98467	49909	45257	0	0.00	48558	54020
其他	97518	56188	43172	100	0.23	41330	69640

表 3-3-2　2021 年全省政府办医疗机构房屋建筑面积

分　类	合　计 (m²)	房屋建筑面积	业务用房面积	危房占业务用房面积 (%)	租房面积	业务用房面积	每床占用业务用房面积 (m²)
总　计	**39099380**	**35501184**	**30300504**	**0.58**	**3598196**	**3023109**	**70.55**
医　院	25925594	23558149	20212434	0.31	2367445	2024550	71.38
综合医院	17592446	15876783	13191972	0.31	1715663	1487035	79.29
中医医院	4947357	4519906	4092483	0.25	427451	365034	72.51
中西医结合医院	504433	485674	482019	0.41	18759	2223	70.98
民族医医院	225049	220140	210363	0.75	4909	4346	111.19
专科医院	2656309	2455646	2235597	0.35	200663	165912	42.75
护理院（中心）	0	0	0		0	0	
基层医疗卫生机构	11066795	10053857	8414729	1.24	1012938	834861	63.20
社区卫生服务中心（站）	1410251	1020706	923266	0.56	389545	346239	86.23
社区卫生服务中心	1397925	1012966	916520	0.56	384959	343820	85.92
社区卫生服务站	12326	7740	6746	0.00	4586	2419	169.72
卫生院	9656544	9033151	7491463	1.32	623393	488622	60.62
街道卫生院	35462	35352	31624	5.91	110	30	54.11
乡镇卫生院	9621082	8997799	7459839	1.30	623283	488592	60.65
中心卫生院	5013570	4742768	3861771	1.27	270802	204525	57.42
乡卫生院	4607512	4255031	3598068	1.33	352481	284067	64.46
专业公共卫生机构	2106991	1889178	1673341	0.61	217813	163698	127.24
专科疾病防治院（所、站）	53022	52622	51777	0.00	400	400	45.25
专科疾病防治院	28459	28459	27664	0.00	0	0	40.98
专科疾病防治所（站、中心）	24563	24163	24113	0.00	400	400	51.28
妇幼保健院（所、站）	2027926	1810713	1600125	0.64	217213	163098	132.72
妇幼保健院	1965798	1750077	1546929	0.66	215721	162598	131.63
妇幼保健站	4037	4037	4037	0.00	0	0	59.37
妇幼保健计划生育服务中心	58091	56599	49159	0.00	1492	500	215.91
急救中心（站）	26043	25843	21439	0.00	200	200	
其他医疗机构	0	0	0		0	0	
康复医疗机构	0	0	0		0	0	

注：本表不含门诊部、诊所、医务室、卫生所、村卫生室和护理站。

四、卫生经费

简要说明

1. 本部分主要介绍全省及21个市（州）、183个县（市、区）卫生事业费、卫生机构年收入与支出、门诊病人次均医药费用和出院病人人均医药费用等。

2. 卫生总费用系核算数，其余卫生经费数据来源于四川省卫生健康统计数据综合采集与决策支持系统年报数据库。

3. 非营利性医院各项指标的统计口径和解释与财政部制定的《医院会计制度》一致，营利性医院与《企业会计制度》一致，其他医疗卫生机构与《行政事业单位会计制度》一致。

4. 本部分涉及医疗卫生机构的口径和指标解释与“医疗卫生机构”部分一致。

主要指标解释

当年价格：也称“现行价格”，指报告期内的实际市场价格，按当年价格计算的各种综合指标可反映当年国民经济发展水平比例关系，但因其变化受食物数量增减和价格升降因素的影响，在不同时期缺乏可比性。当年价格可计算国内生产总值、卫生总费用等。在计算增长速度时，一般都使用“可比价格”来消除价格变动的因素，真实地反映经济发展动态。

卫生事业费：各级政府用于医疗卫生机构的财政补助，不包括预算内卫生基建投资。

总收入：单位为开展业务及其他活动，依法取得的非偿还性资金。总收入包括医疗收入、财政补助收入、科教项目收入和其他收入。

医疗收入：医院开展医疗服务活动取得的收入，包括门诊收入和住院收入。医疗收入中包括药品收入。实行收支两条线的基层医疗卫生机构，医疗收入为实际医疗收费。

财政补助收入：单位从主管部门或主办单位取得的财政性事业经费，包括基本支出补助和项目支出补助。

科教项目收入：医院取得的除财政补助收入外专门用于科研、教学项目的补助收入，包括科研项目收入、教学项目收入。

基本药物收入：医院、基层医疗卫生机构使用国家基本药物目录药品和省级增补药品的收入。

药品收入：医疗机构在开展医疗业务活动中所取得的中、西药品收入。药品包括西药、中成药和中草药。

总支出：单位在开展业务及其他活动中发生的资金耗费和损失，包括医疗业务成本、财政项目补助支出、科教项目支出、管理费用和其他支出。

医疗业务成本：医院开展医疗服务及其辅助活动发生的各项费用，包括人员经费、耗用的药品及卫生材料费、固定资产折旧费、无形资产摊销费、提取医疗风险基金和其他费用，不包括财政补助收入和科教项目收入形成的固定资产折旧和无形资产摊销。

财政项目补助支出：医院使用财政项目补助（包括当年取得的财政补助和以前年度结转或结余的财政补助）发生的支出。

科教项目支出：医院使用除财政补助收入以外的科研、教学项目收入开展科研、教学项目活动所发生的各项支出。包括科研项目支出、教学项目支出。

管理费用：医院行政及后勤管理部门为组织、管理医疗、科研、教学业务活动所发生的各项费用，包括医院行政及后勤管理部门发生的人员经费、公用经费、资产折旧（摊销）费等费用，以及医院统一负担的离退休人员经费、坏账损失、银行借款利息支出、银行手续费支出、汇兑损益、聘请中介机构费、印花税、房产税、车船使用税等。

药品支出：医疗机构在药品采购和管理过程中发生的支出。

人员经费：医疗和药品支出中的基本工资、绩效工资、津贴、社会保险缴费等，但不包括对个人家庭的补助支出。基本工资指事业单位工作人员的岗位工资和薪级工资。

次均门诊费用：又称“每诊疗人次医药费用”，即（医疗门诊收入＋药品门诊收入）/总诊疗人次数。

次均住院费用：又称“出院者人均医药费用”，即（医疗住院收入＋药品住院收入）/出院人数。

出院病人日均费用：（医疗住院收入+药品住院收入）/出院者占用总床日数。

职工人均年业务收入：年业务收入/年平均职工数。

医师人均年业务收入：年业务收入/年平均医师数。

表 4-1　2008—2020 年全省卫生总费用

年　份	卫生总费用（亿元）				卫生总费用构成（%）			卫生总费用占 GDP 百分比（%）	卫生弹性系数	政府卫生支出占财政支出百分比（%）
	合　计	政府卫生支出	社会卫生支出	个人卫生支出	政府卫生支出	社会卫生支出	个人卫生支出			
2008	646.33	179.83	203.33	263.17	27.82	31.46	40.72	5.13	1.16	6.10
2009	881.41	254.19	313.72	313.50	28.84	35.59	35.57	6.23	3.27	7.08
2010	976.11	302.93	353.96	319.22	31.04	36.26	32.70	5.68	0.33	7.11
2011	1221.03	414.61	391.38	415.04	33.96	32.05	33.99	5.81	1.17	8.87
2012	1405.91	473.89	467.31	464.71	33.71	33.24	33.05	5.89	1.13	8.69
2013	1675.24	546.11	556.02	573.11	32.60	33.19	34.21	6.38	1.92	8.78
2014	1876.97	592.32	688.86	595.79	31.56	36.70	31.74	6.58	1.40	8.71
2015	2164.33	696.24	825.99	642.10	32.17	38.16	29.67	7.20	2.30	9.29
2016	2675.77	784.42	1111.62	779.72	29.32	41.54	29.14	8.12	2.79	9.79
2017	3055.64	841.88	1361.09	852.67	27.55	44.55	27.90	8.26	1.23	9.69
2018	3253.09	893.50	1450.80	908.79	27.47	44.59	27.94	8.00	0.57	9.19
2019	3705.41	1020.72	1651.85	1032.84	27.55	44.58	27.87	7.95	0.91	9.77
2020	4041.94	1220.72	1702.59	1118.63	30.20	42.12	27.68	8.32	2.27	10.90

注：本表按当年价格计算。

表 4-2-1 2021 年全省各类医疗卫生机构资产与负债

分类	总资产（万元）	流动资产	固定资产	负债（万元）	净资产（万元）
总计	**36548324.4**	**16273702.8**	**13313721.9**	**15179537.4**	**21368787.0**
医院	29277774.5	13508213.0	10486314.7	12579029.7	16698744.8
综合医院	19650348.1	9006663.8	7114004.0	8231029.3	11419318.8
中医医院	4259669.2	1818445.4	1634168.7	2144915.4	2114753.8
中西医结合医院	767968.8	383649.0	286533.0	254207.3	513761.5
民族医医院	124373.9	40853.4	64209.7	18000.6	106373.3
专科医院	4468922.5	2254934.2	1385087.5	1925394.0	2543528.5
口腔医院	369470.0	261764.1	58540.2	110198.2	259271.8
眼科医院	278846.7	115521.3	61700.4	165227.3	113619.4
耳鼻喉科医院	16948.0	9757.2	4614.1	14458.0	2490.0
肿瘤医院	573407.3	345595.8	114833.5	121718.6	451688.7
心血管病医院	58843.6	13884.7	24952.1	57769.5	1074.1
胸科医院	775.0	182.6	592.4	548.3	226.7
血液病医院	3239.2	2035.2	828.3	1562.7	1676.5
妇产（科）医院	305866.0	206075.0	45318.2	224176.6	81689.4
儿童医院	27101.2	12894.4	12532.9	22511.8	4589.4
精神病医院	1189132.8	562251.3	406093.4	398233.8	790899.0
传染病医院	118715.9	34738.1	58165.1	32949.5	85766.4
皮肤病医院	9622.3	4188.9	4734.4	6450.6	3171.7
结核病医院	0.0	0.0	0.0	0.0	0.0
麻风病医院	3943.2	1223.4	1944.3	191.7	3751.5
职业病医院	86276.3	35411.9	45871.2	13198.5	73077.8
骨科医院	161692.9	81528.1	65957.5	118867.2	42825.7
康复医院	90414.0	47804.2	31081.2	59767.7	30646.3
整形外科医院	2507.7	594.0	1784.0	588.9	1918.8
美容医院	317600.2	194173.5	39986.8	220790.5	96809.7
其他专科医院	854520.2	325310.5	405557.5	356184.6	498335.6
护理院（中心）	6492.0	3667.2	2311.8	5483.1	1008.9
基层医疗卫生机构	3883847.6	1474355.9	1685918.2	1461760.4	2422087.2
社区卫生服务中心（站）	609505.8	361555.9	208442.2	214211.3	395294.5
社区卫生服务中心	585046.6	353577.7	194716.1	207176.8	377869.8
社区卫生服务站	24459.2	7978.2	13726.1	7034.5	17424.7
卫生院	2590940.3	1112568.3	1236630.4	867185.7	1723754.6
街道卫生院	13925.0	5113.0	6177.6	7437.2	6487.8

续表 4-2-1（1）

分　类	总资产（万元）	流动资产	固定资产	负　债（万元）	净资产（万元）
乡镇卫生院	2577015.3	1107455.3	1230452.8	859748.5	1717266.8
中心卫生院	1452114.2	639623.6	648548.1	518805.8	933308.4
乡卫生院	1124901.1	467831.7	581904.7	340942.7	783958.4
门诊部	439857.9	0.0	120881.3	320577.4	119280.5
综合门诊部	209217.7	0.0	45709.2	171428.9	37788.8
中医门诊部	15641.9	0.0	3930.5	8296.8	7345.1
中西医结合门诊部	3414.1	0.0	68.5	227.4	3186.7
民族医门诊部	0.0	0.0	0.0	0.0	0.0
专科门诊部	211584.2	0.0	71173.1	140624.3	70959.9
诊所、卫生所、医务室	243285.9	0.0	119943.7	59749.6	183536.3
诊　所	203206.8	0.0	115181.0	41649.9	161556.9
卫生所、医务室	40079.1	0.0	4762.7	18099.7	21979.4
护理站	257.7	231.7	20.6	36.4	221.3
专业公共卫生机构	2885711.7	1002862.9	1025546.3	872976.7	2012735.0
疾病预防控制机构	912440.4	375615.7	346890.7	297469.9	614970.5
省　属	110713.7	16069.8	21184.4	17271.0	93442.7
地级市属	168338.5	33593.4	95364.2	12826.6	155511.9
县级市属	355534.8	206091.4	111342.2	175572.7	179962.1
县　属	276118.5	119135.9	117990.2	91485.2	184633.3
其　他	1734.9	725.2	1009.7	314.4	1420.5
专科疾病防治院（所、站）	28809.0	15384.3	8895.7	10340.1	18468.9
专科疾病防治院	24370.0	13395.9	7248.3	8761.3	15608.7
传染病防治院	0.0	0.0	0.0	0.0	0.0
结核病防治院	0.0	0.0	0.0	0.0	0.0
职业病防治院	9731.2	6757.7	2912.3	6252.4	3478.8
其　他	14638.8	6638.2	4336.0	2508.9	12129.9
专科疾病防治所（站、中心）	4439.0	1988.4	1647.4	1578.8	2860.2
口腔病防治所（站、中心）	1476.1	679.1	682.5	379.2	1096.9
精神病防治所（站、中心）	0.0	0.0	0.0	0.0	0.0
皮肤病与性病防治所（中心）	0.0	0.0	0.0	0.0	0.0
结核病防治所（站、中心）	0.0	0.0	0.0	0.0	0.0
职业病防治所（站、中心）	0.0	0.0	0.0	0.0	0.0
地方病防治所（站、中心）	0.0	0.0	0.0	0.0	0.0
血吸虫病防治所（站、中心）	2348.9	1306.3	961.9	885.6	1463.3

续表 4-2-1（2）

分类	总资产（万元）	流动资产	固定资产	负债（万元）	净资产（万元）
药物戒毒所（中心）	600.0	0.0	0.0	300.0	300.0
其他	14.0	3.0	3.0	14.0	0.0
健康教育所（站、中心）	119.8	57.2	59.4	8.0	111.8
妇幼保健院（所、站）	1648009.4	527281.6	535876.9	513151.6	1134857.8
按机构隶属关系分					
省属	105951.7	20814.5	44269.2	19464.1	86487.6
地级市属	433069.6	73481.8	111870.1	157792.5	275277.1
县级市属	589642.0	254159.3	184875.3	156787.3	432854.7
县属	509225.3	173263.1	191496.8	171873.1	337352.2
其他	10120.8	5562.9	3365.5	7234.6	2886.2
按机构类别分					
妇幼保健院	1614835.0	518601.7	521989.9	503679.1	1111155.9
妇幼保健所	0.0	0.0	0.0	0.0	0.0
妇幼保健站	4126.2	1115.3	1308.2	292.1	3834.1
生殖保健中心	0.0	0.0	0.0	0.0	0.0
母婴护理保健中心	0.0	0.0	0.0	0.0	0.0
妇幼保健计划生育服务中心	29048.2	7564.6	12578.8	9180.4	19867.8
急救中心（站）	20045.2	2101.1	10162.6	459.1	19586.1
采供血机构	242779.0	75146.0	103139.2	47892.1	194886.9
卫生监督所（中心）	33474.2	7249.3	20514.8	3655.4	29818.8
省属	656.6	105.7	301.7	27.0	629.6
地级市属	3738.8	925.2	2544.2	237.2	3501.6
县级市属	14410.0	3646.1	7428.2	1828.1	12581.9
县属	14658.8	2572.3	10240.7	1563.1	13095.7
其他	10.0	0.0	0.0	0.0	10.0
计划生育技术服务机构	34.7	27.7	7.0	0.5	34.2
其他医疗卫生机构	500990.6	288271.0	115942.7	265770.6	235220.0
康复医疗机构	19382.3	6712.6	12561.3	1832.8	17549.5
医学科学研究机构	56271.7	13074.9	26877.0	17034.9	39236.8
医学在职培训机构	1835.8	350.0	1382.5	327.9	1507.9
临床检验中心（所、站）	244858.8	184592.9	33172.8	134309.2	110549.6
健康体检中心	74077.7	47433.7	13758.8	49881.2	24196.5
医疗辅助性机构	63101.9	24421.4	14829.6	46084.3	17017.6
其他	41462.4	11685.5	13360.7	16300.3	25162.1

注：本表不含村卫生室；总资产含受托代理资产，负债含受托代理负债。

表 4-2-2　2021 年全省不同性质医疗卫生机构资产与负债

分　类	总资产（万元）			负债（万元）	净资产（万元）
		流动资产	固定资产		
总　计	**36548324.4**	**16273702.8**	**13313721.9**	**15179537.4**	**21368787.0**
按经济类型分					
公　立	30350920.4	13738828.8	11176915.0	11015552.0	19335368.4
国　有	29431794.9	13281283.1	10801179.7	10761585.8	18670209.1
集　体	919125.5	457545.7	375735.3	253966.2	665159.3
民　营	6197404.0	2534874.0	2136806.9	4163985.4	2033418.6
联　营	8298.8	2825.0	4487.9	3404.2	4894.6
私　营	2918822.0	1067342.3	1135146.0	1897316.4	1021505.6
其　他	3270283.2	1464706.7	997173.0	2263264.8	1007018.4
按主办单位分					
政府办	29717307.2	13465184.7	10890492.8	10685086.2	19032221.0
卫生部门	28980110.0	13138101.8	10605279.2	10516779.4	18463330.6
社会办	4211119.7	1893403.7	1402723.1	2749833.0	1461286.7
个人办	2619897.5	915114.4	1020506.0	1744618.2	875279.3

表 4-3-1　2021 年全省各类医疗卫生机构收入与支出

分　类	总收入（万元）	财政拨款收入	事业收入	医疗收入	科教收入	上级补助收入	总支出（万元）	业务活动费用	单位管理费用	总支出中人员经费（万元）
总　计	**29400991.0**	**4438939.5**	**23686177.1**	**23327654.3**	**86910.9**	**186131.7**	**28129988.4**	**23211487.3**	**3121734.9**	**10769247.7**
医　院	22155187.6	1829376.7	19784011.9	19691822.0	86391.2	14975.0	21184790.5	18009260.1	2655162.9	7957137.3
综合医院	15164301.0	1288131.4	13494226.4	13426147.8	62584.1	11265.3	14506892.6	12551579.1	1709994.3	5402819.4
中医医院	3030848.7	272847.6	2711752.5	2704836.7	6736.0	2754.4	2956919.9	2558564.7	345827.8	1117469.7
中西医结合医院	524601.6	36839.1	479615.7	477479.8	2071.6	46.2	499272.9	431100.6	54364.4	177973.4
民族医医院	53194.5	30194.7	21035.1	21015.4	19.7	80.7	52121.2	42235.2	7260.2	21553.9
专科医院	3374795.6	201363.9	3071390.5	3056350.6	14979.8	828.4	3161777.4	2419580.9	537113.5	1233358.2
口腔医院	218793.4	14006.3	196007.1	193301.5	2705.6	2.0	195508.1	131255.3	54645.8	94784.9
眼科医院	221016.4	362.2	219472.8	219470.0	2.8	0.0	206960.5	144409.8	37609.3	59894.1
耳鼻喉科医院	23224.6	0.0	23224.6	23224.6	0.0	0.0	23805.3	14928.4	8499.6	8002.7
肿瘤医院	327439.6	14456.6	309726.8	304878.6	4848.2	12.0	281865.1	254619.9	24958.4	85105.2
心血管病医院	20885.0	0.0	20583.0	20572.1	10.9	0.0	22734.9	18441.4	3451.5	8345.5
胸科医院	1005.8	0.0	1005.8	1005.8	0.0	0.0	955.4	783.6	171.8	322.5
血液病医院	3172.2	0.0	3172.2	3172.2	0.0	0.0	2687.4	1762.1	925.3	904.5
妇产（科）医院	207252.3	1779.0	192416.5	192406.5	10.0	40.0	194813.5	145834.8	30431.8	66880.9
儿童医院	34088.4	1524.7	32385.6	32385.6	0.0	0.0	36762.9	23674.8	9418.7	10669.9
精神病医院	771810.8	89922.4	653413.1	652757.9	595.2	591.0	680317.5	528615.4	110817.5	324458.1
传染病医院	112570.1	29817.0	80163.4	79659.5	503.9	0.0	109655.0	95263.7	14233.2	43899.6
皮肤病医院	22363.7	1716.4	20260.0	20260.0	0.0	159.0	21871.9	10409.7	6416.5	6652.6
结核病医院	0.0	0.0	0.0	0.0	0.0	0.0	0.0	0.0	0.0	0.0
麻风病医院	1547.6	717.3	810.3	810.3	0.0	11.0	1557.4	1444.0	97.8	733.3
职业病医院	67186.6	4400.2	58550.8	58350.3	200.5	0.0	59835.3	52981.8	6591.2	23312.3
骨科医院	168829.2	0.0	167074.4	167074.4	0.0	0.5	172816.9	128862.9	36379.7	51115.7
康复医院	62491.2	2708.5	58156.7	57962.7	193.9	12.9	63902.4	44029.5	16613.0	25933.3
整形外科医院	711.0	0.0	711.0	711.0	0.0	0.0	605.1	65.2	539.9	354.9
美容医院	267062.1	0.0	257630.1	257630.1	0.0	0.0	251224.8	127748.5	56305.5	76744.1
其他专科医院	843345.6	39953.3	776626.3	770717.5	5908.8	0.0	833898.0	694450.1	119007.0	345244.1
护理院（中心）	7446.2	0.0	5991.7	5991.7	0.0	0.0	7806.5	6199.6	602.7	3962.7
基层医疗卫生机构	4776715.0	1506262.3	2983612.1	2926332.9	39.5	154008.6	4601837.3	3422484.2	93594.7	1979986.2
社区卫生服务中心（站）	958136.7	375027.3	540586.6	526937.2	7.6	5329.5	911123.3	878462.2	24012.3	321953.7
社区卫生服务中心	919034.8	367494.6	509762.9	497493.4	6.1	5017.2	872258.3	841972.0	23102.7	303566.3
社区卫生服务站	39101.9	7532.7	30823.7	29443.8	1.5	312.3	38865.0	36490.2	909.6	18387.4
卫生院	2687888.1	1131235.0	1468807.9	1441626.1	31.9	13762.5	2644029.9	2543824.5	69502.6	1140689.8
街道卫生院	9565.5	5005.0	4118.4	3901.7	0.0	337.5	9320.3	8991.0	142.6	4136.1
乡镇卫生院	2678322.6	1126230.0	1464689.5	1437724.4	31.9	13425.0	2634709.6	2534833.5	69360.0	1136553.7

续表 4-3-1（1）

分类	总收入（万元）						总支出（万元）			总支出中人员经费（万元）
		财政拨款收入	事业收入	医疗收入	科教收入	上级补助收入		业务活动费用	单位管理费用	
中心卫生院	1505573.4	589016.7	866826.6	856395.7	15.1	5234.9	1466840.9	1409962.5	41600.6	637699.5
乡卫生院	1172749.2	537213.3	597862.9	581328.7	16.8	8190.1	1167868.7	1124871.0	27759.4	498854.2
门诊部	416942.7	0.0	412607.9	412607.9	0.0	0.0	395152.0	0.0	0.0	165024.1
综合门诊部	127694.6	0.0	126996.3	126996.3	0.0	0.0	120358.2	0.0	0.0	45459.6
中医门诊部	25308.4	0.0	24956.7	24956.7	0.0	0.0	24344.3	0.0	0.0	8787.6
中西医结合门诊部	2358.9	0.0	2348.7	2348.7	0.0	0.0	2142.0	0.0	0.0	1045.6
民族医门诊部	0.0	0.0	0.0	0.0	0.0	0.0	0.0	0.0	0.0	0.0
专科门诊部	261580.8	0.0	258306.2	258306.2	0.0	0.0	248307.5	0.0	0.0	109731.3
诊所、卫生所、医务室	423344.9	0.0	412295.0	412295.0	0.0	0.0	389594.4	0.0	0.0	209723.4
诊　所	408618.5	0.0	400950.9	400950.9	0.0	0.0	372575.1	0.0	0.0	200129.6
卫生所、医务室	14726.4	0.0	11344.1	11344.1	0.0	0.0	17019.3	0.0	0.0	9593.8
村卫生室	290143.4	0.0	149139.3	132731.3	0.0	134916.6	261656.3	0.0	0.0	142339.8
护理站	259.2	0.0	175.4	135.4	0.0	0.0	281.4	197.5	79.8	255.4
专业公共卫生机构	2088589.6	1062916.3	855782.2	696337.9	480.2	16360.9	2002741.9	1612689.6	322357.8	748317.1
疾病预防控制机构	761498.4	599649.9	121893.6	0.0	0.0	11889.2	735902.7	570876.3	131825.5	210694.7
省　属	121343.1	115170.7	4352.9	0.0	0.0	0.0	89344.3	73311.6	15944.6	15659.0
地级市属	113663.3	99523.2	2899.6	0.0	0.0	1434.1	111717.1	77056.7	34572.2	42184.5
县级市属	302416.4	219158.1	65441.9	0.0	0.0	3554.2	304996.6	235108.9	49237.1	76833.7
县　属	220316.0	165792.3	49199.2	0.0	0.0	3315.4	226384.6	184961.9	30554.5	74065.5
其　他	3759.6	5.6	0.0	0.0	0.0	3585.5	3460.1	437.2	1517.1	1952.0
专科疾病防治院（所、站）	11916.6	3644.6	7578.8	7578.8	0.0	0.2	13241.2	9535.5	3279.6	5989.8
专科疾病防治院	6383.7	1252.9	4508.8	4508.8	0.0	0.0	7049.2	4640.2	2005.8	2908.2
传染病防治院	0.0	0.0	0.0	0.0	0.0	0.0	0.0	0.0	0.0	0.0
结核病防治院	0.0	0.0	0.0	0.0	0.0	0.0	0.0	0.0	0.0	0.0
职业病防治院	945.4	200.0	745.4	745.4	0.0	0.0	2080.5	1979.8	100.7	776.4
其　他	5438.3	1052.9	3763.4	3763.4	0.0	0.0	4968.7	2660.4	1905.1	2131.8
专科疾病防治所（站、中心）	5532.9	2391.7	3070.0	3070.0	0.0	0.2	6192.0	4895.3	1273.8	3081.6
口腔病防治所（站、中心）	888.3	81.8	804.7	804.7	0.0	0.2	779.9	725.9	51.5	495.1
精神病防治所（站、中心）	0.0	0.0	0.0	0.0	0.0	0.0	0.6	0.6	0.0	0.2
皮肤病与性病防治所（中心）	0.0	0.0	0.0	0.0	0.0	0.0	0.0	0.0	0.0	0.0
结核病防治所（站、中心）	0.0	0.0	0.0	0.0	0.0	0.0	0.0	0.0	0.0	0.0
职业病防治所（站、中心）	0.0	0.0	0.0	0.0	0.0	0.0	0.0	0.0	0.0	0.0
地方病防治所（站、中心）	0.0	0.0	0.0	0.0	0.0	0.0	0.0	0.0	0.0	0.0
血吸虫病防治所（站、中心）	4542.0	2309.8	2162.8	2162.8	0.0	0.0	5309.9	4087.6	1211.3	2549.3
药物戒毒所（中心）	0.0	0.0	0.0	0.0	0.0	0.0	0.0	0.0	0.0	0.0

续表 4-3-1（2）

分类	总收入（万元）	财政拨款收入	事业收入			上级补助收入	总支出（万元）	业务活动费用	单位管理费用	总支出中人员经费（万元）
				医疗收入	科教收入					
其　他	102.6	0.1	102.5	102.5	0.0	0.0	101.6	81.2	11.0	37.0
健康教育所（站、中心）	1276.8	1276.8	0.0	0.0	0.0	0.0	1277.5	1197.9	32.0	855.5
妇幼保健院（所、站）	1031915.3	320602.4	690768.7	688759.1	480.2	3116.0	979219.9	814443.7	154135.8	444665.1
按机构隶属关系分										
省　属	85963.2	20522.1	64554.1	63902.2	281.7	0.0	69791.2	59822.4	9810.4	32473.4
地级市属	212633.3	73775.9	136914.1	136872.0	42.1	98.0	185347.5	148298.6	35183.3	79108.4
县级市属	399182.7	112477.1	280852.6	279885.2	101.4	1242.9	393963.7	331945.3	58683.7	181589.4
县　属	307382.3	113827.3	182077.6	181729.4	55.0	1775.1	306708.0	253620.3	47806.0	141736.2
其　他	26753.8	0.0	26370.3	26370.3	0.0	0.0	23409.5	20757.1	2652.4	9757.7
按机构类别分										
妇幼保健院	1012866.2	312462.8	680071.9	678062.3	480.2	3078.0	958346.3	798185.8	149520.1	436574.2
妇幼保健所	0.0	0.0	0.0	0.0	0.0	0.0	0.0	0.0	0.0	0.0
妇幼保健站	2725.2	1538.0	1187.2	1187.2	0.0	0.0	3432.7	3432.7	0.0	1121.8
生殖保健中心	0.0	0.0	0.0	0.0	0.0	0.0	0.0	0.0	0.0	0.0
母婴护理保健中心	0.0	0.0	0.0	0.0	0.0	0.0	0.0	0.0	0.0	0.0
妇幼保健计划生育服务中心	16323.9	6601.6	9509.6	9509.6	0.0	38.0	17440.9	12825.2	4615.7	6969.1
急救中心（站）	14454.0	14226.1	95.0	0.0	0.0	118.3	15678.1	12057.1	3400.3	4297.6
采供血机构	209308.5	66468.1	35319.9	0.0	0.0	1001.0	199428.4	157933.3	19426.9	43559.1
卫生监督所（中心）	58118.5	56946.9	126.2	0.0	0.0	236.2	57896.2	46547.9	10257.7	38175.2
省　属	3516.9	3505.5	0.0	0.0	0.0	11.4	3601.4	3210.4	391.0	2152.1
地级市属	14160.2	14140.8	0.0	0.0	0.0	19.4	14775.9	10971.5	3792.5	9512.5
县级市属	21618.1	21128.1	0.0	0.0	0.0	178.0	20782.5	18059.1	2550.5	13806.7
县　属	18703.3	18172.5	6.2	0.0	0.0	27.4	18616.4	14277.9	3432.7	12612.9
其　他	120.0	0.0	120.0	0.0	0.0	0.0	120.0	29.0	91.0	91.0
计划生育技术服务机构	101.5	101.5	0.0	0.0	0.0	0.0	97.9	97.9	0.0	80.1
其他医疗卫生机构	380498.8	40384.2	62770.9	13161.5	0.0	787.2	340618.7	167053.4	50619.5	83807.1
康复医疗机构	14092.2	127.7	13161.5	13161.5	0.0	744.8	12603.4	6410.0	5082.5	3298.4
医学科学研究机构	23159.1	15749.8	6934.4	0.0	0.0	0.0	17946.0	8108.2	9555.7	5278.5
医学在职培训机构	948.7	948.7	0.0	0.0	0.0	0.0	959.3	830.9	128.4	827.0
临床检验中心（所、站）	246513.4	70.0	22661.2	0.0	0.0	22.7	212080.2	94648.5	17148.2	41632.5
健康体检中心	37583.6	5.4	3976.4	0.0	0.0	2.9	37470.4	17722.3	4250.5	10852.0
医疗辅助性机构	20782.8	0.0	11069.1	0.0	0.0	5.2	22287.3	13994.6	5102.1	6076.5
其　他	37419.0	23482.6	4968.3	0.0	0.0	11.6	37272.1	25338.9	9352.1	15842.2

表 4-3-2　2021 年全省不同性质医疗卫生机构收入与支出

分　类	总收入(万元)	财政拨款收入	事业收入			上级补助收入	总支出(万元)	业务活动费用	单位管理费用	总支出中人员经费(万元)
				医疗收入	科教收入					
总　计	**29400991.0**	**4438939.5**	**23686177.1**	**23327654.3**	**86910.9**	**186131.7**	**28129988.4**	**23211487.3**	**3121734.9**	**10769247.7**
按经济类型分										
公　立	24180375.7	4424058.1	18999958.1	18700679.5	84296.9	139984.3	22861228.3	20203424.0	2177358.9	8973015.7
国　有	23073279.7	4078613.9	18351686.8	18067969.2	84243.9	50722.7	21812867.0	19347565.4	2147155.6	8535614.9
集　体	1107096.0	345444.2	648271.2	632710.2	53.0	89261.6	1048361.3	855858.6	30203.3	437400.8
民　营	5220615.3	14881.4	4686219.1	4626974.9	2614.0	46147.4	5268760.0	3008063.3	944376.0	1796231.9
联　营	19981.2	0.0	15140.1	14389.6	0.0	4393.1	18383.1	6380.2	1604.4	8150.7
私　营	2483413.9	7573.4	2296473.1	2278666.3	2533.3	35084.2	2541280.5	1361911.0	471649.3	906483.8
其　他	2717220.2	7308.0	2374605.9	2333919.0	80.7	6670.1	2709096.5	1639772.1	471122.3	881597.5
按主办单位分										
政府办	23465478.7	4406264.3	18421842.6	18133793.0	84146.7	50305.7	22160261.7	19734413.6	2121794.0	8680115.8
卫生部门	22968692.3	4327070.6	18019045.9	17732691.8	82892.6	49799.7	21706248.4	19368033.9	2049230.7	8481449.2
社会办	3608665.1	24558.4	3010008.4	2958142.9	2711.6	135167.3	3554098.0	2221618.7	525214.0	1207443.4
个人办	2326847.2	8116.8	2254326.1	2235718.5	52.6	658.7	2415628.7	1255455.0	474726.9	881688.5

表 4-3-3 2021 年市（州）及县（市、区）医疗卫生机构收入与支出

分类	总收入(万元)	财政拨款收入	事业收入			上级补助收入	总支出(万元)	业务活动费用	单位管理费用	总支出中人员经费(万元)
				医疗收入	科教收入					
总　计	**29400991.0**	**4438939.5**	**23686177.1**	**23327654.3**	**86910.9**	**186131.7**	**28129988.4**	**23211487.3**	**3121734.9**	**10769247.7**
成都市	11876117.2	1336446.6	9916132.8	9761631.2	74006.9	24977.0	11401768.9	9152944.7	1311464.1	4204159.1
锦江区	839139.0	92192.6	688443.6	669004.0	598.8	616.7	743071.1	588505.6	72794.3	266455.2
青羊区	1660946.6	153000.0	1466009.8	1460853.7	2053.9	0.2	1594862.6	1304095.7	168636.2	587907.3
金牛区	899155.5	90012.6	774189.1	769373.9	4497.2	4405.1	855203.8	661596.7	104052.2	314179.1
武侯区	3938045.1	372320.4	3323084.3	3241720.6	62913.6	275.6	3603533.1	2883091.4	417488.1	1289623.1
成华区	525343.8	64996.4	403196.8	393567.0	2554.7	1425.2	515133.5	392070.7	65944.0	177190.5
龙泉驿区	292692.6	61083.6	219896.3	218772.4	35.0	1467.8	288863.4	229565.2	30754.7	120876.3
青白江区	138360.8	16427.2	118244.0	118227.1	6.0	919.5	145003.1	120658.2	17645.2	60834.9
新都区	388633.2	70884.2	312240.1	311948.2	214.7	1994.9	376189.7	319137.9	39263.1	148413.2
温江区	454838.9	58256.4	353867.5	349739.8	90.9	493.6	560776.7	381121.1	127531.0	170702.2
双流区	515996.3	98385.8	402744.1	399918.3	31.7	2551.7	519678.3	410179.3	61419.5	206981.8
郫都区	494738.6	47651.9	380114.8	365910.3	843.1	1778.7	478017.8	386724.5	33749.0	172272.3
新津区	117639.5	16758.5	97693.2	97623.6	8.1	420.3	119223.6	100870.1	13488.1	47944.5
金堂县	189400.8	19137.6	164026.0	161672.2	15.8	567.9	191553.8	160649.2	22837.6	79638.5
大邑县	148223.8	17822.0	126461.7	126197.2	0.0	1298.1	147115.0	122899.3	20233.7	60082.2
蒲江县	71812.4	8740.6	61628.4	61495.1	0.0	358.5	71095.1	62594.4	6371.4	31561.3
都江堰市	254703.3	25027.9	222735.2	222600.5	49.0	922.6	257525.0	212844.5	30217.3	100629.8
彭州市	231734.9	30459.7	197424.7	195734.1	54.6	1584.4	226779.2	198686.5	20755.9	87162.7
邛崃市	170115.3	19045.0	149795.0	149690.9	0.0	545.0	173182.8	153043.0	10470.5	79029.6
崇州市	195449.6	19171.2	171939.9	170119.2	12.8	686.3	195839.3	164024.9	21574.5	79819.0
简阳市	349147.3	55073.0	282398.3	277463.2	27.0	2665.1	339122.0	300586.5	26237.8	122855.7
自贡市	930788.7	217163.5	691702.7	683424.6	103.9	6489.4	804662.6	679252.4	78781.0	334517.1
自流井区	375468.9	66612.1	303947.9	299298.6	25.9	1629.8	317232.3	279080.7	26820.0	127114.8
贡井区	116386.7	36699.0	77581.5	76824.1	57.3	493.8	90472.3	72348.6	10863.9	39695.5
大安区	116474.5	36841.1	75688.3	75537.2	5.6	803.5	96933.3	78148.0	13333.8	37424.6
沿滩区	47002.6	18729.3	25807.5	24765.7	0.0	911.5	45838.8	36767.9	3948.4	19499.4
荣　县	96836.7	15451.1	78890.8	77657.3	0.8	780.8	96843.0	80675.4	11247.1	42870.9
富顺县	178619.4	42830.9	129786.7	129341.7	14.3	1870.1	157342.8	132231.8	12567.8	67911.9
攀枝花市	508572.1	68987.2	425871.3	421981.4	1992.3	1997.9	486716.7	426469.9	45476.3	194827.1
东　区	343033.9	24311.0	313817.7	311797.5	1988.8	144.9	328467.9	295980.8	27163.5	120894.0
西　区	35077.3	5929.5	28629.6	28619.3	0.0	125.0	36117.9	32276.4	1956.5	16303.0
仁和区	50463.8	12099.9	35295.2	34974.8	3.5	415.3	48617.5	38314.5	7063.2	23477.2
米易县	49893.0	13122.8	35787.7	34371.4	0.0	706.3	47436.6	39537.4	5214.2	22284.0
盐边县	30104.0	13524.0	12341.1	12218.3	0.0	606.2	26076.9	20360.8	4078.9	11869.0

续表 4-3-3（1）

分　类	总收入(万元)	财政拨款收入	事业收入	医疗收入	科教收入	上级补助收入	总支出(万元)	业务活动费用	单位管理费用	总支出中人员经费(万元)
泸州市	1468990.9	203741.2	1221293.7	1199000.3	3821.6	11676.4	1397475.8	1166071.7	164550.6	515965.0
江阳区	625792.7	61244.3	553143.7	549277.3	2883.3	1592.7	604240.2	529456.1	56819.2	209093.0
纳溪区	66993.4	10464.9	51507.3	50846.5	0.0	1544.7	66716.4	55043.6	8197.5	26083.7
龙马潭区	272808.1	28780.4	238969.1	233167.7	926.1	1192.4	272913.6	222692.2	36219.3	96007.6
泸　县	141292.6	31074.1	105108.7	98784.7	11.0	3172.9	129706.1	100079.7	20242.1	53231.4
合江县	138916.8	19191.9	108741.5	106899.2	1.2	1846.8	127018.8	101759.7	14875.5	50678.5
叙永县	110210.2	27365.8	80907.1	77880.3	0.0	1146.5	94178.7	76683.2	11879.9	37732.7
古蔺县	112977.2	25619.8	82916.4	82144.6	0.0	1180.4	102702.1	80357.2	16317.1	43138.2
德阳市	1016440.5	147845.9	835127.1	814860.4	656.9	8567.1	958698.8	823581.3	93320.2	372226.5
旌阳区	408723.3	53323.7	345126.4	339554.5	395.5	2407.5	388528.9	335235.8	35050.1	149767.0
罗江区	45431.4	10366.8	33929.5	33050.3	0.0	500.5	44011.9	39064.7	3086.4	19181.4
中江县	186513.5	43304.2	132989.9	128931.1	54.8	2046.7	155785.4	140145.2	9656.3	57389.6
广汉市	136202.6	12000.9	118472.2	115676.5	3.0	1268.1	135142.0	109304.6	19461.2	53062.0
什邡市	116861.1	16129.8	96425.3	91565.1	17.3	1320.1	113451.4	94501.0	14740.6	44600.5
绵竹市	122708.7	12720.5	108183.9	106082.9	186.3	1024.3	121779.2	105330.0	11325.6	48225.9
绵阳市	1614370.4	187208.0	1351863.2	1335423.0	1106.0	10775.7	1553024.0	1336932.2	154735.9	599000.7
涪城区	642935.6	58935.5	559092.8	550437.2	465.9	1353.3	612126.7	524543.1	65343.2	225558.1
游仙区	234394.1	23733.8	202438.2	198909.6	358.4	1923.1	237988.3	202115.9	27255.6	93321.4
安州区	67271.2	10391.9	51455.7	51335.8	9.8	414.2	68103.9	59805.2	6406.7	28040.4
三台县	210946.2	35639.7	167847.9	167366.7	21.1	1956.4	180302.6	160722.1	11805.8	71491.5
盐亭县	82851.2	9100.2	69091.3	67549.7	24.2	753.8	86942.0	74537.8	7239.3	33575.3
梓潼县	57169.1	7127.1	45461.9	44304.0	0.0	1754.0	57833.2	48697.9	6638.3	22355.6
北川县	50006.5	12895.5	30770.6	30717.2	19.2	366.9	44151.8	39082.3	3767.0	19547.6
平武县	21144.8	3840.9	15909.2	15723.3	1.0	436.9	20820.9	18027.0	1388.1	9820.4
江油市	247651.8	25543.4	209795.7	209079.6	206.4	1817.2	244754.7	209400.9	24891.9	95290.4
广元市	744694.4	121850.3	598795.3	592300.1	284.2	6059.3	748708.4	638324.8	76517.9	314060.9
利州区	366274.1	29378.5	329859.7	329518.8	248.7	588.1	370005.6	315763.8	40390.9	161250.4
昭化区	20614.5	7781.2	11188.7	10863.3	31.9	1306.5	20956.7	17181.6	2246.8	8793.9
朝天区	24346.9	9177.9	14641.8	14518.5	0.0	406.0	27184.1	22356.6	2930.3	11286.6
旺苍县	72931.8	16163.6	54819.5	53011.2	0.0	740.0	72568.2	61661.3	7592.7	29737.1
青川县	33977.5	12289.9	19443.0	19367.1	0.5	953.5	30691.6	26141.0	2988.6	14438.1
剑阁县	98555.0	20026.6	73625.4	72198.2	1.9	1024.7	98240.3	87276.1	7644.4	40547.0
苍溪县	127994.7	27032.6	95217.2	92823.0	1.2	1040.7	129061.9	107944.4	12724.2	48007.8

续表 4-3-3（2）

分类	总收入(万元)	财政拨款收入	事业收入			上级补助收入	总支出(万元)	业务活动费用	单位管理费用	总支出中人员经费(万元)
				医疗收入	科教收入					
遂宁市	750473.0	96867.6	623717.0	608635.9	864.4	5958.5	716247.2	599108.2	77681.2	279021.0
船山区	408171.9	30052.3	365763.7	359184.0	790.8	1062.5	380144.0	319878.1	45690.9	145855.5
安居区	53789.5	15746.9	30566.4	30127.8	0.0	1721.7	50207.6	42255.9	3360.6	21760.3
蓬溪县	66137.5	9483.9	52820.8	51037.1	2.1	843.4	69440.4	57905.1	6265.3	27304.1
大英县	66834.3	14544.8	50791.3	49011.9	0.0	852.7	68357.3	54361.9	9450.5	26064.2
射洪市	155539.8	27039.7	123774.9	119275.0	71.5	1478.2	148098.0	124707.2	12913.9	58036.9
内江市	824203.2	123165.0	671927.8	659000.3	185.1	10155.3	797104.4	663127.5	76731.0	311733.0
市中区	244296.6	26786.4	214682.3	213126.0	123.9	824.4	244050.8	210771.2	21713.4	95709.4
东兴区	194715.7	31831.0	156898.2	151689.5	36.2	2149.4	189878.4	160910.3	15140.3	73240.4
威远县	98443.9	14172.0	82147.4	80547.5	10.0	1291.6	102631.2	76872.8	16120.4	37232.2
资中县	172450.8	40552.6	121920.3	119448.1	7.0	4034.5	146735.5	115566.5	16396.2	59113.2
隆昌市	114296.1	9823.0	96279.7	94189.3	8.0	1855.4	113808.6	99006.7	7360.7	46437.8
乐山市	866215.9	113816.6	722035.5	715517.0	169.2	9631.2	862607.0	731960.9	87005.3	332275.0
市中区	429802.1	26369.4	389260.9	387074.1	161.2	1137.6	421862.2	362200.4	39733.3	152353.0
沙湾区	28022.2	6137.9	21303.4	21288.2	0.0	430.1	27866.8	24233.6	2443.1	11569.1
五通桥区	40505.2	10520.5	28220.6	27528.7	0.0	1019.1	40147.8	34073.1	3885.1	18652.5
金口河区	5574.6	2989.7	2358.2	2329.0	0.0	226.3	5473.2	4451.1	668.8	2953.8
犍为县	78393.2	9961.9	63721.1	63616.8	8.0	1704.0	82157.8	66827.4	10572.6	29017.4
井研县	50184.4	14750.8	34397.3	33537.8	0.0	855.2	51115.4	44048.4	4476.6	22496.7
夹江县	63492.6	8422.5	52686.0	52427.0	0.0	1042.6	63387.8	54556.5	6203.6	25461.8
沐川县	29795.7	6924.3	21934.4	21630.4	0.0	718.7	26686.3	22137.4	2650.6	11915.5
峨边县	19711.0	9943.9	9333.1	9250.4	0.0	324.2	18647.5	16058.9	1616.3	7787.4
马边县	25404.4	7759.3	15872.5	15399.9	0.0	1396.4	26368.3	21599.5	2888.2	11476.3
峨眉山市	95330.4	10036.4	82948.1	81434.7	0.0	777.1	98893.9	81774.6	11867.1	38591.7
南充市	1551073.0	204668.2	1301433.5	1285023.4	1755.7	13435.0	1505944.8	1257720.6	168501.5	567752.0
顺庆区	661839.6	49151.5	604614.0	600358.3	1651.2	481.9	633064.9	551497.2	64484.3	230964.1
高坪区	107799.8	14252.6	88107.4	87737.9	5.3	1141.0	107153.4	85650.6	14545.8	36566.3
嘉陵区	49061.7	11332.0	35501.4	35123.9	14.7	1675.1	47930.9	40523.4	2797.3	20893.5
南部县	142278.4	16249.4	120094.4	117875.6	0.0	1904.8	139527.1	105801.0	18895.0	56068.7
营山县	141728.6	34297.3	99067.4	96250.2	10.1	1751.9	130242.9	114066.6	10045.4	48853.2
蓬安县	84334.2	16807.0	63128.3	62574.9	9.9	1077.2	84120.5	68821.6	10063.2	32578.2
仪陇县	139227.4	23894.8	111055.5	108085.2	0.0	2294.1	136337.2	112252.2	16523.8	57250.4
西充县	79303.5	15712.5	59638.2	58744.9	64.5	1740.9	81339.9	62157.8	11131.0	31585.5
阆中市	145499.9	22971.1	120226.9	118272.7	0.0	1368.2	146228.1	116950.2	20015.7	52992.2

续表 4-3-3（3）

分 类	总收入(万元)	财政拨款收入	事业收入	医疗收入	科教收入	上级补助收入	总支出(万元)	业务活动费用	单位管理费用	总支出中人员经费(万元)
眉山市	755709.8	127773.4	589883.8	587306.0	388.4	7712.7	725689.2	610660.0	79307.8	293578.0
东坡区	327664.6	46300.2	273806.4	273211.5	377.4	2723.3	313419.9	266579.8	38248.3	128706.1
彭山区	65678.8	12200.3	49748.8	49519.7	6.9	567.4	62994.9	53222.8	6292.7	26329.7
仁寿县	237341.0	46847.2	175690.1	174862.6	3.0	2931.8	223862.4	187350.0	19753.2	88434.9
洪雅县	52529.7	9075.3	41255.4	40670.2	1.1	836.8	54018.5	46772.2	4409.4	22274.9
丹棱县	36918.8	7620.4	21189.0	20850.1	0.0	346.0	36825.7	27433.5	6832.9	13339.8
青神县	35577.1	5730.0	28194.0	28192.0	0.0	307.4	34567.9	29301.7	3771.3	14492.6
宜宾市	1242204.1	219156.4	951150.1	938622.9	168.9	11116.9	1169593.7	961081.4	142378.7	450947.1
翠屏区	547584.7	75513.4	447902.3	443769.1	98.8	1350.7	506323.1	419854.0	66575.4	186393.1
南溪区	58458.1	10120.8	43289.3	43096.8	10.3	1486.7	59040.5	47677.0	5882.4	24367.7
叙州区	194602.7	39404.5	144937.7	144657.8	0.5	1376.7	182511.6	149449.6	20497.7	72761.7
江安县	74197.2	14813.1	56166.4	54422.2	9.3	1484.1	70219.0	57163.6	6463.1	29880.6
长宁县	80069.8	17539.1	52107.1	50630.4	0.0	398.0	76998.4	62308.0	10994.6	25874.0
高 县	61934.3	12499.2	39675.5	39304.2	0.0	1310.1	59700.6	50403.2	6099.8	24322.5
珙 县	63467.3	11150.1	50343.9	50276.2	0.0	924.2	60814.5	52560.5	4969.6	25143.1
筠连县	53658.3	13929.8	38603.6	38230.5	0.0	784.7	49708.0	37103.4	9192.3	20550.6
兴文县	60652.8	10435.6	47830.6	44854.0	50.0	1084.6	62271.0	48637.1	7994.2	23713.3
屏山县	47578.8	13750.8	30293.8	29381.8	0.0	917.1	42007.0	35925.0	3709.6	17940.7
广安市	699064.8	134993.6	539578.2	526270.2	278.0	8236.0	676239.1	558150.4	87458.9	265318.5
广安区	241117.0	33296.1	203028.0	196304.1	233.7	2080.8	230856.4	188725.2	34504.0	86319.9
前锋区	31686.8	7803.7	22871.0	21515.6	0.0	534.9	34901.2	26462.1	5313.7	13180.9
岳池县	143592.1	31992.5	104367.3	104052.2	18.3	1319.7	144442.1	122041.8	16077.1	56660.9
武胜县	109999.2	32873.2	73162.6	70586.1	25.7	2060.4	98226.7	80434.2	11996.6	39605.1
邻水县	130030.6	19446.3	104341.9	102145.0	0.3	1874.3	126258.1	106141.3	14406.4	52352.8
华蓥市	42639.1	9581.8	31807.4	31667.1	0.0	365.9	41554.6	34345.8	5161.1	17198.9
达州市	1136341.4	205317.5	893198.3	877500.8	389.3	11380.9	1114861.7	925117.0	129588.6	431297.3
通川区	340191.9	46961.4	281609.6	277952.3	174.4	1029.9	345307.8	293011.3	37855.6	126431.8
达川区	193001.3	38103.6	146770.3	141443.6	55.4	1921.4	175133.8	142487.4	25157.3	72160.9
宣汉县	164783.6	39686.2	120308.2	119808.5	111.8	2263.2	157200.3	128527.4	18480.3	67595.9
开江县	58822.7	11067.9	46010.4	45787.1	10.0	1672.3	58018.0	47803.6	5666.3	21975.1
大竹县	149470.2	21714.2	124814.1	121193.9	35.8	1716.3	153823.7	131466.2	13948.1	58792.6
渠 县	151803.0	26802.0	118482.2	116597.2	0.0	1907.0	148037.0	120484.3	17876.5	56267.0
万源市	78268.7	20982.2	55203.6	54718.2	1.9	870.9	77341.2	61336.8	10604.5	28074.0
雅安市	507553.2	129082.3	368063.3	366953.8	100.6	1948.7	483850.4	413091.8	54336.8	189447.2
雨城区	244215.1	44672.2	194564.9	194343.1	93.8	359.5	224704.9	196395.3	22082.1	85671.1

续表 4-3-3（4）

分 类	总收入（万元）	财政拨款收入	事业收入	医疗收入	科教收入	上级补助收入	总支出（万元）	业务活动费用	单位管理费用	总支出中人员经费（万元）
名山区	43392.0	11532.3	30559.1	30408.2	6.8	301.3	44383.5	36277.8	6730.7	18463.9
荥经县	34989.6	12757.7	21340.3	21279.6	0.0	320.6	38466.2	35533.6	1393.7	12098.2
汉源县	57671.3	13983.8	41522.1	41258.6	0.0	674.0	56053.9	48579.9	5216.5	24214.7
石棉县	43864.6	13579.2	29676.3	29665.8	0.0	51.9	41356.2	32457.8	6716.2	16041.0
天全县	57825.8	19830.3	37687.2	37511.8	0.0	146.1	49282.2	43819.1	4419.4	20626.6
芦山县	18859.1	8363.3	10379.3	10258.7	0.0	74.0	20789.1	12405.6	6848.7	8231.4
宝兴县	6735.7	4363.5	2334.0	2228.1	0.0	21.3	8814.4	7622.7	929.5	4100.4
巴中市	665428.1	117091.1	515041.4	508196.1	72.8	12719.6	636878.4	528573.7	60634.3	238749.0
巴州区	261276.3	36727.3	216460.8	211432.4	40.0	2646.7	248132.3	204507.1	25620.6	88371.4
恩阳区	59018.3	14162.5	41737.9	41245.9	0.0	1873.9	55980.5	47336.1	4636.3	22398.7
通江县	114322.3	15826.1	87843.6	87546.7	6.2	3443.4	111199.6	91135.4	12587.2	43624.0
南江县	102331.1	18761.0	76817.8	76407.1	14.1	1829.6	97961.1	79691.1	9434.9	36858.4
平昌县	128480.1	31614.2	92181.3	91564.0	12.5	2926.0	123604.9	105904.0	8355.3	47496.5
资阳市	658355.0	75067.4	561149.1	555374.7	59.7	4527.5	644261.5	544154.8	66059.2	258386.5
雁江区	302860.6	29263.9	264303.7	263432.8	38.2	1474.5	299997.4	249598.3	31864.8	123372.3
安岳县	247093.8	30958.5	206537.8	203088.7	21.5	2292.5	238779.5	205330.3	22518.7	93395.7
乐至县	108400.6	14845.0	90307.5	88853.1	0.0	760.6	105484.6	89226.2	11675.7	41618.5
阿坝州	222252.3	126162.6	91274.4	90098.9	4.9	1809.4	226981.6	185060.6	33616.1	116345.0
马尔康市	50001.1	25446.9	23641.4	23621.5	0.0	82.0	49408.3	38398.5	9601.8	26386.9
汶川县	24248.6	12645.1	11119.3	10898.3	0.0	392.8	26551.7	22757.8	2679.1	13687.5
理 县	9800.7	7268.5	2391.1	2357.7	0.0	123.6	9088.6	8019.0	846.3	4779.3
茂 县	25341.7	12711.5	11668.6	11361.9	0.0	143.0	25342.1	23030.1	1718.5	12837.8
松潘县	11701.7	6867.2	4511.0	4465.8	0.0	180.2	11732.7	10041.1	997.9	7059.3
九寨沟县	19144.4	9660.7	9115.0	9073.7	0.0	211.4	19379.5	15969.1	2589.5	10594.4
金川县	12558.6	7629.3	4670.8	4517.6	0.0	75.2	13426.5	8094.6	5080.9	6924.6
小金县	9878.2	5201.2	4477.1	4281.6	2.4	110.7	9276.9	7594.3	860.7	5259.1
黑水县	9117.3	7101.5	1903.1	1893.0	0.0	85.8	9805.1	8257.5	1414.7	6925.9
壤塘县	8600.1	6345.6	2199.0	2103.3	2.0	25.6	8871.5	6902.6	1419.0	4172.0
阿坝县	16700.8	9029.2	7506.7	7499.6	0.5	139.7	16404.4	10755.3	4523.0	4883.2
若尔盖县	13831.2	8324.1	5149.4	5123.6	0.0	144.5	16945.8	16149.9	597.1	7400.2
红原县	11327.9	7931.8	2921.9	2901.3	0.0	94.9	10748.6	9090.8	1287.6	5434.9
甘孜州	238503.1	131092.5	95039.8	93619.2	111.8	7753.4	230896.1	195554.6	22949.1	112304.4
康定市	78078.1	29863.9	46528.5	46385.7	105.9	248.1	79706.1	66530.8	10682.9	34034.4
泸定县	17090.8	10586.5	5947.3	5772.3	0.0	447.1	15957.7	14987.6	557.2	8055.4

续表 4-3-3（5）

分类	总收入(万元)	财政拨款收入	事业收入			上级补助收入	总支出(万元)	业务活动费用	单位管理费用	总支出中人员经费(万元)
				医疗收入	科教收入					
丹巴县	13711.2	7557.9	5682.9	5682.9	0.0	265.4	13666.6	11491.5	1444.9	6453.2
九龙县	8623.8	4459.8	3047.1	3040.9	0.0	105.8	7860.5	6539.0	1143.2	4103.8
雅江县	7310.2	4700.3	2432.6	2398.1	0.0	151.3	6872.3	5782.4	447.5	4117.7
道孚县	8370.9	3146.8	2602.3	2537.4	0.0	2217.7	6577.7	6238.6	133.9	3535.4
炉霍县	6432.2	4085.8	2156.7	2156.7	0.0	149.4	8586.8	4368.9	1733.1	3918.4
甘孜县	14094.9	8259.7	5355.4	5339.5	0.0	105.6	13120.9	12047.0	845.3	5914.4
新龙县	10654.2	9064.9	1086.5	1080.5	0.0	374.7	5566.1	5080.2	85.2	3120.9
德格县	7502.5	4480.0	2519.4	2514.9	4.5	458.7	7273.2	6764.0	293.4	4212.6
白玉县	9415.0	7081.4	1897.0	1897.0	0.0	421.3	8882.0	5936.2	2515.5	5152.7
石渠县	4791.4	2700.9	2013.1	1965.0	0.0	72.8	4354.9	3868.8	0.0	2170.9
色达县	11382.3	8819.0	2302.3	1938.7	0.0	220.9	11066.2	10828.5	48.6	5481.6
理塘县	9682.1	6644.7	2700.6	2617.2	0.5	4.0	8524.7	7256.5	297.1	3781.8
巴塘县	8228.3	4453.4	3538.4	3269.3	0.0	174.5	7814.8	6185.0	487.8	4417.1
乡城县	5967.1	3950.0	1579.6	1577.2	0.9	335.7	7208.5	4718.1	1788.1	3109.7
稻城县	10996.5	7127.9	1775.7	1775.7	0.0	1889.1	10828.1	10482.9	0.1	7234.0
得荣县	6171.8	4109.6	1874.7	1670.3	0.0	111.4	7029.1	6448.6	445.3	3490.5
凉山州	1123640.2	351442.6	721899.2	706914.2	390.3	9203.9	987778.1	814548.8	110640.4	387337.3
西昌市	462062.8	100940.2	339508.7	332493.9	154.2	324.2	402152.4	333197.9	42486.5	149452.4
会理市	85066.3	24538.2	56704.8	56262.3	151.0	2275.7	77322.6	62935.4	9835.0	32464.4
木里县	21999.7	11169.5	10060.1	9597.4	0.0	358.9	22443.2	18808.5	2749.6	9243.1
盐源县	58108.4	18562.6	34694.5	33808.9	0.0	694.8	49849.6	38416.7	8726.8	18727.4
德昌县	58235.6	20863.5	36437.6	35546.5	20.3	211.8	48188.2	41845.4	4192.7	18100.3
会东县	61200.7	20291.1	38871.6	38263.3	0.0	372.5	51820.4	41302.8	4529.8	19621.3
宁南县	43204.2	12705.4	27858.8	27467.1	2.0	218.3	40340.4	33771.7	5292.2	17282.4
普格县	18341.9	8786.9	9149.3	8837.4	10.0	187.0	17718.9	12702.0	4476.9	7389.3
布拖县	27184.3	13755.8	12767.7	12137.9	50.0	387.1	23628.6	21462.0	1497.1	10366.4
金阳县	28304.8	15320.9	11434.5	11040.4	0.0	350.4	29219.3	24695.4	3432.7	10061.3
昭觉县	34016.9	11344.3	21169.5	20895.0	0.0	608.0	32051.2	26657.6	3400.7	13017.1
喜德县	24283.4	11342.4	12175.3	12059.7	0.0	549.8	23759.5	21529.3	1442.4	10059.7
冕宁县	56932.0	13277.3	38982.4	37940.0	0.0	429.9	49303.9	38598.9	6687.2	21727.6
越西县	34847.2	11873.1	21047.2	20286.0	0.0	632.6	33215.3	26978.1	2476.9	11957.4
甘洛县	35598.0	17926.6	17123.9	16920.9	0.0	418.2	27720.5	24417.8	1112.5	12432.0
美姑县	24621.4	8267.5	15479.4	15151.9	0.0	608.9	26964.4	20398.7	4317.6	11356.7
雷波县	49632.8	30477.3	18434.0	18205.8	2.8	575.9	32079.8	26830.6	3983.8	14078.8

表 4-3-4 2021 年全省各类政府办医疗机构收入与支出

指 标	医院			社区卫生服务中心	乡镇卫生院	妇幼保健院
		综合医院	中医医院			
机构数（个）	588	303	148	423	3618	193
总收入（万元）	17930585.70	12821996.00	2755492.60	838103.60	2671734.40	986112.40
财政拨款收入	1819037.50	1278456.50	272599.40	350639.20	1125018.20	312462.80
事业收入	15658003.50	11205002.40	2439793.00	459955.20	1459528.80	653701.60
医疗收入	15570684.60	11141657.50	2432996.40	450728.10	1432586.10	651692.00
门急诊收入	5428289.10	3797305.80	827725.60	368921.50	599334.30	415240.70
检查收入	1330482.30	1024457.30	157613.70	21775.50	62067.80	91981.20
化验收入	769836.60	550824.60	89977.00	25213.60	57132.90	117005.50
治疗收入	777016.50	477764.80	116935.10	26278.20	41826.50	46964.80
手术收入	158305.60	112148.90	14099.40	1661.40	10109.40	10743.80
卫生材料收入	192469.10	137328.40	19320.60	3183.40	11431.20	10911.70
药品收入	1763873.10	1183748.30	356560.70	246208.30	328988.30	89594.80
西药收入	1233289.20	949964.80	116854.80	214284.60	225637.40	69673.90
中药收入	530583.90	233783.50	239705.90	31820.70	103304.30	19920.90
住院收入	10135999.10	7338268.80	1604791.50	81806.60	833251.80	235598.40
检查收入	1160215.00	849873.80	167370.00	8354.40	88221.30	18711.60
化验收入	1260556.80	955606.00	185156.00	10997.80	139594.20	37689.60
治疗收入	1875763.60	1228174.80	360789.00	19105.00	128842.30	45455.60
手术收入	885117.00	679421.50	112155.40	1095.60	15714.70	32869.20
卫生材料收入	1875804.70	1493904.30	248044.50	2624.80	35724.60	17279.80
药品收入	2141593.60	1532360.20	378573.50	30322.80	318582.30	40636.30
西药收入	1904333.30	1437514.00	261960.10	24994.00	267487.80	36219.00
中药收入	237260.30	94846.20	116613.40	5328.80	51044.00	4417.30
药品收入中：基本药物收入	1348188.80	948266.20	248495.10			49113.00
科教收入	83629.10	59959.20	6616.80	4.50	31.90	480.20
上级补助收入	12534.60	8913.10	2738.30	4331.80	13425.00	3078.00
总支出（万元）	16807247.70	11988341.50	2683623.00	791529.10	2628149.60	934936.80
业务活动费用	14888003.50	10682063.60	2358241.90	767622.90	2528582.60	777428.70
单位管理费用	1708807.30	1176652.50	285188.00	19694.20	69360.00	146867.70
总支出中：人员经费	6511173.90	4558008.40	1031804.10	294440.30	1179854.40	426816.50
卫生材料费	3184402.70	2436602.70	435750.40			100698.10
药品费	3809397.50	2689277.80	677041.50			127963.90
基本药物费用	1210645.40	829363.10	229509.10			57629.70
次均门诊费用（元）	287.43	289.15	231.01	134.50	64.87	218.60
检查费	70.45	78.01	43.99	7.94	6.72	48.42
化验费	40.76	41.94	25.11	9.19	6.18	61.60
治疗费	41.14	36.38	32.63	9.58	4.53	24.72
手术费	8.38	8.54	3.93	0.61	1.09	5.66
卫生材料费	10.19	10.46	5.39	1.16	1.24	5.74
药品费	93.40	90.14	99.51	89.76	35.61	47.17
次均住院费用（元）	10137.42	10307.37	8377.50	2337.61	2043.27	4443.89
检查费	1160.38	1193.74	873.72	238.73	216.33	352.94
化验费	1260.73	1342.25	966.57	314.26	342.31	710.91
治疗费	1876.03	1725.10	1883.43	545.92	315.94	857.39
手术费	885.24	954.32	585.49	31.31	38.54	619.98
卫生材料费	1876.07	2098.35	1294.87	75.00	87.60	325.93
药品费	2141.89	2152.36	1976.27	866.47	781.22	766.49
出院病人日均费用（元）	1003.39	1211.53	847.80	302.34	288.63	796.67

注：本表只统计收入大于零的机构，中药收入包括中成药收入和中草药收入，中医医院不包括中西医结合医院和民族医医院。

表 4-3-5　2021 年全省公立医院收入与支出

指　标	医院	三级医院	二级医院	一级医院
机构数（个）	650	258	288	37
总收入（万元）	18421243.80	16074214.70	2242790.10	24064.90
财政拨款收入	1827541.00	1314519.30	485285.90	6414.20
事业收入	16118012.20	14362414.80	1684367.20	15712.30
医疗收入	16030544.70	14277064.40	1682252.90	15712.30
门急诊收入	5594516.40	4986499.90	571867.20	9715.00
检查收入	1365565.30	1229623.80	131595.70	1711.70
化验收入	791017.80	694915.70	90933.90	711.90
治疗收入	799462.80	717718.70	76238.90	2389.50
手术收入	164743.50	149063.20	14307.40	228.70
卫生材料收入	198587.10	178938.30	18826.40	204.20
药品收入	1823888.20	1628701.00	180996.20	3188.50
西药收入	1274901.90	1146875.80	117037.60	2661.40
中药收入	548986.30	481825.20	63958.60	527.10
住院收入	10430408.20	9285850.30	1109479.70	6001.90
检查收入	1194513.10	1068066.90	123908.60	340.20
化验收入	1297512.30	1139913.30	154991.60	501.30
治疗收入	1929166.90	1674398.10	242709.40	1408.10
手术收入	909124.20	844677.70	62866.90	200.30
卫生材料收入	1918591.10	1804196.50	112600.90	454.80
药品收入	2214865.20	1961369.00	246498.90	1928.60
西药收入	1967443.70	1753398.80	208024.30	1764.80
中药收入	247421.50	207970.20	38474.60	163.80
药品收入中：基本药物收入	1403134.80	1194599.10	199356.60	3125.80
科教收入	83777.70	83204.30	573.40	0.00
上级补助收入	14188.50	4771.30	7988.80	743.10
总支出（万元）	17296795.40	15080185.60	2112147.00	24885.00
业务活动费用	15320803.80	13458282.40	1781084.60	19017.60
单位管理费用	1758499.80	1450380.10	288565.60	5259.30
总支出中：人员经费	6693001.20	5753324.30	891904.70	12615.10
卫生材料费	3265122.50	2993746.50	265092.50	1279.60
药品费	3939795.10	3501291.80	418679.00	5016.80
基本药物费用	1266484.70	1073818.10	180067.00	3213.40
次均门诊费用（元）	287.73	308.82	183.58	134.47
检查费	70.23	76.15	42.24	23.69
化验费	40.68	43.04	29.19	9.85
治疗费	41.12	44.45	24.47	33.07
手术费	8.47	9.23	4.59	3.17
卫生材料费	10.21	11.08	6.04	2.83
药品费	93.80	100.87	58.10	44.13
次均住院费用（元）	10125.89	11168.18	5753.70	4844.15
检查费	1159.64	1284.57	642.58	274.58
化验费	1259.63	1370.98	803.78	404.60
治疗费	1872.84	2013.81	1258.68	1136.48
手术费	882.58	1015.90	326.02	161.66
卫生材料费	1862.58	2169.92	583.94	367.07
药品费	2150.20	2358.96	1278.33	1556.58
出院病人日均费用（元）	999.92	1155.62	493.35	251.01

注：本表只统计收入大于零的机构，中药收入包括中成药收入和中草药收入。

表 4-4-1 2017—2021 年全省卫生部门综合医院收入与支出

指 标	2017	2018	2019	2020	2021
机构数（个）	275	279	277	277	275
平均每所医院总收入（万元）	31817.17	35112.53	40716.05	42090.04	45540.17
财政拨款收入	2075.71	2676.12	3052.81	5826.83	4475.55
事业收入	29228.28	31797.82	36884.80	35063.66	39851.42
医疗收入	29100.97	31660.59	36734.97	34877.74	39626.42
门急诊收入	8922.89	9955.77	11673.94	11370.47	13501.96
检查收入	2345.44	2666.87	3056.74	3070.75	3641.16
化验收入	920.73	1058.17	1294.04	1467.96	1962.37
治疗收入	901.58	1062.25	1309.43	1320.43	1703.94
手术收入	204.53	243.08	312.70	319.93	399.85
卫生材料收入	361.10	386.56	430.14	416.70	487.75
药品收入	3457.11	3724.99	4309.52	3888.66	4208.71
西药收入	2841.59	3078.81	3433.69	3057.93	3375.67
中药收入	606.39	644.57	863.58	821.99	833.03
住院收入	20178.08	21704.82	25050.34	23496.43	26103.17
检查收入	2202.29	2409.05	2733.09	2681.34	3016.32
化验收入	2454.10	2744.45	3256.51	3207.72	3410.95
治疗收入	3248.73	3600.49	4186.80	3844.37	4347.26
手术收入	1310.59	1503.46	2025.54	1985.57	2429.59
卫生材料收入	3745.07	4123.50	4749.94	4681.63	5329.10
药品收入	5287.83	5319.55	5907.15	5167.00	5453.20
西药收入	4928.35	4977.77	5527.90	4856.35	5119.71
中药收入	358.56	341.62	377.06	307.59	333.49
药品收入中：基本药物收入	2899.93	3073.94	3393.71	2900.32	3361.20
科教收入	127.31	137.23	149.83	185.92	214.29
上级补助收入	0.00	0.00	11.92	46.55	30.70
平均每所医院总支出（万元）	30585.55	33308.10	37695.92	38323.31	42564.13
业务活动费用	26315.09	28455.11	33798.04	34060.76	37982.49
单位管理费用	2873.91	3142.29	3569.28	3785.53	4121.21
总支出中：人员经费	10524.14	11705.58	13611.49	14288.74	16161.62
卫生材料费	5207.96	5899.08	7052.50	7214.25	8688.96
药品费	8641.44	8956.56	10046.80	8929.04	9564.48
基本药物费用	2679.41	2680.27	3159.15	2616.73	2922.68
次均门诊费用（元）	242.21	255.49	263.06	287.87	289.59
检查费	63.67	68.44	68.88	77.74	78.09
化验费	24.99	27.16	29.16	37.17	42.09
治疗费	24.47	27.26	29.51	33.43	36.55
手术费	5.55	6.24	7.05	8.10	8.58
卫生材料费	9.80	9.92	9.69	10.55	10.46
药品费	93.84	95.59	97.11	98.45	90.27
次均住院费用（元）	8594.16	9072.96	9498.49	10164.38	10272.23
检查费	937.99	1007.02	1036.32	1159.93	1186.99
化验费	1045.24	1147.23	1234.79	1387.63	1342.29
治疗费	1383.68	1505.06	1587.53	1663.05	1710.75
手术费	558.20	628.47	768.04	858.94	956.10
卫生材料费	1595.08	1723.69	1801.06	2025.24	2097.13
药品费	2252.17	2223.65	2239.85	2235.20	2145.96
出院病人日均费用（元）	930.10	985.91	1080.12	1168.27	1218.36

注：本表只统计卫生部门办县及县上综合医院。

表 4-4-2 2021 年全省卫生部门办五级综合医院收入与支出

指 标	合计	省部属	地级市属	县级市属	县属
机构数（个）	275	10	42	92	131
平均每所医院总收入（万元）	45540.17	287169.37	103585.15	27883.54	20885.43
财政拨款收入	4475.55	14832.17	8788.72	2841.31	3449.83
事业收入	39851.42	258456.13	92284.35	24654.68	17026.01
医疗收入	39626.42	252945.82	92207.55	24637.60	17010.92
门急诊收入	13501.96	99161.53	28374.35	8592.24	5642.87
检查收入	3641.16	28112.79	7794.85	2197.89	1454.98
化验收入	1962.37	11262.75	4121.46	1464.77	909.66
治疗收入	1703.94	10365.71	4055.61	1141.88	683.49
手术收入	399.85	2687.09	999.07	262.07	129.89
卫生材料收入	487.75	3588.30	1059.69	262.76	225.70
药品收入	4208.71	36328.84	8265.08	2478.45	1671.42
西药收入	3375.67	31646.00	6504.72	1918.68	1237.66
中药收入	833.03	4682.84	1760.36	559.77	433.76
住院收入	26103.17	153780.13	63760.30	16022.76	11362.92
检查收入	3016.32	15451.21	7657.65	2032.81	1269.73
化验收入	3410.95	15162.01	8030.68	2363.42	1768.45
治疗收入	4347.26	17209.90	11591.08	2929.64	2038.51
手术收入	2429.59	20475.96	5538.72	1330.12	827.34
卫生材料收入	5329.10	44202.25	13652.36	2519.88	1666.05
药品收入	5453.20	31801.86	12782.69	3390.86	2540.29
西药收入	5119.71	30798.67	12078.59	3133.93	2322.98
中药收入	333.49	1003.19	704.10	256.93	217.31
药品收入中：基本药物收入	3361.20	18728.04	6627.14	2404.72	1812.80
科教收入	214.29	5387.49	76.49	13.43	4.63
上级补助收入	30.70	162.77	6.90	14.29	39.78
平均每所医院总支出（万元）	42564.13	271858.76	95526.31	26744.37	19190.53
业务活动费用	37982.49	250873.91	85938.11	23491.73	16532.86
单位管理费用	4121.21	18702.69	8573.63	2959.90	2396.21
总支出中：人员经费	16161.62	94441.63	36537.01	10667.10	7512.24
卫生材料费	8688.96	64499.40	21140.25	4815.62	3156.81
药品费	9564.48	66661.67	20905.76	5821.16	4198.68
基本药物费用	2922.68	6572.07	6595.71	2360.50	1861.30
次均门诊费用（元）	289.59	532.44	293.45	231.75	211.96
检查费	78.09	150.95	80.62	59.28	54.65
化验费	42.09	60.47	42.62	39.51	34.17
治疗费	36.55	55.66	41.94	30.80	25.67
手术费	8.58	14.43	10.33	7.07	4.88
卫生材料费	10.46	19.27	10.96	7.09	8.48
药品费	90.27	195.07	85.48	66.85	62.78
次均住院费用（元）	10272.23	19702.27	12453.35	8317.87	6514.28
检查费	1186.99	1979.60	1495.66	1055.29	727.93
化验费	1342.29	1942.55	1568.51	1226.92	1013.84
治疗费	1710.75	2204.93	2263.91	1520.86	1168.66
手术费	956.10	2623.37	1081.80	690.51	474.31
卫生材料费	2097.13	5663.18	2666.51	1308.14	955.13
药品费	2145.96	4074.45	2496.65	1760.29	1456.33
出院病人日均费用（元）	1218.36	2477.00	1398.34	960.71	817.19

表 4-5-1　2017—2021 年全省医院次均门诊费用和次均住院费用

分　类	年份	次均门诊费用(元)			占门诊费用比例(%)		次均住院费用(元)			占住院费用比例(%)	
			药费	检查治疗费	药费	检查治疗费		药费	检查治疗费	药费	检查治疗费
合　计	2017	237.87	89.83	84.79	37.77	35.65	7592.47	2095.56	2625.81	27.60	34.58
	2018	256.38	92.36	95.15	36.02	37.11	8072.73	2085.64	2881.65	25.84	35.70
	2019	269.80	95.83	100.19	35.52	37.13	8528.00	2143.48	3100.49	25.13	36.36
	2020	297.64	100.53	112.85	33.78	37.91	9088.45	2142.89	3342.69	23.58	36.78
	2021	306.15	95.22	118.36	31.10	38.66	9263.28	2087.71	3512.06	22.54	37.91
公立医院	2017	236.97	94.06	83.48	39.69	35.23	8523.03	2265.32	2950.89	26.58	34.62
	2018	248.06	95.08	90.29	38.33	36.40	8956.48	2225.01	3208.40	24.84	35.82
	2019	257.23	97.46	94.13	37.89	36.59	9351.16	2253.44	3437.76	24.10	36.76
	2020	281.92	100.13	106.28	35.52	37.70	10005.35	2242.72	3735.02	22.42	37.33
	2021	287.73	93.80	111.35	32.60	38.70	10125.89	2150.20	3915.07	21.23	38.66
三级医院	2017	278.62	113.03	96.90	40.57	34.78	10732.60	2822.92	3687.15	26.30	34.35
	2018	280.46	108.00	102.31	38.51	36.48	10429.30	2576.79	3703.75	24.71	35.51
	2019	287.76	108.66	106.22	37.76	36.91	10773.85	2574.71	3945.98	23.90	36.63
	2020	306.51	108.98	115.94	35.56	37.83	11217.58	2497.33	4182.58	22.26	37.29
	2021	308.82	100.87	120.60	32.66	39.05	11168.18	2358.96	4314.29	21.12	38.63
二级医院	2017	158.64	57.74	58.71	36.39	37.01	5341.71	1465.62	1877.15	27.44	35.14
	2018	158.59	59.00	57.29	37.20	36.13	5516.00	1409.86	2028.06	25.56	36.77
	2019	165.41	63.62	57.94	38.46	35.03	5728.93	1444.94	2126.79	25.22	37.12
	2020	184.01	64.50	68.07	35.05	37.00	5957.25	1394.13	2235.73	23.40	37.53
	2021	183.58	58.10	66.72	31.65	36.34	5753.70	1278.33	2227.29	22.22	38.71
一级医院	2017	79.61	31.38	31.11	39.41	39.08	3887.47	1125.84	1454.96	28.96	37.43
	2018	72.52	35.71	23.88	49.24	32.93	4753.19	2198.25	1362.76	46.25	28.67
	2019	77.25	41.25	23.62	53.40	30.57	4964.10	2411.56	1361.33	48.58	27.42
	2020	107.61	48.74	28.93	45.30	26.88	5528.20	1362.44	1983.45	24.65	35.88
	2021	134.47	44.13	56.77	32.82	42.22	4844.15	1556.58	1572.72	32.13	32.47

注：① 按当年价格计算；② 出院病人检查治疗费中含手术费。

表 4-5-2　2017—2021 年全省卫生部门办五级综合医院次均门诊费用和次均住院费用

分　类	年份	次均门诊费用（元）			占门诊费用比例（%）		次均住院费用（元）			占住院费用比例（%）	
			药费	检查治疗费	药费	检查治疗费		药费	检查治疗费	药费	检查治疗费
合　计	2017	242.21	93.84	88.14	38.74	36.39	8594.16	2252.17	2879.87	26.21	33.51
	2018	255.49	95.59	95.70	37.42	37.46	9072.96	2223.65	3140.55	24.51	34.61
	2019	263.06	97.11	98.39	36.92	37.40	9498.49	2239.85	3391.89	23.58	35.71
	2020	287.87	98.45	111.17	34.20	38.62	10164.38	2235.20	3681.92	21.99	36.22
	2021	289.59	90.27	114.64	31.17	39.59	10272.23	2145.96	3853.85	20.89	37.52
省部属	2017	490.29	229.42	161.10	46.79	32.86	18314.05	4710.26	5669.67	25.72	30.96
	2018	541.46	239.89	190.39	44.30	35.16	18414.46	4421.82	5926.93	24.01	32.19
	2019	500.09	208.33	183.81	41.66	36.76	18730.82	4162.65	6339.98	22.22	33.85
	2020	563.76	228.57	206.69	40.54	36.66	20219.09	4348.28	6722.92	21.51	33.25
	2021	532.44	195.07	206.61	36.64	38.80	19702.27	4074.45	6807.91	20.68	34.55
地级市属	2017	244.89	91.83	91.85	37.50	37.51	10815.47	2753.10	3754.82	25.46	34.72
	2018	252.80	91.11	97.72	36.04	38.65	11334.56	2726.04	4081.09	24.05	36.01
	2019	266.91	96.74	100.81	36.25	37.77	11820.63	2742.98	4363.46	23.21	36.91
	2020	292.92	93.07	117.03	31.77	39.95	12660.70	2723.89	4747.26	21.51	37.50
	2021	293.45	85.48	122.56	29.13	41.76	12453.35	2496.65	4841.36	20.05	38.88
县级市属	2017	181.32	62.08	67.88	34.24	37.44	6519.28	1695.07	2320.77	26.00	35.60
	2018	189.82	64.34	71.39	33.89	37.61	6977.68	1716.25	2487.84	24.60	35.65
	2019	198.08	67.53	73.68	34.09	37.20	7361.04	1766.86	2694.93	24.00	36.61
	2020	220.75	69.55	86.08	31.51	39.00	8063.93	1781.40	3042.03	22.09	37.72
	2021	231.75	66.85	90.08	28.85	38.87	8317.87	1760.29	3266.65	21.16	39.27
县　属	2017	169.58	56.55	65.65	33.34	38.71	5402.62	1515.67	1746.18	28.05	32.32
	2018	176.63	57.60	68.59	32.61	38.84	5702.32	1465.99	1923.88	25.71	33.74
	2019	189.21	64.13	71.72	33.89	37.91	6116.06	1537.72	2119.95	25.14	34.66
	2020	204.84	65.32	79.59	31.89	38.85	6508.96	1506.98	2310.54	23.15	35.50
	2021	211.96	62.78	80.33	29.62	37.90	6514.28	1456.33	2370.90	22.36	36.40

注：① 按当年价格计算；② 出院病人检查治疗费中含手术费。

表 4-5-3　2021 年市（州）及县（市、区）医院次均门诊费用和次均住院费用

地　区	次均门诊费用（元）	药费	检查治疗费	次均住院费用（元）	药费	检查治疗费
总　计	**306.15**	**95.22**	**118.36**	**9263.28**	**2087.71**	**3512.06**
成都市	422.51	127.67	165.75	12458.15	2801.69	4835.55
锦江区	399.84	119.59	139.81	13916.18	3221.63	5682.82
青羊区	513.48	159.37	207.74	15628.38	3260.10	6088.67
金牛区	482.74	223.11	128.18	13754.78	3043.06	5761.94
武侯区	631.07	156.60	279.45	17978.12	3789.47	6920.05
成华区	388.47	123.70	134.45	11794.33	3439.31	4149.77
龙泉驿区	270.59	74.30	104.11	8442.18	2187.03	2879.71
青白江区	246.31	89.79	77.46	8294.81	1998.41	3659.59
新都区	246.89	78.07	95.06	8886.76	2105.16	3469.50
温江区	303.46	96.40	119.68	12910.59	2395.87	5604.33
双流区	265.15	77.97	100.26	9672.48	2609.98	3409.79
郫都区	241.01	76.00	87.96	11240.99	2548.97	3927.57
新津区	222.52	76.16	74.59	7048.78	1736.99	2851.37
金堂县	227.23	79.21	87.58	8158.16	1882.34	3169.36
大邑县	204.68	67.07	73.87	6167.71	1700.89	2368.53
蒲江县	189.99	73.71	68.56	5823.84	1263.40	2546.62
都江堰市	245.95	95.82	85.52	7334.49	1799.79	3019.91
彭州市	203.32	81.51	57.73	7771.77	2008.94	2671.50
邛崃市	188.37	51.76	60.91	6860.03	1244.32	2933.91
崇州市	236.36	90.93	73.03	7916.11	2279.84	2922.64
简阳市	326.55	110.94	124.50	10449.35	2567.91	3775.78
自贡市	187.49	63.91	72.02	9267.70	1756.45	4085.58
自流井区	217.09	58.56	89.40	11278.16	1981.21	5274.49
贡井区	155.33	74.32	53.30	11666.71	1635.93	6194.43
大安区	164.86	91.48	40.35	8024.64	1818.71	2617.41
沿滩区	111.67	32.13	37.33	10365.84	2889.80	3809.56
荣　县	162.76	58.74	62.75	6321.57	1334.16	2275.55
富顺县	175.83	69.30	67.16	6845.74	1564.67	2763.18
攀枝花市	302.25	109.41	113.19	8787.79	1772.06	3439.19
东　区	381.29	137.72	149.07	10510.27	2176.02	4200.28
西　区	206.46	78.56	75.63	6524.38	1282.44	1652.58
仁和区	240.32	95.06	78.45	6803.79	1067.69	2761.47
米易县	164.12	51.76	47.64	4928.72	893.27	2068.25
盐边县	153.81	59.29	54.60	3239.77	711.99	1462.10

续表 4-5-3（1）

地 区	次均门诊费用（元）			次均住院费用（元）		
		药费	检查治疗费		药费	检查治疗费
泸州市	289.52	98.88	114.26	9774.72	2447.15	3604.43
江阳区	357.72	116.07	144.88	14379.08	3377.05	5396.34
纳溪区	146.34	58.04	46.81	5351.66	1666.97	1670.16
龙马潭区	277.61	114.51	100.79	11910.02	3158.04	4548.70
泸 县	246.75	73.24	122.70	5320.57	1264.77	2067.79
合江县	182.45	67.27	70.95	6690.91	1698.51	2584.02
叙永县	236.28	69.83	83.39	6521.29	1752.32	2205.52
古蔺县	261.79	82.29	93.42	6106.51	1731.23	1786.40
德阳市	231.42	69.35	87.70	9013.00	1729.15	3672.77
旌阳区	292.14	79.12	109.62	10839.71	2141.37	4236.31
罗江区	161.82	48.56	63.63	7240.14	1266.24	3212.70
中江县	210.43	67.66	66.36	8790.93	1482.34	3775.79
广汉市	235.80	71.76	96.73	8467.40	1813.32	3100.61
什邡市	194.07	58.70	90.30	7280.24	1297.67	3272.88
绵竹市	159.32	61.00	52.84	7582.56	1450.60	3297.82
绵阳市	236.03	73.70	81.06	9480.99	2048.77	3503.89
涪城区	298.65	86.62	104.27	12028.03	2562.67	4140.50
游仙区	271.22	85.47	81.06	11619.79	2469.21	4536.31
安州区	171.85	53.91	48.04	5999.34	1442.76	1913.54
三台县	162.79	62.30	59.95	7611.99	1388.07	3360.97
盐亭县	174.70	56.80	59.62	6604.91	1874.23	2251.37
梓潼县	156.29	53.48	57.75	6574.83	1956.55	1972.84
北川县	146.91	47.80	60.10	6401.44	1457.25	2623.18
平武县	106.49	37.86	36.55	5942.04	1362.55	2398.09
江油市	214.28	70.26	76.04	8240.16	1670.13	3273.32
广元市	222.42	63.56	88.03	7221.56	1387.58	2753.48
利州区	235.13	62.71	96.86	8541.93	1418.74	3458.74
昭化区	143.52	45.57	55.60	4116.54	926.79	1120.21
朝天区	195.24	63.51	70.85	5355.22	1089.67	1960.21
旺苍县	185.71	56.04	64.05	5309.81	1228.32	1870.29
青川县	191.27	48.63	71.06	4627.74	1087.56	1375.23
剑阁县	185.07	55.56	66.53	6382.08	1467.89	2191.76
苍溪县	251.94	88.39	98.26	6179.58	1527.95	2144.31

续表 4-5-3（2）

地　区	次均门诊费用（元）	药费	检查治疗费	次均住院费用（元）	药费	检查治疗费
遂宁市	249.03	73.31	96.96	8964.40	1627.27	3710.26
船山区	290.87	79.27	118.69	11388.46	1867.65	4794.49
安居区	179.41	61.93	67.72	4689.53	818.59	1934.01
蓬溪县	172.89	49.81	69.49	5955.42	1253.94	2436.48
大英县	187.08	51.70	69.52	5658.49	1208.40	2262.98
射洪市	218.82	80.33	72.79	7484.26	1695.65	2946.36
内江市	246.08	75.09	87.95	8200.42	1881.58	3073.27
市中区	270.37	83.50	93.28	10145.56	2225.63	3766.64
东兴区	251.24	66.33	99.76	7999.80	1724.25	3147.59
威远县	210.51	64.39	73.00	5760.91	1594.13	1885.45
资中县	225.11	58.92	80.32	7556.94	1715.42	3034.29
隆昌市	243.87	96.46	84.06	7943.12	1946.80	2842.02
乐山市	232.04	83.44	83.07	8584.72	2142.74	2924.09
市中区	292.18	102.45	108.80	11802.11	2710.66	4124.82
沙湾区	159.88	37.96	45.76	4915.96	1783.04	1119.71
五通桥区	140.25	53.82	42.78	6181.36	1418.01	2787.29
金口河区	148.88	45.32	47.26	3423.90	752.52	1201.86
犍为县	182.47	81.79	56.60	7090.16	2141.63	2389.86
井研县	163.06	56.48	50.50	5708.62	1423.73	2225.41
夹江县	233.54	87.80	90.57	7376.22	1963.30	2471.03
沐川县	164.48	53.91	47.00	5332.72	1524.99	1556.71
峨边县	173.95	56.87	49.86	3766.02	1086.94	1184.51
马边县	199.21	48.80	72.49	3834.91	1244.29	1123.06
峨眉山市	182.16	70.51	65.98	7875.16	1988.26	2392.29
南充市	255.24	85.52	96.41	8691.23	2017.35	3120.61
顺庆区	334.37	107.15	138.97	12679.65	2732.35	4617.10
高坪区	184.64	63.43	72.11	7265.97	2014.83	2578.55
嘉陵区	191.77	38.19	117.58	5068.93	1250.72	1875.52
南部县	198.03	72.88	64.05	6940.92	1620.99	2736.51
营山县	206.50	67.61	64.92	7046.25	1563.53	2415.32
蓬安县	188.00	66.29	46.58	5450.38	1467.73	1812.96
仪陇县	201.11	68.69	64.10	6395.90	1619.96	2273.86
西充县	174.91	65.64	50.30	6418.82	1648.02	2126.75
阆中市	209.69	82.54	68.69	7183.07	1725.44	2464.45

续表 4-5-3（3）

地　区	次均门诊费用（元）			次均住院费用（元）		
		药费	检查治疗费		药费	检查治疗费
眉山市	246.11	83.92	95.61	7305.80	1732.04	2818.28
东坡区	282.52	97.27	116.87	8926.98	1850.29	3716.23
彭山区	197.56	71.29	66.14	5421.35	1186.77	2187.86
仁寿县	245.13	81.15	91.56	7104.38	2077.73	2456.99
洪雅县	204.89	69.89	75.89	5299.49	1284.13	1671.44
丹棱县	194.49	75.14	67.31	5381.40	1540.38	1949.15
青神县	191.61	55.47	73.08	5121.39	1220.60	1811.14
宜宾市	209.72	60.58	87.81	6927.90	1766.71	2453.02
翠屏区	271.30	70.89	126.12	10831.98	2958.06	3540.94
南溪区	176.75	53.62	68.24	5114.11	1447.32	1804.15
叙州区	175.33	56.05	58.83	6811.15	1491.57	2883.56
江安县	142.73	47.80	56.08	3461.27	917.57	1436.54
长宁县	170.76	56.60	65.68	4752.34	1072.89	1941.04
高　县	185.88	52.13	71.53	4687.83	1103.27	1674.44
珙　县	186.38	64.70	72.33	4879.89	1025.66	1824.00
筠连县	147.69	41.87	48.11	3986.91	968.06	1058.81
兴文县	192.56	59.85	72.28	5048.32	1224.60	1710.22
屏山县	199.04	55.46	92.50	5384.04	1319.15	2077.74
广安市	235.18	84.81	83.60	6351.43	1262.21	2392.46
广安区	298.51	110.98	108.62	8462.45	1648.97	3213.94
前锋区	223.08	66.69	79.12	4515.38	1180.03	1526.19
岳池县	217.83	75.54	80.98	5946.57	1119.21	2370.52
武胜县	199.67	81.55	59.28	5701.36	1111.42	2044.65
邻水县	214.22	73.31	75.45	5214.19	1097.83	1868.21
华蓥市	178.33	53.19	75.40	4768.31	958.07	1870.79
达州市	268.46	72.40	112.29	7312.47	1759.05	2412.36
通川区	331.13	86.16	141.57	9613.57	2437.16	2788.55
达川区	276.42	66.36	133.86	8402.71	1583.89	3169.03
宣汉县	241.36	56.44	96.92	5885.48	1214.38	2246.62
开江县	204.91	71.42	51.61	5118.68	1109.31	1753.26
大竹县	246.42	67.03	105.62	6787.63	1296.01	2731.04
渠　县	226.86	82.86	87.72	5855.80	2002.47	1552.33
万源市	210.46	49.85	88.01	5464.84	1654.41	1601.82
雅安市	241.51	84.88	96.97	7253.94	1569.09	2769.64
雨城区	351.41	119.01	154.45	10515.60	2216.86	3990.85

续表 4-5-3（4）

地 区	次均门诊费用（元）	药费	检查治疗费	次均住院费用（元）	药费	检查治疗费
名山区	282.32	97.90	111.50	5617.27	1207.58	2124.76
荥经县	187.26	88.20	64.23	4911.60	1323.73	1791.79
汉源县	211.66	78.64	63.82	5014.60	1030.17	1830.55
石棉县	209.73	69.68	80.10	4577.88	1113.91	1689.27
天全县	123.18	38.84	53.49	6012.30	1186.03	2737.22
芦山县	159.91	54.14	50.31	3808.89	1192.61	979.19
宝兴县	139.02	56.04	37.74	2374.59	819.70	587.33
巴中市	223.09	63.36	79.60	7161.44	1664.76	2793.64
巴州区	260.65	75.09	81.47	8648.01	2011.05	3446.11
恩阳区	166.97	51.73	61.02	6247.81	1609.99	2340.00
通江县	238.93	64.12	103.59	6704.59	1478.16	2633.09
南江县	176.88	51.60	68.79	6568.80	1640.53	2466.87
平昌县	198.95	53.20	75.95	5760.54	1278.07	2207.31
资阳市	253.26	95.58	91.20	9054.69	1889.56	3739.94
雁江区	263.34	87.25	100.57	9195.77	1705.05	3967.28
安岳县	262.21	115.51	89.61	9347.19	2070.99	3772.84
乐至县	213.11	82.57	70.63	8124.51	2090.10	3030.89
阿坝州	207.29	52.31	80.46	4797.62	1115.01	1686.15
马尔康市	225.95	56.52	94.40	8802.27	1871.95	3582.84
汶川县	169.17	43.32	61.60	4931.36	1168.71	1839.30
理 县	197.64	43.41	47.17	3188.82	540.08	861.11
茂 县	220.42	58.78	91.29	3983.75	1054.01	1349.70
松潘县	226.81	38.90	112.77	3303.34	748.77	1208.96
九寨沟县	193.00	39.08	75.89	4687.98	1035.08	1951.11
金川县	194.21	56.64	82.87	3958.17	851.41	1357.06
小金县	190.82	30.50	87.99	3481.48	989.91	1348.99
黑水县	203.49	41.76	45.40	3146.99	872.98	938.38
壤塘县	115.47	20.60	38.97	3924.79	711.11	994.57
阿坝县	247.29	48.28	90.56	3812.93	1009.04	805.37
若尔盖县	274.38	132.51	84.92	2978.07	630.66	715.67
红原县	149.36	25.45	60.80	3167.76	930.23	569.97
甘孜州	167.96	47.65	65.78	5512.91	1433.28	1769.89
康定市	228.87	77.37	84.18	8025.85	2184.51	2603.60
泸定县	192.61	47.29	90.78	3886.03	1068.57	1187.17

续表 4-5-3（5）

地 区	次均门诊费用（元）	药费	检查治疗费	次均住院费用（元）	药费	检查治疗费
丹巴县	163.83	61.95	64.53	3559.82	953.99	1034.68
九龙县	172.65	34.32	81.35	4434.70	799.20	2453.40
雅江县	196.10	50.09	80.93	2789.94	751.15	970.09
道孚县	150.62	27.37	37.48	3619.41	929.46	803.17
炉霍县	170.24	30.58	87.53	3697.70	1331.25	864.14
甘孜县	158.12	38.18	78.46	4697.99	878.73	1800.84
新龙县	136.85	28.24	69.74	2138.16	564.82	739.50
德格县	148.18	36.37	24.05	3653.90	757.15	441.02
白玉县	111.83	44.26	33.37	1972.42	650.76	405.89
石渠县	104.45	39.84	39.31	3136.52	712.40	1240.47
色达县	150.45	28.85	68.58	4010.15	838.14	1354.17
理塘县	104.36	13.80	50.16	3942.43	536.80	803.07
巴塘县	125.01	31.20	49.10	4018.65	1134.00	1239.31
乡城县	131.96	35.81	43.73	3025.36	864.32	745.11
稻城县	114.74	26.44	37.54	3421.80	937.34	1078.99
得荣县	164.47	48.00	56.41	2792.87	481.84	1259.25
凉山州	214.33	65.46	85.54	6026.26	1629.51	1979.68
西昌市	308.75	101.58	129.39	11237.43	2688.39	3882.52
会理市	201.30	63.29	74.23	4866.88	1189.92	1780.09
木里县	194.15	66.87	56.54	4383.68	1501.48	1166.29
盐源县	172.15	49.97	61.94	4145.03	1202.17	1192.53
德昌县	170.69	55.73	65.08	5149.61	1159.38	1961.36
会东县	195.07	52.09	88.65	4822.34	1284.58	1615.39
宁南县	203.03	57.64	81.54	5803.95	1136.64	2190.23
普格县	133.10	24.14	58.23	3608.36	1380.83	1056.45
布拖县	143.25	17.46	22.19	4046.03	1269.55	948.36
金阳县	115.19	20.18	48.67	3142.07	1126.09	965.31
昭觉县	125.22	16.05	55.17	4352.01	1600.79	1287.09
喜德县	151.71	35.33	65.76	4368.02	1602.14	1271.67
冕宁县	127.09	45.22	37.82	4162.84	1491.30	1249.37
越西县	155.28	28.78	57.95	4040.04	1303.62	1108.62
甘洛县	165.15	41.62	78.33	3464.92	924.84	1094.18
美姑县	139.37	20.59	61.38	3972.98	1447.91	1016.52
雷波县	147.70	39.89	57.71	2876.77	888.93	776.94

注：① 按当年价格计算；② 出院病人检查治疗费中含手术费。

表 4-5-4　2021 年市（州）及县（市、区）综合医院次均门诊费用和次均住院费用

地　区	次均门诊费用（元）	药费	检查治疗费	次均住院费用（元）	药费	检查治疗费
总　计	**285.08**	**90.89**	**111.17**	**9228.42**	**2113.30**	**3380.79**
成都市	373.40	124.48	146.98	12617.80	2849.22	4651.92
锦江区	297.17	77.82	143.83	13385.59	2978.85	5897.23
青羊区	519.32	188.16	212.54	18300.63	3861.12	6716.65
金牛区	366.12	115.25	141.21	11864.42	2958.48	4516.34
武侯区	594.20	201.63	238.45	19669.75	4011.40	6900.81
成华区	350.47	136.89	124.79	11849.46	3655.34	3999.68
龙泉驿区	296.45	79.75	115.21	8574.72	2258.17	2794.80
青白江区	260.32	91.48	86.88	8455.65	1927.81	3662.09
新都区	249.15	76.64	96.08	8789.74	2052.50	3388.79
温江区	310.47	99.22	123.13	13440.97	2548.41	5776.67
双流区	254.29	70.86	100.21	9771.24	2507.07	3390.71
郫都区	254.22	80.68	91.38	11985.45	2903.00	3925.44
新津区	234.43	85.47	67.84	6190.27	1799.08	2221.46
金堂县	235.52	83.39	92.56	8159.16	1940.18	3025.33
大邑县	165.84	49.25	55.15	5539.77	1398.79	2150.42
蒲江县	202.47	69.75	79.44	5966.20	1143.34	2602.08
都江堰市	260.01	92.92	103.84	7531.09	1784.79	3260.24
彭州市	211.12	77.90	58.64	7878.83	2063.71	2429.28
邛崃市	177.60	46.44	52.88	7101.45	1324.56	2963.80
崇州市	265.66	96.97	80.00	8406.98	2571.66	2777.27
简阳市	364.45	120.08	139.54	10531.42	2295.89	3772.23
自贡市	191.83	55.42	80.17	9327.82	1807.95	4082.37
自流井区	217.00	58.49	90.22	11478.86	2029.68	5417.56
贡井区	164.49	57.19	70.72	10664.17	1986.96	4810.65
大安区	147.40	45.47	51.94	3648.46	1330.33	1146.24
沿滩区	62.06	10.92	22.84	4215.43	1139.05	1497.15
荣　县	160.34	46.65	68.90	6127.58	1420.50	1971.46
富顺县	177.00	60.50	74.22	6867.38	1581.37	2607.26
攀枝花市	288.52	110.03	106.43	8588.47	1682.84	3530.58
东　区	379.98	150.73	143.97	10418.61	2031.26	4555.17
西　区	206.46	78.56	75.63	6524.38	1282.44	1652.58
仁和区	217.89	65.01	87.37	4449.51	990.36	1424.27
米易县	169.48	55.66	49.87	5138.17	918.30	2098.25
盐边县	157.81	67.01	53.90	3067.84	811.04	1139.66

续表 4-5-4（1）

地　区	次均门诊费用（元）	药费	检查治疗费	次均住院费用（元）	药费	检查治疗费
泸州市	281.97	96.72	109.32	9464.79	2368.43	3384.98
江阳区	344.85	123.23	131.56	14867.52	3571.64	5444.08
纳溪区	148.77	55.23	50.80	5260.45	1704.66	1618.35
龙马潭区	185.24	49.27	64.67	5602.78	1069.50	2674.36
泸　县	239.23	72.41	119.92	5038.06	1215.27	1926.20
合江县	178.33	62.62	72.11	6101.07	1628.62	2252.98
叙永县	265.15	80.18	87.74	6372.82	1735.56	1964.84
古蔺县	241.92	69.44	91.34	6366.03	1855.60	1671.03
德阳市	239.51	69.69	93.87	9634.59	1881.13	3900.68
旌阳区	291.09	79.15	114.03	11968.10	2346.13	4534.87
罗江区	180.06	48.41	75.66	8048.47	1407.95	3520.89
中江县	213.64	66.13	63.13	9325.03	1581.03	4052.61
广汉市	227.50	73.48	88.39	8789.65	2263.73	3263.93
什邡市	201.61	54.97	98.63	7357.47	1304.49	3323.37
绵竹市	188.26	64.48	71.13	7966.46	1508.67	3498.29
绵阳市	230.02	69.81	76.74	9407.23	2069.72	3323.38
涪城区	284.93	83.28	98.10	12950.38	2777.57	4284.40
游仙区	274.37	81.94	44.83	9822.47	2437.12	3306.06
安州区	171.01	53.51	43.68	5877.71	1337.89	1829.80
三台县	160.18	55.77	63.69	7041.35	1216.30	3186.15
盐亭县	173.64	55.86	60.11	6284.20	1824.00	2083.19
梓潼县	162.74	55.70	57.41	7016.53	2235.89	1862.40
北川县	138.78	36.40	58.17	6381.10	1551.62	2487.08
平武县	99.14	25.06	37.18	5536.91	1227.77	2060.80
江油市	221.36	67.93	80.17	8367.20	1710.39	3286.17
广元市	230.64	60.19	100.01	7356.59	1420.77	2822.25
利州区	236.54	58.75	109.59	8865.68	1471.80	3716.03
昭化区	146.38	44.13	58.79	4074.09	931.23	1088.98
朝天区	211.13	58.40	82.82	5603.43	1186.48	1996.57
旺苍县	184.73	51.30	69.44	4906.08	1255.96	1544.89
青川县	188.21	43.59	74.34	4480.90	1128.94	1189.67
剑阁县	251.85	62.34	92.06	6763.02	1613.57	2214.38
苍溪县	265.62	81.36	110.01	6309.67	1473.69	2131.45

续表 4-5-4（2）

地区	次均门诊费用（元）	药费	检查治疗费	次均住院费用（元）	药费	检查治疗费
遂宁市	249.19	70.47	98.29	9101.47	1631.53	3749.61
船山区	290.45	77.79	120.12	11822.81	1876.51	5009.40
安居区	163.28	46.19	68.67	4336.83	829.12	1687.06
蓬溪县	181.47	47.25	76.29	6070.35	1328.38	2534.42
大英县	193.58	55.88	72.40	5395.61	1315.10	1949.55
射洪市	209.91	75.56	62.39	6753.11	1623.54	2509.68
内江市	250.58	73.84	88.70	8125.45	1904.51	2994.36
市中区	264.20	80.10	88.79	9884.54	2098.96	3493.92
东兴区	258.68	69.42	100.40	8272.09	1809.40	3281.70
威远县	220.33	65.00	77.03	5927.28	1679.74	1942.52
资中县	236.93	53.98	84.22	7662.17	1956.68	2870.89
隆昌市	257.24	98.71	88.66	7608.04	1902.40	2878.04
乐山市	232.95	80.88	80.97	8606.42	2052.11	2805.43
市中区	317.32	109.23	113.28	13289.91	2677.64	4427.99
沙湾区	159.26	37.29	45.40	4830.16	1751.56	1159.29
五通桥区	162.40	57.08	50.13	6146.27	1481.87	2587.82
金口河区	148.88	45.32	47.26	3423.90	752.52	1201.86
犍为县	164.07	73.17	50.05	7078.17	2045.12	2209.35
井研县	155.10	47.97	47.43	5692.73	1492.15	2199.26
夹江县	226.84	83.82	88.42	7521.05	2133.70	2297.19
沐川县	164.42	53.90	46.97	5332.72	1524.99	1556.71
峨边县	200.25	60.76	54.29	4339.07	1302.70	1306.81
马边县	198.44	47.79	71.86	3834.91	1244.29	1123.06
峨眉山市	162.44	59.59	59.60	7322.26	1861.20	2337.68
南充市	265.24	86.17	103.58	9086.87	2166.09	3164.05
顺庆区	339.13	107.81	146.13	13472.13	2957.18	4807.27
高坪区	194.26	64.44	75.94	7260.50	2022.51	2550.91
嘉陵区	183.45	37.94	108.51	5405.57	1160.18	2112.11
南部县	191.54	68.68	64.13	6800.72	1635.00	2552.51
营山县	241.10	60.59	71.54	6727.92	1985.42	1663.50
蓬安县	213.88	75.03	45.05	5479.09	1287.52	1859.49
仪陇县	207.55	66.59	66.71	6298.93	1650.41	2093.19
西充县	180.50	65.45	54.87	6345.97	1649.55	2152.80
阆中市	220.19	81.18	75.30	7031.42	1857.40	2313.69

续表 4-5-4（3）

地　区	次均门诊费用（元）	药费	检查治疗费	次均住院费用（元）	药费	检查治疗费
眉山市	247.58	77.01	97.34	7220.24	1735.84	2635.04
东坡区	269.68	83.32	112.69	8898.93	1702.19	3373.18
彭山区	189.00	69.41	55.88	5866.91	1224.47	2426.75
仁寿县	269.74	83.41	106.21	7311.45	2245.59	2440.33
洪雅县	207.66	55.27	81.91	4388.19	1231.57	1426.06
丹棱县	189.29	67.38	70.30	5851.93	1402.69	2297.79
青神县	206.89	55.68	76.38	4752.43	1196.18	1725.04
宜宾市	213.12	59.81	92.57	7203.20	1964.60	2410.76
翠屏区	261.08	67.99	121.68	11336.54	3151.61	3660.23
南溪区	183.92	54.62	79.48	4966.18	1529.10	1594.46
叙州区	148.76	56.59	51.11	5169.72	1364.56	1964.48
江安县	109.92	35.56	45.04	2877.08	990.32	907.43
长宁县	150.68	51.57	58.96	4119.01	906.79	1710.76
高　县	200.11	55.23	79.75	4659.73	1150.89	1634.70
珙　县	181.09	60.75	67.91	5059.91	1142.97	1864.76
筠连县	183.07	44.22	64.91	3745.93	994.93	1023.70
兴文县	181.40	52.69	59.31	4730.27	1111.42	1728.14
屏山县	243.97	61.12	119.46	5255.03	1438.39	1943.37
广安市	241.32	82.95	86.56	6451.51	1309.84	2384.76
广安区	300.21	107.95	110.16	8643.25	1666.15	3292.11
前锋区	222.06	65.23	79.30	3898.17	1136.58	1032.04
岳池县	222.05	70.04	83.28	5976.05	1201.36	2312.02
武胜县	204.56	77.11	60.42	5640.41	1023.65	2087.78
邻水县	219.23	73.07	76.61	5153.15	1189.56	1690.76
华蓥市	178.40	53.19	75.44	4762.06	964.82	1856.17
达州市	267.31	69.94	114.65	7270.20	1819.91	2388.35
通川区	344.89	91.45	147.89	10281.07	2611.01	3149.44
达川区	260.43	59.46	133.43	7798.26	1633.36	2983.26
宣汉县	254.90	56.63	97.39	5641.11	1277.85	1988.93
开江县	187.67	66.83	56.80	4380.05	1051.33	1494.41
大竹县	242.08	69.26	108.27	6767.77	1283.22	2697.84
渠　县	221.51	71.49	92.15	5971.02	2070.48	1510.92
万源市	207.65	42.24	89.80	5549.08	1700.54	1526.94
雅安市	268.50	90.92	105.03	6933.74	1651.63	2469.78
雨城区	366.38	113.55	164.45	9865.56	2228.55	3649.87

续表 4-5-4（4）

地　区	次均门诊费用（元）			次均住院费用（元）		
		药费	检查治疗费		药费	检查治疗费
名山区	277.34	99.37	93.90	5831.09	1160.35	2234.71
荥经县	199.41	91.66	69.16	4829.97	1336.42	1708.34
汉源县	210.70	67.98	60.23	4461.99	1047.49	1269.83
石棉县	235.20	71.17	94.24	4719.23	1248.19	1612.10
天全县	152.43	67.22	29.64	3930.18	1117.65	1359.56
芦山县	161.44	54.49	50.63	3529.91	1267.30	863.51
宝兴县	193.08	75.21	51.03	2521.44	854.53	627.70
巴中市	224.56	62.49	78.39	7125.18	1677.52	2822.04
巴州区	273.35	78.53	79.10	8771.77	2028.61	3799.69
恩阳区	179.29	50.01	68.94	6520.05	1685.28	2448.22
通江县	250.56	64.74	106.36	6706.60	1481.19	2494.88
南江县	162.49	50.77	57.40	6626.56	1738.93	2362.13
平昌县	207.86	52.27	80.96	5740.59	1317.71	2149.03
资阳市	253.06	92.55	94.13	9113.89	2105.62	3485.69
雁江区	265.45	86.83	104.56	9104.00	1903.23	3490.35
安岳县	273.19	114.14	94.86	9738.34	2442.42	3701.37
乐至县	199.63	76.91	70.32	8165.32	2093.96	3137.59
阿坝州	217.53	47.82	87.47	5081.08	1176.46	1795.58
马尔康市	233.14	53.43	99.68	8980.40	1908.26	3655.26
汶川县	190.03	44.63	75.21	5443.13	1221.45	2123.28
理　县	208.33	37.20	50.36	3190.43	540.65	860.26
茂　县	217.48	61.13	85.34	4120.56	1182.10	1240.66
松潘县	224.73	39.77	126.81	3345.52	756.34	1223.78
九寨沟县	171.43	28.77	47.31	4491.47	1056.18	1966.17
金川县	208.58	44.56	99.29	4055.93	974.49	1189.56
小金县	211.81	25.20	96.93	3732.68	1036.79	1472.41
黑水县	204.31	39.52	39.64	3155.11	915.11	812.00
壤塘县	112.38	13.00	51.24	4278.18	685.78	1026.21
阿坝县	236.28	43.66	91.80	3848.41	960.32	892.89
若尔盖县	413.58	134.02	171.68	2993.09	513.60	685.33
红原县	202.73	26.57	87.98	3413.54	1143.52	677.23
甘孜州	176.48	40.64	73.92	5673.72	1459.82	1824.41
康定市	239.04	68.35	93.29	8281.69	2222.30	2679.71
泸定县	205.12	50.84	97.79	4268.21	1172.17	1284.04

续表 4-5-4（5）

地　区	次均门诊费用（元）	药费	检查治疗费	次均住院费用（元）	药费	检查治疗费
丹巴县	145.93	34.63	70.45	3204.78	802.02	964.19
九龙县	173.14	29.54	82.74	4521.97	824.88	2479.38
雅江县	217.30	44.92	100.17	2875.00	765.33	965.15
道孚县	157.80	23.12	40.38	3896.16	923.27	832.36
炉霍县	175.07	29.48	89.19	3844.96	1396.05	885.48
甘孜县	154.56	28.67	80.49	3948.03	789.61	1807.54
新龙县	170.22	21.34	95.47	2407.91	705.30	817.61
德格县	211.60	37.40	20.40	3690.36	759.17	426.50
白玉县	106.17	22.30	43.89	1972.93	613.91	427.74
石渠县	109.99	25.06	51.94	3136.52	712.40	1240.47
色达县	154.64	25.67	72.14	4012.83	837.97	1355.08
理塘县	105.83	5.72	54.67	4078.07	549.57	837.65
巴塘县	130.46	26.75	54.35	4191.72	1131.71	1313.33
乡城县	140.44	40.31	47.16	3182.95	923.51	771.58
稻城县	128.21	24.75	44.00	3424.72	936.08	1081.35
得荣县	187.66	49.32	63.65	2910.30	436.88	1307.31
凉山州	219.54	63.91	91.71	5838.30	1631.64	1903.73
西昌市	324.28	104.01	142.77	11245.55	2711.01	4039.63
会理市	193.17	56.88	73.05	4854.40	1223.63	1614.51
木里县	179.57	68.45	48.85	4656.87	1693.91	1275.38
盐源县	173.32	47.39	65.89	4258.25	1225.57	1172.60
德昌县	181.92	55.56	76.78	5405.96	1270.70	2063.78
会东县	205.53	46.96	99.26	4907.11	1317.63	1614.90
宁南县	203.04	52.29	91.07	5986.25	1323.26	2136.19
普格县	133.10	24.14	58.23	3608.36	1380.83	1056.45
布拖县	148.33	16.96	22.44	4218.71	1319.61	989.18
金阳县	121.07	19.33	51.83	3316.22	1227.51	932.27
昭觉县	126.00	15.58	55.88	4427.92	1633.70	1313.68
喜德县	153.35	35.16	66.74	4399.97	1613.88	1280.02
冕宁县	134.15	47.83	39.29	4263.45	1569.36	1221.20
越西县	159.75	27.03	60.28	4131.50	1343.37	1118.20
甘洛县	165.37	41.28	78.62	3464.92	924.84	1094.18
美姑县	139.41	20.55	61.42	3972.98	1447.91	1016.52
雷波县	147.44	36.22	59.13	2900.26	894.80	782.67

注：① 按当年价格计算；② 出院病人检查治疗费中含手术费。

表 4-6-1　2021 年全省卫生部门办综合医院 30 种疾病次均住院费用

疾病名称（ICD-10）	出院人次数	平均住院日	次均住院费用（元）	综合服务费	诊断费	治疗费	药品费	耗材费	其他
内　科									
病毒性肝炎	7762	11.57	8659.20	1551.78	2644.33	307.19	2769.37	814.12	572.41
浸润性肺结核	28857	11.74	9017.17	1763.74	3202.25	754.49	2372.27	719.31	205.11
急性心肌梗死	32247	8.01	25516.89	2617.23	5007.52	5045.28	4364.57	7829.74	652.55
充血性心力衰竭	7852	9.46	8894.86	1859.69	3034.69	868.57	2497.31	398.54	236.06
细菌性肺炎	148351	8.96	8298.56	1723.53	2914.85	448.20	2579.70	360.28	272.00
慢性肺源性心脏病	11435	10.53	8714.83	2272.82	2928.27	426.40	2576.65	339.17	171.51
急性上消化道出血	6666	7.55	8344.40	1437.72	2784.24	359.57	2318.66	361.18	1083.03
原发性肾病综合征	8852	9.87	7127.29	1155.97	3302.68	238.90	1875.75	263.18	290.83
甲状腺功能亢进	7256	6.45	4531.85	757.92	2443.44	313.47	779.11	134.23	103.68
脑出血	45788	17.04	28595.60	6168.17	6461.50	3177.89	7724.05	3381.01	1682.98
脑梗死	196015	10.76	12796.08	1958.35	4035.36	903.75	3404.73	1683.11	810.78
再生障碍性贫血	9450	7.52	9586.32	1258.96	2609.22	209.64	2736.85	232.57	2539.07
急性白血病	5439	17.85	35631.88	4570.55	7567.98	949.63	15190.88	1198.23	6154.61
外　科									
结节性甲状腺肿	8693	6.63	12775.08	1154.43	2893.60	3950.33	1308.20	2916.20	552.32
急性阑尾炎	82608	6.67	9006.84	1092.21	2102.28	2269.84	2006.71	1315.13	220.67
急性胆囊炎	7654	6.83	6023.36	929.77	2336.45	579.88	1668.08	359.50	149.68
腹股沟疝	58099	5.67	9148.11	856.08	1647.82	2398.58	909.24	3037.23	299.16
胃恶性肿瘤	17949	13.44	29437.42	2999.84	6289.61	4027.98	6258.82	8198.35	1662.82
肺恶性肿瘤	43177	11.83	30987.53	2443.09	6619.89	5446.69	4239.30	10820.65	1417.91
食管恶性肿瘤	16808	13.62	25644.02	2950.29	5433.19	4089.73	5794.04	6178.88	1197.89
心肌梗死冠状动脉搭桥	492	25.34	154350.76	11028.75	25138.20	24852.56	25026.22	52639.88	15665.15
膀胱恶性肿瘤	6678	11.87	19858.11	2208.14	4513.72	5013.05	3921.38	3365.45	836.37
前列腺增生	33316	10.34	11636.28	1533.64	3189.38	2679.71	2114.01	1817.28	302.26
颅内损伤	62859	13.44	19273.28	3714.62	4719.24	2028.09	5288.34	2517.60	1005.39
腰椎间盘突出症	54349	11.12	7910.65	1176.98	1833.93	1086.63	955.82	1632.72	1224.56
儿　科									
支气管肺炎	153224	6.87	2994.20	996.30	768.73	113.87	912.49	136.43	66.38
感染性腹泻									
妇产科									
子宫平滑肌瘤	26990	7.32	13152.04	1450.08	3122.49	4843.36	1673.66	1591.66	470.79
剖宫产	127257	6.05	8584.33	1643.29	1611.20	2453.35	1560.43	990.85	325.20
眼　科									
老年性白内障	100228	3.41	6878.01	417.35	1239.50	2058.43	254.52	2733.84	174.38

表 4-6-2 2021 年全省卫生部门办五级综合医院 30 种疾病次均住院费用及平均住院日

疾病名称（ICD-10）	次均住院费用(元)				平均住院日			
	省部属	地级市属	县级市属	县属	省部属	地级市属	县级市属	县属
内　科								
病毒性肝炎	19838.74	8937.70	5782.23	4878.26	10.95	12.13	11.98	11.06
浸润性肺结核	14589.71	10934.39	7838.22	6209.78	10.23	12.21	10.92	11.85
急性心肌梗死	40502.60	28915.03	20095.08	14695.49	8.00	8.84	8.06	6.49
充血性心力衰竭	15019.55	9956.91	8745.54	6499.96	10.04	9.58	9.54	9.00
细菌性肺炎	24012.70	9032.79	7065.29	4791.02	11.90	9.05	9.00	8.10
慢性肺源性心脏病	16959.40	11622.70	7974.91	7978.97	10.49	11.15	10.57	10.34
急性上消化道出血	16782.72	10137.69	7693.24	7047.80	7.96	7.94	7.88	7.12
原发性肾病综合征	10166.08	6963.28	5600.97	4390.64	9.60	10.76	10.32	8.15
甲状腺功能亢进	5580.00	4587.76	4286.97	3714.15	7.83	5.73	7.47	6.42
脑出血	50184.59	37415.85	25416.02	20844.66	15.37	19.23	17.26	15.72
脑梗死	24421.24	17259.51	10409.08	8423.12	11.71	11.63	10.87	9.74
再生障碍性贫血	21606.34	10204.33	6989.31	5925.07	11.46	8.12	6.81	5.68
急性白血病	68633.10	26179.71	14350.59	8599.95	24.85	16.80	12.72	8.68
外　科								
结节性甲状腺肿	13465.82	13951.03	11670.74	9531.28	3.64	7.15	7.62	7.70
急性阑尾炎	11572.54	10947.74	8577.38	7705.05	5.65	6.94	6.52	6.75
急性胆囊炎	11589.19	8795.27	5739.09	4805.45	7.25	7.29	7.13	6.42
腹股沟疝	10650.78	10412.67	9182.57	7611.33	3.45	4.93	6.68	6.32
胃恶性肿瘤	47779.12	33978.54	19551.51	14995.69	12.31	15.14	13.45	12.34
肺恶性肿瘤	39822.37	29641.89	25770.90	15330.06	8.95	13.27	13.92	12.75
食管恶性肿瘤	41930.06	30192.44	18631.22	14792.01	12.79	15.04	13.60	12.55
心肌梗死冠状动脉搭桥	131368.30	175032.35	119792.51		21.56	28.13	28.21	
膀胱恶性肿瘤	24661.57	22493.78	15439.27	13835.82	8.90	13.27	13.09	11.99
前列腺增生	15529.05	14400.33	10740.08	9377.44	9.24	10.93	10.64	9.86
颅内损伤	46611.91	26106.78	15581.31	13342.31	15.18	15.44	12.96	12.16
腰椎间盘突出症	23703.60	11737.09	6477.56	5370.78	11.05	12.07	11.49	10.45
儿　科								
支气管肺炎	4521.50	3641.09	2810.34	2696.88	6.98	6.91	6.85	6.85
感染性腹泻								
妇产科								
子宫平滑肌瘤	14967.46	14400.13	12465.81	10563.34	5.52	6.72	8.36	8.26
剖宫产	12995.84	10147.12	8441.62	6685.50	6.05	6.04	6.12	6.00
眼　科								
老年性白内障	8724.65	7386.86	6681.37	5849.80	2.18	2.80	3.99	4.07

五、医疗服务

简要说明

1. 本部分主要介绍全省及 21 个市（州）、183 个县（市、区）医疗卫生机构门诊、住院和床位利用情况，包括诊疗人次数、住院人数、病床使用率、平均住院日、医生人均工作量、住院病人疾病分类等。

2. 本部分数据来源于四川省卫生健康统计数据综合采集与决策支持系统年报数据库。

3. 本章涉及医疗卫生机构的统计口径和指标解释与“医疗卫生机构”章一致。医师工作负担指标（医师日均负担诊疗人次、住院床日）按国家卫生健康委员会统一口径计算，医师为执业（助理）医师总数。

主要指标解释

总诊疗人次数：所有诊疗工作的总人次数。统计界定原则为：① 按挂号数统计，包括门诊、急诊、出诊、单项健康检查、健康咨询指导人次。患者 1 次就诊多次挂号，按实际诊疗次数统计，不包括根据医嘱进行的各项检查、治疗、处置工作量。② 未挂号就诊、本单位职工就诊及外出诊不收取挂号费的，按实际诊疗人次统计。预约诊疗人次数包括网上、电话、院内登记、双向转诊等预约诊疗人次之和。

急诊抢救成功率：急诊抢救成功人次数/急诊人次数 × 100%。

急诊病死率：急诊室死亡人数/急诊人次数 × 100%。

观察室病死率：观察室死亡人数/观察室留观人次数 × 100%。

出院人次数：所有住院后出院的人数，包括治愈、好转、未愈、死亡及其他人数，按人次数统计。统计界定原则为：①“死亡”包括已办住院手续后死亡、未办理住院手续而实际上已收容入院的死亡者；②“其他”指正常分娩和未产出院、未治和住院经检查无病出院、无并发症的人工流产或绝育手术出院者；③ 3 日确诊人数指入院后确诊日期－入院日期≤3 日的出院人数。

每百门、急诊入院人次数：入院人数/（门诊人次数+急诊人次数）× 100。

住院病死率：出院人数中的死亡人数/出院人数 × 100%。其死亡人数包括：① 已办住院手续后死亡人数；② 虽未办理住院手续但实际已收入院后的死亡人数，不包括门、急诊室及观察室内的死亡人数。

住院病人手术人次数：有正规手术单和麻醉单，施行手术的住院病人总人次数（包括产科手术病人人次数）。同一病人本次在院就诊期间患有同一疾病或不同疾病施行多次手术者，按实际施行的手术次数统计。

住院危重病人抢救成功率：住院危重病人抢救成功人次数/住院危重病人抢救人次数 × 100%。

实际开放总床日数：医院各科每日夜晚 12 点开放病床数总和，不论该床是否被病人占用，都应计算在内，包括消毒和小修理等暂停使用的病床数和超过半年的加床数，不包括因病房扩建或大修而停用的和临时增设病床数。

实际占用总床日数：医院各科每日夜晚 12 点实际占用病床数（即每日夜晚 12 点住院人数）总和，包括实际占用的临时加床在内，病人入院后于当晚 12 点前死亡的或因故出院的病人，作为实际占用床位 1 天进行统计，同时亦应统计“出院者占用总床日数”1 天，入院及出院人数各 1 人。

出院者占用总床日数：所有出院人数的住院床日数总和，包括正常分娩、未产出院、住院经检查无病出院、未治出院及健康人进行人工流产或绝育手术后正常出院者的住院床日数。

平均开放病床数：实际开放总床日数/本年日历日数（365）。

病床使用率：实际占用总床日数/实际开放总床日数 × 100%。

病床周转次数：出院人数/平均开放床位数。

病床工作日：实际占用总床日数/平均开放病床数。

平均住院日：出院者占用总床日数/出院人数。

医师日均担负诊疗人次：诊疗人次数/平均执业（助理）医师人数/251。

医师日均担负住院床日：实际占用总床日数/平均执业（助理）医师人数/365。

表 5-1-1 2017—2021 年全省医疗卫生机构诊疗人次数

分 类	2017	2018	2019	2020	2021
总 计	**48535.61**	**51605.99**	**56025.95**	**51247.60**	**54647.38**
医 院	18638.45	19863.28	22243.58	20004.67	23355.11
综合医院	13120.86	13867.72	15479.64	13827.88	16061.14
中医医院	3051.29	3249.00	3658.11	3394.57	3938.46
中西医结合医院	475.40	504.23	570.38	497.55	580.57
民族医医院	55.09	58.10	61.08	61.14	69.84
专科医院	1935.43	2178.02	2467.14	2218.42	2698.97
护理院（中心）	0.38	6.20	7.23	5.13	6.13
基层医疗卫生机构	28034.34	29769.11	31578.76	29333.32	29212.45
社区卫生服务中心	2166.72	2380.08	2672.35	2678.19	3042.15
政府办	1883.88	2074.88	2354.60	2403.08	2742.85
社区卫生服务站	449.41	478.63	543.98	448.28	468.64
政府办	22.70	30.58	33.22	23.69	22.50
卫生院	9731.57	9938.87	10350.07	9655.96	9311.41
街道卫生院	20.71	12.22	10.12	66.01	39.78
乡镇卫生院	9710.86	9926.65	10339.96	9589.95	9271.63
政府办	9694.25	9897.05	10308.90	9564.29	9239.58
中心卫生院	4212.11	4275.65	4417.91	4148.24	4522.00
乡卫生院	5498.75	5651.00	5922.05	5441.71	4749.63
门诊部	294.00	383.09	542.24	422.68	792.18
诊所、卫生所、医务室	5731.33	6906.12	7783.55	7244.62	7392.30
村卫生室	9661.32	9682.33	9686.50	8883.57	8204.70
护理站	0.00	0.00	0.07	0.02	1.07
专业公共卫生机构	1862.82	1973.60	2203.61	1908.86	2079.57
专科疾病防治院（所、站）	17.59	19.75	22.74	21.40	23.33
专科疾病防治院	6.76	9.27	6.36	6.62	7.81
妇幼保健院（所、站）	1828.46	1936.45	2142.95	1851.41	2005.96
妇幼保健院	1815.93	1921.61	2128.29	1839.28	1953.27
妇幼保健所（站）	12.54	14.84	14.66	12.14	4.45
其他妇幼保健机构	0.00	0.00	0.00	0.00	48.23
急救中心（站）	16.77	17.40	37.92	36.06	50.28
其他医疗机构	0.00	0.00	0.00	0.74	0.24
康复医疗机构	0.00	0.00	0.00	0.74	0.24

表 5-1-2 2021 年全省各类医疗卫生机构门诊服务情况

分类	总诊疗人次数	门、急诊人次数	观察室留观病例数	健康检查人次数	急诊病死率(%)	观察室病死率(%)
总计	**546473842**	**515248163**	**1938532**	**31912542**	**0.08**	**0.08**
医院	233551134	224367882	1601619	15899945	0.10	0.09
综合医院	160611357	154386007	1249639	11441572	0.10	0.07
中医医院	39384565	37415117	181490	3066017	0.12	0.26
中西医结合医院	5805744	5670813	88447	293461	0.14	0.00
民族医医院	698424	653626	1678	32002	0.18	0.00
专科医院	26989716	26183455	80362	1066893	0.05	0.04
口腔医院	2726592	2720365	0	480	0.00	
眼科医院	1792349	1761010	92	60331	0.00	0.00
耳鼻喉科医院	195820	192241	30	48	0.00	0.00
肿瘤医院	1105323	1079854	2390	134612	0.71	0.17
心血管病医院	150190	142594	1	7859	0.05	0.00
胸科医院	23568	23568	0	201		
血液病医院	44026	44026	0	0		
妇产（科）医院	1547741	1418742	3771	25496	0.01	0.00
儿童医院	629765	629102	46406	11781	0.00	0.00
精神病医院	5301387	5086228	9831	279001	0.07	0.00
传染病医院	1099916	1095757	354	41119	0.06	4.52
皮肤病医院	220718	208064	539	2293	0.00	0.00
结核病医院	0	0	0	0		
麻风病医院	2120	1980	0	0		
职业病医院	334116	334116	1067	106614	0.11	0.84
骨科医院	1182560	1128270	237	34920	0.10	0.00
康复医院	562950	547385	311	18634	0.95	2.25
整形外科医院	10809	10809	0	0		
美容医院	1069424	1059859	0	0		
其他专科医院	8990342	8699485	15333	343504	0.03	0.00
护理院（中心）	61328	58864	3	0	0.88	33.33
基层医疗卫生机构	292124542	270834024	280875	13979081	0.04	0.02
社区卫生服务中心（站）	35107896	30080148	114952	3763471	0.02	0.01
社区卫生服务中心	30421525	25663063	78675	3548249	0.02	0.01
社区卫生服务站	4686371	4417085	36277	215222	0.00	0.00
卫生院	93114136	83018229	165923	10215610	0.05	0.03
街道卫生院	397797	353241	456	153316	0.00	0.22
乡镇卫生院	92716339	82664988	165467	10062294	0.05	0.03
中心卫生院	45219994	40524360	92799	4064685	0.09	0.03
乡卫生院	47496345	42140628	72668	5997609	0.01	0.02
门诊部	7921814	6650231	0	0		
诊所、卫生所、医务室	73923016	73315384	0	0		
村卫生室	82047021	77770031	0	0		
护理站	10659	1	0	0		
专业公共卫生机构	20795744	20043884	56038	1975646	0.01	0.00
专科疾病防治院（所、站）	233288	227197	73	62653	0.00	0.00
妇幼保健院（所、站）	20059607	19313838	55965	1912993	0.00	0.00
妇幼保健院	19532733	18799503	50736	1878551	0.00	0.00
妇幼保健所（站）	44542	42952	0	0	0.00	
其他妇幼保健机构	482332	471383	5229	34442	0.00	0.00
急救中心（站）	502849	502849	0	0	0.03	
其他医疗机构	2422	2373	0	57870	3.56	
康复医疗机构	2422	2373	0	57870	3.56	

表 5-1-3　2021 年全省各类政府办医疗卫生机构门诊服务情况

分　类	总诊疗人次数	门、急诊人次数	观察室留观病例数	健康检查人次数	急诊病死率(%)	观察室病死率(%)
总　计	**332956254**	**310937214**	**1783657**	**28146371**	**0.07**	**0.08**
医　院	188971455	181970166	1494492	12835306	0.08	0.09
综合医院	131441633	126648773	1158401	9101576	0.08	0.07
中医医院	35831423	34039636	176645	2834020	0.12	0.27
中西医结合医院	5305213	5216715	88241	286635	0.15	0.00
民族医医院	675838	632124	1678	31992	0.18	0.00
专科医院	15717348	15432918	69527	581083	0.03	0.04
口腔医院	1643980	1638182	0	0	0.00	
眼科医院	17106	16626	0	0		
耳鼻喉科医院	0	0	0	0		
肿瘤医院	807118	804849	2166	56562	1.38	0.00
心血管病医院	0	0	0	0		
胸科医院	0	0	0	0		
血液病医院	0	0	0	0		
妇产（科）医院	230019	146531	0	13024	0.00	
儿童医院	384424	384424	46406	11781	0.00	0.00
精神病医院	5055874	4872443	9397	276978	0.07	0.00
传染病医院	1099916	1095757	354	41119	0.06	4.52
皮肤病医院	20404	20404	539	2293	0.00	0.00
结核病医院	0	0	0	0		
麻风病医院	2120	1980	0	0		
职业病医院	309414	309414	1067	76224	0.11	0.84
骨科医院	0	0	0	0		
康复医院	122847	122847	0	6106		
整形外科医院	0	0	0	0		
美容医院	0	0	0	0		
其他专科医院	6024126	6019461	9598	96996	0.01	0.00
护理院（中心）	0	0	0	0		
基层医疗卫生机构	123742761	109476295	233127	13417599	0.05	0.02
社区卫生服务中心（站）	27653500	23634115	67332	3217735	0.02	0.01
社区卫生服务中心	27428503	23446124	67332	3205658	0.02	0.01
社区卫生服务站	224997	187991	0	12077	0.00	
卫生院	92793573	82701647	165795	10199864	0.05	0.03
街道卫生院	397797	353241	456	153316	0.00	0.22
乡镇卫生院	92395776	82348406	165339	10046548	0.05	0.03
中心卫生院	45219994	40524360	92799	4064685	0.09	0.03
乡卫生院	47175782	41824046	72540	5981863	0.01	0.02
门诊部	14389	14389	0	0		
诊所、卫生所、医务室	114260	114217	0	0		
村卫生室	3167039	3011927	0	0		
护理站	0	0	0	0		
专业公共卫生机构	20242038	19490753	56038	1893466	0.01	0.00
专科疾病防治院（所、站）	222212	216696	73	22816	0.00	0.00
妇幼保健院（所、站）	19522441	18776672	55965	1870650	0.00	0.00
妇幼保健院	18995567	18262337	50736	1836208	0.00	0.00
妇幼保健所（站）	44542	42952	0	0	0.00	
其他妇幼保健机构	482332	471383	5229	34442	0.00	0.00
急救中心（站）	497385	497385	0	0	0.03	
其他医疗机构	0	0	0	0		
康复医疗机构	0	0	0	0		

表 5-1-4　2021 年市（州）及县（市、区）医疗卫生机构门诊服务情况

地　区	总诊疗人次数	门、急诊人次数	观察室留观病例数	健康检查人次数	急诊病死率(%)	观察室病死率(%)
总　计	**546473842**	**515248163**	**1938532**	**31912542**	**0.08**	**0.08**
成都市	161983668	154363424	685654	9066285	0.08	0.08
锦江区	10431663	10017724	124676	493001	0.05	0.01
青羊区	15691025	14957106	142536	1058301	0.08	0.12
金牛区	11332588	10473520	41411	817948	0.26	0.14
武侯区	31426493	30457355	187781	1433538	0.05	0.03
成华区	7918954	7156060	20265	504713	0.21	0.00
龙泉驿区	6483681	6010615	29634	483431	0.07	0.29
青白江区	3061751	2930687	1287	233292	0.09	0.00
新都区	7412848	7261921	22193	516951	0.11	0.00
温江区	8079015	7838397	4131	389096	0.02	0.00
双流区	12511665	11789682	34104	469724	0.05	0.16
郫都区	8506064	8116609	17069	515107	0.07	0.05
新津区	2760042	2690985	5410	128576	0.04	0.00
金堂县	4241634	3965163	1506	286546	0.09	1.13
大邑县	3593836	3478874	2094	187343	0.12	0.00
蒲江县	1823810	1682501	1456	76487	0.04	0.00
都江堰市	5054754	4735115	1458	324809	0.08	0.27
彭州市	5824922	5621171	8663	221234	0.04	0.99
邛崃市	3882198	3732093	782	236596	0.05	0.00
崇州市	4689242	4565304	3033	270998	0.08	0.16
简阳市	7257483	6882542	36165	418594	0.10	0.08
自贡市	20115208	18290015	68324	1082356	0.05	0.00
自流井区	4997130	4439410	53121	284788	0.00	0.00
贡井区	1913471	1673331	253	105526	0.30	0.00
大安区	2499581	2379039	1910	129738	0.00	0.00
沿滩区	1335934	1139142	2235	66122	0.05	0.00
荣　县	2892135	2673498	890	177445	0.16	0.00
富顺县	6476957	5985595	9915	318737	0.03	0.00
攀枝花市	9323234	9048534	29177	563214	0.09	0.01
东　区	4283961	4259248	13118	278615	0.14	0.00
西　区	896904	841416	467	56849	0.07	0.00
仁和区	1604801	1552757	3084	63667	0.01	0.13
米易县	1691462	1577209	959	105027	0.02	0.00
盐边县	846106	817904	11549	59056	0.07	0.00
泸州市	22843170	21655016	54127	1673876	0.08	0.03
江阳区	6479019	6316444	14250	348989	0.07	0.05
纳溪区	1370639	1297075	851	155965	0.18	0.00
龙马潭区	3408970	3074841	14408	252236	0.05	0.00
泸　县	3845622	3712779	4116	298867	0.15	0.00
合江县	3441236	3277953	6120	217485	0.06	0.11
叙永县	2082857	1962954	11929	235614	0.17	0.00
古蔺县	2214827	2012970	2453	164720	0.03	0.00

续表 5-1-4（1）

地　区	总诊疗人次数	门、急诊人次数	观察室留观病例数	健康检查人次数	急诊病死率(%)	观察室病死率(%)
德阳市	26706765	25711469	46320	1105853	0.10	0.00
旌阳区	7571983	7384445	11345	510340	0.14	0.00
罗江区	1517350	1450722	5178	49750	0.26	0.00
中江县	5558711	5366235	1301	221719	0.23	0.00
广汉市	4508285	4345414	8626	88816	0.02	0.00
什邡市	3147717	3063134	10462	128913	0.05	0.00
绵竹市	4402719	4101519	9408	106315	0.00	0.01
绵阳市	38987456	35581437	122639	2501540	0.12	0.25
涪城区	10986946	10528854	80533	823317	0.10	0.23
游仙区	4231734	3841601	9798	226521	0.07	0.00
安州区	2770012	2598864	8858	82243	0.15	0.58
三台县	7296307	6305721	2704	558644	0.23	0.00
盐亭县	2702250	2393100	431	131582	0.21	0.00
梓潼县	1757572	1596633	104	97761	0.02	0.00
北川县	1244989	1111371	1117	96852	0.10	0.00
平武县	1100650	1008360	587	76623	0.18	0.00
江油市	6896996	6196933	18507	407997	0.16	0.39
广元市	18177956	16368934	115094	1260344	0.04	0.04
利州区	7380667	6586991	87565	600387	0.05	0.01
昭化区	826048	722072	2670	41369	0.00	0.00
朝天区	892471	808334	2271	92174	0.07	0.00
旺苍县	1997269	1843465	1179	107422	0.04	0.00
青川县	947296	890488	1261	43498	0.19	0.00
剑阁县	2788022	2606399	13364	181827	0.02	0.13
苍溪县	3346183	2911185	6784	193667	0.03	0.24
遂宁市	19631631	18664098	31194	649264	0.09	0.10
船山区	6481652	6270569	15807	229524	0.07	0.15
安居区	2521388	2379341	5437	81289	0.16	0.15
蓬溪县	3019203	2671362	3665	110255	0.01	0.00
大英县	2265951	2161985	3630	68052	0.09	0.00
射洪市	5343437	5180841	2655	160144	0.21	0.00
内江市	17275338	16381116	51228	667664	0.10	0.07
市中区	3290366	3179054	10424	153663	0.04	0.06
东兴区	4009189	3784727	733	192144	0.09	0.41
威远县	2948588	2791160	16127	71326	0.15	0.00
资中县	4098279	3791391	19487	150786	0.08	0.13
隆昌市	2928916	2834784	4457	99745	0.48	0.00
乐山市	18628965	17845891	49537	943452	0.11	0.12
市中区	6712965	6536535	21014	257829	0.07	0.00
沙湾区	799004	748367	873	38262	0.01	0.00

续表 5-1-4（2）

地　区	总诊疗人次数	门、急诊人次数	观察室留观病例数	健康检查人次数	急诊病死率(%)	观察室病死率(%)
五通桥区	1263739	1238198	80	94748	0.09	0.00
金口河区	158795	150604	38	26787	0.39	0.00
犍为县	2343725	2252595	2686	60121	0.15	0.00
井研县	1390694	1359147	699	62706	0.29	0.00
夹江县	1572474	1449339	5011	88743	0.20	0.00
沐川县	862172	725225	433	84447	0.14	0.00
峨边县	432069	418387	11345	39598	0.00	0.00
马边县	675313	658853	1359	63874	0.09	0.00
峨眉山市	2418015	2308641	5999	126337	0.14	0.95
南充市	35771277	33267350	46931	2110764	0.11	0.01
顺庆区	8302219	8078826	18911	453302	0.09	0.01
高坪区	2789419	2568838	5634	137174	0.04	0.00
嘉陵区	1892541	1754968	324	155148	0.33	0.31
南部县	5409953	5026298	12185	284070	0.06	0.01
营山县	3743069	3443486	488	275961	0.25	0.00
蓬安县	2952144	2712610	4269	172311	0.06	0.00
仪陇县	4548669	3899145	3444	360405	0.01	0.00
西充县	2192880	2103349	916	89476	0.37	0.00
阆中市	3940383	3679830	760	182917	0.04	0.00
眉山市	16185519	15777490	42560	616715	0.08	0.14
东坡区	6018417	5790477	29114	255626	0.12	0.00
彭山区	1937350	1913759	1540	98223	0.00	0.00
仁寿县	4866460	4734888	4817	125591	0.07	1.14
洪雅县	1559587	1548913	5402	59185	0.01	0.09
丹棱县	821830	815206	1285	42186	0.00	0.00
青神县	981875	974247	402	35904	0.12	0.00
宜宾市	26362008	24655968	39944	1801391	0.07	0.02
翠屏区	7346240	6645652	16996	482250	0.10	0.05
南溪区	1687855	1611032	12047	99333	0.03	0.00
叙州区	4810819	4446598	4078	358217	0.06	0.00
江安县	2561482	2479027	1468	191278	0.06	0.00
长宁县	1987414	1879567	837	108925	0.05	0.00
高　县	1636986	1583063	59	69893	0.05	0.00
珙　县	1770979	1722115	202	110851	0.06	0.00
筠连县	1971374	1895524	89	124028	0.17	0.00
兴文县	1600342	1444448	2992	189507	0.00	0.00
屏山县	988517	948942	1176	67109	0.03	0.00
广安市	17660013	16563057	23122	1285148	0.09	0.01
广安区	4375308	4206246	5534	257047	0.10	0.00
前锋区	1250098	1174369	182	128979	0.06	0.00
岳池县	3294451	2970863	5478	194777	0.12	0.05
武胜县	3355198	3092510	10572	181784	0.00	0.00
邻水县	3932886	3732918	1153	462026	0.12	0.00
华蓥市	1452072	1386151	203	60535	0.11	0.00

续表 5-1-4（3）

地　区	总诊疗人次数	门、急诊人次数	观察室留观病例数	健康检查人次数	急诊病死率(%)	观察室病死率(%)
达州市	22434271	21006380	91977	1796613	0.10	0.05
通川区	4237175	4020034	52584	305616	0.06	0.04
达川区	2939237	2740770	9791	381405	0.03	0.01
宣汉县	4067180	3627561	10137	358120	0.11	0.00
开江县	1717968	1576672	1557	165642	0.28	0.00
大竹县	3456936	3302826	3050	250746	0.24	0.66
渠　县	3842731	3677860	14344	201357	0.01	0.02
万源市	2173044	2060657	514	133727	0.11	0.00
雅安市	9684901	8838401	9589	608682	0.11	0.33
雨城区	2880043	2765620	590	258105	0.14	0.00
名山区	1069590	1008895	5865	41397	0.29	0.55
荥经县	1069545	936455	0	45461	0.03	0.00
汉源县	1686668	1459675	44	139502	0.00	0.00
石棉县	906897	742920	189	37497	0.05	0.00
天全县	1298729	1205588	12	46046	0.11	0.00
芦山县	609326	565635	2889	34988	0.25	0.00
宝兴县	164103	153613	0	5686	0.00	0.00
巴中市	20302986	18749202	31349	1457477	0.04	0.14
巴州区	5413255	5121313	4177	262147	0.04	0.00
恩阳区	2435186	2161333	4943	250707	0.03	0.00
通江县	2983430	2773492	7211	212714	0.01	0.00
南江县	5009923	4517133	11155	237718	0.02	0.01
平昌县	4461192	4175931	3863	494191	0.16	1.11
资阳市	19233450	18273721	51812	701199	0.12	0.14
雁江区	7573053	7192545	31696	277198	0.09	0.23
安岳县	8704608	8392645	16062	302628	0.06	0.00
乐至县	2955789	2688531	4054	121373	0.30	0.00
阿坝州	3000744	2835890	8375	410795	0.03	0.00
马尔康市	416911	399362	4131	48625	0.04	0.00
汶川县	411292	354635	498	94938	0.00	0.00
理　县	99507	96946	0	14717	0.04	0.00
茂　县	419595	409829	0	24424	0.07	0.00
松潘县	177114	174716	0	13741	0.00	0.00
九寨沟县	340288	323971	2519	22347	0.16	0.00
金川县	198861	188166	17	19067	0.05	0.00
小金县	249751	233959	0	40259	0.04	0.00
黑水县	84529	75095	48	8954	0.00	0.00
壤塘县	79810	75519	0	9139	0.15	0.00
阿坝县	166308	164064	842	62780	0.00	0.00

续表 5-1-4（4）

地 区	总诊疗人次数	门、急诊人次数	观察室留观病例数	健康检查人次数	急诊病死率(%)	观察室病死率(%)
若尔盖县	240536	228120	320	25932	0.00	0.00
红原县	116242	111508	0	25872	0.05	0.00
甘孜州	3342918	3194180	49413	278724	0.05	0.06
康定市	631599	597090	4835	52148	0.04	0.19
泸定县	279388	267793	16126	21508	0.19	0.00
丹巴县	355434	354960	0	15489	0.10	0.00
九龙县	145108	144765	0	37449	0.16	0.00
雅江县	103096	99723	1742	22032	0.00	0.00
道孚县	137096	127020	0	2858	0.00	0.00
炉霍县	143549	133158	0	21696	0.00	0.00
甘孜县	188440	182008	1469	7466	0.04	0.00
新龙县	73302	71720	0	5322	0.00	0.00
德格县	156434	151120	19	6865	0.01	0.00
白玉县	229757	198821	0	18885	0.00	0.00
石渠县	146970	129965	93	23385	0.00	0.00
色达县	114328	110477	0	975	0.00	0.00
理塘县	127047	125424	59	6398	0.06	18.64
巴塘县	194490	193421	20339	13616	0.07	0.04
乡城县	82514	78876	80	11237	0.00	0.00
稻城县	157147	155214	4631	3179	0.03	0.00
得荣县	77219	72625	20	8216	0.00	0.00
凉山州	18822364	18176590	290166	1331186	0.07	0.05
西昌市	6265067	6083328	160656	325673	0.13	0.08
会理市	2477096	2420019	44817	129611	0.07	0.00
木里县	251607	239755	5582	26644	0.00	0.00
盐源县	1105587	1043152	11490	87736	0.04	0.00
德昌县	1421654	1375845	2758	115985	0.00	0.00
会东县	1776695	1704673	2970	44835	0.07	0.03
宁南县	876160	813970	776	144762	0.03	0.00
普格县	246303	234515	1795	40951	0.00	1.00
布拖县	205750	198320	0	20970	0.00	0.00
金阳县	198938	195388	513	28481	0.00	0.00
昭觉县	340581	318883	82	61856	0.00	0.00
喜德县	197633	186006	257	20217	0.00	0.00
冕宁县	1544684	1514511	56234	135893	0.00	0.00
越西县	639556	617623	904	70014	0.08	0.00
甘洛县	418464	414693	853	8211	0.00	0.00
美姑县	291367	278692	448	30912	0.00	0.22
雷波县	565222	537217	31	38435	0.00	0.00

表5-1-5 2021年市（州）及县（市、区）政府办医疗卫生机构门诊服务情况

地区	总诊疗人次数	门、急诊人次数	观察室留观病例数	健康检查人次数	急诊病死率(%)	观察室病死率(%)
总计	**332956254**	**310937214**	**1783657**	**28146371**	**0.07**	**0.08**
成都市	100924194	96192370	613141	7082584	0.06	0.08
锦江区	4172167	4145478	121739	207025	0.01	0.00
青羊区	11170443	10774005	139556	772704	0.04	0.11
金牛区	6310326	5823415	27352	509266	0.16	0.20
武侯区	21990051	21663814	170748	1030047	0.04	0.02
成华区	2839891	2300331	12399	199631	0.07	0.00
龙泉驿区	4250580	3951402	29479	451096	0.05	0.29
青白江区	2163173	2079399	468	212282	0.09	0.00
新都区	4949250	4837702	21553	499207	0.11	0.00
温江区	4264434	4074357	3969	379912	0.02	0.00
双流区	7543743	7108522	30153	380354	0.02	0.00
郫都区	5604576	5336318	1836	480097	0.08	0.44
新津区	1931764	1872631	3505	123278	0.05	0.00
金堂县	3213484	2958412	1429	284193	0.09	1.19
大邑县	2046668	1973954	994	101138	0.04	0.00
蒲江县	1514408	1378455	1456	76487	0.04	0.00
都江堰市	3264061	2976938	504	294716	0.05	0.00
彭州市	3719870	3529535	7508	207042	0.04	1.15
邛崃市	2495160	2368842	642	231743	0.05	0.00
崇州市	2752243	2652048	1935	228304	0.08	0.26
简阳市	4727902	4386812	35916	414062	0.10	0.08
自贡市	11069374	9417639	68153	1016972	0.05	0.00
自流井区	3477582	2939144	53121	276371	0.00	0.00
贡井区	1155478	917207	253	105526	0.30	0.00
大安区	1350871	1246663	1791	127715	0.00	0.00
沿滩区	718680	531530	2235	66122	0.05	0.00
荣县	1408796	1225163	865	146438	0.18	0.00
富顺县	2957967	2557932	9888	294800	0.03	0.00
攀枝花市	5505209	5260176	28901	464678	0.10	0.01
东区	2669051	2647927	12842	194850	0.17	0.00
西区	493653	447036	467	43078	0.08	0.00
仁和区	920783	878754	3084	62667	0.01	0.13
米易县	945258	836686	959	105027	0.02	0.00
盐边县	476464	449773	11549	59056	0.07	0.00
泸州市	13334435	12410014	36617	1602039	0.07	0.02
江阳区	4625318	4507640	12831	324996	0.07	0.05
纳溪区	663685	613384	615	154538	0.20	0.00
龙马潭区	2549236	2224447	2444	246886	0.04	0.00
泸县	1315309	1242983	4116	282960	0.18	0.00
合江县	1652508	1532271	2229	217485	0.08	0.00
叙永县	1165620	1069121	11929	210771	0.10	0.00
古蔺县	1362759	1220168	2453	164403	0.00	0.00

续表 5-1-5（1）

地　区	总诊疗人次数	门、急诊人次数	观察室留观病例数	健康检查人次数	急诊病死率(%)	观察室病死率(%)
德阳市	16738208	16012773	45453	971203	0.09	0.00
旌阳区	5070106	4976270	11345	428821	0.11	0.00
罗江区	907279	851191	5178	49750	0.27	0.00
中江县	3599312	3478392	1301	215704	0.23	0.00
广汉市	2274517	2148040	8023	83961	0.02	0.00
什邡市	1984855	1944182	10427	98946	0.03	0.00
绵竹市	2902139	2614698	9179	94021	0.00	0.01
绵阳市	27586919	24436928	113775	2312028	0.13	0.27
涪城区	7096741	6668315	72797	681867	0.11	0.25
游仙区	3142006	2766383	8680	220532	0.07	0.00
安州区	1927382	1761528	8858	82243	0.11	0.58
三台县	4785026	3930797	2704	557697	0.23	0.00
盐亭县	2269872	1989671	431	129710	0.21	0.00
梓潼县	1062206	914008	104	97155	0.02	0.00
北川县	1034928	906387	1117	96852	0.10	0.00
平武县	879870	792342	587	76623	0.18	0.00
江油市	5388888	4707497	18497	369349	0.16	0.39
广元市	11818672	10592203	108532	1196205	0.04	0.03
利州区	4859457	4172026	81433	539853	0.05	0.00
昭化区	487525	430242	2670	41369	0.00	0.00
朝天区	503527	469627	2271	92174	0.07	0.00
旺苍县	1221980	1109775	1055	105286	0.04	0.00
青川县	742997	696603	1261	43498	0.19	0.00
剑阁县	2013711	1956463	13364	181787	0.02	0.13
苍溪县	1989475	1757467	6478	192238	0.03	0.17
遂宁市	9305354	9020515	20890	611950	0.08	0.15
船山区	4064923	3977609	10279	217358	0.07	0.22
安居区	835650	791165	5369	81289	0.17	0.15
蓬溪县	1106476	1047292	91	91999	0.00	0.00
大英县	915633	905195	2506	67188	0.06	0.00
射洪市	2382672	2299254	2645	154116	0.20	0.00
内江市	8458977	7739908	47721	630584	0.08	0.07
市中区	2264632	2179533	10424	153663	0.04	0.06
东兴区	1830018	1658539	733	187017	0.09	0.41
威远县	1262981	1142663	15956	66522	0.16	0.00
资中县	1862840	1600238	16151	130167	0.02	0.15
隆昌市	1238506	1158935	4457	93215	0.50	0.00
乐山市	12670034	12162927	48162	778060	0.10	0.12
市中区	4870162	4768688	19639	182460	0.06	0.00
沙湾区	418625	380749	873	30362	0.00	0.00

续表 5-1-5（2）

地　区	总诊疗人次数	门、急诊人次数	观察室留观病例数	健康检查人次数	急诊病死率(%)	观察室病死率(%)
五通桥区	878873	861314	80	94534	0.09	0.00
金口河区	94714	94697	38	26787	0.39	0.00
犍为县	1572806	1503656	2686	58757	0.16	0.00
井研县	917707	891412	699	62706	0.29	0.00
夹江县	1089946	985102	5011	79803	0.21	0.00
沐川县	614581	480159	433	79359	0.14	0.00
峨边县	311111	310182	11345	31953	0.00	0.00
马边县	480590	471434	1359	63874	0.09	0.00
峨眉山市	1420919	1415534	5999	67465	0.09	0.95
南充市	21422681	20046624	34321	1969207	0.10	0.01
顺庆区	5975701	5810514	9831	361576	0.08	0.01
高坪区	1318106	1149932	5634	129193	0.04	0.00
嘉陵区	992178	910172	321	136485	0.21	0.00
南部县	3158492	2938558	12185	280402	0.06	0.01
营山县	2384905	2256112	425	275610	0.25	0.00
蓬安县	1607155	1475410	3975	171661	0.06	0.00
仪陇县	2386700	2082866	434	346756	0.02	0.00
西充县	1448033	1395441	756	87452	0.39	0.00
阆中市	2151411	2027619	760	180072	0.04	0.00
眉山市	11109730	10825558	42385	526943	0.07	0.14
东坡区	4383119	4222294	28969	202983	0.11	0.00
彭山区	1203618	1188393	1540	98223	0.00	0.00
仁寿县	3087323	2997803	4801	96078	0.05	1.15
洪雅县	1292234	1282470	5402	56885	0.01	0.09
丹棱县	527494	523720	1285	36870	0.00	0.00
青神县	615942	610878	388	35904	0.14	0.00
宜宾市	14824855	13424823	36920	1585503	0.07	0.02
翠屏区	5396390	4719063	16794	392309	0.11	0.05
南溪区	890347	820693	11964	98720	0.03	0.00
叙州区	2226313	2007044	1417	258941	0.05	0.00
江安县	1173148	1110982	1468	191278	0.06	0.00
长宁县	940145	844664	797	98465	0.05	0.00
高　县	887903	854367	59	69803	0.06	0.00
珙　县	902395	871184	202	95343	0.07	0.00
筠连县	855277	790877	89	124028	0.12	0.00
兴文县	855815	743085	2954	189507	0.00	0.00
屏山县	697122	662864	1176	67109	0.03	0.00
广安市	10315666	9459853	22607	1140765	0.10	0.01
广安区	2448791	2352812	5515	212893	0.09	0.00
前锋区	536519	494065	182	127660	0.08	0.00
岳池县	1936932	1655399	5198	191677	0.13	0.04
武胜县	1738456	1514620	10414	176620	0.00	0.00

续表 5-1-5（3）

地　区	总诊疗人次数	门、急诊人次数	观察室留观病例数	健康检查人次数	急诊病死率(%)	观察室病死率(%)
邻水县	2936935	2761969	1095	380696	0.15	0.00
华蓥市	718033	680988	203	51219	0.13	0.00
达州市	11618927	10860616	86006	1586300	0.11	0.05
通川区	2522105	2421045	50424	180851	0.06	0.05
达川区	1483450	1357372	6559	323503	0.01	0.02
宣汉县	2257942	2019855	9907	358120	0.12	0.00
开江县	734622	688644	1557	158030	0.29	0.00
大竹县	1677372	1568304	3019	250042	0.24	0.66
渠　县	1843066	1769785	14069	200350	0.01	0.00
万源市	1100370	1035611	471	115404	0.11	0.00
雅安市	6918716	6112920	9002	604450	0.11	0.36
雨城区	1863823	1764710	486	254322	0.14	0.00
名山区	875323	815470	5382	41397	0.29	0.59
荥经县	721557	590480	0	45390	0.03	0.00
汉源县	1123881	909397	44	139502	0.00	0.00
石棉县	805761	641975	189	37119	0.05	0.00
天全县	1006044	920623	12	46046	0.11	0.00
芦山县	387087	344201	2889	34988	0.26	0.00
宝兴县	135240	126064	0	5686	0.00	0.00
巴中市	11310723	10432645	30845	1409432	0.05	0.14
巴州区	2550557	2411074	4131	233154	0.05	0.00
恩阳区	1647611	1463023	4763	242920	0.05	0.00
通江县	1782517	1723596	7178	203319	0.01	0.00
南江县	3180849	2827160	11155	237708	0.02	0.01
平昌县	2149189	2007792	3618	492331	0.16	1.19
资阳市	10526664	9835139	51571	693019	0.12	0.14
雁江区	3719824	3391980	31696	276948	0.10	0.23
安岳县	5104269	4931783	16043	294774	0.06	0.00
乐至县	1702571	1511376	3832	121297	0.30	0.00
阿坝州	2362834	2210842	8375	394038	0.04	0.00
马尔康市	348149	333405	4131	48625	0.04	0.00
汶川县	294862	239948	498	81925	0.00	0.00
理　县	96444	93883	0	14717	0.04	0.00
茂　县	261045	253795	0	21100	0.07	0.00
松潘县	156483	154556	0	13741	0.00	0.00
九寨沟县	303641	287811	2519	22347	0.16	0.00
金川县	136182	126751	17	19067	0.05	0.00
小金县	167686	154095	0	40259	0.04	0.00
黑水县	78075	68641	48	8954	0.00	0.00
壤塘县	78838	74547	0	9139	0.15	0.00
阿坝县	148149	146538	842	62360	0.00	0.00

续表 5-1-5（4）

地　区	总诊疗人次数	门、急诊人次数	观察室留观病例数	健康检查人次数	急诊病死率(%)	观察室病死率(%)
若尔盖县	184060	172376	320	25932	0.00	0.00
红原县	109220	104496	0	25872	0.05	0.00
甘孜州	2933654	2797560	49413	278714	0.05	0.06
康定市	559451	531377	4835	52138	0.04	0.19
泸定县	222791	211237	16126	21508	0.19	0.00
丹巴县	263174	263010	0	15489	0.11	0.00
九龙县	123950	123607	0	37449	0.16	0.00
雅江县	81654	79148	1742	22032	0.00	0.00
道孚县	123470	113640	0	2858	0.00	0.00
炉霍县	120171	109780	0	21696	0.00	0.00
甘孜县	174009	167579	1469	7466	0.04	0.00
新龙县	59212	59212	0	5322	0.00	0.00
德格县	138616	133308	19	6865	0.01	0.00
白玉县	222216	191280	0	18885	0.00	0.00
石渠县	139598	123019	93	23385	0.00	0.00
色达县	97227	93376	0	975	0.00	0.00
理塘县	115341	115341	59	6398	0.06	18.64
巴塘县	186726	186326	20339	13616	0.07	0.04
乡城县	80848	77647	80	11237	0.00	0.00
稻城县	156699	154766	4631	3179	0.03	0.00
得荣县	68501	63907	20	8216	0.00	0.00
凉山州	12200428	11685181	280867	1291697	0.06	0.05
西昌市	3592264	3451148	156741	306312	0.12	0.08
会理市	1309352	1256171	44817	129611	0.07	0.00
木里县	236494	227890	5582	26644	0.00	0.00
盐源县	766113	708280	10087	87718	0.04	0.00
德昌县	1049557	1009964	2758	115985	0.00	0.00
会东县	863349	803817	2970	44835	0.06	0.03
宁南县	773988	713498	776	144762	0.03	0.00
普格县	194852	187933	1795	40951	0.00	1.00
布拖县	183662	176274	0	20970	0.00	0.00
金阳县	169452	165918	513	28481	0.00	0.00
昭觉县	241060	228684	82	61856	0.00	0.00
喜德县	173654	164120	257	20217	0.00	0.00
冕宁县	1081163	1062720	52263	125072	0.00	0.00
越西县	578237	565158	904	66775	0.08	0.00
甘洛县	343932	340694	853	7872	0.00	0.00
美姑县	223497	217854	448	25921	0.00	0.22
雷波县	419802	405058	21	37715	0.00	0.00

表 5-2-1 2017—2021 年全省医院诊疗人次数

年 份	总诊疗人次数（万人次）	卫生部门			门、急诊人次数（万人次）	卫生部门		
			综合医院	中医医院			综合医院	中医医院
2017	18638.45	14531.97	10130.72	2839.00	18033.59	14140.82	9853.18	2748.83
2018	19863.28	15582.52	10871.86	3011.76	19166.82	15089.58	10534.21	2893.32
2019	22243.58	17645.13	12292.63	3401.66	21441.39	17025.17	11839.65	3277.91
2020	20004.67	15748.01	10942.05	3110.85	19156.36	15096.06	10476.85	2952.25
2021	23355.11	18445.09	12821.89	3583.14	22436.79	17775.81	12369.58	3403.96

表 5-2-2 2017—2021 年全省不同性质医院诊疗人次数

分 类	2017	2018	2019	2020	2021
总 计	**18638.45**	**19863.28**	**22243.58**	**20004.67**	**23355.11**
按经济类型分					
公 立	15324.20	16368.88	18493.73	16568.76	19455.32
民 营	3314.25	3494.39	3749.85	3435.92	3899.79
按主办单位分					
政府办	14777.47	15862.30	17960.10	16116.45	18897.15
社会办	1855.29	2063.53	2282.36	2009.76	2312.29
个人办	2005.69	1937.44	2001.12	1878.46	2145.67
按管理类别分					
非营利性	16573.29	17571.97	19703.47	17530.44	20387.22
营利性	2065.16	2291.31	2540.10	2474.23	2967.90
按医院等级分					
三级医院	9978.37	12021.72	14039.21	13571.86	16705.64
二级医院	6080.42	5254.20	5653.84	4479.90	4618.54
一级医院	556.73	553.27	679.33	1190.79	1395.27
未定级医院	2022.93	2034.08	1871.20	762.13	635.66
按类别分					
综合医院	13120.86	13867.72	15479.64	13827.88	16061.14
中医医院	3051.29	3249.00	3658.11	3394.57	3938.46
中西医结合医院	475.40	504.23	570.38	497.55	580.57
民族医医院	55.09	58.10	61.08	61.14	69.84
专科医院	1935.43	2178.02	2467.14	2218.42	2698.97
护理院（中心）	0.38	6.20	7.23	5.13	6.13

表 5-2-3　2020 年市（州）及县（市、区）医院门诊服务情况

地　区	总诊疗人次数	门、急诊人次数	观察室留观病例数	健康检查人次数	急诊病死率 (%)	观察室病死率 (%)
总　计	**233551134**	**224367882**	**1601619**	**15899945**	**0.10**	**0.09**
成都市	85698894	83688373	601174	5698115	0.09	0.09
锦江区	6388675	6295717	124169	373210	0.05	0.01
青羊区	12002993	11848669	141979	765953	0.08	0.12
金牛区	6292131	5998034	18404	520955	0.31	0.29
武侯区	22885227	22629175	153559	1131809	0.06	0.03
成华区	3604378	3422801	20071	362920	0.21	0.00
龙泉驿区	2375384	2359702	26582	346715	0.11	0.32
青白江区	1082829	1052034	1271	89739	0.12	0.00
新都区	3681497	3628962	13892	256983	0.13	0.00
温江区	3226327	3153500	3628	277769	0.03	0.00
双流区	4872773	4755801	29704	218253	0.07	0.19
郫都区	3487864	3336001	15649	231702	0.13	0.00
新津区	1202104	1199084	5197	77140	0.05	0.00
金堂县	1767600	1752642	1219	120321	0.14	1.39
大邑县	1624827	1587005	1102	118574	0.16	0.00
蒲江县	824925	783786	1436	39087	0.06	0.00
都江堰市	2281794	2120382	1458	271741	0.10	0.27
彭州市	2584845	2577093	8568	92451	0.06	1.00
邛崃市	1693788	1652181	512	80922	0.06	0.00
崇州市	1536132	1489014	2410	103434	0.11	0.21
简阳市	2282801	2046790	30364	218437	0.10	0.00
自贡市	7132727	6214176	65168	505782	0.06	0.00
自流井区	3251949	2767083	53069	222645	0.00	0.00
贡井区	729435	672986	135	62168	0.31	0.00
大安区	571863	541361	1162	38983	0.00	0.00
沿滩区	255965	184853	278	31530	0.09	0.00
荣　县	985916	876980	639	58916	0.17	0.00
富顺县	1337599	1170913	9885	91540	0.03	0.00
攀枝花市	4558440	4451352	16790	353663	0.10	0.02
东　区	2683999	2672269	2155	213906	0.15	0.00
西　区	361209	315084	446	33346	0.07	0.00
仁和区	458477	457249	2331	39606	0.01	0.17
米易县	716047	668042	309	44722	0.02	0.00
盐边县	338708	338708	11549	22083	0.09	0.00
泸州市	9787408	9352859	22215	596932	0.09	0.03
江阳区	4291340	4238273	12441	175183	0.07	0.00
纳溪区	534388	514826	417	24944	0.17	0.00
龙马潭区	1868399	1634934	2042	159459	0.07	0.00
泸　县	791537	744598	532	108490	0.16	0.00
合江县	1024591	1000308	5858	45951	0.06	0.12
叙永县	584705	552377	450	46806	0.25	0.00

续表 5-2-3（1）

地　区	总诊疗人次数	门、急诊人次数	观察室留观病例数	健康检查人次数	急诊病死率(%)	观察室病死率(%)
古蔺县	692448	667543	475	36099	0.04	0.00
德阳市	9954481	9800362	16768	575382	0.12	0.01
旌阳区	3772743	3727413	3321	304682	0.17	0.00
罗江区	468700	457380	4666	29671	0.29	0.00
中江县	1142406	1133361	302	76743	0.25	0.00
广汉市	1479165	1450456	690	34786	0.03	0.00
什邡市	1263670	1232061	5317	66180	0.06	0.00
绵竹市	1827797	1799691	2472	63320	0.00	0.04
绵阳市	15516043	14563861	105556	1484176	0.13	0.29
涪城区	5863626	5731645	71919	620860	0.10	0.25
游仙区	1812399	1655954	8349	182782	0.08	0.00
安州区	899026	863062	7574	35121	0.18	0.67
三台县	1753382	1429323	38	244474	0.22	0.00
盐亭县	724824	661398	0	28672	0.24	0.00
梓潼县	666939	579327	80	54411	0.03	0.00
北川县	511375	459630	939	54658	0.12	0.00
平武县	273347	273347	2	52052	0.29	0.00
江油市	3011125	2910175	16655	211146	0.18	0.43
广元市	7372452	6711083	91667	616129	0.04	0.05
利州区	4337771	3889438	79829	441801	0.05	0.01
昭化区	121622	119486	0	2525	0.00	0.00
朝天区	173136	152730	2223	17149	0.05	0.00
旺苍县	744816	675798	126	46446	0.05	0.00
青川县	249626	240956	148	17620	0.30	0.00
剑阁县	855985	854483	8481	50616	0.02	0.21
苍溪县	889496	778192	860	39972	0.04	1.86
遂宁市	6948352	6744608	18738	339680	0.09	0.12
船山区	3787599	3662387	9636	179274	0.07	0.24
安居区	314524	297867	2961	16589	0.43	0.00
蓬溪县	613643	561048	3585	30515	0.01	0.00
大英县	705658	701977	1322	36331	0.07	0.00
射洪市	1526928	1521329	1234	76971	0.20	0.00
内江市	5882730	5409255	49396	406301	0.11	0.07
市中区	1973875	1911819	10198	136414	0.04	0.06
东兴区	1149933	1000633	690	93325	0.10	0.43
威远县	866746	799381	14737	49063	0.20	0.00
资中县	1004838	873289	19469	79173	0.08	0.13
隆昌市	887338	824133	4302	48326	0.55	0.00
乐山市	8149042	7922043	31086	571032	0.13	0.18
市中区	3687853	3649256	4486	191102	0.08	0.00
沙湾区	243081	235107	28	17376	0.01	0.00

续表 5-2-3（2）

地　区	总诊疗人次数	门、急诊人次数	观察室留观病例数	健康检查人次数	急诊病死率(%)	观察室病死率(%)
五通桥区	390529	390529	80	72124	0.11	0.00
金口河区	69484	69484	38	3489	0.39	0.00
犍为县	772822	748537	2571	32444	0.18	0.00
井研县	347193	342955	0	15794	0.47	0.00
夹江县	641468	631847	4936	62353	0.24	0.00
沐川县	252514	215278	420	42324	0.20	0.00
峨边县	207601	198570	11345	23263	0.00	0.00
马边县	202818	196073	1359	10784	0.09	0.00
峨眉山市	1333679	1244407	5823	99979	0.16	0.98
南充市	13188105	12480825	22701	796020	0.12	0.01
顺庆区	5590173	5472203	3528	360344	0.10	0.03
高坪区	875075	771557	5321	69681	0.04	0.00
嘉陵区	277646	240494	3	54925	0.36	33.33
南部县	1389610	1248339	9978	64905	0.06	0.01
营山县	1118938	1060477	132	49406	0.26	0.00
蓬安县	648656	596005	2349	31863	0.11	0.00
仪陇县	1170989	1059109	888	120965	0.01	0.00
西充县	732799	725836	442	22457	0.50	0.00
阆中市	1384219	1306805	60	21474	0.03	0.00
眉山市	6821558	6673677	40578	312605	0.11	0.15
东坡区	2859333	2775880	28325	139007	0.17	0.00
彭山区	772237	766915	1540	25723	0.00	0.00
仁寿县	1813959	1756107	4366	70145	0.07	1.26
洪雅县	702710	702710	4790	34092	0.01	0.10
丹棱县	285236	284297	1207	16846	0.00	0.00
青神县	388083	387768	350	26792	0.17	0.00
宜宾市	11242430	10408302	25369	855635	0.08	0.04
翠屏区	4260031	3834920	15538	295121	0.11	0.06
南溪区	677518	642632	1897	50874	0.03	0.00
叙州区	1649901	1436354	2430	248454	0.07	0.00
江安县	1131754	1104620	894	42698	0.06	0.00
长宁县	652764	620452	759	32344	0.05	0.00
高　县	528381	518174	59	18034	0.06	0.00
珙　县	798077	783963	139	56004	0.06	0.00
筠连县	595031	590036	88	20689	0.17	0.00
兴文县	574731	505096	2992	67493	0.00	0.00
屏山县	374242	372055	573	23924	0.03	0.00
广安市	6134717	5885278	21892	386383	0.10	0.01
广安区	1858462	1846366	5449	106779	0.10	0.00
前锋区	246539	230297	9	34790	0.00	0.00
岳池县	1106399	1082707	4908	26604	0.15	0.06
武胜县	1154473	1026754	10189	71538	0.00	0.00

续表 5-2-3（3）

地　区	总诊疗人次数	门、急诊人次数	观察室留观病例数	健康检查人次数	急诊病死率(%)	观察室病死率(%)
邻水县	1282669	1215553	1142	130114	0.17	0.00
华蓥市	486175	483601	195	16558	0.12	0.00
达州市	7461290	7076604	79415	652352	0.13	0.06
通川区	2333400	2200220	52215	209198	0.06	0.04
达川区	972876	946275	5953	144503	0.03	0.00
宣汉县	1252963	1102119	5427	127266	0.16	0.00
开江县	440072	417547	1	13513	0.38	0.00
大竹县	949002	920739	2556	83379	0.28	0.78
渠　县	1012761	992452	13220	31459	0.00	0.02
万源市	500216	497252	43	43034	0.16	0.00
雅安市	5185591	5096505	8488	329980	0.08	0.38
雨城区	1769648	1743963	470	164464	0.08	0.00
名山区	362572	362301	5068	11466	0.33	0.63
荥经县	550463	550442	0	6901	0.03	0.00
汉源县	618758	617888	0	72028	0.00	0.00
石棉县	588620	542182	49	32980	0.05	0.00
天全县	945281	937802	12	19288	0.11	0.00
芦山县	264700	256378	2889	21632	0.25	0.00
宝兴县	85549	85549	0	1221	0.00	0.00
巴中市	5166993	4947648	8857	198265	0.07	0.47
巴州区	2108254	2080251	2677	76595	0.05	0.00
恩阳区	549532	488551	3465	26855	0.04	0.00
通江县	783309	734059	59	31380	0.01	0.00
南江县	866292	831986	2151	30297	0.04	0.00
平昌县	859606	812801	505	33138	0.30	8.32
资阳市	5008499	4819624	47088	303890	0.12	0.15
雁江区	2402989	2280934	31590	169215	0.10	0.23
安岳县	1637308	1628417	13656	65123	0.04	0.00
乐至县	968202	910273	1842	69552	0.29	0.00
阿坝州	1652608	1612561	6935	208775	0.03	0.00
马尔康市	311068	307596	4131	32633	0.04	0.00
汶川县	237448	205117	389	44568	0.00	0.00
理　县	60842	60842	0	9983	0.05	0.00
茂　县	194820	194820	0	17972	0.07	0.00
松潘县	99265	99265	0	9025	0.00	0.00
九寨沟县	193287	193287	1196	11302	0.14	0.00
金川县	95352	95352	9	7078	0.05	0.00
小金县	57237	55594	0	8650	0.05	0.00
黑水县	40591	40591	48	6340	0.00	0.00
壤塘县	44670	44069	0	5921	0.00	0.00
阿坝县	129071	129071	842	31538	0.00	0.00

续表 5-2-3（4）

地　区	总诊疗人次数	门、急诊人次数	观察室留观病例数	健康检查人次数	急诊病死率(%)	观察室病死率(%)
若尔盖县	114584	114584	320	16932	0.00	0.00
红原县	74373	72373	0	6833	0.04	0.00
甘孜州	1829308	1796814	46455	125428	0.05	0.06
康定市	461099	449641	1974	41041	0.04	0.46
泸定县	164262	159516	16126	19773	0.19	0.00
丹巴县	113584	113274	0	9524	0.10	0.00
九龙县	68202	67884	0	5878	0.26	0.00
雅江县	43406	41030	1742	12055	0.00	0.00
道孚县	77557	77557	0	0	0.00	0.00
炉霍县	39268	39268	0	943	0.00	0.00
甘孜县	148018	142176	1469	4150	0.04	0.00
新龙县	34556	34556	0	2320	0.00	0.00
德格县	69117	69033	15	1060	0.01	0.00
白玉县	87027	86745	0	7234	0.00	0.00
石渠县	75226	71270	0	0	0.00	0.00
色达县	59482	59482	0	975	0.00	0.00
理塘县	86960	86960	59	6398	0.06	18.64
巴塘县	127967	127648	20339	5898	0.07	0.04
乡城县	51273	50960	80	2109	0.00	0.00
稻城县	81428	79535	4631	2649	0.03	0.00
得荣县	40876	40279	20	3421	0.00	0.00
凉山州	8859466	8712072	275283	583420	0.07	0.05
西昌市	3070497	3025964	158359	160733	0.15	0.08
会理市	765707	762542	43099	73256	0.08	0.00
木里县	139714	134763	5581	9328	0.00	0.00
盐源县	550947	527441	2658	40950	0.04	0.00
德昌县	714571	702798	2730	86121	0.00	0.00
会东县	515781	514461	1922	11353	0.07	0.05
宁南县	356760	348622	68	15254	0.04	0.00
普格县	126829	123169	1780	16517	0.00	1.01
布拖县	118974	118974	0	7884	0.00	0.00
金阳县	116378	115718	511	0	0.00	0.00
昭觉县	226042	216543	22	19146	0.00	0.00
喜德县	112226	109890	257	5885	0.00	0.00
冕宁县	979681	969960	56222	54903	0.00	0.00
越西县	284604	274612	763	36300	0.08	0.00
甘洛县	267870	267870	853	8211	0.00	0.00
美姑县	193428	187050	448	14496	0.00	0.22
雷波县	319457	311695	10	23083	0.00	0.00

表 5-2-4　2021 年市（州）及县（市、区）公立医院门诊服务情况

地　区	总诊疗人次数	门、急诊人次数	观察室留观病例数	健康检查人次数	急诊病死率(%)	观察室病死率(%)
总　计	**194553205**	**187383614**	**1512219**	**13602143**	**0.09**	**0.09**
成都市	69063177	67645820	551167	4702641	0.08	0.08
锦江区	4244418	4217729	121769	268053	0.01	0.00
青羊区	10865579	10720713	141010	671293	0.08	0.12
金牛区	5134388	4895435	17400	443580	0.25	0.31
武侯区	19151559	19088020	142272	860867	0.06	0.03
成华区	2186005	2029085	13047	259839	0.24	0.00
龙泉驿区	2082721	2068361	26427	326380	0.08	0.33
青白江区	845294	842128	452	68729	0.13	0.00
新都区	3168341	3121367	13252	251405	0.13	0.00
温江区	2815226	2745099	3506	274223	0.03	0.00
双流区	3679312	3572079	25753	135651	0.03	0.00
郫都区	2579808	2514667	416	198633	0.16	0.00
新津区	944341	943775	3292	71842	0.05	0.00
金堂县	1498510	1486851	1142	117968	0.13	1.49
大邑县	892597	889316	2	32369	0.05	0.00
蒲江县	767252	729435	1436	39087	0.06	0.00
都江堰市	1748420	1602395	691	253049	0.11	0.29
彭州市	2055234	2055234	7413	78259	0.06	1.16
邛崃市	1299713	1271151	372	76069	0.06	0.00
崇州市	1022224	993057	1400	61440	0.11	0.36
简阳市	2082235	1859923	30115	213905	0.10	0.00
自贡市	6476938	5608634	64997	445508	0.06	0.00
自流井区	3134157	2653024	53069	219338	0.00	0.00
贡井区	725244	668795	135	62168	0.31	0.00
大安区	487944	458051	1043	36960	0.00	0.00
沿滩区	225524	154412	278	31530	0.09	0.00
荣　县	733535	645092	614	27909	0.20	0.00
富顺县	1170534	1029260	9858	67603	0.03	0.00
攀枝花市	4237059	4130094	16790	353663	0.10	0.02
东　区	2636102	2624372	2155	213906	0.15	0.00
西　区	361209	315084	446	33346	0.07	0.00
仁和区	453033	451928	2331	39606	0.01	0.17
米易县	524966	476961	309	44722	0.03	0.00
盐边县	261749	261749	11549	22083	0.09	0.00
泸州市	8204773	7897151	17488	570475	0.08	0.00
江阳区	3964208	3927559	12245	170177	0.07	0.00
纳溪区	324055	324055	181	23517	0.18	0.00
龙马潭区	1737768	1511429	1638	155659	0.04	0.00
泸　县	509068	504787	532	92583	0.21	0.00
合江县	674990	663872	1967	45951	0.08	0.00
叙永县	463136	433901	450	46806	0.15	0.00

续表 5-2-4（1）

地区	总诊疗人次数	门、急诊人次数	观察室留观病例数	健康检查人次数	急诊病死率(%)	观察室病死率(%)
古蔺县	531548	531548	475	35782	0.00	0.00
德阳市	8204294	8164916	15901	458351	0.10	0.01
旌阳区	3244397	3232704	3321	238617	0.13	0.00
罗江区	442027	436680	4666	29671	0.30	0.00
中江县	1033397	1031884	302	70910	0.25	0.00
广汉市	1112357	1112257	87	31914	0.03	0.00
什邡市	859009	858997	5282	36213	0.04	0.00
绵竹市	1513107	1492394	2243	51026	0.00	0.04
绵阳市	13623821	12732169	100819	1350264	0.13	0.30
涪城区	4927477	4795596	68310	498908	0.11	0.27
游仙区	1741446	1585001	7231	181400	0.08	0.00
安州区	781660	747019	7574	35121	0.14	0.67
三台县	1407726	1127081	38	244474	0.21	0.00
盐亭县	652882	601216	0	26800	0.25	0.00
梓潼县	508713	423602	80	53805	0.03	0.00
北川县	511375	459630	939	54658	0.12	0.00
平武县	273347	273347	2	52052	0.29	0.00
江油市	2819195	2719677	16645	203046	0.19	0.43
广元市	6377963	5751850	85229	571738	0.04	0.03
利州区	3800655	3362664	73697	400714	0.05	0.00
昭化区	101378	99242	0	2525	0.00	0.00
朝天区	162311	141905	2223	17149	0.05	0.00
旺苍县	539050	484605	126	44611	0.05	0.00
青川县	247792	239122	148	17620	0.30	0.00
剑阁县	793874	793874	8481	50576	0.02	0.21
苍溪县	732903	630438	554	38543	0.03	1.99
遂宁市	5994784	5904236	15077	310791	0.08	0.15
船山区	3524446	3449578	9636	172460	0.07	0.24
安居区	237874	222194	2893	16589	0.49	0.00
蓬溪县	343432	343432	11	14259	0.00	0.00
大英县	605955	605955	1313	36331	0.04	0.00
射洪市	1283077	1283077	1224	71152	0.21	0.00
内江市	5179561	4751533	45889	369221	0.09	0.07
市中区	1870810	1827163	10198	136414	0.04	0.06
东兴区	985685	844899	690	88198	0.11	0.43
威远县	712020	654716	14566	44259	0.21	0.00
资中县	808603	684128	16133	58554	0.02	0.15
隆昌市	802443	740627	4302	41796	0.59	0.00
乐山市	6779450	6695748	31019	431667	0.12	0.18
市中区	3226637	3206368	4419	130706	0.07	0.00
沙湾区	136956	136956	28	14797	0.00	0.00

续表 5-2-4（2）

地　区	总诊疗人次数	门、急诊人次数	观察室留观病例数	健康检查人次数	急诊病死率(%)	观察室病死率(%)
五通桥区	331582	331582	80	71910	0.11	0.00
金口河区	69484	69484	38	3489	0.39	0.00
犍为县	691629	668493	2571	31080	0.18	0.00
井研县	335285	332906	0	15794	0.47	0.00
夹江县	582786	582104	4936	53413	0.24	0.00
沐川县	231581	194345	420	37236	0.20	0.00
峨边县	182626	182626	11345	15618	0.00	0.00
马边县	161009	161009	1359	10784	0.09	0.00
峨眉山市	829875	829875	5823	46840	0.11	0.98
南充市	11301995	10726600	21477	698494	0.11	0.01
顺庆区	5050153	4951613	3352	300864	0.08	0.03
高坪区	722756	630339	5321	62500	0.05	0.00
嘉陵区	171997	145996	0	36295	0.18	0.00
南部县	1024724	932888	9978	61237	0.07	0.01
营山县	1064071	1005827	69	49055	0.26	0.00
蓬安县	511542	476643	2055	31213	0.11	0.00
仪陇县	987134	887387	360	117615	0.01	0.00
西充县	627487	627487	282	20433	0.50	0.00
阆中市	1142131	1068420	60	19282	0.03	0.00
眉山市	5633769	5532838	40403	222833	0.10	0.15
东坡区	2307012	2244867	28180	86364	0.16	0.00
彭山区	660447	660447	1540	25723	0.00	0.00
仁寿县	1475614	1437143	4350	40632	0.05	1.26
洪雅县	662458	662458	4790	31792	0.01	0.10
丹棱县	198534	198534	1207	11530	0.00	0.00
青神县	329704	329389	336	26792	0.19	0.00
宜宾市	9380290	8666975	23838	688198	0.08	0.04
翠屏区	3832204	3410022	15336	206680	0.11	0.06
南溪区	621542	587370	1814	50261	0.03	0.00
叙州区	1215462	1085715	1222	170331	0.05	0.00
江安县	768774	745969	894	42698	0.07	0.00
长宁县	592627	562349	759	32174	0.05	0.00
高　县	464409	462804	59	17944	0.07	0.00
珙　县	663717	659667	139	56004	0.06	0.00
筠连县	346172	346008	88	20689	0.12	0.00
兴文县	520618	453282	2954	67493	0.00	0.00
屏山县	354765	353789	573	23924	0.03	0.00
广安市	4669088	4472036	21435	257961	0.11	0.01
广安区	1474417	1474417	5430	62625	0.10	0.00
前锋区	64449	64449	9	33471	0.00	0.00
岳池县	892701	876748	4686	25066	0.15	0.04
武胜县	989819	864848	10031	71457	0.00	0.00

续表 5-2-4（3）

地　区	总诊疗人次数	门、急诊人次数	观察室留观病例数	健康检查人次数	急诊病死率(%)	观察室病死率(%)
邻水县	774838	718710	1084	48784	0.23	0.00
华蓥市	472864	472864	195	16558	0.12	0.00
达州市	5839235	5625981	74300	504281	0.13	0.06
通川区	2027199	1953479	50055	134050	0.06	0.05
达川区	698399	698399	3577	99226	0.00	0.00
宣汉县	1007831	889218	5197	127266	0.17	0.00
开江县	244559	240691	1	5901	0.41	0.00
大竹县	765272	749851	2525	82675	0.28	0.79
渠　县	664278	664278	12945	30452	0.00	0.00
万源市	431697	430065	0	24711	0.16	0.00
雅安市	4373340	4300891	7901	325748	0.08	0.41
雨城区	1457753	1439437	366	160681	0.08	0.00
名山区	346891	346891	4585	11466	0.33	0.70
荥经县	396713	396713	0	6830	0.03	0.00
汉源县	589593	589593	0	72028	0.00	0.00
石棉县	566146	519708	49	32602	0.05	0.00
天全县	727185	727185	12	19288	0.11	0.00
芦山县	203510	195815	2889	21632	0.26	0.00
宝兴县	85549	85549	0	1221	0.00	0.00
巴中市	3587610	3456175	8353	152785	0.08	0.50
巴州区	1227041	1227041	2631	50167	0.06	0.00
恩阳区	437752	376771	3285	19068	0.09	0.00
通江县	551818	533568	26	21985	0.01	0.00
南江县	657271	639007	2151	30287	0.04	0.00
平昌县	713728	679788	260	31278	0.30	16.15
资阳市	4612465	4453220	46847	300466	0.12	0.15
雁江区	2216570	2108226	31590	168965	0.10	0.23
安岳县	1552489	1552489	13637	62025	0.04	0.00
乐至县	843406	792505	1620	69476	0.30	0.00
阿坝州	1525152	1486601	6935	205031	0.03	0.00
马尔康市	302659	299187	4131	32633	0.04	0.00
汶川县	198597	167762	389	44568	0.00	0.00
理　县	60842	60842	0	9983	0.05	0.00
茂　县	147985	147985	0	14648	0.07	0.00
松潘县	99265	99265	0	9025	0.00	0.00
九寨沟县	193287	193287	1196	11302	0.14	0.00
金川县	83346	83346	9	7078	0.05	0.00
小金县	57237	55594	0	8650	0.05	0.00
黑水县	40591	40591	48	6340	0.00	0.00
壤塘县	44670	44069	0	5921	0.00	0.00
阿坝县	122071	122071	842	31118	0.00	0.00

续表 5-2-4（4）

地　区	总诊疗人次数	门、急诊人次数	观察室留观病例数	健康检查人次数	急诊病死率(%)	观察室病死率(%)
若尔盖县	100229	100229	320	16932	0.00	0.00
红原县	74373	72373	0	6833	0.04	0.00
甘孜州	1799005	1770928	46455	125418	0.06	0.06
康定市	438427	431076	1974	41031	0.04	0.46
泸定县	164262	159516	16126	19773	0.19	0.00
丹巴县	105953	105953	0	9524	0.11	0.00
九龙县	68202	67884	0	5878	0.26	0.00
雅江县	43406	41030	1742	12055	0.00	0.00
道孚县	77557	77557	0	0	0.00	0.00
炉霍县	39268	39268	0	943	0.00	0.00
甘孜县	148018	142176	1469	4150	0.04	0.00
新龙县	34556	34556	0	2320	0.00	0.00
德格县	69117	69033	15	1060	0.01	0.00
白玉县	87027	86745	0	7234	0.00	0.00
石渠县	75226	71270	0	0	0.00	0.00
色达县	59482	59482	0	975	0.00	0.00
理塘县	86960	86960	59	6398	0.06	18.64
巴塘县	127967	127648	20339	5898	0.07	0.04
乡城县	51273	50960	80	2109	0.00	0.00
稻城县	81428	79535	4631	2649	0.03	0.00
得荣县	40876	40279	20	3421	0.00	0.00
凉山州	7689436	7609218	269899	556609	0.07	0.05
西昌市	2640479	2607453	158359	153218	0.15	0.08
会理市	750033	749840	43099	73256	0.08	0.00
木里县	126994	125273	5581	9328	0.00	0.00
盐源县	427253	406951	1255	40932	0.04	0.00
德昌县	714571	702798	2730	86121	0.00	0.00
会东县	473938	473938	1922	11353	0.06	0.05
宁南县	355113	346975	68	15254	0.04	0.00
普格县	112535	112535	1780	16517	0.00	1.01
布拖县	107465	107465	0	7884	0.00	0.00
金阳县	87066	86406	511	0	0.00	0.00
昭觉县	175770	175487	22	19146	0.00	0.00
喜德县	88260	88015	257	5885	0.00	0.00
冕宁县	813136	810499	52251	44914	0.00	0.00
越西县	230163	229018	763	33061	0.08	0.00
甘洛县	245035	245035	853	7872	0.00	0.00
美姑县	135059	135059	448	9505	0.00	0.22
雷波县	206566	206471	0	22363	0.00	0.00

表 5-2-5　2021 年市（州）及县（市、区）民营医院门诊服务情况

地　区	总诊疗人次数	门、急诊人次数	观察室留观病例数	健康检查人次数	急诊病死率(%)	观察室病死率(%)
总　计	**38997929**	**36984268**	**89400**	**2297802**	**0.17**	**0.11**
成都市	16635717	16042553	50007	995474	0.18	0.15
锦江区	2144257	2077988	2400	105157	0.21	0.42
青羊区	1137414	1127956	969	94660	0.01	0.00
金牛区	1157743	1102599	1004	77375	0.56	0.00
武侯区	3733668	3541155	11287	270942	0.07	0.06
成华区	1418373	1393716	7024	103081	0.17	0.00
龙泉驿区	292663	291341	155	20335	0.41	0.00
青白江区	237535	209906	819	21010	0.01	0.00
新都区	513156	507595	640	5578	0.13	0.00
温江区	411101	408401	122	3546	0.70	0.00
双流区	1193461	1183722	3951	82602	0.38	1.42
郫都区	908056	821334	15233	33069	0.03	0.00
新津区	257763	255309	1905	5298	0.00	0.00
金堂县	269090	265791	77	2353	0.40	0.00
大邑县	732230	697689	1100	86205	0.49	0.00
蒲江县	57673	54351	0	0	0.00	0.00
都江堰市	533374	517987	767	18692	0.04	0.26
彭州市	529611	521859	1155	14192	0.02	0.00
邛崃市	394075	381030	140	4853	0.10	0.00
崇州市	513908	495957	1010	41994	0.11	0.00
简阳市	200566	186867	249	4532	0.00	0.00
自贡市	655789	605542	171	60274	0.04	0.00
自流井区	117792	114059	0	3307	0.00	0.00
贡井区	4191	4191	0	0	0.00	0.00
大安区	83919	83310	119	2023	0.00	0.00
沿滩区	30441	30441	0	0	0.00	0.00
荣　县	252381	231888	25	31007	0.05	0.00
富顺县	167065	141653	27	23937	0.00	0.00
攀枝花市	321381	321258	0	0	0.00	0.00
东　区	47897	47897	0	0	0.00	0.00
西　区						
仁和区	5444	5321	0	0	0.00	0.00
米易县	191081	191081	0	0	0.00	0.00
盐边县	76959	76959	0	0	0.00	0.00
泸州市	1582635	1455708	4727	26457	0.14	0.15
江阳区	327132	310714	196	5006	0.02	0.00
纳溪区	210333	190771	236	1427	0.00	0.00
龙马潭区	130631	123505	404	3800	2.68	0.00
泸　县	282469	239811	0	15907	0.00	0.00
合江县	349601	336436	3891	0	0.00	0.18
叙永县	121569	118476	0	0	1.77	0.00

续表 5-2-5（1）

地　区	总诊疗人次数	门、急诊人次数	观察室留观病例数	健康检查人次数	急诊病死率(%)	观察室病死率(%)
古蔺县	160900	135995	0	317	0.51	0.00
德阳市	1750187	1635446	867	117031	0.19	0.00
旌阳区	528346	494709	0	66065	0.52	0.00
罗江区	26673	20700	0	0	0.00	0.00
中江县	109009	101477	0	5833	0.00	0.00
广汉市	366808	338199	603	2872	0.01	0.00
什邡市	404661	373064	35	29967	0.11	0.00
绵竹市	314690	307297	229	12294	0.00	0.00
绵阳市	1892222	1831692	4737	133912	0.09	0.00
涪城区	936149	936049	3609	121952	0.02	0.00
游仙区	70953	70953	1118	1382	0.00	0.00
安州区	117366	116043	0	0	0.70	0.00
三台县	345656	302242	0	0	0.46	0.00
盐亭县	71942	60182	0	1872	0.00	0.00
梓潼县	158226	155725	0	606	0.00	0.00
北川县						
平武县						
江油市	191930	190498	10	8100	0.00	0.00
广元市	994489	959233	6438	44391	0.09	0.22
利州区	537116	526774	6132	41087	0.10	0.15
昭化区	20244	20244	0	0	0.00	0.00
朝天区	10825	10825	0	0	0.00	0.00
旺苍县	205766	191193	0	1835	0.00	0.00
青川县	1834	1834	0	0	0.00	0.00
剑阁县	62111	60609	0	40	0.00	0.00
苍溪县	156593	147754	306	1429	0.16	1.63
遂宁市	953568	840372	3661	28889	0.16	0.00
船山区	263153	212809	0	6814	0.00	0.00
安居区	76650	75673	68	0	0.00	0.00
蓬溪县	270211	217616	3574	16256	0.05	0.00
大英县	99703	96022	9	0	1.12	0.00
射洪市	243851	238252	10	5819	0.00	0.00
内江市	703169	657722	3507	37080	0.43	0.00
市中区	103065	84656	0	0	0.00	0.00
东兴区	164248	155734	0	5127	0.00	0.00
威远县	154726	144665	171	4804	0.11	0.00
资中县	196235	189161	3336	20619	0.53	0.00
隆昌市	84895	83506	0	6530	0.00	0.00
乐山市	1369592	1226295	67	139365	0.31	0.00
市中区	461216	442888	67	60396	0.15	0.00
沙湾区	106125	98151	0	2579	0.26	0.00

续表 5-2-5（2）

地　区	总诊疗人次数	门、急诊人次数	观察室留观病例数	健康检查人次数	急诊病死率(%)	观察室病死率(%)
五通桥区	58947	58947	0	214	0.00	0.00
金口河区						
犍为县	81193	80044	0	1364	0.00	0.00
井研县	11908	10049	0	0	0.00	0.00
夹江县	58682	49743	0	8940	0.00	0.00
沐川县	20933	20933	0	5088	0.00	0.00
峨边县	24975	15944	0	7645	0.00	0.00
马边县	41809	35064	0	0	0.00	0.00
峨眉山市	503804	414532	0	53139	0.64	0.00
南充市	1886110	1754225	1224	97526	0.31	0.08
顺庆区	540020	520590	176	59480	0.53	0.00
高坪区	152319	141218	0	7181	0.00	0.00
嘉陵区	105649	94498	3	18630	1.94	33.33
南部县	364886	315451	0	3668	0.00	0.00
营山县	54867	54650	63	351	0.00	0.00
蓬安县	137114	119362	294	650	0.00	0.00
仪陇县	183855	171722	528	3350	0.00	0.00
西充县	105312	98349	160	2024	0.42	0.00
阆中市	242088	238385	0	2192	0.00	0.00
眉山市	1187789	1140839	175	89772	0.28	0.00
东坡区	552321	531013	145	52643	0.27	0.00
彭山区	111790	106468	0	0	0.22	0.00
仁寿县	338345	318964	16	29513	0.42	0.00
洪雅县	40252	40252	0	2300	0.00	0.00
丹棱县	86702	85763	0	5316	0.00	0.00
青神县	58379	58379	14	0	0.00	0.00
宜宾市	1862140	1741327	1531	167437	0.12	0.00
翠屏区	427827	424898	202	88441	0.00	0.00
南溪区	55976	55262	83	613	0.00	0.00
叙州区	434439	350639	1208	78123	0.37	0.00
江安县	362980	358651	0	0	0.00	0.00
长宁县	60137	58103	0	170	0.00	0.00
高　县	63972	55370	0	90	0.00	0.00
珙　县	134360	124296	0	0	0.00	0.00
筠连县	248859	244028	0	0	1.61	0.00
兴文县	54113	51814	38	0	0.00	0.00
屏山县	19477	18266	0	0	0.00	0.00
广安市	1465629	1413242	457	128422	0.02	0.22
广安区	384045	371949	19	44154	0.13	0.00
前锋区	182090	165848	0	1319	0.00	0.00
岳池县	213698	205959	222	1538	0.00	0.45
武胜县	164654	161906	158	81	0.00	0.00

续表 5-2-5（3）

地　区	总诊疗人次数	门、急诊人次数	观察室留观病例数	健康检查人次数	急诊病死率(%)	观察室病死率(%)
邻水县	507831	496843	58	81330	0.00	0.00
华蓥市	13311	10737	0	0	0.00	0.00
达州市	1622055	1450623	5115	148071	0.05	0.06
通川区	306201	246741	2160	75148	0.08	0.00
达川区	274477	247876	2376	45277	0.09	0.00
宣汉县	245132	212901	230	0	0.00	0.00
开江县	195513	176856	0	7612	0.00	0.00
大竹县	183730	170888	31	704	0.00	0.00
渠　县	348483	328174	275	1007	0.00	1.09
万源市	68519	67187	43	18323	0.00	0.00
雅安市	812251	795614	587	4232	0.00	0.00
雨城区	311895	304526	104	3783	0.00	0.00
名山区	15681	15410	483	0	0.00	0.00
荥经县	153750	153729	0	71	0.00	0.00
汉源县	29165	28295	0	0	0.00	0.00
石棉县	22474	22474	0	378	0.00	0.00
天全县	218096	210617	0	0	0.00	0.00
芦山县	61190	60563	0	0	0.00	0.00
宝兴县						
巴中市	1579383	1491473	504	45480	0.00	0.00
巴州区	881213	853210	46	26428	0.01	0.00
恩阳区	111780	111780	180	7787	0.00	0.00
通江县	231491	200491	33	9395	0.00	0.00
南江县	209021	192979	0	10	0.00	0.00
平昌县	145878	133013	245	1860	0.00	0.00
资阳市	396034	366404	241	3424	0.00	0.00
雁江区	186419	172708	0	250	0.00	0.00
安岳县	84819	75928	19	3098	0.00	0.00
乐至县	124796	117768	222	76	0.00	0.00
阿坝州	127456	125960	0	3744	0.00	0.00
马尔康市	8409	8409	0	0	0.00	0.00
汶川县	38851	37355	0	0	0.00	0.00
理　县						
茂　县	46835	46835	0	3324	0.00	0.00
松潘县						
九寨沟县						
金川县	12006	12006	0	0	0.00	0.00
小金县						
黑水县						
壤塘县						
阿坝县	7000	7000	0	420	0.00	0.00

续表 5-2-5（4）

地 区	总诊疗人次数	门、急诊人次数	观察室留观病例数	健康检查人次数	急诊病死率(%)	观察室病死率(%)
若尔盖县	14355	14355	0	0	0.00	0.00
红原县						
甘孜州	30303	25886	0	10	0.00	0.00
康定市	22672	18565	0	10	0.00	0.00
泸定县						
丹巴县	7631	7321	0	0	0.00	0.00
九龙县						
雅江县						
道孚县						
炉霍县						
甘孜县						
新龙县						
德格县						
白玉县						
石渠县						
色达县						
理塘县						
巴塘县						
乡城县						
稻城县						
得荣县						
凉山州	1170030	1102854	5384	26811	0.08	0.00
西昌市	430018	418511	0	7515	0.20	0.00
会理市	15674	12702	0	0	0.00	0.00
木里县	12720	9490	0	0	0.00	0.00
盐源县	123694	120490	1403	18	0.00	0.00
德昌县						
会东县	41843	40523	0	0	0.33	0.00
宁南县	1647	1647	0	0	0.00	0.00
普格县	14294	10634	0	0	0.00	0.00
布拖县	11509	11509	0	0	0.00	0.00
金阳县	29312	29312	0	0	0.00	0.00
昭觉县	50272	41056	0	0	0.00	0.00
喜德县	23966	21875	0	0	0.00	0.00
冕宁县	166545	159461	3971	9989	0.00	0.00
越西县	54441	45594	0	3239	0.00	0.00
甘洛县	22835	22835	0	339	0.00	0.00
美姑县	58369	51991	0	4991	0.00	0.00
雷波县	112891	105224	10	720	0.00	0.00

表 5-2-6 2021 年市（州）及县（市、区）政府办医院门诊服务情况

地　区	总诊疗人次数	门、急诊人次数	观察室留观病例数	健康检查人次数	急诊病死率(%)	观察室病死率(%)
总　计	**188971455**	**181970166**	**1494492**	**12835306**	**0.08**	**0.09**
成都市	65263393	63978941	539303	4130035	0.07	0.08
锦江区	4172167	4145478	121739	207025	0.01	0.00
青羊区	9935563	9892204	139279	507988	0.04	0.11
金牛区	4740392	4504735	13918	358107	0.19	0.39
武侯区	18114034	18058631	136526	764966	0.05	0.03
成华区	1114374	961510	12399	125914	0.07	0.00
龙泉驿区	2051618	2037258	26427	319045	0.08	0.33
青白江区	845294	842128	452	68729	0.13	0.00
新都区	3093139	3050565	13252	239239	0.13	0.00
温江区	2774250	2704123	3466	268585	0.03	0.00
双流区	3641182	3534255	25753	135651	0.03	0.00
郫都区	2561471	2496330	416	198492	0.16	0.00
新津区	944341	943775	3292	71842	0.05	0.00
金堂县	1498510	1486851	1142	117968	0.13	1.49
大邑县	892597	889316	2	32369	0.05	0.00
蒲江县	767252	729435	1436	39087	0.06	0.00
都江堰市	1657803	1522982	504	245355	0.07	0.00
彭州市	2055234	2055234	7413	78259	0.06	1.16
邛崃市	1299713	1271151	372	76069	0.06	0.00
崇州市	1022224	993057	1400	61440	0.11	0.36
简阳市	2082235	1859923	30115	213905	0.10	0.00
自贡市	6476938	5608634	64997	445508	0.06	0.00
自流井区	3134157	2653024	53069	219338	0.00	0.00
贡井区	725244	668795	135	62168	0.31	0.00
大安区	487944	458051	1043	36960	0.00	0.00
沿滩区	225524	154412	278	31530	0.09	0.00
荣　县	733535	645092	614	27909	0.20	0.00
富顺县	1170534	1029260	9858	67603	0.03	0.00
攀枝花市	3513689	3410002	16514	301296	0.11	0.02
东　区	1965526	1957074	1879	169978	0.19	0.00
西　区	308415	262290	446	24907	0.08	0.00
仁和区	453033	451928	2331	39606	0.01	0.17
米易县	524966	476961	309	44722	0.03	0.00
盐边县	261749	261749	11549	22083	0.09	0.00
泸州市	8186397	7878775	16293	564161	0.08	0.00
江阳区	3945832	3909183	11050	163863	0.07	0.00
纳溪区	324055	324055	181	23517	0.18	0.00
龙马潭区	1737768	1511429	1638	155659	0.04	0.00
泸　县	509068	504787	532	92583	0.21	0.00
合江县	674990	663872	1967	45951	0.08	0.00
叙永县	463136	433901	450	46806	0.15	0.00

续表 5-2-6（1）

地　区	总诊疗人次数	门、急诊人次数	观察室留观病例数	健康检查人次数	急诊病死率(%)	观察室病死率(%)
古蔺县	531548	531548	475	35782	0.00	0.00
德阳市	8190286	8151008	15901	458351	0.10	0.01
旌阳区	3244397	3232704	3321	238617	0.13	0.00
罗江区	442027	436680	4666	29671	0.30	0.00
中江县	1033397	1031884	302	70910	0.25	0.00
广汉市	1098349	1098349	87	31914	0.03	0.00
什邡市	859009	858997	5282	36213	0.04	0.00
绵竹市	1513107	1492394	2243	51026	0.00	0.04
绵阳市	13554956	12663304	100819	1315389	0.13	0.30
涪城区	4897984	4766103	68310	498908	0.11	0.27
游仙区	1726776	1570331	7231	176915	0.08	0.00
安州区	781660	747019	7574	35121	0.14	0.67
三台县	1407726	1127081	38	244474	0.21	0.00
盐亭县	652882	601216	0	26800	0.25	0.00
梓潼县	508713	423602	80	53805	0.03	0.00
北川县	511375	459630	939	54658	0.12	0.00
平武县	273347	273347	2	52052	0.29	0.00
江油市	2794493	2694975	16645	172656	0.19	0.43
广元市	6228190	5616285	85105	559696	0.04	0.03
利州区	3679255	3253423	73697	388973	0.05	0.00
昭化区	101378	99242	0	2525	0.00	0.00
朝天区	162311	141905	2223	17149	0.05	0.00
旺苍县	510677	458281	2	44310	0.05	0.00
青川县	247792	239122	148	17620	0.30	0.00
剑阁县	793874	793874	8481	50576	0.02	0.21
苍溪县	732903	630438	554	38543	0.03	1.99
遂宁市	5994784	5904236	15077	310791	0.08	0.15
船山区	3524446	3449578	9636	172460	0.07	0.24
安居区	237874	222194	2893	16589	0.49	0.00
蓬溪县	343432	343432	11	14259	0.00	0.00
大英县	605955	605955	1313	36331	0.04	0.00
射洪市	1283077	1283077	1224	71152	0.21	0.00
内江市	5179561	4751533	45889	369221	0.09	0.07
市中区	1870810	1827163	10198	136414	0.04	0.06
东兴区	985685	844899	690	88198	0.11	0.43
威远县	712020	654716	14566	44259	0.21	0.00
资中县	808603	684128	16133	58554	0.02	0.15
隆昌市	802443	740627	4302	41796	0.59	0.00
乐山市	6734606	6650984	31019	431667	0.12	0.18
市中区	3226637	3206368	4419	130706	0.07	0.00
沙湾区	136956	136956	28	14797	0.00	0.00

续表 5-2-6（2）

地区	总诊疗人次数	门、急诊人次数	观察室留观病例数	健康检查人次数	急诊病死率(%)	观察室病死率(%)
五通桥区	331582	331582	80	71910	0.11	0.00
金口河区	69484	69484	38	3489	0.39	0.00
犍为县	646949	623893	2571	31080	0.18	0.00
井研县	335285	332906	0	15794	0.47	0.00
夹江县	582786	582104	4936	53413	0.24	0.00
沐川县	231581	194345	420	37236	0.20	0.00
峨边县	182626	182626	11345	15618	0.00	0.00
马边县	161009	161009	1359	10784	0.09	0.00
峨眉山市	829711	829711	5823	46840	0.11	0.98
南充市	11248905	10677532	21477	678334	0.11	0.01
顺庆区	5002764	4908246	3352	280704	0.08	0.03
高坪区	717055	624638	5321	62500	0.05	0.00
嘉陵区	171997	145996	0	36295	0.18	0.00
南部县	1024724	932888	9978	61237	0.07	0.01
营山县	1064071	1005827	69	49055	0.26	0.00
蓬安县	511542	476643	2055	31213	0.11	0.00
仪陇县	987134	887387	360	117615	0.01	0.00
西充县	627487	627487	282	20433	0.50	0.00
阆中市	1142131	1068420	60	19282	0.03	0.00
眉山市	5633769	5532838	40403	222833	0.10	0.15
东坡区	2307012	2244867	28180	86364	0.16	0.00
彭山区	660447	660447	1540	25723	0.00	0.00
仁寿县	1475614	1437143	4350	40632	0.05	1.26
洪雅县	662458	662458	4790	31792	0.01	0.10
丹棱县	198534	198534	1207	11530	0.00	0.00
青神县	329704	329389	336	26792	0.19	0.00
宜宾市	9126488	8420039	23485	654010	0.08	0.04
翠屏区	3832204	3410022	15336	206680	0.11	0.06
南溪区	621542	587370	1814	50261	0.03	0.00
叙州区	1145203	1022319	869	151651	0.05	0.00
江安县	768774	745969	894	42698	0.07	0.00
长宁县	592627	562349	759	32174	0.05	0.00
高　县	464409	462804	59	17944	0.07	0.00
珙　县	480174	476127	139	40496	0.07	0.00
筠连县	346172	346008	88	20689	0.12	0.00
兴文县	520618	453282	2954	67493	0.00	0.00
屏山县	354765	353789	573	23924	0.03	0.00
广安市	4505239	4308187	21435	248645	0.11	0.01
广安区	1474417	1474417	5430	62625	0.10	0.00
前锋区	64449	64449	9	33471	0.00	0.00
岳池县	892701	876748	4686	25066	0.15	0.04
武胜县	989819	864848	10031	71457	0.00	0.00

续表 5-2-6(3)

地　区	总诊疗人次数	门、急诊人次数	观察室留观病例数	健康检查人次数	急诊病死率(%)	观察室病死率(%)
邻水县	774838	718710	1084	48784	0.23	0.00
华蓥市	309015	309015	195	7242	0.14	0.00
达州市	5785473	5576607	74300	488611	0.13	0.06
通川区	1975412	1906042	50055	118380	0.06	0.05
达川区	698399	698399	3577	99226	0.00	0.00
宣汉县	1005856	887281	5197	127266	0.17	0.00
开江县	244559	240691	1	5901	0.41	0.00
大竹县	765272	749851	2525	82675	0.28	0.79
渠　县	664278	664278	12945	30452	0.00	0.00
万源市	431697	430065	0	24711	0.16	0.00
雅安市	4373340	4300891	7901	325748	0.08	0.41
雨城区	1457753	1439437	366	160681	0.08	0.00
名山区	346891	346891	4585	11466	0.33	0.70
荥经县	396713	396713	0	6830	0.03	0.00
汉源县	589593	589593	0	72028	0.00	0.00
石棉县	566146	519708	49	32602	0.05	0.00
天全县	727185	727185	12	19288	0.11	0.00
芦山县	203510	195815	2889	21632	0.26	0.00
宝兴县	85549	85549	0	1221	0.00	0.00
巴中市	3587610	3456175	8353	152785	0.08	0.50
巴州区	1227041	1227041	2631	50167	0.06	0.00
恩阳区	437752	376771	3285	19068	0.09	0.00
通江县	551818	533568	26	21985	0.01	0.00
南江县	657271	639007	2151	30287	0.04	0.00
平昌县	713728	679788	260	31278	0.30	16.15
资阳市	4610279	4451034	46847	300466	0.12	0.15
雁江区	2214384	2106040	31590	168965	0.10	0.23
安岳县	1552489	1552489	13637	62025	0.04	0.00
乐至县	843406	792505	1620	69476	0.30	0.00
阿坝州	1525152	1486601	6935	205031	0.03	0.00
马尔康市	302659	299187	4131	32633	0.04	0.00
汶川县	198597	167762	389	44568	0.00	0.00
理　县	60842	60842	0	9983	0.05	0.00
茂　县	147985	147985	0	14648	0.07	0.00
松潘县	99265	99265	0	9025	0.00	0.00
九寨沟县	193287	193287	1196	11302	0.14	0.00
金川县	83346	83346	9	7078	0.05	0.00
小金县	57237	55594	0	8650	0.05	0.00
黑水县	40591	40591	48	6340	0.00	0.00
壤塘县	44670	44069	0	5921	0.00	0.00
阿坝县	122071	122071	842	31118	0.00	0.00

续表 5-2-6（4）

地　区	总诊疗人次数	门、急诊人次数	观察室留观病例数	健康检查人次数	急诊病死率(%)	观察室病死率(%)
若尔盖县	100229	100229	320	16932	0.00	0.00
红原县	74373	72373	0	6833	0.04	0.00
甘孜州	1799005	1770928	46455	125418	0.06	0.06
康定市	438427	431076	1974	41031	0.04	0.46
泸定县	164262	159516	16126	19773	0.19	0.00
丹巴县	105953	105953	0	9524	0.11	0.00
九龙县	68202	67884	0	5878	0.26	0.00
雅江县	43406	41030	1742	12055	0.00	0.00
道孚县	77557	77557	0	0	0.00	0.00
炉霍县	39268	39268	0	943	0.00	0.00
甘孜县	148018	142176	1469	4150	0.04	0.00
新龙县	34556	34556	0	2320	0.00	0.00
德格县	69117	69033	15	1060	0.01	0.00
白玉县	87027	86745	0	7234	0.00	0.00
石渠县	75226	71270	0	0	0.00	0.00
色达县	59482	59482	0	975	0.00	0.00
理塘县	86960	86960	59	6398	0.06	18.64
巴塘县	127967	127648	20339	5898	0.07	0.04
乡城县	51273	50960	80	2109	0.00	0.00
稻城县	81428	79535	4631	2649	0.03	0.00
得荣县	40876	40279	20	3421	0.00	0.00
凉山州	7453395	7375632	265984	547310	0.07	0.05
西昌市	2502911	2469885	154444	144751	0.14	0.08
会理市	750033	749840	43099	73256	0.08	0.00
木里县	126994	125273	5581	9328	0.00	0.00
盐源县	427253	406951	1255	40932	0.04	0.00
德昌县	714571	702798	2730	86121	0.00	0.00
会东县	473938	473938	1922	11353	0.06	0.05
宁南县	355113	346975	68	15254	0.04	0.00
普格县	112535	112535	1780	16517	0.00	1.01
布拖县	107465	107465	0	7884	0.00	0.00
金阳县	87066	86406	511	0	0.00	0.00
昭觉县	175770	175487	22	19146	0.00	0.00
喜德县	88260	88015	257	5885	0.00	0.00
冕宁县	714663	714481	52251	44082	0.00	0.00
越西县	230163	229018	763	33061	0.08	0.00
甘洛县	245035	245035	853	7872	0.00	0.00
美姑县	135059	135059	448	9505	0.00	0.22
雷波县	206566	206471	0	22363	0.00	0.00

表 5-2-7　2017—2021 年全省综合医院分科门急诊人次数及构成

指　标	总计	内科	外科	儿科	妇产科	中医科	其他
门急诊人次数							
2017	126835110	35823467	14556553	12755325	12690821	6009426	44999518
2018	133826194	37761680	15764116	13076981	12815472	6223452	48184493
2019	148957102	41636726	17192941	15329461	13263397	6439841	55094736
2020	132169885	38664700	16365758	10033068	11302580	5855966	49947813
2021	154386007	43927034	19169801	12841255	11619107	6401969	60426841
构成（%）							
2017	100.00	28.24	11.48	10.06	10.01	4.74	35.48
2018	100.00	28.22	11.78	9.77	9.58	4.65	36.01
2019	100.00	27.95	11.54	10.29	8.90	4.32	36.99
2020	100.00	29.25	12.38	7.59	8.55	4.43	37.79
2021	100.00	28.45	12.42	8.32	7.53	4.15	39.14

表 5-3-1　2017—2021 年全省医疗卫生机构入院人次数

分　类	2017	2018	2019	2020	2021
总　计	1823.97	1834.39	1981.31	1756.05	1862.91
医　院	1247.44	1287.72	1398.27	1245.33	1356.98
综合医院	927.14	943.23	1014.27	891.67	960.11
中医医院	186.55	194.38	217.08	198.12	215.37
中西医结合医院	24.43	25.34	27.24	23.26	26.70
民族医医院	2.86	2.49	2.84	2.78	2.89
专科医院	106.43	121.87	136.15	128.69	151.13
护理院（中心）	0.03	0.41	0.69	0.82	0.79
基层医疗卫生机构	517.89	487.82	519.13	457.26	449.65
社区卫生服务中心	26.26	26.51	29.42	29.35	36.56
政府办	23.74	24.40	27.56	27.92	35.28
社区卫生服务站	2.52	1.92	1.03	0.29	0.26
政府办	0.08	0.13	0.11	0.08	0.10
卫生院	489.11	459.40	488.68	427.62	412.82
街道卫生院	0.96	0.65	0.53	2.02	1.49
乡镇卫生院	488.15	458.75	488.15	425.60	411.33
政府办	487.07	457.15	486.50	424.27	409.36
中心卫生院	243.68	231.29	247.82	217.59	228.06
乡卫生院	244.48	227.46	240.32	208.01	183.27
门诊部	0.00	0.00	0.00	0.00	0.00
护理站	0.00	0.00	0.00	0.00	0.00
专业公共卫生机构	58.64	58.84	63.91	52.89	55.69
专科疾病防治院（所、站）	0.57	0.58	0.68	0.32	0.60
专科疾病防治院	0.24	0.23	0.31	0.16	0.44
妇幼保健院（所、站）	58.06	58.27	63.23	52.57	55.09
妇幼保健院	57.32	57.64	62.63	51.89	54.14
妇幼保健所（站）	0.75	0.63	0.61	0.68	0.17
其他妇幼保健机构	0.00	0.00	0.00	0.00	0.78
急救中心（站）	0.00	0.00	0.00	0.00	0.00
其他医疗机构	0.00	0.00	0.00	0.58	0.59
康复医疗机构	0.00	0.00	0.00	0.58	0.59

表 5-3-2　2021 年全省各类医疗卫生机构住院服务情况

分　类	入院人次数	出院人次数	住院病人手术人次数	病死率(%)	每百门、急诊入院人次数
总　计	**18629146**	**18567031**	**5844122**	**0.44**	**3.62**
医　院	13569800	13527406	5510729	0.57	6.05
综合医院	9601091	9576486	3929835	0.58	6.22
中医医院	2153687	2147498	836938	0.53	5.76
中西医结合医院	267007	267433	82323	0.81	4.71
民族医医院	28862	28826	2334	0.18	4.42
专科医院	1511258	1499323	658937	0.53	5.77
口腔医院	7801	7802	6732	0.03	0.29
眼科医院	121641	121433	117944	0.00	6.91
耳鼻喉科医院	23690	23626	15121	0.00	12.32
肿瘤医院	120811	120868	33658	1.01	11.19
心血管病医院	18586	18528	2531	0.46	13.03
胸科医院	990	990	496	0.00	4.20
血液病医院	668	677	287	0.00	1.52
妇产（科）医院	51931	51566	32983	0.04	3.66
儿童医院	11064	10825	584	0.00	1.76
精神病医院	474917	465775	108408	0.51	9.34
传染病医院	33278	33244	5489	1.40	3.04
皮肤病医院	10456	10452	432	0.00	5.03
结核病医院	0	0	0		
麻风病医院	1168	1150	0	0.00	58.99
职业病医院	25654	25493	5432	2.37	7.68
骨科医院	158424	158981	69146	0.11	14.04
康复医院	58480	58195	8119	0.71	10.68
整形外科医院	0	0	0		0.00
美容医院	13415	13396	6719	0.00	1.27
其他专科医院	378284	376322	244856	0.69	4.35
护理院（中心）	7895	7840	362	1.62	13.41
基层医疗卫生机构	4496517	4478958	126278	0.09	1.66
社区卫生服务中心（站）	368284	365283	12377	0.16	1.22
社区卫生服务中心	365645	362646	12377	0.16	1.42
社区卫生服务站	2639	2637	0	0.00	0.06
卫生院	4128233	4112399	113901	0.09	4.97
街道卫生院	14904	14812	117	0.00	4.22
乡镇卫生院	4113329	4097587	113784	0.09	4.98
中心卫生院	2280631	2271513	91231	0.13	5.63
乡卫生院	1832698	1826074	22553	0.04	4.35
门诊部	0	1276	0	0.00	0.00
护理站	0	0	0		0.00
专业公共卫生机构	556934	555214	207115	0.02	2.78
专科疾病防治院（所、站）	5988	5968	205	0.02	2.64
妇幼保健院（所、站）	550946	549246	206910	0.02	2.85
妇幼保健院	541441	539766	204455	0.02	2.88
妇幼保健所（站）	1704	1704	980	0.00	3.97
其他妇幼保健机构	7801	7776	1475	0.00	1.65
急救中心（站）	0	0	0		0.00
其他医疗机构	5895	5453	0	0.92	248.42
康复医疗机构	5895	5453	0	0.92	248.42

表 5-3-3 2021 年全省各类政府办医疗卫生机构住院服务情况

分 类	入院人次数	出院人次数	住院病人手术人次数	病死率(%)	每百门、急诊入院人次数
总 计	**15028321**	**14986998**	**4979817**	**0.42**	**4.83**
医 院	10019684	9998595	4651964	0.59	5.51
综合医院	7131423	7119439	3458813	0.59	5.63
中医医院	1920493	1915597	767585	0.56	5.64
中西医结合医院	213021	214093	69960	0.97	4.08
民族医医院	26678	26681	2334	0.19	4.22
专科医院	728069	722785	353272	0.57	4.72
口腔医院	7151	7143	6490	0.03	0.44
眼科医院	480	480	464	0.00	2.89
耳鼻喉科医院	0	0	0		
肿瘤医院	85311	85339	22180	0.59	10.60
心血管病医院	0	0	0		
胸科医院	0	0	0		
血液病医院	0	0	0		
妇产（科）医院	6613	6604	4499	0.06	4.51
儿童医院	4756	4707	362	0.00	1.24
精神病医院	358480	353502	108368	0.54	7.36
传染病医院	33278	33244	5489	1.40	3.04
皮肤病医院	646	652	0	0.00	3.17
结核病医院	0	0	0		
麻风病医院	1168	1150	0	0.00	58.99
职业病医院	25654	25493	5432	2.37	8.29
骨科医院	0	0	0		
康复医院	9973	10154	2025	0.36	8.12
整形外科医院	0	0	0		
美容医院	0	0	0		
其他专科医院	194559	194317	197963	0.28	3.23
护理院（中心）	0	0	0		
基层医疗卫生机构	4462308	4443779	125697	0.09	4.08
社区卫生服务中心（站）	353814	350940	12353	0.16	1.50
社区卫生服务中心	352832	349958	12353	0.16	1.50
社区卫生服务站	982	982	0	0.00	0.52
卫生院	4108494	4092839	113344	0.09	4.97
街道卫生院	14904	14812	117	0.00	4.22
乡镇卫生院	4093590	4078027	113227	0.09	4.97
中心卫生院	2280631	2271513	91231	0.13	5.63
乡卫生院	1812959	1806514	21996	0.04	4.33
门诊部	0	0	0		0.00
护理站	0	0	0		
专业公共卫生机构	546329	544624	202156	0.02	2.80
专科疾病防治院（所、站）	4994	4981	205	0.02	2.30
妇幼保健院（所、站）	541335	539643	201951	0.02	2.88
妇幼保健院	531830	530163	199496	0.02	2.91
妇幼保健所（站）	1704	1704	980	0.00	3.97
其他妇幼保健机构	7801	7776	1475	0.00	1.65
急救中心（站）	0	0	0		0.00
其他医疗机构	0	0	0		
康复医疗机构	0	0	0		

表 5-3-4　2021 年市（州）及县（市、区）医疗卫生机构住院服务情况

地　区	入院人次数	出院人次数	住院病人手术人次数	每百门、急诊入院人次数
总　计	**18629146**	**18567031**	**5844122**	**3.62**
成都市	4668420	4635319	1721307	3.02
锦江区	229415	228151	82612	2.29
青羊区	472974	471298	245970	3.16
金牛区	283078	281496	85475	2.70
武侯区	870838	868375	440557	2.86
成华区	155898	154695	48600	2.18
龙泉驿区	130531	129753	48303	2.17
青白江区	121753	120564	16362	4.15
新都区	218418	217055	110816	3.01
温江区	185674	184848	62087	2.37
双流区	195513	193819	88106	1.66
郫都区	250258	248295	73262	3.08
新津区	103378	101957	20719	3.84
金堂县	178110	175083	58217	4.49
大邑县	161414	159668	35349	4.64
蒲江县	85581	84508	21102	5.09
都江堰市	245532	242810	51842	5.19
彭州市	188397	186178	29481	3.35
邛崃市	182522	180892	79079	4.89
崇州市	181716	179850	41023	3.98
简阳市	227420	226024	82345	3.30
自贡市	648277	644433	251025	3.54
自流井区	197420	194807	150564	4.45
贡井区	60126	60106	34909	3.59
大安区	74427	74231	14397	3.13
沿滩区	42447	42260	7296	3.73
荣　县	102757	102561	15829	3.84
富顺县	171100	170468	28030	2.86
攀枝花市	305703	305977	140888	3.38
东　区	190382	191023	104587	4.47
西　区	28828	28792	5230	3.43
仁和区	29330	29009	4683	1.89
米易县	40691	40730	23880	2.58
盐边县	16472	16423	2508	2.01
泸州市	1112321	1114184	282338	5.14
江阳区	295740	296891	106966	4.68
纳溪区	85169	85656	6702	6.57
龙马潭区	164408	163215	57857	5.35
泸　县	160901	161690	25962	4.33
合江县	165503	166266	27206	5.05
叙永县	126912	127030	18494	6.47

续表 5-3-4（1）

地　区	入院人次数	出院人次数	住院病人手术人次数	每百门、急诊入院人次数
古蔺县	113688	113436	39151	5.65
德阳市	722174	724593	207024	2.81
旌阳区	201688	202184	85107	2.73
罗江区	44996	44897	6872	3.10
中江县	165593	165125	30231	3.09
广汉市	98700	99428	29413	2.27
什邡市	98635	98840	19929	3.22
绵竹市	112562	114119	35472	2.74
绵阳市	1184931	1184862	436871	3.33
涪城区	290625	293760	197843	2.76
游仙区	157217	156751	75755	4.09
安州区	58008	57153	15882	2.23
三台县	263861	262957	38622	4.18
盐亭县	104169	103980	14482	4.35
梓潼县	51181	51017	19020	3.21
北川县	38425	38372	6445	3.46
平武县	21498	21493	2599	2.13
江油市	199947	199379	66223	3.23
广元市	647002	644967	205763	3.95
利州区	254345	253441	140802	3.86
昭化区	19049	18705	2350	2.64
朝天区	18524	18622	4220	2.29
旺苍县	85511	84845	18764	4.64
青川县	29590	29363	4322	3.32
剑阁县	110654	110858	15966	4.25
苍溪县	129329	129133	19339	4.44
遂宁市	526038	526148	220027	2.82
船山区	225579	225615	160375	3.60
安居区	51309	51276	5156	2.16
蓬溪县	75292	75169	15849	2.82
大英县	61087	60962	13530	2.83
射洪市	112771	113126	25117	2.18
内江市	713654	712879	170906	4.36
市中区	164068	163789	67379	5.16
东兴区	162690	162598	49543	4.30
威远县	111606	111311	13813	4
资中县	161179	160814	22042	4.25
隆昌市	114111	114367	18129	4.03
乐山市	720255	713111	174386	4.04
市中区	242587	240432	109207	3.71
沙湾区	34700	34043	5371	4.64

续表 5-3-4（2）

地　区	入院人次数	出院人次数	住院病人手术人次数	每百门、急诊入院人次数
五通桥区	49513	48643	4777	4.00
金口河区	2565	2495	391	1.70
犍为县	88653	87765	9828	3.94
井研县	75942	75386	7596	5.59
夹江县	54222	53259	10123	3.74
沐川县	38548	38537	4007	5.32
峨边县	13987	13965	1465	3.34
马边县	29300	29005	2675	4.45
峨眉山市	90238	89581	18946	3.91
南充市	1206191	1204206	348466	3.63
顺庆区	328871	329473	134800	4.07
高坪区	100561	100428	21617	3.91
嘉陵区	73177	72758	6000	4.17
南部县	145361	145178	56664	2.89
营山县	112176	112592	23288	3.26
蓬安县	95894	95679	16757	3.54
仪陇县	140750	140055	33365	3.61
西充县	78127	76845	15994	3.71
阆中市	131274	131198	39981	3.57
眉山市	623300	622734	256325	3.95
东坡区	221066	221138	188151	3.82
彭山区	69620	69556	8556	3.64
仁寿县	207219	206765	37399	4.38
洪雅县	57193	57165	11419	3.69
丹棱县	28983	28893	4303	3.56
青神县	39219	39217	6497	4.03
宜宾市	1084104	1078501	281426	4.40
翠屏区	324655	323933	137753	4.89
南溪区	56195	56056	7746	3.49
叙州区	191559	189812	28524	4.31
江安县	104299	103762	15242	4.21
长宁县	89512	89343	14070	4.76
高　县	63081	62820	21965	3.98
珙　县	72326	71878	17192	4.20
筠连县	67098	66676	14392	3.54
兴文县	68436	67790	14013	4.74
屏山县	46943	46431	10529	4.95
广安市	594426	592131	193708	3.59
广安区	165377	164289	51194	3.93
前锋区	30402	30325	3660	2.59
岳池县	128089	127725	64846	4.31
武胜县	80009	79409	22332	2.59

续表 5-3-4（3）

地　区	入院人次数	出院人次数	住院病人手术人次数	每百门、急诊入院人次数
邻水县	142702	142908	40890	3.82
华蓥市	47847	47475	10786	3.45
达州市	1164481	1158629	291418	5.54
通川区	211536	210123	104754	5.26
达川区	186248	185555	36123	6.80
宣汉县	176780	176273	38262	4.87
开江县	77056	76722	11708	4.89
大竹县	207691	206954	44546	6.29
渠　县	218476	216122	33225	5.94
万源市	86694	86880	22800	4.21
雅安市	330750	330743	78461	3.74
雨城区	123904	124118	33836	4.48
名山区	39713	39854	6632	3.94
荥经县	20598	20229	5163	2.20
汉源县	52184	52286	11664	3.58
石棉县	36285	36288	6040	4.88
天全县	41346	41347	13412	3.43
芦山县	13181	13217	1490	2.33
宝兴县	3539	3404	224	2.30
巴中市	623312	623051	141324	3.32
巴州区	191202	190948	52611	3.73
恩阳区	65076	65440	9315	3.01
通江县	113747	113649	37287	4.10
南江县	102749	102716	18744	2.27
平昌县	150538	150298	23367	3.60
资阳市	613206	612678	173871	3.36
雁江区	256767	256469	110282	3.57
安岳县	254723	254417	33770	3.04
乐至县	101716	101792	29819	3.78
阿坝州	104895	104751	16465	3.70
马尔康市	18570	18509	6245	4.65
汶川县	12350	12186	1605	3.48
理　县	2939	2954	517	3.03
茂　县	13688	13672	1282	3.34
松潘县	5936	5923	805	3.40
九寨沟县	9250	9052	1466	2.86
金川县	6194	6202	1087	3.29
小金县	7275	7227	547	3.11
黑水县	2909	2919	207	3.87
壤塘县	4011	3998	518	5.31
阿坝县	11392	11198	1279	6.94

续表 5-3-4（4）

地　区	入院人次数	出院人次数	住院病人手术人次数	每百门、急诊入院人次数
若尔盖县	4971	5642	505	2.18
红原县	5410	5269	402	4.85
甘孜州	107151	105960	19787	3.35
康定市	42986	43205	11732	7.20
泸定县	5270	5336	410	1.97
丹巴县	8354	8243	1263	2.35
九龙县	4138	4099	643	2.86
雅江县	4316	4234	329	4.33
道孚县	2924	2909	304	2.30
炉霍县	3498	3274	435	2.63
甘孜县	5948	6031	1315	3.27
新龙县	1686	1643	127	2.35
德格县	3660	3605	216	2.42
白玉县	2826	2878	35	1.42
石渠县	3329	3059	1232	2.56
色达县	2158	2158	260	1.95
理塘县	4458	3863	401	3.55
巴塘县	3571	3553	509	1.85
乡城县	2725	2661	114	3.45
稻城县	2255	2233	166	1.45
得荣县	3049	2976	296	4.20
凉山州	928555	927174	232336	5.11
西昌市	202897	202739	108664	3.34
会理市	92244	91994	21309	3.81
木里县	16603	16708	2893	6.92
盐源县	60443	59914	10174	5.79
德昌县	46686	46535	11059	3.39
会东县	70627	70156	17591	4.14
宁南县	40239	40362	9894	4.94
普格县	30457	30005	5103	12.99
布拖县	31748	31892	2178	16.01
金阳县	38169	38113	3744	19.53
昭觉县	48340	48573	6483	15.16
喜德县	25220	25081	2061	13.56
冕宁县	64924	64778	11068	4.29
越西县	44539	44243	4441	7.21
甘洛县	34783	35070	3631	8.39
美姑县	34442	34495	6227	12.36
雷波县	46194	46516	5816	8.60

表 5-3-5 2021 年市（州）及县（市、区）政府办医疗卫生机构住院服务情况

地 区	入院人次数	出院人次数	住院病人手术人次数	每百门、急诊入院人次数
总 计	**15028321**	**14986998**	**4979817**	**4.83**
成都市	3456777	3434048	1395399	3.59
锦江区	133249	132204	56032	3.21
青羊区	397389	396097	212152	3.69
金牛区	174420	173295	48036	3.00
武侯区	651196	649654	350406	3.01
成华区	41905	41521	21463	1.82
龙泉驿区	97674	97372	44944	2.47
青白江区	101208	100361	15331	4.87
新都区	181762	180981	105799	3.76
温江区	176918	176141	61662	4.34
双流区	135874	135047	76201	1.91
郫都区	179950	178382	46508	3.37
新津区	86616	85339	18812	4.63
金堂县	152801	150572	53595	5.16
大邑县	98654	97483	15047	5.00
蒲江县	77684	76665	19623	5.64
都江堰市	183059	181073	41289	6.15
彭州市	146536	145047	25153	4.15
邛崃市	138517	137499	72516	5.85
崇州市	104717	103651	31755	3.95
简阳市	196648	195664	79075	4.48
自贡市	562945	559577	233409	5.98
自流井区	184187	181665	145887	6.27
贡井区	57095	57094	34617	6.22
大安区	61278	61141	12359	4.92
沿滩区	38722	38565	4272	7.29
荣 县	77071	76904	11612	6.29
富顺县	144592	144208	24662	5.65
攀枝花市	223685	224043	98636	4.25
东 区	124021	124854	63180	4.68
西 区	18855	18750	4506	4.22
仁和区	29261	28930	4681	3.33
米易县	36190	36205	23761	4.33
盐边县	15358	15304	2508	3.41
泸州市	917193	918229	247002	7.39
江阳区	255770	256058	94744	5.67
纳溪区	56950	57336	5756	9.28
龙马潭区	144927	143654	53868	6.52
泸 县	131562	132310	22907	10.58
合江县	130613	131316	21843	8.52
叙永县	108807	108989	14687	10.18

续表 5-3-5（1）

地　区	入院人次数	出院人次数	住院病人手术人次数	每百门、急诊入院人次数
古蔺县	88564	88566	33197	7.26
德阳市	609654	611767	166510	3.81
旌阳区	161220	161832	65016	3.24
罗江区	43362	43274	6868	5.09
中江县	154966	154364	27073	4.46
广汉市	74801	75340	21563	3.48
什邡市	76532	76618	13765	3.94
绵竹市	98773	100339	32225	3.78
绵阳市	1076037	1076634	397633	4.40
涪城区	249460	252674	170401	3.74
游仙区	151562	151158	74492	5.48
安州区	53325	52590	14690	3.03
三台县	241370	240462	36181	6.14
盐亭县	88368	88158	13686	4.44
梓潼县	38963	38949	14536	4.26
北川县	38425	38372	6445	4.24
平武县	21498	21493	2599	2.71
江油市	193066	192778	64603	4.10
广元市	569651	567967	183589	5.38
利州区	220066	219281	125877	5.27
昭化区	17016	16680	2350	3.95
朝天区	17407	17500	4027	3.71
旺苍县	69330	68890	16154	6.25
青川县	29420	29187	4322	4.22
剑阁县	104837	105032	14876	5.36
苍溪县	111575	111397	15983	6.35
遂宁市	458045	458592	209246	5.08
船山区	205055	205329	154334	5.16
安居区	45124	45097	5016	5.70
蓬溪县	52978	52932	13371	5.06
大英县	50484	50498	12325	5.58
射洪市	104404	104736	24200	4.54
内江市	610651	610436	153853	7.89
市中区	155219	155254	67313	7.12
东兴区	137298	137331	42548	8.28
威远县	81465	81218	10315	7.13
资中县	134555	134262	18725	8.41
隆昌市	102114	102371	14952	8.81
乐山市	585949	580768	150096	4.82
市中区	192302	191123	99341	4.03
沙湾区	19684	19564	3356	5.17

续表 5-3-5（2）

地　区	入院人次数	出院人次数	住院病人手术人次数	每百门、急诊入院人次数
五通桥区	44967	44045	4704	5.22
金口河区	2565	2495	391	2.71
犍为县	78048	77273	7829	5.19
井研县	70795	70285	7408	7.94
夹江县	48624	47685	8619	4.94
沐川县	32614	32541	3373	6.79
峨边县	12601	12585	1087	4.06
马边县	20219	19922	2230	4.29
峨眉山市	63530	63250	11758	4.49
南充市	974837	974326	301237	4.86
顺庆区	263551	264456	118849	4.54
高坪区	75686	75732	19230	6.58
嘉陵区	58189	58097	4309	6.39
南部县	109418	108532	47457	3.72
营山县	96614	97136	21618	4.28
蓬安县	74242	74169	13864	5.03
仪陇县	121606	121419	28910	5.84
西充县	65846	65014	15712	4.72
阆中市	109685	109771	31288	5.41
眉山市	500655	499636	229334	4.62
东坡区	169354	168822	175992	4.01
彭山区	62257	62368	7893	5.24
仁寿县	167379	167082	29206	5.58
洪雅县	52891	52727	9356	4.12
丹棱县	19063	19016	1974	3.64
青神县	29711	29621	4913	4.86
宜宾市	853712	850225	242220	6.36
翠屏区	270621	270054	121890	5.73
南溪区	49231	49110	7011	6.00
叙州区	140392	139228	19956	6.99
江安县	73617	73163	13658	6.63
长宁县	75094	74855	13460	8.89
高　县	52679	52538	20851	6.17
珙　县	46206	46174	13848	5.30
筠连县	44278	44080	8833	5.60
兴文县	57474	57385	12424	7.73
屏山县	44120	43638	10289	6.66
广安市	439948	438303	163178	4.65
广安区	134900	133957	43193	5.73
前锋区	16608	16676	1096	3.36
岳池县	86476	86293	57055	5.22
武胜县	64413	63967	19879	4.25

续表 5-3-5（3）

地　区	入院人次数	出院人次数	住院病人手术人次数	每百门、急诊入院人次数
邻水县	105962	106075	33170	3.84
华蓥市	31589	31335	8785	4.64
达州市	910629	907197	234567	8.38
通川区	167091	166784	91900	6.90
达川区	149226	148693	21175	10.99
宣汉县	147961	148019	33534	7.33
开江县	52536	52363	7438	7.63
大竹县	173186	172649	37167	11.04
渠　县	147208	145140	24319	8.32
万源市	73421	73549	19034	7.09
雅安市	278005	278054	65260	4.55
雨城区	98220	98220	25925	5.57
名山区	37977	38210	6276	4.66
荥经县	14091	13718	2868	2.39
汉源县	47504	47701	11213	5.22
石棉县	34131	34142	5887	5.32
天全县	32870	32868	11489	3.57
芦山县	9673	9791	1378	2.81
宝兴县	3539	3404	224	2.81
巴中市	509186	509146	109153	4.88
巴州区	142360	142288	35418	5.90
恩阳区	53701	53991	6602	3.67
通江县	86795	86629	29935	5.04
南江县	93939	93830	17644	3.32
平昌县	132391	132408	19554	6.59
资阳市	565607	564958	162057	5.75
雁江区	238183	237764	105280	7.02
安岳县	240251	239907	29508	4.87
乐至县	87173	87287	27269	5.77
阿坝州	94973	94969	15682	4.30
马尔康市	16672	16645	5959	5.00
汶川县	9497	9378	1593	3.96
理　县	2939	2954	517	3.13
茂　县	10280	10312	927	4.05
松潘县	5936	5923	805	3.84
九寨沟县	9250	9052	1466	3.21
金川县	5681	5693	957	4.48
小金县	7275	7227	547	4.72
黑水县	2909	2919	207	4.24
壤塘县	4011	3998	518	5.38
阿坝县	10822	10630	1279	7.39

续表 5-3-5（4）

地　区	入院人次数	出院人次数	住院病人手术人次数	每百门、急诊入院人次数
若尔盖县	4291	4969	505	2.49
红原县	5410	5269	402	5.18
甘孜州	101801	100607	19385	3.64
康定市	38879	39103	11530	7.32
泸定县	5270	5336	410	2.49
丹巴县	7111	6992	1063	2.70
九龙县	4138	4099	643	3.35
雅江县	4316	4234	329	5.45
道孚县	2924	2909	304	2.57
炉霍县	3498	3274	435	3.19
甘孜县	5948	6031	1315	3.55
新龙县	1686	1643	127	2.85
德格县	3660	3605	216	2.75
白玉县	2826	2878	35	1.48
石渠县	3329	3059	1232	2.71
色达县	2158	2158	260	2.31
理塘县	4458	3863	401	3.87
巴塘县	3571	3553	509	1.92
乡城县	2725	2661	114	3.51
稻城县	2255	2233	166	1.46
得荣县	3049	2976	296	4.77
凉山州	728381	727516	202371	6.23
西昌市	158188	158419	91440	4.58
会理市	86039	85582	21034	6.85
木里县	13780	13895	2229	6.05
盐源县	44627	44388	8179	6.30
德昌县	46686	46535	11059	4.62
会东县	61160	60836	17515	7.61
宁南县	39789	39912	9894	5.58
普格县	25405	24973	5103	13.52
布拖县	28365	28384	2028	16.09
金阳县	27778	27677	3079	16.74
昭觉县	39124	39357	6067	17.11
喜德县	18478	18483	1628	11.26
冕宁县	40118	40128	8223	3.78
越西县	26658	26373	3079	4.72
甘洛县	27650	27786	3596	8.12
美姑县	23290	23407	5617	10.69
雷波县	21246	21381	2601	5.25

表 5-4-1 2017—2021 年全省医院入院人次数

年份	入院人次数	卫生部门医院			每百门、急诊入院人次数
			综合医院	中医医院	
2017	12474414	8828791	6462294	1696620	6.92
2018	12877229	9175034	6695570	1756442	6.72
2019	13982683	10128734	7319196	1971106	6.52
2020	12453252	8899961	6389232	1774908	6.50
2021	13569800	9780149	6998363	1920493	6.05

表 5-4-2 2017—2021 年全省不同性质医院入院人次数

分类	2017	2018	2019	2020	2021
总计	**12474414**	**12877229**	**13982683**	**12453252**	**13569800**
按经济类型分					
公立	9329218	9647311	10635112	9364980	10323396
民营	3145196	3229918	3347571	3088272	3246404
按主办单位分					
政府办	8979797	9345486	10314766	9087735	10019684
社会办	1372333	1498041	1634542	1486674	1587126
个人办	2122284	2033702	2033375	1878843	1962990
按管理类别分					
非营利性	10453178	10703396	11648824	10167392	11085486
营利性	2021236	2173833	2333859	2285860	2484314
按医院等级分					
三级医院	5548374	6787735	7794933	7465007	8670977
二级医院	4568270	3794316	4010040	3272088	3191632
一级医院	549370	515936	636370	1153505	1264332
未定级医院	1808400	1779242	1541340	562652	442859
按类别分					
综合医院	9271437	9432318	10142735	8916658	9601091
中医医院	1865465	1943781	2170828	1981202	2153687
中西医结合医院	244285	253432	272358	232568	267007
民族医医院	28625	24900	28378	27789	28862
专科医院	1064253	1218725	1361488	1286854	1511258
护理院（中心）	349	4073	6896	8181	7895

表 5-4-3 2021年市（州）及县（市、区）医院住院服务情况

地　区	入院人次数	出院人次数	住院病人手术人次数	每百门、急诊入院人次数
总　计	**13569800**	**13527406**	**5510729**	**6.05**
成都市	3791544	3768550	1627202	4.53
锦江区	219026	217773	77653	3.48
青羊区	466034	464372	245575	3.93
金牛区	264057	262501	79420	4.40
武侯区	842572	840155	429522	3.72
成华区	151527	150355	45817	4.43
龙泉驿区	112745	112065	42714	4.78
青白江区	66872	66141	13396	6.36
新都区	184947	183712	107206	5.10
温江区	153129	152590	57857	4.86
双流区	156188	154852	75793	3.28
郫都区	184163	183002	68913	5.52
新津区	70100	69347	18336	5.85
金堂县	101566	99766	45971	5.80
大邑县	101636	100834	31516	6.40
蒲江县	50691	50152	20397	6.47
都江堰市	162857	161235	49746	7.68
彭州市	131260	129728	26988	5.09
邛崃市	127245	126072	76570	7.70
崇州市	119268	118568	38664	8.01
简阳市	125661	125330	75148	6.14
自贡市	476614	472777	237997	7.67
自流井区	195304	192694	150564	7.06
贡井区	50884	50790	34672	7.56
大安区	42228	42082	8091	7.80
沿滩区	10634	10581	6511	5.75
荣　县	77918	77772	15212	8.88
富顺县	99646	98858	22947	8.51
攀枝花市	285346	285577	137955	6.41
东　区	185231	185851	102529	6.93
西　区	28828	28792	5230	9.15
仁和区	24850	24525	4281	5.43
米易县	30281	30302	23414	4.53
盐边县	16156	16107	2501	4.77
泸州市	761855	762180	261175	8.15
江阳区	256593	257496	104413	6.05
纳溪区	52865	53208	5780	10.27
龙马潭区	122593	121337	47246	7.50
泸　县	98726	98830	23896	13.26
合江县	92117	92497	26254	9.21
叙永县	60948	60966	15436	11.03

续表 5-4-3（1）

地　区	入院人次数	出院人次数	住院病人手术人次数	每百门、急诊入院人次数
古蔺县	78013	77846	38150	11.69
德阳市	467508	469570	187958	4.77
旌阳区	171472	171808	80001	4.60
罗江区	23819	23836	6549	5.21
中江县	66712	66575	22175	5.89
广汉市	66990	67539	27988	4.62
什邡市	65993	66019	17294	5.36
绵竹市	72522	73793	33951	4.03
绵阳市	778893	779470	409533	5.35
涪城区	260681	263859	189603	4.55
游仙区	105382	104562	70244	6.36
安州区	40083	39301	13729	4.64
三台县	100578	100743	31656	7.04
盐亭县	57817	57779	14039	8.74
梓潼县	38420	38298	17470	6.63
北川县	25456	25354	5813	5.54
平武县	12801	12801	2171	4.68
江油市	137675	136773	64808	4.73
广元市	453820	452067	196817	6.76
利州区	238942	238037	138822	6.14
昭化区	9316	9001	1518	7.80
朝天区	12694	12792	3990	8.31
旺苍县	49415	48926	16552	7.31
青川县	19776	19540	4196	8.21
剑阁县	52747	52895	15027	6.17
苍溪县	70930	70876	16712	9.11
遂宁市	384095	384324	211730	5.69
船山区	199451	199521	158678	5.45
安居区	23399	23323	4200	7.86
蓬溪县	43452	43365	14388	7.74
大英县	43215	43071	12198	6.16
射洪市	74578	75044	22266	4.90
内江市	487692	486891	158775	9.02
市中区	143007	142663	66341	7.48
东兴区	112943	112653	44397	11.29
威远县	73927	73901	11734	9.25
资中县	88498	88164	19907	10.13
隆昌市	69317	69510	16396	8.41
乐山市	480227	474483	161662	6.06
市中区	195838	194108	99961	5.37
沙湾区	24667	24083	4805	10.49

续表 5-4-3（2）

地　区	入院人次数	出院人次数	住院病人手术人次数	每百门、急诊入院人次数
五通桥区	23852	23186	3742	6.11
金口河区	2547	2477	391	3.67
犍为县	47770	47017	9214	6.38
井研县	29167	28787	7206	8.50
夹江县	41448	40513	9757	6.56
沐川县	23180	23233	3988	10.77
峨边县	12352	12330	1465	6.22
马边县	18733	18511	2480	9.55
峨眉山市	60673	60238	18653	4.88
南充市	911101	909832	334635	7.30
顺庆区	305435	306082	133126	5.58
高坪区	84849	84625	19763	11.00
嘉陵区	28703	28462	4666	11.94
南部县	95816	95592	54559	7.68
营山县	83126	83738	22790	7.84
蓬安县	62566	62463	15136	10.50
仪陇县	92666	92193	31457	8.75
西充县	55897	54518	14023	7.70
阆中市	102043	102159	39115	7.81
眉山市	397027	397107	243380	5.95
东坡区	165646	165864	182649	5.97
彭山区	43161	43095	8476	5.63
仁寿县	107418	107339	31577	6.12
洪雅县	30480	30542	10315	4.34
丹棱县	19350	19292	4041	6.81
青神县	30972	30975	6322	7.99
宜宾市	780054	776072	258087	7.49
翠屏区	254438	254027	134258	6.63
南溪区	44897	44789	7536	6.99
叙州区	115153	114327	23906	8.02
江安县	81866	81510	14775	7.41
长宁县	59934	59706	12896	9.66
高　县	34959	34725	13002	6.75
珙　县	56153	55734	16792	7.16
筠连县	52987	52725	13438	8.98
兴文县	49661	49048	13345	9.83
屏山县	30006	29481	8139	8.06
广安市	474169	472095	187528	8.06
广安区	143106	142094	47767	7.75
前锋区	19331	19147	3592	8.39
岳池县	103429	103085	64183	9.55
武胜县	62567	62037	21607	6.09

续表 5-4-3（3）

地　区	入院人次数	出院人次数	住院病人手术人次数	每百门、急诊入院人次数
邻水县	107279	107577	39593	8.83
华蓥市	38457	38155	10786	7.95
达州市	681286	678785	271574	9.63
通川区	183432	182553	102710	8.34
达川区	105560	105027	30527	11.16
宣汉县	101568	100977	35832	9.22
开江县	45298	45028	11102	10.85
大竹县	90837	90569	39405	9.87
渠　县	106386	106238	30530	10.72
万源市	48205	48393	21468	9.69
雅安市	297735	297832	78270	5.84
雨城区	118639	118852	33834	6.80
名山区	22225	22483	6443	6.13
荥经县	17621	17252	5163	3.20
汉源县	48787	48888	11664	7.90
石棉县	34922	34914	6040	6.44
天全县	40067	40068	13412	4.27
芦山县	11978	12014	1490	4.67
宝兴县	3496	3361	224	4.09
巴中市	405821	406413	129770	8.20
巴州区	151616	151629	50140	7.29
恩阳区	28583	28615	8316	5.85
通江县	72243	72595	34789	9.84
南江县	60497	60679	14555	7.27
平昌县	92882	92895	21970	11.43
资阳市	337383	337840	160291	7.00
雁江区	170681	170618	104603	7.48
安岳县	107141	107530	26442	6.58
乐至县	59561	59692	29246	6.54
阿坝州	101296	101159	16447	6.28
马尔康市	18531	18470	6245	6.02
汶川县	11636	11481	1587	5.67
理　县	2831	2844	517	4.65
茂　县	13679	13663	1282	7.02
松潘县	5904	5891	805	5.95
九寨沟县	9034	8836	1466	4.67
金川县	5753	5761	1087	6.03
小金县	6094	6046	547	10.96
黑水县	2895	2905	207	7.13
壤塘县	3696	3683	518	8.39
阿坝县	11035	10841	1279	8.55

续表 5-4-3（4）

地　区	入院人次数	出院人次数	住院病人手术人次数	每百门、急诊入院人次数
若尔盖县	4893	5564	505	4.27
红原县	5315	5174	402	7.34
甘孜州	100245	99071	19236	5.58
康定市	42727	42946	11722	9.50
泸定县	4245	4317	410	2.66
丹巴县	7349	7238	1240	6.49
九龙县	3301	3262	643	4.86
雅江县	3124	3042	239	7.61
道孚县	2921	2906	303	3.77
炉霍县	3263	3040	203	8.31
甘孜县	5887	5970	1265	4.14
新龙县	1686	1643	127	4.88
德格县	3658	3603	216	5.30
白玉县	2621	2683	35	3.02
石渠县	3156	2886	1143	4.43
色达县	1872	1872	259	3.15
理塘县	3652	3057	346	4.20
巴塘县	3503	3485	509	2.74
乡城县	2312	2248	114	4.54
稻城县	1921	1899	166	2.42
得荣县	3047	2974	296	7.56
凉山州	716089	715311	220707	8.22
西昌市	183025	182977	104816	6.05
会理市	52156	51985	18608	6.84
木里县	13800	13897	2893	10.24
盐源县	49249	48830	10164	9.34
德昌县	37243	37163	10744	5.30
会东县	45519	45053	16611	8.85
宁南县	25982	26105	8622	7.45
普格县	16043	15642	4752	13.03
布拖县	21947	22096	2022	18.45
金阳县	25297	25283	2779	21.86
昭觉县	36097	36382	6436	16.67
喜德县	21876	21754	2061	19.91
冕宁县	52542	52432	10982	5.42
越西县	35184	34912	3836	12.81
甘洛县	31566	31853	3338	11.78
美姑县	28513	28568	6227	15.24
雷波县	40050	40379	5816	12.85

表 5-4-4　2021 年市（州）及县（市、区）公立医院住院服务情况

地　区	入院人次数	出院人次数	住院病人手术人次数	每百门、急诊入院人次数
总　计	**10323396**	**10300731**	**4755579**	**5.51**
成都市	2754499	2740997	1356539	4.07
锦江区	134455	133402	56225	3.19
青羊区	421637	420240	223268	3.93
金牛区	182929	181822	52989	3.74
武侯区	669755	668009	354785	3.51
成华区	74463	73799	29430	3.67
龙泉驿区	80373	80166	39355	3.89
青白江区	46327	45938	12365	5.50
新都区	148512	147862	102189	4.76
温江区	144752	144269	57432	5.27
双流区	96620	96149	63888	2.70
郫都区	113855	113089	42159	4.53
新津区	53338	52729	16429	5.65
金堂县	76257	75255	41349	5.13
大邑县	43427	43107	11502	4.88
蒲江县	42794	42309	18918	5.87
都江堰市	110751	109816	40280	6.91
彭州市	89399	88597	22660	4.35
邛崃市	83240	82679	70007	6.55
崇州市	46726	46790	29431	4.71
简阳市	94889	94970	71878	5.10
自贡市	392316	388947	220381	6.99
自流井区	182675	180158	145887	6.89
贡井区	47853	47778	34380	7.16
大安区	29424	29334	6053	6.42
沿滩区	6909	6886	3487	4.47
荣　县	52232	52115	10995	8.10
富顺县	73223	72676	19579	7.11
攀枝花市	277737	277963	136109	6.72
东　区	183306	183960	100804	6.98
西　区	28828	28792	5230	9.15
仁和区	24781	24446	4279	5.48
米易县	25780	25777	23295	5.41
盐边县	15042	14988	2501	5.75
泸州市	569868	569345	226754	7.22
江阳区	219764	219783	93106	5.60
纳溪区	24646	24888	4834	7.61
龙马潭区	103112	101776	43257	6.82
泸　县	69387	69450	20841	13.75
合江县	57227	57547	20891	8.62
叙永县	42843	42925	11629	9.87

续表 5-4-4（1）

地　区	入院人次数	出院人次数	住院病人手术人次数	每百门、急诊入院人次数
古蔺县	52889	52976	32196	9.95
德阳市	355016	356772	147444	4.35
旌阳区	131004	131456	59910	4.05
罗江区	22185	22213	6545	5.08
中江县	56085	55814	19017	5.44
广汉市	43119	43479	20138	3.88
什邡市	43890	43797	11130	5.11
绵竹市	58733	60013	30704	3.94
绵阳市	670321	671563	370295	5.26
涪城区	219810	223067	162161	4.58
游仙区	99755	98996	68981	6.29
安州区	35400	34738	12537	4.74
三台县	78087	78248	29215	6.93
盐亭县	42016	41957	13243	6.99
梓潼县	26202	26230	12986	6.19
北川县	25456	25354	5813	5.54
平武县	12801	12801	2171	4.68
江油市	130794	130172	63188	4.81
广元市	388529	387140	177599	6.75
利州区	214084	213339	126819	6.37
昭化区	7283	6976	1518	7.34
朝天区	11577	11670	3797	8.16
旺苍县	35873	35582	13976	7.40
青川县	19606	19364	4196	8.20
剑阁县	46930	47069	13937	5.91
苍溪县	53176	53140	13356	8.43
遂宁市	316386	317037	200949	5.36
船山区	178927	179235	152637	5.19
安居区	17214	17144	4060	7.75
蓬溪县	21138	21128	11910	6.15
大英县	32612	32607	10993	5.38
射洪市	66495	66923	21349	5.18
内江市	384689	384448	141722	8.10
市中区	134158	134128	66275	7.34
东兴区	87551	87386	37402	10.36
威远县	43786	43808	8236	6.69
资中县	61874	61612	16590	9.04
隆昌市	57320	57514	13219	7.74
乐山市	353315	349443	137755	5.28
市中区	149067	148308	90095	4.65
沙湾区	9651	9604	2790	7.05

续表 5-4-4（2）

地　区	入院人次数	出院人次数	住院病人手术人次数	每百门、急诊入院人次数
五通桥区	19306	18588	3669	5.82
金口河区	2547	2477	391	3.67
犍为县	40355	39650	7598	6.04
井研县	24020	23686	7018	7.22
夹江县	35850	34939	8253	6.16
沐川县	17246	17237	3354	8.87
峨边县	10966	10950	1087	6.00
马边县	9652	9428	2035	5.99
峨眉山市	34655	34576	11465	4.18
南充市	685193	685693	287417	6.39
顺庆区	245215	246148	117175	4.95
高坪区	60320	60274	17387	9.57
嘉陵区	13715	13801	2975	9.39
南部县	59873	59259	45352	6.42
营山县	67564	68282	21120	6.72
蓬安县	40914	40953	12243	8.58
仪陇县	73522	73557	27002	8.29
西充县	43616	42687	13741	6.95
阆中市	80454	80732	30422	7.53
眉山市	274382	274009	216389	4.96
东坡区	113934	113548	170490	5.08
彭山区	35798	35907	7813	5.42
仁寿县	67578	67656	23384	4.70
洪雅县	26178	26104	8252	3.95
丹棱县	9430	9415	1712	4.75
青神县	21464	21379	4738	6.52
宜宾市	577351	575373	220966	6.66
翠屏区	200404	200148	118395	5.88
南溪区	37933	37843	6801	6.46
叙州区	71807	71514	15895	6.61
江安县	51184	50911	13191	6.86
长宁县	51429	51372	12286	9.15
高　县	27880	27766	11937	6.02
珙　县	40665	40359	14927	6.16
筠连县	30167	30129	7879	8.72
兴文县	38699	38643	11756	8.54
屏山县	27183	26688	7899	7.68
广安市	332289	330747	158894	7.43
广安区	112629	111762	39766	7.64
前锋区	5537	5498	1028	8.59
岳池县	61816	61653	56392	7.05
武胜县	46971	46595	19154	5.43

续表 5-4-4（3）

地　区	入院人次数	出院人次数	住院病人手术人次数	每百门、急诊入院人次数
邻水县	70539	70744	31873	9.81
华蓥市	34797	34495	10681	7.36
达州市	442415	442355	216182	7.86
通川区	152394	152135	91298	7.80
达川区	69591	69416	15579	9.96
宣汉县	73270	73244	31121	8.24
开江县	20778	20669	6832	8.63
大竹县	56332	56264	32026	7.51
渠　县	35118	35565	21624	5.29
万源市	34932	35062	17702	8.12
雅安市	244990	245143	65069	5.70
雨城区	92955	92954	25923	6.46
名山区	20489	20839	6087	5.91
荥经县	11114	10741	2868	2.80
汉源县	44107	44303	11213	7.48
石棉县	32768	32768	5887	6.31
天全县	31591	31589	11489	4.34
芦山县	8470	8588	1378	4.33
宝兴县	3496	3361	224	4.09
巴中市	291695	292508	97599	8.44
巴州区	102774	102969	32947	8.38
恩阳区	17208	17166	5603	4.57
通江县	45291	45575	27437	8.49
南江县	51687	51793	13455	8.09
平昌县	74735	75005	18157	10.99
资阳市	291944	292282	148662	6.56
雁江区	152132	151950	99601	7.22
安岳县	94794	95145	22365	6.11
乐至县	45018	45187	26696	5.68
阿坝州	91374	91377	15664	6.15
马尔康市	16633	16606	5959	5.56
汶川县	8783	8673	1575	5.24
理　县	2831	2844	517	4.65
茂　县	10271	10303	927	6.94
松潘县	5904	5891	805	5.95
九寨沟县	9034	8836	1466	4.67
金川县	5240	5252	957	6.29
小金县	6094	6046	547	10.96
黑水县	2895	2905	207	7.13
壤塘县	3696	3683	518	8.39
阿坝县	10465	10273	1279	8.57

续表 5-4-4（4）

地　区	入院人次数	出院人次数	住院病人手术人次数	每百门、急诊入院人次数
若尔盖县	4213	4891	505	4.20
红原县	5315	5174	402	7.34
甘孜州	94895	93718	18834	5.36
康定市	38620	38844	11520	8.96
泸定县	4245	4317	410	2.66
丹巴县	6106	5987	1040	5.76
九龙县	3301	3262	643	4.86
雅江县	3124	3042	239	7.61
道孚县	2921	2906	303	3.77
炉霍县	3263	3040	203	8.31
甘孜县	5887	5970	1265	4.14
新龙县	1686	1643	127	4.88
德格县	3658	3603	216	5.30
白玉县	2621	2683	35	3.02
石渠县	3156	2886	1143	4.43
色达县	1872	1872	259	3.15
理塘县	3652	3057	346	4.20
巴塘县	3503	3485	509	2.74
乡城县	2312	2248	114	4.54
稻城县	1921	1899	166	2.42
得荣县	3047	2974	296	7.56
凉山州	534192	533871	194356	7.02
西昌市	151468	151719	90063	5.81
会理市	45951	45573	18333	6.13
木里县	10977	11084	2229	8.76
盐源县	33433	33304	8169	8.22
德昌县	37243	37163	10744	5.30
会东县	36052	35733	16535	7.61
宁南县	25532	25655	8622	7.36
普格县	10991	10610	4752	9.77
布拖县	18564	18588	1872	17.27
金阳县	14906	14847	2114	17.25
昭觉县	26881	27166	6020	15.32
喜德县	15134	15156	1628	17.19
冕宁县	32861	32938	9280	4.05
越西县	17303	17042	2474	7.56
甘洛县	24433	24569	3303	9.97
美姑县	17361	17480	5617	12.85
雷波县	15102	15244	2601	7.31

表 5-4-5　2021 年市（州）及县（市、区）民营医院住院服务情况

地　区	入院人次数	出院人次数	住院病人手术人次数	每百门、急诊入院人次数
总　计	**3246404**	**3226675**	**755150**	**8.78**
成都市	1037045	1027553	270663	6.46
锦江区	84571	84371	21428	4.07
青羊区	44397	44132	22307	3.94
金牛区	81128	80679	26431	7.36
武侯区	172817	172146	74737	4.88
成华区	77064	76556	16387	5.53
龙泉驿区	32372	31899	3359	11.11
青白江区	20545	20203	1031	9.79
新都区	36435	35850	5017	7.18
温江区	8377	8321	425	2.05
双流区	59568	58703	11905	5.03
郫都区	70308	69913	26754	8.56
新津区	16762	16618	1907	6.57
金堂县	25309	24511	4622	9.52
大邑县	58209	57727	20014	8.34
蒲江县	7897	7843	1479	14.53
都江堰市	52106	51419	9466	10.06
彭州市	41861	41131	4328	8.02
邛崃市	44005	43393	6563	11.55
崇州市	72542	71778	9233	14.63
简阳市	30772	30360	3270	16.47
自贡市	84298	83830	17616	13.92
自流井区	12629	12536	4677	11.07
贡井区	3031	3012	292	72.32
大安区	12804	12748	2038	15.37
沿滩区	3725	3695	3024	12.24
荣　县	25686	25657	4217	11.08
富顺县	26423	26182	3368	18.65
攀枝花市	7609	7614	1846	2.37
东　区	1925	1891	1725	4.02
西　区				
仁和区	69	79	2	1.30
米易县	4501	4525	119	2.36
盐边县	1114	1119	0	1.45
泸州市	191987	192835	34421	13.19
江阳区	36829	37713	11307	11.85
纳溪区	28219	28320	946	14.79
龙马潭区	19481	19561	3989	15.77
泸　县	29339	29380	3055	12.23
合江县	34890	34950	5363	10.37
叙永县	18105	18041	3807	15.28

续表 5-4-5（1）

地　区	入院人次数	出院人次数	住院病人手术人次数	每百门、急诊入院人次数
古蔺县	25124	24870	5954	18.47
德阳市	112492	112798	40514	6.88
旌阳区	40468	40352	20091	8.18
罗江区	1634	1623	4	7.89
中江县	10627	10761	3158	10.47
广汉市	23871	24060	7850	7.06
什邡市	22103	22222	6164	5.92
绵竹市	13789	13780	3247	4.49
绵阳市	108572	107907	39238	5.93
涪城区	40871	40792	27442	4.37
游仙区	5627	5566	1263	7.93
安州区	4683	4563	1192	4.04
三台县	22491	22495	2441	7.44
盐亭县	15801	15822	796	26.26
梓潼县	12218	12068	4484	7.85
北川县				
平武县				
江油市	6881	6601	1620	3.61
广元市	65291	64927	19218	6.81
利州区	24858	24698	12003	4.72
昭化区	2033	2025	0	10.04
朝天区	1117	1122	193	10.32
旺苍县	13542	13344	2576	7.08
青川县	170	176	0	9.27
剑阁县	5817	5826	1090	9.60
苍溪县	17754	17736	3356	12.02
遂宁市	67709	67287	10781	8.06
船山区	20524	20286	6041	9.64
安居区	6185	6179	140	8.17
蓬溪县	22314	22237	2478	10.25
大英县	10603	10464	1205	11.04
射洪市	8083	8121	917	3.39
内江市	103003	102443	17053	15.66
市中区	8849	8535	66	10.45
东兴区	25392	25267	6995	16.30
威远县	30141	30093	3498	20.84
资中县	26624	26552	3317	14.07
隆昌市	11997	11996	3177	14.37
乐山市	126912	125040	23907	10.35
市中区	46771	45800	9866	10.56
沙湾区	15016	14479	2015	15.30

续表 5-4-5（2）

地　区	入院人次数	出院人次数	住院病人手术人次数	每百门、急诊入院人次数
五通桥区	4546	4598	73	7.71
金口河区				
犍为县	7415	7367	1616	9.26
井研县	5147	5101	188	51.22
夹江县	5598	5574	1504	11.25
沐川县	5934	5996	634	28.35
峨边县	1386	1380	378	8.69
马边县	9081	9083	445	25.90
峨眉山市	26018	25662	7188	6.28
南充市	225908	224139	47218	12.88
顺庆区	60220	59934	15951	11.57
高坪区	24529	24351	2376	17.37
嘉陵区	14988	14661	1691	15.86
南部县	35943	36333	9207	11.39
营山县	15562	15456	1670	28.48
蓬安县	21652	21510	2893	18.14
仪陇县	19144	18636	4455	11.15
西充县	12281	11831	282	12.49
阆中市	21589	21427	8693	9.06
眉山市	122645	123098	26991	10.75
东坡区	51712	52316	12159	9.74
彭山区	7363	7188	663	6.92
仁寿县	39840	39683	8193	12.49
洪雅县	4302	4438	2063	10.69
丹棱县	9920	9877	2329	11.57
青神县	9508	9596	1584	16.29
宜宾市	202703	200699	37121	11.64
翠屏区	54034	53879	15863	12.72
南溪区	6964	6946	735	12.60
叙州区	43346	42813	8011	12.36
江安县	30682	30599	1584	8.55
长宁县	8505	8334	610	14.64
高　县	7079	6959	1065	12.78
珙　县	15488	15375	1865	12.46
筠连县	22820	22596	5559	9.35
兴文县	10962	10405	1589	21.16
屏山县	2823	2793	240	15.45
广安市	141880	141348	28634	10.04
广安区	30477	30332	8001	8.19
前锋区	13794	13649	2564	8.32
岳池县	41613	41432	7791	20.20
武胜县	15596	15442	2453	9.63

续表 5-4-5（3）

地　区	入院人次数	出院人次数	住院病人手术人次数	每百门、急诊入院人次数
邻水县	36740	36833	7720	7.39
华蓥市	3660	3660	105	34.09
达州市	238871	236430	55392	16.47
通川区	31038	30418	11412	12.58
达川区	35969	35611	14948	14.51
宣汉县	28298	27733	4711	13.29
开江县	24520	24359	4270	13.86
大竹县	34505	34305	7379	20.19
渠　县	71268	70673	8906	21.72
万源市	13273	13331	3766	19.76
雅安市	52745	52689	13201	6.63
雨城区	25684	25898	7911	8.43
名山区	1736	1644	356	11.27
荥经县	6507	6511	2295	4.23
汉源县	4680	4585	451	16.54
石棉县	2154	2146	153	9.58
天全县	8476	8479	1923	4.02
芦山县	3508	3426	112	5.79
宝兴县				
巴中市	114126	113905	32171	7.65
巴州区	48842	48660	17193	5.72
恩阳区	11375	11449	2713	10.18
通江县	26952	27020	7352	13.44
南江县	8810	8886	1100	4.57
平昌县	18147	17890	3813	13.64
资阳市	45439	45558	11629	12.40
雁江区	18549	18668	5002	10.74
安岳县	12347	12385	4077	16.26
乐至县	14543	14505	2550	12.35
阿坝州	9922	9782	783	7.88
马尔康市	1898	1864	286	22.57
汶川县	2853	2808	12	7.64
理　县				
茂　县	3408	3360	355	7.28
松潘县				
九寨沟县				
金川县	513	509	130	4.27
小金县				
黑水县				
壤塘县				
阿坝县	570	568	0	8.14

续表 5-4-5（4）

地 区	入院人次数	出院人次数	住院病人手术人次数	每百门、急诊入院人次数
若尔盖县	680	673	0	4.74
红原县				
甘孜州	5350	5353	402	20.67
康定市	4107	4102	202	22.12
泸定县				
丹巴县	1243	1251	200	16.98
九龙县				
雅江县				
道孚县				
炉霍县				
甘孜县				
新龙县				
德格县				
白玉县				
石渠县				
色达县				
理塘县				
巴塘县				
乡城县				
稻城县				
得荣县				
凉山州	181897	181440	26351	16.49
西昌市	31557	31258	14753	7.54
会理市	6205	6412	275	48.85
木里县	2823	2813	664	29.75
盐源县	15816	15526	1995	13.13
德昌县				
会东县	9467	9320	76	23.36
宁南县	450	450	0	27.32
普格县	5052	5032	0	47.51
布拖县	3383	3508	150	29.39
金阳县	10391	10436	665	35.45
昭觉县	9216	9216	416	22.45
喜德县	6742	6598	433	30.82
冕宁县	19681	19494	1702	12.34
越西县	17881	17870	1362	39.22
甘洛县	7133	7284	35	31.24
美姑县	11152	11088	610	21.45
雷波县	24948	25135	3215	23.71

表 5-4-6 2021 年市（州）及县（市、区）政府办医院住院服务情况

地 区	入院人次数	出院人次数	住院病人手术人次数	每百门、急诊入院人次数
总 计	**10019684**	**9998595**	**4651964**	**5.51**
成都市	2603633	2590984	1306576	4.07
锦江区	133249	132204	56032	3.21
青羊区	391497	390213	211757	3.96
金牛区	157917	156819	41981	3.51
武侯区	623143	621796	339371	3.45
成华区	38090	37706	18680	3.96
龙泉驿区	79888	79684	39355	3.92
青白江区	46327	45938	12365	5.50
新都区	148291	147638	102189	4.86
温江区	144373	143883	57432	5.34
双流区	96549	96080	63888	2.73
郫都区	113855	113089	42159	4.56
新津区	53338	52729	16429	5.65
金堂县	76257	75255	41349	5.13
大邑县	43427	43107	11502	4.88
蒲江县	42794	42309	18918	5.87
都江堰市	100384	99498	39193	6.59
彭州市	89399	88597	22660	4.35
邛崃市	83240	82679	70007	6.55
崇州市	46726	46790	29431	4.71
简阳市	94889	94970	71878	5.10
自贡市	392316	388947	220381	6.99
自流井区	182675	180158	145887	6.89
贡井区	47853	47778	34380	7.16
大安区	29424	29334	6053	6.42
沿滩区	6909	6886	3487	4.47
荣 县	52232	52115	10995	8.10
富顺县	73223	72676	19579	7.11
攀枝花市	203607	203922	95703	5.97
东 区	119149	119961	61122	6.09
西 区	18855	18750	4506	7.19
仁和区	24781	24446	4279	5.48
米易县	25780	25777	23295	5.41
盐边县	15042	14988	2501	5.75
泸州市	568087	567570	225840	7.21
江阳区	217983	218008	92192	5.58
纳溪区	24646	24888	4834	7.61
龙马潭区	103112	101776	43257	6.82
泸 县	69387	69450	20841	13.75
合江县	57227	57547	20891	8.62
叙永县	42843	42925	11629	9.87

续表 5-4-6（1）

地　区	入院人次数	出院人次数	住院病人手术人次数	每百门、急诊入院人次数
古蔺县	52889	52976	32196	9.95
德阳市	354988	356744	147444	4.36
旌阳区	131004	131456	59910	4.05
罗江区	22185	22213	6545	5.08
中江县	56085	55814	19017	5.44
广汉市	43091	43451	20138	3.92
什邡市	43890	43797	11130	5.11
绵竹市	58733	60013	30704	3.94
绵阳市	670000	671243	370295	5.29
涪城区	219517	222774	162161	4.61
游仙区	99727	98969	68981	6.35
安州区	35400	34738	12537	4.74
三台县	78087	78248	29215	6.93
盐亭县	42016	41957	13243	6.99
梓潼县	26202	26230	12986	6.19
北川县	25456	25354	5813	5.54
平武县	12801	12801	2171	4.68
江油市	130794	130172	63188	4.85
广元市	376521	375122	174643	6.70
利州区	204715	203932	123897	6.29
昭化区	7283	6976	1518	7.34
朝天区	11577	11670	3797	8.16
旺苍县	33234	32971	13942	7.25
青川县	19606	19364	4196	8.20
剑阁县	46930	47069	13937	5.91
苍溪县	53176	53140	13356	8.43
遂宁市	316386	317037	200949	5.36
船山区	178927	179235	152637	5.19
安居区	17214	17144	4060	7.75
蓬溪县	21138	21128	11910	6.15
大英县	32612	32607	10993	5.38
射洪市	66495	66923	21349	5.18
内江市	384689	384448	141722	8.10
市中区	134158	134128	66275	7.34
东兴区	87551	87386	37402	10.36
威远县	43786	43808	8236	6.69
资中县	61874	61612	16590	9.04
隆昌市	57320	57514	13219	7.74
乐山市	350125	346318	137372	5.26
市中区	149067	148308	90095	4.65
沙湾区	9651	9604	2790	7.05

续表 5-4-6（2）

地　区	入院人次数	出院人次数	住院病人手术人次数	每百门、急诊入院人次数
五通桥区	19306	18588	3669	5.82
金口河区	2547	2477	391	3.67
犍为县	37165	36525	7215	5.96
井研县	24020	23686	7018	7.22
夹江县	35850	34939	8253	6.16
沐川县	17246	17237	3354	8.87
峨边县	10966	10950	1087	6.00
马边县	9652	9428	2035	5.99
峨眉山市	34655	34576	11465	4.18
南充市	679747	680265	287406	6.37
顺庆区	240115	241065	117175	4.89
高坪区	59974	59929	17376	9.60
嘉陵区	13715	13801	2975	9.39
南部县	59873	59259	45352	6.42
营山县	67564	68282	21120	6.72
蓬安县	40914	40953	12243	8.58
仪陇县	73522	73557	27002	8.29
西充县	43616	42687	13741	6.95
阆中市	80454	80732	30422	7.53
眉山市	274382	274009	216389	4.96
东坡区	113934	113548	170490	5.08
彭山区	35798	35907	7813	5.42
仁寿县	67578	67656	23384	4.70
洪雅县	26178	26104	8252	3.95
丹棱县	9430	9415	1712	4.75
青神县	21464	21379	4738	6.52
宜宾市	560338	558679	218953	6.65
翠屏区	200404	200148	118395	5.88
南溪区	37933	37843	6801	6.46
叙州区	65426	65149	15361	6.40
江安县	51184	50911	13191	6.86
长宁县	51429	51372	12286	9.15
高　县	27880	27766	11937	6.02
珙　县	30033	30030	13448	6.31
筠连县	30167	30129	7879	8.72
兴文县	38699	38643	11756	8.54
屏山县	27183	26688	7899	7.68
广安市	319691	318267	156998	7.42
广安区	112629	111762	39766	7.64
前锋区	5537	5498	1028	8.59
岳池县	61816	61653	56392	7.05
武胜县	46971	46595	19154	5.43

续表 5-4-6（3）

地　区	入院人次数	出院人次数	住院病人手术人次数	每百门、急诊入院人次数
邻水县	70539	70744	31873	9.81
华蓥市	22199	22015	8785	7.18
达州市	434098	434097	214723	7.78
通川区	144598	144398	89856	7.59
达川区	69591	69416	15579	9.96
宣汉县	72749	72723	31104	8.20
开江县	20778	20669	6832	8.63
大竹县	56332	56264	32026	7.51
渠　县	35118	35565	21624	5.29
万源市	34932	35062	17702	8.12
雅安市	244990	245143	65069	5.70
雨城区	92955	92954	25923	6.46
名山区	20489	20839	6087	5.91
荥经县	11114	10741	2868	2.80
汉源县	44107	44303	11213	7.48
石棉县	32768	32768	5887	6.31
天全县	31591	31589	11489	4.34
芦山县	8470	8588	1378	4.33
宝兴县	3496	3361	224	4.09
巴中市	291695	292508	97599	8.44
巴州区	102774	102969	32947	8.38
恩阳区	17208	17166	5603	4.57
通江县	45291	45575	27437	8.49
南江县	51687	51793	13455	8.09
平昌县	74735	75005	18157	10.99
资阳市	291909	292245	148662	6.56
雁江区	152097	151913	99601	7.22
安岳县	94794	95145	22365	6.11
乐至县	45018	45187	26696	5.68
阿坝州	91374	91377	15664	6.15
马尔康市	16633	16606	5959	5.56
汶川县	8783	8673	1575	5.24
理　县	2831	2844	517	4.65
茂　县	10271	10303	927	6.94
松潘县	5904	5891	805	5.95
九寨沟县	9034	8836	1466	4.67
金川县	5240	5252	957	6.29
小金县	6094	6046	547	10.96
黑水县	2895	2905	207	7.13
壤塘县	3696	3683	518	8.39
阿坝县	10465	10273	1279	8.57

续表 5-4-6（4）

地　区	入院人次数	出院人次数	住院病人手术人次数	每百门、急诊入院人次数
若尔盖县	4213	4891	505	4.20
红原县	5315	5174	402	7.34
甘孜州	94895	93718	18834	5.36
康定市	38620	38844	11520	8.96
泸定县	4245	4317	410	2.66
丹巴县	6106	5987	1040	5.76
九龙县	3301	3262	643	4.86
雅江县	3124	3042	239	7.61
道孚县	2921	2906	303	3.77
炉霍县	3263	3040	203	8.31
甘孜县	5887	5970	1265	4.14
新龙县	1686	1643	127	4.88
德格县	3658	3603	216	5.30
白玉县	2621	2683	35	3.02
石渠县	3156	2886	1143	4.43
色达县	1872	1872	259	3.15
理塘县	3652	3057	346	4.20
巴塘县	3503	3485	509	2.74
乡城县	2312	2248	114	4.54
稻城县	1921	1899	166	2.42
得荣县	3047	2974	296	7.56
凉山州	516213	515952	190742	7.00
西昌市	138614	138956	87592	5.61
会理市	45951	45573	18333	6.13
木里县	10977	11084	2229	8.76
盐源县	33433	33304	8169	8.22
德昌县	37243	37163	10744	5.30
会东县	36052	35733	16535	7.61
宁南县	25532	25655	8622	7.36
普格县	10991	10610	4752	9.77
布拖县	18564	18588	1872	17.27
金阳县	14906	14847	2114	17.25
昭觉县	26881	27166	6020	15.32
喜德县	15134	15156	1628	17.19
冕宁县	27736	27782	8137	3.88
越西县	17303	17042	2474	7.56
甘洛县	24433	24569	3303	9.97
美姑县	17361	17480	5617	12.85
雷波县	15102	15244	2601	7.31

表 5-5-1　2021 年全省各类医疗卫生机构床位利用情况

分　类	实际开放总床日数	平均开放病床数	实际占用总床日数	出院者占用总床日数	病床周转次数	病床工作日	病床使用率(%)	平均住院日
总　计	234066650	641278	183099284	176647534	28.95	285.52	78.23	9.51
医　院	176906913	484676	145474753	141033813	27.91	300.15	82.23	10.43
综合医院	104910579	287426	86100684	83684279	33.32	299.56	82.07	8.74
中医医院	26006471	71251	21807680	21389155	30.14	306.07	83.85	9.96
中西医结合医院	3412138	9348	2676285	2650548	28.61	286.29	78.43	9.91
民族医医院	704791	1931	323021	263172	14.93	167.29	45.83	9.13
专科医院	41442112	113540	34276624	32753787	13.21	301.89	82.71	21.85
口腔医院	260803	715	57362	54059	10.92	80.28	21.99	6.93
眼科医院	1169258	3203	480501	473783	37.91	150.00	41.09	3.90
耳鼻喉科医院	308313	845	174035	156329	27.97	206.03	56.45	6.62
肿瘤医院	1411996	3868	1223988	1201075	31.24	316.40	86.68	9.94
心血管病医院	229257	628	187604	187812	29.50	298.68	81.83	10.14
胸科医院	21900	60	8089	8089	16.50	134.82	36.94	8.17
血液病医院	20640	57	5771	5771	11.97	102.05	27.96	8.52
妇产（科）医院	854658	2342	330635	309050	22.02	141.20	38.69	5.99
儿童医院	188628	517	71492	69600	20.95	138.34	37.90	6.43
精神病医院	25447146	69718	23864484	22661679	6.68	342.30	93.78	48.65
传染病医院	683132	1872	499391	495298	17.76	266.83	73.10	14.90
皮肤病医院	240187	658	98203	81734	15.88	149.23	40.89	7.82
结核病医院								
麻风病医院	88333	242	80827	81264	4.75	333.98	91.50	70.66
职业病医院	284454	779	241577	240508	32.71	309.98	84.93	9.43
骨科医院	2608210	7146	1713709	1715410	22.25	239.82	65.70	10.79
康复医院	1779972	4877	1353125	1241087	11.93	277.47	76.02	21.33
整形外科医院	7854	22			0.00	0.00	0.00	
美容医院	237226	650	44502	31139	20.61	68.47	18.76	2.32
其他专科医院	5600145	15343	3841329	3740100	24.53	250.37	68.59	9.94
护理院（中心）	430822	1180	290459	292872	6.64	246.08	67.42	37.36
基层医疗卫生机构	51333141	140639	33759924	31959013	31.85	240.05	65.77	7.14
社区卫生服务中心（站）	5331060	14606	2992255	2854788	25.01	204.87	56.13	7.82
社区卫生服务中心	5208868	14271	2935740	2825427	25.41	205.72	56.36	7.79
社区卫生服务站	122192	335	56515	29361	7.88	168.82	46.25	11.13
卫生院	46002081	126033	30767669	29104225	32.63	244.12	66.88	7.08
街道卫生院	188150	515	111941	106418	28.73	217.16	59.50	7.18
乡镇卫生院	45813931	125518	30655728	28997807	32.65	244.23	66.91	7.08
中心卫生院	24901349	68223	17342981	16521728	33.30	254.21	69.65	7.27
乡卫生院	20912582	57295	13312747	12476079	31.87	232.36	63.66	6.83
门诊部								
护理站								
专业公共卫生机构	5354286	14669	3393762	3313078	37.85	231.35	63.38	5.97
专科疾病防治院（所、站）	474789	1301	238291	269852	4.59	183.19	50.19	45.22
妇幼保健院（所、站）	4879497	13368	3155471	3043226	41.09	236.04	64.67	5.54
妇幼保健院	4770624	13070	3103689	2993091	41.30	237.46	65.06	5.55
妇幼保健所（站）	24820	68	10224	10224	25.06	150.35	41.19	6.00
其他妇幼保健机构	84053	230	41558	39911	33.77	180.47	49.44	5.13
急救中心（站）								
其他医疗机构	472310	1294	470845	341630	4.21	363.87	99.69	62.65
康复医疗机构	472310	1294	470845	341630	4.21	363.87	99.69	62.65

表 5-5-2　2021 年全省各类政府办医疗卫生机构床位利用情况

分　类	实际开放总床日数	平均开放病床数	实际占用总床日数	出院者占用总床日数	病床周转次数	病床工作日	病床使用率(%)	平均住院日
总　计	168801663	462470	139036552	135971296	32.41	300.64	82.37	9.07
医　院	112808321	309064	102258267	101017965	32.35	330.86	90.65	10.10
综合医院	67479837	184876	61515950	60570440	38.51	332.74	91.16	8.51
中医医院	22073066	60474	19213456	18928856	31.68	317.71	87.04	9.88
中西医结合医院	2488246	6817	2155448	2159618	31.41	316.18	86.63	10.09
民族医医院	658561	1804	304924	245599	14.79	169.00	46.30	9.21
专科医院	20108611	55092	19068489	19113452	13.12	346.12	94.83	26.44
口腔医院	64437	177	48995	48914	40.46	277.53	76.04	6.85
眼科医院	7875	22	2894	2894	22.25	134.13	36.75	6.03
耳鼻喉科医院								
肿瘤医院	819689	2246	724038	742144	38.00	322.41	88.33	8.70
心血管病医院								
胸科医院								
血液病医院								
妇产（科）医院	73000	200	43630	43715	33.02	218.15	59.77	6.62
儿童医院	73850	202	31811	31316	23.26	157.22	43.08	6.65
精神病医院	15784088	43244	15408558	15475617	8.17	356.32	97.62	43.78
传染病医院	683132	1872	499391	495298	17.76	266.83	73.10	14.90
皮肤病医院	10950	30	4052	4115	21.73	135.07	37.00	6.31
结核病医院								
麻风病医院	88333	242	80827	81264	4.75	333.98	91.50	70.66
职业病医院	273474	749	241577	240508	34.02	322.43	88.34	9.43
骨科医院								
康复医院	603035	1652	541664	518418	6.15	327.85	89.82	51.06
整形外科医院								
美容医院								
其他专科医院	1626748	4457	1441052	1429249	43.60	323.33	88.58	7.36
护理院（中心）								
基层医疗卫生机构	50737257	139006	33443425	31695887	31.97	240.59	65.91	7.13
社区卫生服务中心（站）	4958914	13586	2810221	2720091	25.83	206.85	56.67	7.75
社区卫生服务中心	4940909	13537	2795101	2705784	25.85	206.48	56.57	7.73
社区卫生服务站	18005	49	15120	14307	19.91	306.51	83.98	14.57
卫生院	45778343	125420	30633204	28975796	32.63	244.24	66.92	7.08
街道卫生院	188150	515	111941	106418	28.73	217.16	59.50	7.18
乡镇卫生院	45590193	124905	30521263	28869378	32.65	244.36	66.95	7.08
中心卫生院	24901349	68223	17342981	16521728	33.30	254.21	69.65	7.27
乡卫生院	20688844	56682	13178282	12347650	31.87	232.50	63.70	6.84
门诊部								
护理站								
专业公共卫生机构	5256085	14400	3334860	3257444	37.82	231.58	63.45	5.98
专科疾病防治院（所、站）	419388	1149	215261	250012	4.34	187.35	51.33	50.19
妇幼保健院（所、站）	4836697	13251	3119599	3007432	40.72	235.42	64.50	5.57
妇幼保健院	4727824	12953	3067817	2957297	40.93	236.84	64.89	5.58
妇幼保健所（站）	24820	68	10224	10224	25.06	150.35	41.19	6.00
其他妇幼保健机构	84053	230	41558	39911	33.77	180.47	49.44	5.13
急救中心（站）								
其他医疗机构								
康复医疗机构								

表 5-6-1 2017—2021 年全省医院病床使用情况

年 份	病床使用率(%)	卫生部门办			平均住院日	卫生部门办		
			综合医院	中医医院			综合医院	中医医院
2017	91.34	102.29	103.28	99.56	10.45	10.11	9.24	10.25
2018	88.80	99.51	100.16	96.67	10.40	10.04	9.07	10.17
2019	89.37	101.17	102.45	98.17	10.28	9.82	8.79	10.03
2020	78.99	86.84	87.18	85.50	10.61	9.86	8.70	9.98
2021	82.23	90.50	91.60	87.04	10.43	9.58	8.43	9.80

注：本表中医医院不包括中西医结合医院、民族医医院。

表 5-6-2 2017—2021 年全省不同性质医院病床使用率

分 类	2017	2018	2019	2020	2021
总 计	**91.34**	**88.80**	**89.37**	**78.99**	82.23
按经济类型分					
公 立	100.75	98.49	99.89	86.42	90.04
民 营	70.80	68.81	67.90	64.27	66.89
按主办单位分					
政府办	101.71	99.23	100.65	87.10	90.65
社会办	76.77	74.89	73.15	66.54	69.87
个人办	68.89	66.34	65.77	63.24	65.56
按管理类别分					
非营利性	97.17	94.65	95.91	83.84	87.68
营利性	67.72	67.07	66.53	63.78	66.24
按医院等级分					
三级医院	105.91	102.65	103.38	87.65	91.54
二级医院	93.20	88.63	88.59	77.91	79.68
一级医院	63.93	61.76	60.95	59.94	59.45
未定级医院	67.92	66.19	64.58	55.93	61.67
按类别分					
综合医院	91.56	88.41	89.61	78.03	82.07
中医医院	96.67	93.77	94.41	82.49	83.85
中西医结合医院	98.65	96.81	93.54	76.29	78.43
民族医院	64.06	54.45	58.40	48.17	45.83
专科医院	86.04	86.50	85.45	80.34	82.71
护理院（中心）	23.17	68.17	66.08	58.19	67.42

表 5-6-3　2017—2021 年全省不同性质医院平均住院日

分　类	2017	2018	2019	2020	2021
总　计	**10.45**	**10.40**	**10.28**	**10.61**	**10.43**
按经济类型分					
公　立	10.67	10.60	10.32	10.41	10.13
民　营	9.81	9.78	10.16	11.23	11.38
按主办单位分					
政府办	10.64	10.58	10.31	10.40	10.10
社会办	11.18	10.18	10.47	11.86	11.59
个人办	9.18	9.69	9.99	10.68	11.13
按管理类别分					
非营利性	10.63	10.64	10.41	10.55	10.26
营利性	9.54	9.19	9.66	10.87	11.15
按医院等级分					
三级医院	10.55	10.24	9.83	9.94	9.65
二级医院	10.56	10.98	11.17	12.20	12.54
一级医院	8.71	8.67	8.45	9.84	9.55
未定级医院	10.42	10.25	11.01	11.91	12.89
按类别分					
综合医院	9.31	9.22	9.01	9.03	8.74
中医医院	10.28	10.19	10.04	10.01	9.96
中西医结合医院	11.55	11.27	10.51	10.42	9.91
民族医院	9.24	10.02	9.50	9.24	9.13
专科医院	20.53	19.62	20.05	22.52	21.85
护理院（中心）	19.86	23.06	27.23	25.71	37.36

表5-6-4 2021年市（州）及县（市、区）医院床位利用情况

地区	医院				政府办医院			
	病床周转次数	病床工作日	病床使用率(%)	平均住院日	病床周转次数	病床工作日	病床使用率(%)	平均住院日
总 计	**27.91**	**300.15**	**82.23**	**10.43**	**32.35**	**330.86**	**90.65**	**10.10**
成都市	28.88	288.92	79.16	9.85	34.07	324.91	89.02	9.45
锦江区	23.96	313.33	85.84	12.80	34.29	336.38	92.16	9.76
青羊区	32.29	286.93	78.61	8.75	37.94	323.53	88.64	8.40
金牛区	21.53	293.02	80.28	13.40	21.98	330.79	90.63	14.91
武侯区	34.95	294.53	80.69	8.37	42.18	333.03	91.24	7.90
成华区	21.69	243.99	66.85	10.95	23.02	277.87	76.13	11.86
龙泉驿区	28.46	253.10	69.34	8.70	33.21	278.22	76.22	8.35
青白江区	21.76	258.83	70.91	11.68	24.93	302.32	82.83	12.02
新都区	32.22	294.59	80.71	8.80	35.79	330.93	90.66	8.90
温江区	28.89	309.62	84.83	10.75	32.07	341.27	93.50	10.58
双流区	24.06	241.84	66.26	9.62	30.84	320.13	87.71	10.07
郫都区	35.84	304.09	83.31	8.49	40.37	315.52	86.44	7.83
新津区	32.97	306.17	83.88	9.07	33.80	324.28	88.84	9.33
金堂县	21.40	306.14	83.87	14.11	24.86	309.72	84.85	12.24
大邑县	33.00	290.07	79.47	8.70	37.47	327.91	89.84	8.74
蒲江县	31.75	278.50	76.30	8.35	41.57	329.07	90.16	7.87
都江堰市	29.68	297.15	81.41	9.80	31.77	334.98	91.78	10.45
彭州市	24.12	265.27	72.68	11.15	27.59	307.13	84.14	10.92
邛崃市	35.58	308.60	84.55	8.47	40.51	346.76	95.00	8.42
崇州市	25.31	310.90	85.18	12.22	23.90	335.35	91.88	14.32
简阳市	32.14	303.32	83.10	9.28	37.63	317.60	87.01	8.45
自贡市	26.05	339.13	92.91	13.05	28.24	356.99	97.80	12.79
自流井区	35.97	334.90	91.75	9.42	37.73	352.83	96.67	9.34
贡井区	12.64	339.17	92.92	26.32	12.89	341.66	93.61	26.01
大安区	19.34	336.67	92.24	17.70	29.12	389.76	106.78	13.48
沿滩区	22.68	309.83	84.89	9.55	25.63	270.04	73.98	9.82
荣 县	27.42	357.71	98.00	13.30	26.59	371.11	101.67	14.48
富顺县	29.97	335.72	91.98	11.49	35.39	376.13	103.05	11.42
攀枝花市	30.51	313.06	85.77	10.05	31.06	324.79	88.98	10.16
东 区	35.66	333.56	91.39	9.28	37.42	349.93	95.87	9.22
西 区	25.32	285.33	78.17	11.27	26.79	269.78	73.91	9.82
仁和区	15.53	326.67	89.50	19.45	15.69	329.64	90.31	19.46
米易县	32.47	253.86	69.55	7.75	37.30	292.49	80.13	7.82
盐边县	32.40	229.34	62.83	6.84	36.51	258.21	70.74	6.89
泸州市	31.80	311.54	85.35	9.86	38.79	343.95	94.23	8.93
江阳区	30.84	322.33	88.31	9.83	35.03	348.90	95.59	9.92
纳溪区	26.41	288.20	78.96	11.72	34.98	314.29	86.11	9.07
龙马潭区	28.60	314.68	86.21	10.96	33.39	327.68	89.78	9.92
泸 县	34.38	304.12	83.32	10.70	51.16	361.33	98.99	7.09
合江县	29.73	306.96	84.10	10.30	41.61	337.56	92.48	8.28
叙永县	36.36	293.48	80.41	7.99	46.66	352.97	96.70	8.02

续表 5-6-4（1）

地　区	医　院				政府办医院			
	病床周转次数	病床工作日	病床使用率(%)	平均住院日	病床周转次数	病床工作日	病床使用率(%)	平均住院日
古蔺县	45.96	317.17	86.90	6.89	53.50	360.99	98.90	6.75
德阳市	26.15	310.64	85.11	11.73	30.64	330.08	90.43	10.88
旌阳区	27.82	297.49	81.51	10.47	31.77	315.92	86.55	10.09
罗江区	27.52	312.71	85.67	9.81	33.86	330.36	90.51	8.18
中江县	24.75	328.88	90.10	12.99	28.38	348.05	95.36	13.07
广汉市	20.89	298.26	81.71	14.58	24.85	318.52	87.26	12.91
什邡市	28.86	333.29	91.31	11.65	40.33	343.55	94.12	8.44
绵竹市	27.26	317.52	86.99	11.63	29.29	344.08	94.27	11.90
绵阳市	27.99	320.83	87.90	10.91	30.99	346.96	95.06	10.93
涪城区	31.89	311.50	85.34	9.29	34.09	340.06	93.17	9.50
游仙区	25.14	342.51	93.84	12.73	29.24	357.34	97.90	11.61
安州区	28.88	248.97	68.21	8.47	33.11	285.71	78.28	8.46
三台县	27.43	317.59	87.01	12.02	29.47	358.23	98.15	12.94
盐亭县	29.36	347.57	95.22	9.07	40.34	381.81	104.61	9.07
梓潼县	26.01	288.57	79.06	10.79	34.51	340.80	93.37	9.85
北川县	23.17	348.80	95.56	14.47	23.17	348.80	95.56	14.47
平武县	37.65	351.67	96.35	8.34	37.65	351.67	96.35	8.34
江油市	24.85	330.02	90.42	12.90	27.13	348.87	95.58	12.69
广元市	27.54	306.22	83.89	10.61	29.70	322.46	88.34	10.44
利州区	25.58	314.93	86.28	11.48	27.41	338.87	92.84	11.63
昭化区	23.33	202.61	55.51	8.27	29.62	226.30	62.00	7.28
朝天区	25.03	229.97	63.01	9.24	25.31	227.80	62.41	9.16
旺苍县	27.62	286.00	78.35	9.98	34.45	304.88	83.53	8.75
青川县	39.82	312.70	85.67	7.81	40.37	316.71	86.77	7.80
剑阁县	28.99	285.92	78.34	9.97	33.02	277.37	75.99	8.46
苍溪县	33.31	337.94	92.59	9.93	32.56	339.63	93.05	10.32
遂宁市	26.55	304.28	83.36	10.88	31.81	327.02	89.60	10.20
船山区	26.24	302.59	82.90	11.25	29.04	315.85	86.53	10.98
安居区	17.20	261.61	71.67	12.71	20.11	249.32	68.31	12.17
蓬溪县	23.42	310.51	85.07	12.35	42.26	376.61	103.18	8.64
大英县	27.60	337.36	92.43	10.49	38.74	391.41	107.24	8.83
射洪市	35.71	307.87	84.35	8.70	41.83	362.18	99.23	8.77
内江市	25.95	311.76	85.41	11.43	29.83	347.39	95.17	11.41
市中区	25.49	306.06	83.85	11.61	29.96	345.10	94.55	11.27
东兴区	29.66	355.34	97.35	11.13	38.79	404.20	110.74	10.34
威远县	28.83	290.95	79.71	9.80	36.55	314.20	86.08	8.45
资中县	24.78	298.57	81.80	10.64	26.15	319.45	87.52	11.27
隆昌市	21.42	301.47	82.59	14.26	22.09	342.70	93.89	15.79
乐山市	25.74	302.30	82.82	11.52	28.98	328.29	89.94	11.23
市中区	25.97	315.41	86.41	12.04	31.19	337.48	92.46	10.72
沙湾区	23.09	279.50	76.57	11.46	37.87	323.49	88.63	8.59

续表 5-6-4（2）

地　区	医　院				政府办医院			
	病床周转次数	病床工作日	病床使用率(%)	平均住院日	病床周转次数	病床工作日	病床使用率(%)	平均住院日
五通桥区	20.27	319.71	87.59	15.08	20.55	336.22	92.11	15.70
金口河区	19.82	192.16	52.65	8.44	19.82	192.16	52.65	8.44
犍为县	27.40	319.56	87.55	11.37	30.34	360.72	98.83	11.70
井研县	22.98	216.30	59.26	9.30	30.68	257.38	70.51	8.34
夹江县	21.75	316.77	86.79	14.25	21.53	328.07	89.88	14.91
沐川县	46.40	349.72	95.81	7.32	53.87	390.44	106.97	7.15
峨边县	26.31	318.55	87.27	10.78	25.13	320.49	87.80	11.40
马边县	37.94	283.38	77.64	7.33	36.97	257.63	70.58	6.97
峨眉山市	25.54	280.50	76.85	11.07	26.56	316.74	86.78	12.83
南充市	25.44	289.74	79.38	10.59	32.72	332.42	91.07	10.12
顺庆区	29.44	284.51	77.95	9.86	32.39	319.45	87.52	10.22
高坪区	22.96	279.10	76.47	11.00	35.83	321.61	88.11	8.87
嘉陵区	33.04	260.72	71.43	7.56	46.00	338.17	92.65	7.39
南部县	21.49	257.99	70.68	9.69	33.01	331.37	90.79	9.32
营山县	20.37	321.84	88.18	14.15	22.29	347.89	95.31	15.20
蓬安县	25.72	273.96	75.06	9.47	39.34	315.14	86.34	7.99
仪陇县	31.36	330.53	90.56	10.32	43.45	365.39	100.11	8.40
西充县	17.11	283.64	77.71	13.72	35.57	341.22	93.48	9.04
阆中市	27.55	307.46	84.24	10.44	31.25	339.76	93.09	10.75
眉山市	28.80	293.95	80.53	10.00	32.93	330.61	90.58	9.99
东坡区	27.38	290.20	79.51	10.64	32.14	323.38	88.60	10.20
彭山区	31.11	291.77	79.94	8.90	34.04	320.14	87.71	8.98
仁寿县	29.46	294.61	80.71	9.66	31.97	356.28	97.61	11.02
洪雅县	26.63	283.25	77.60	10.52	28.16	295.17	80.87	10.38
丹棱县	32.69	321.80	88.17	8.61	42.80	351.83	96.39	8.27
青神县	32.13	313.89	86.00	9.70	45.44	352.90	96.68	7.62
宜宾市	28.62	319.62	87.57	10.86	33.09	344.08	94.27	10.25
翠屏区	28.56	322.21	88.28	10.89	35.07	332.64	91.13	9.43
南溪区	36.03	351.15	96.20	9.30	46.15	366.22	100.33	7.93
叙州区	18.10	300.89	82.44	17.88	15.38	333.65	91.41	22.58
江安县	37.41	340.20	93.21	7.95	34.66	361.36	99.00	8.67
长宁县	42.60	354.12	97.02	8.27	46.41	385.76	105.69	8.31
高　县	33.44	313.52	85.90	9.22	35.75	318.06	87.14	8.79
珙　县	29.03	316.82	86.80	10.01	46.39	372.08	101.94	8.05
筠连县	38.07	294.95	80.81	7.67	44.27	338.59	92.76	7.62
兴文县	29.18	301.68	82.65	9.34	51.52	340.64	93.32	6.37
屏山县	27.87	356.35	97.63	10.80	38.65	385.00	105.48	8.87
广安市	29.85	294.47	80.68	8.98	40.05	341.00	93.42	8.26
广安区	29.93	301.15	82.51	8.88	37.71	331.72	90.88	8.09
前锋区	21.88	183.97	50.40	8.62	42.89	291.76	79.93	8.28
岳池县	27.09	280.66	76.89	10.37	39.72	368.12	100.86	9.04
武胜县	20.26	289.28	79.25	10.60	36.54	294.71	80.74	8.01

续表 5-6-4（3）

地区	医院				政府办医院			
	病床周转次数	病床工作日	病床使用率(%)	平均住院日	病床周转次数	病床工作日	病床使用率(%)	平均住院日
邻水县	45.50	356.10	97.56	7.63	46.33	392.92	107.65	8.53
华蓥市	39.72	281.77	77.20	6.97	43.94	283.97	77.80	6.62
达州市	26.64	299.31	82.00	10.41	34.99	340.44	93.27	9.60
通川区	32.52	317.09	86.87	8.92	40.10	334.66	91.69	8.23
达川区	22.01	341.26	93.50	14.62	26.94	409.42	112.17	15.06
宣汉县	26.80	278.25	76.23	9.59	33.00	324.54	88.91	9.48
开江县	28.82	319.85	87.63	10.35	36.14	257.25	70.48	7.04
大竹县	26.07	290.33	79.54	10.47	44.65	356.01	97.54	7.99
渠　县	23.95	252.81	69.26	10.26	33.10	306.71	84.03	9.13
万源市	26.13	291.11	79.75	8.88	31.36	288.90	79.15	9.20
雅安市	24.17	285.62	78.25	11.26	28.20	316.21	86.63	10.82
雨城区	19.20	293.44	80.39	14.89	21.04	312.54	85.63	14.78
名山区	24.15	238.17	65.25	8.34	34.67	300.61	82.36	7.87
荥经县	26.79	283.69	77.72	9.04	27.40	326.75	89.52	9.73
汉源县	30.16	269.89	73.94	8.34	41.57	340.59	93.31	7.53
石棉县	34.06	269.26	73.77	7.81	38.37	288.24	78.97	7.52
天全县	31.39	339.35	92.97	10.16	30.77	355.46	97.39	10.86
芦山县	24.24	255.86	70.10	10.76	43.97	305.70	83.75	7.47
宝兴县	24.01	181.61	49.76	6.92	24.01	181.61	49.76	6.92
巴中市	27.41	287.83	78.86	10.36	33.17	326.05	89.33	9.69
巴州区	26.37	274.05	75.08	10.22	30.06	316.08	86.60	10.47
恩阳区	27.14	245.38	67.23	9.19	33.72	323.09	88.52	9.65
通江县	25.35	267.04	73.16	11.97	31.83	276.16	75.66	8.95
南江县	28.55	345.40	94.63	10.84	33.20	367.36	100.65	10.70
平昌县	30.62	308.00	84.38	9.40	39.66	348.62	95.51	8.40
资阳市	23.89	324.51	88.91	13.79	25.77	347.41	95.18	13.82
雁江区	22.51	320.83	87.90	14.59	24.16	337.89	92.57	14.45
安岳县	24.96	340.56	93.30	13.64	27.76	367.73	100.75	13.30
乐至县	26.50	306.21	83.89	11.80	27.81	341.39	93.53	12.79
阿坝州	24.99	227.33	62.28	8.07	25.47	232.64	63.74	8.14
马尔康市	24.23	269.26	73.77	11.00	25.79	290.26	79.52	11.13
汶川县	24.18	203.17	55.66	8.42	24.87	223.08	61.12	9.05
理　县	23.18	146.18	40.05	6.54	23.18	146.18	40.05	6.54
茂　县	35.30	322.36	88.32	8.13	36.02	328.68	90.05	8.46
松潘县	20.04	228.30	62.55	6.68	20.04	228.30	62.55	6.68
九寨沟县	25.53	195.35	53.52	8.73	25.53	195.35	53.52	8.73
金川县	18.56	131.50	36.03	7.05	18.89	132.19	36.22	6.96
小金县	23.93	240.94	66.01	6.96	23.93	240.94	66.01	6.96
黑水县	21.52	161.44	44.23	6.33	21.52	161.44	44.23	6.33
壤塘县	19.18	217.01	59.45	6.96	19.18	217.01	59.45	6.96
阿坝县	29.65	275.54	75.49	6.24	32.03	287.00	78.63	6.25

续表 5-6-4（4）

地区	医院				政府办医院			
	病床周转次数	病床工作日	病床使用率(%)	平均住院日	病床周转次数	病床工作日	病床使用率(%)	平均住院日
若尔盖县	24.44	153.89	42.16	6.88	25.75	157.94	43.27	6.80
红原县	29.05	225.68	61.83	7.30	29.05	225.68	61.83	7.30
甘孜州	26.45	216.42	59.29	7.60	27.00	220.27	60.35	7.59
康定市	29.46	230.94	63.27	8.00	31.51	244.61	67.02	8.03
泸定县	24.58	168.75	46.23	6.60	24.58	168.75	46.23	6.60
丹巴县	25.67	255.84	70.09	5.99	25.81	263.38	72.16	5.52
九龙县	25.89	213.99	58.63	7.30	25.89	213.99	58.63	7.30
雅江县	21.73	170.11	46.61	7.72	21.73	170.11	46.61	7.72
道孚县	22.70	177.20	48.55	6.22	22.70	177.20	48.55	6.22
炉霍县	17.37	172.30	47.21	9.77	17.37	172.30	47.21	9.77
甘孜县	28.16	250.57	68.65	8.84	28.16	250.57	68.65	8.84
新龙县	17.90	114.72	31.43	6.25	17.90	114.72	31.43	6.25
德格县	27.42	203.80	55.84	7.08	27.42	203.80	55.84	7.08
白玉县	20.64	195.90	53.67	7.32	20.64	195.90	53.67	7.32
石渠县	26.24	233.51	63.98	6.20	26.24	233.51	63.98	6.20
色达县	25.64	167.84	45.98	6.73	25.64	167.84	45.98	6.73
理塘县	24.57	168.36	46.13	6.50	24.57	168.36	46.13	6.50
巴塘县	31.68	317.19	86.90	7.32	31.68	317.19	86.90	7.32
乡城县	24.98	245.43	67.24	9.83	24.98	245.43	67.24	9.83
稻城县	23.69	155.17	42.51	6.52	23.69	155.17	42.51	6.52
得荣县	27.36	224.57	61.53	8.03	27.36	224.57	61.53	8.03
凉山州	32.84	293.19	80.32	8.66	34.29	319.57	87.55	9.04
西昌市	26.48	320.80	87.89	12.10	26.49	346.12	94.83	13.11
会理市	40.10	296.52	81.24	7.15	42.57	321.18	87.99	7.30
木里县	35.06	262.90	72.03	7.51	37.27	283.90	77.78	7.64
盐源县	33.26	249.88	68.46	6.57	43.25	334.14	91.55	6.49
德昌县	30.97	308.39	84.49	9.93	30.97	308.39	84.49	9.93
会东县	41.50	353.73	96.91	7.03	47.69	425.84	116.67	7.34
宁南县	29.83	227.13	62.23	7.63	31.10	236.44	64.78	7.62
普格县	24.10	159.54	43.71	6.31	22.79	154.19	42.25	6.36
布拖县	33.33	266.87	73.12	7.53	34.23	279.50	76.58	7.61
金阳县	45.99	297.03	81.38	6.33	44.99	268.82	73.65	5.96
昭觉县	37.87	299.80	82.14	8.00	40.56	316.86	86.81	7.92
喜德县	38.10	294.57	80.70	8.26	53.62	429.85	117.77	7.87
冕宁县	30.70	284.97	78.07	8.90	33.61	327.77	89.80	9.59
越西县	34.78	292.68	80.19	7.58	36.59	289.88	79.42	6.22
甘洛县	45.96	286.31	78.44	6.37	46.53	294.12	80.58	6.51
美姑县	34.94	258.75	70.89	7.46	42.63	264.68	72.51	6.25
雷波县	43.25	289.65	79.36	6.29	41.19	292.41	80.11	7.03

表 5-6-5 2021 年市（州）及县（市、区）公立、民营医院床位利用情况

地区	公立医院				民营医院			
	病床周转次数	病床工作日	病床使用率(%)	平均住院日	病床周转次数	病床工作日	病床使用率(%)	平均住院日
总　计	**32.06**	**328.64**	**90.04**	**10.13**	**19.75**	**244.14**	**66.89**	**11.38**
成都市	33.33	319.89	87.64	9.51	21.30	236.15	64.70	10.78
锦江区	33.46	328.40	89.97	9.77	16.53	301.55	82.62	17.59
青羊区	35.85	318.21	87.18	8.75	16.62	148.85	40.78	8.78
金牛区	22.16	321.30	88.03	14.37	20.23	234.84	64.34	11.21
武侯区	40.99	327.46	89.71	7.99	22.23	225.25	61.71	9.83
成华区	23.75	265.29	72.68	11.08	20.02	226.68	62.10	10.82
龙泉驿区	32.46	271.71	74.44	8.34	21.73	221.77	60.76	9.60
青白江区	24.93	302.32	82.83	12.02	16.88	191.86	52.56	10.93
新都区	35.25	325.68	89.23	8.89	23.78	208.07	57.01	8.39
温江区	31.81	338.84	92.83	10.58	11.13	132.32	36.25	13.61
双流区	30.49	317.39	86.96	10.07	17.88	169.27	46.38	8.89
郫都区	40.37	315.52	86.44	7.83	30.34	290.20	79.51	9.56
新津区	33.80	324.28	88.84	9.33	30.59	254.16	69.63	8.23
金堂县	24.86	309.72	84.85	12.24	15.00	299.50	82.05	19.88
大邑县	37.47	327.91	89.84	8.74	30.30	267.22	73.21	8.68
蒲江县	41.57	329.07	90.16	7.87	13.96	186.87	51.20	10.96
都江堰市	32.07	334.09	91.53	10.34	25.59	234.19	64.16	8.67
彭州市	27.59	307.13	84.14	10.92	18.98	203.23	55.68	11.64
邛崃市	40.51	346.76	95.00	8.42	28.87	256.78	70.35	8.58
崇州市	23.90	335.35	91.88	14.32	26.32	293.34	80.37	10.86
简阳市	37.63	317.60	87.01	8.45	22.07	277.12	75.92	11.87
自贡市	28.24	356.99	97.80	12.79	19.14	282.96	77.52	14.26
自流井区	37.73	352.83	96.67	9.34	21.56	187.62	51.40	10.61
贡井区	12.89	341.66	93.61	26.01	9.74	309.35	84.75	31.27
大安区	29.12	389.76	106.78	13.48	10.91	290.92	79.70	27.41
沿滩区	25.63	270.04	73.98	9.82	18.68	363.87	99.69	9.05
荣　县	26.59	371.11	101.67	14.48	29.27	327.75	89.80	10.90
富顺县	35.39	376.13	103.05	11.42	21.04	269.05	73.71	11.66
攀枝花市	31.13	322.08	88.24	10.16	17.67	126.06	34.54	6.13
东　区	35.85	337.03	92.34	9.34	23.21	115.21	31.56	2.85
西　区	25.32	285.33	78.17	11.27				
仁和区	15.69	329.64	90.31	19.46	3.79	104.27	28.57	16.48
米易县	37.30	292.49	80.13	7.82	18.69	143.62	39.35	7.33
盐边县	36.51	258.21	70.74	6.89	12.93	92.42	25.32	6.08
泸州市	38.64	343.31	94.06	8.95	20.89	260.84	71.46	12.56
江阳区	34.76	347.33	95.16	9.96	18.60	244.37	66.95	9.09
纳溪区	34.98	314.29	86.11	9.07	21.73	273.95	75.05	14.05
龙马潭区	33.39	327.68	89.78	9.92	16.37	281.50	77.12	16.33
泸　县	51.16	361.33	98.99	7.09	19.37	252.92	69.29	19.21
合江县	41.61	337.56	92.48	8.28	20.22	282.47	77.39	13.62
叙永县	46.66	352.97	96.70	8.02	23.85	221.14	60.59	7.92

续表 5-6-5（1）

地区	公立医院				民营医院			
	病床周转次数	病床工作日	病床使用率(%)	平均住院日	病床周转次数	病床工作日	病床使用率(%)	平均住院日
古蔺县	53.50	360.99	98.90	6.75	35.35	255.49	70.00	7.19
德阳市	30.55	329.37	90.24	10.88	17.96	275.82	75.57	14.44
旌阳区	31.77	315.92	86.55	10.09	19.81	260.07	71.25	11.71
罗江区	33.86	330.36	90.51	8.18	7.72	257.61	70.58	32.18
中江县	28.38	348.05	95.36	13.07	14.88	276.71	75.81	12.57
广汉市	24.40	314.09	86.05	12.90	16.58	278.82	76.39	17.62
什邡市	40.33	343.55	94.12	8.44	18.49	324.02	88.77	17.99
绵竹市	29.29	344.08	94.27	11.90	20.95	234.79	64.32	10.47
绵阳市	30.92	346.06	94.81	10.92	17.61	231.42	63.40	10.79
涪城区	34.02	339.15	92.92	9.49	23.75	205.91	56.41	8.19
游仙区	29.16	356.37	97.64	11.61	7.29	280.91	76.96	32.67
安州区	33.11	285.71	78.28	8.46	14.64	125.32	34.33	8.54
三台县	29.47	358.23	98.15	12.94	22.12	211.45	57.93	8.82
盐亭县	40.34	381.81	104.61	9.07	17.05	309.19	84.71	9.08
梓潼县	34.51	340.80	93.37	9.85	16.94	232.87	63.80	12.83
北川县	23.17	348.80	95.56	14.47				
平武县	37.65	351.67	96.35	8.34				
江油市	26.96	346.70	94.99	12.69	9.76	210.95	57.80	17.02
广元市	29.07	316.75	86.78	10.49	20.96	260.94	71.49	11.32
利州区	26.74	330.77	90.62	11.67	18.59	219.83	60.23	9.87
昭化区	29.62	226.30	62.00	7.28	13.47	165.49	45.34	11.67
朝天区	25.31	227.80	62.41	9.16	22.44	250.00	68.49	10.12
旺苍县	32.11	288.99	79.18	8.93	20.11	280.99	76.98	12.78
青川县	40.37	316.71	86.77	7.80	15.96	138.17	37.85	8.50
剑阁县	33.02	277.37	75.99	8.46	14.60	316.50	86.71	22.15
苍溪县	32.56	339.63	93.05	10.32	35.78	332.37	91.06	8.76
遂宁市	31.81	327.02	89.60	10.20	14.93	253.97	69.58	14.06
船山区	29.04	315.85	86.53	10.98	14.18	245.39	67.23	13.58
安居区	20.11	249.32	68.31	12.17	12.28	282.43	77.38	14.18
蓬溪县	42.26	376.61	103.18	8.64	16.45	286.07	78.37	15.88
大英县	38.74	391.41	107.24	8.83	14.56	274.07	75.09	15.66
射洪市	41.83	362.18	99.23	8.77	16.20	134.56	36.87	8.16
内江市	29.83	347.39	95.17	11.41	17.44	233.58	63.99	11.48
市中区	29.96	345.10	94.55	11.27	7.62	150.12	41.13	17.00
东兴区	38.79	404.20	110.74	10.34	16.36	284.08	77.83	13.85
威远县	36.55	314.20	86.08	8.45	22.05	270.53	74.12	11.76
资中县	26.15	319.45	87.52	11.27	22.10	257.65	70.59	9.18
隆昌市	22.09	342.70	93.89	15.79	18.69	134.14	36.75	6.93
乐山市	28.86	327.92	89.84	11.28	19.76	253.27	69.39	12.20
市中区	31.19	337.48	92.46	10.72	16.83	276.85	75.85	16.30
沙湾区	37.87	323.49	88.63	8.59	18.34	265.36	72.70	13.37

续表 5-6-5（2）

地　区	公立医院				民营医院			
	病床周转次数	病床工作日	病床使用率(%)	平均住院日	病床周转次数	病床工作日	病床使用率(%)	平均住院日
五通桥区	20.55	336.22	92.11	15.70	19.23	257.26	70.48	12.57
金口河区	19.82	192.16	52.65	8.44				
犍为县	29.29	355.74	97.46	12.14	20.34	184.31	50.50	7.21
井研县	30.68	257.38	70.51	8.34	10.61	150.33	41.19	13.72
夹江县	21.53	328.07	89.88	14.91	23.22	240.42	65.87	10.11
沐川县	53.87	390.44	106.97	7.15	33.18	277.60	76.05	7.81
峨边县	25.13	320.49	87.80	11.40	41.82	292.94	80.26	5.89
马边县	36.97	257.63	70.58	6.97	39.00	311.58	85.36	7.70
峨眉山市	26.40	314.79	86.24	12.83	24.48	237.66	65.11	8.71
南充市	32.55	330.19	90.46	10.10	15.25	231.78	63.50	12.07
顺庆区	32.01	314.68	86.21	10.16	22.14	198.85	54.48	8.63
高坪区	35.40	317.60	87.01	8.86	12.27	246.06	67.41	16.30
嘉陵区	46.00	338.17	92.65	7.39	26.11	219.33	60.09	7.72
南部县	33.01	331.37	90.79	9.32	13.69	208.34	57.08	10.28
营山县	22.29	347.89	95.31	15.20	14.74	245.71	67.32	9.51
蓬安县	39.34	315.14	86.34	7.99	15.50	243.07	66.59	12.29
仪陇县	43.45	365.39	100.11	8.40	14.95	283.18	77.58	17.88
西充县	35.57	341.22	93.48	9.04	5.96	248.85	68.18	30.61
阆中市	31.25	339.76	93.09	10.75	19.04	233.31	63.92	9.24
眉山市	32.93	330.61	90.58	9.99	22.52	238.13	65.24	10.03
东坡区	32.14	323.38	88.60	10.20	20.73	243.76	66.78	11.60
彭山区	34.04	320.14	87.71	8.98	21.77	201.16	55.11	8.49
仁寿县	31.97	356.28	97.61	11.02	25.98	209.14	57.30	7.34
洪雅县	28.16	295.17	80.87	10.38	20.17	233.02	63.84	11.30
丹棱县	42.80	351.83	96.39	8.27	26.68	303.96	83.28	8.93
青神县	45.44	352.90	96.68	7.62	19.44	276.71	75.81	14.34
宜宾市	32.52	343.78	94.19	10.42	21.30	274.24	75.13	12.12
翠屏区	35.07	332.64	91.13	9.43	16.91	303.54	83.16	16.28
南溪区	46.15	366.22	100.33	7.93	16.42	321.93	88.20	16.74
叙州区	15.87	335.53	91.93	21.88	23.64	214.73	58.83	11.19
江安县	34.66	361.36	99.00	8.67	43.10	296.43	81.21	6.76
长宁县	46.41	385.76	105.69	8.31	28.30	235.19	64.43	8.04
高　县	35.75	318.06	87.14	8.79	26.60	300.03	82.20	10.95
珙　县	33.93	350.01	95.89	10.31	21.05	262.77	71.99	9.23
筠连县	44.27	338.59	92.76	7.62	32.07	252.80	69.26	7.74
兴文县	51.52	340.64	93.32	6.37	11.18	270.29	74.05	20.36
屏山县	38.65	385.00	105.48	8.87	7.61	302.47	82.87	29.17
广安市	39.96	338.40	92.71	8.23	18.75	246.24	67.46	10.73
广安区	37.71	331.72	90.88	8.09	17.01	250.35	68.59	11.78
前锋区	42.89	291.76	79.93	8.28	18.27	165.47	45.33	8.76
岳池县	39.72	368.12	100.86	9.04	18.39	220.39	60.38	12.35
武胜县	36.54	294.71	80.74	8.01	8.64	285.40	78.19	18.39

续表 5-6-5（3）

地区	公立医院				民营医院			
	病床周转次数	病床工作日	病床使用率(%)	平均住院日	病床周转次数	病床工作日	病床使用率(%)	平均住院日
邻水县	46.33	392.92	107.65	8.53	43.98	288.96	79.17	5.89
华蓥市	41.52	280.70	76.90	6.92	28.21	288.59	79.06	7.50
达州市	33.73	338.10	92.63	9.84	19.12	258.17	70.73	11.48
通川区	35.71	331.00	90.69	9.00	22.47	273.30	74.88	8.50
达川区	26.94	409.42	112.17	15.06	16.21	261.30	71.59	13.78
宣汉县	32.50	319.87	87.63	9.49	18.32	216.29	59.26	9.88
开江县	36.14	257.25	70.48	7.04	24.59	355.99	97.53	13.16
大竹县	44.65	356.01	97.54	7.99	15.49	252.95	69.30	14.55
渠　县	33.10	306.71	84.03	9.13	21.03	235.57	64.54	10.82
万源市	31.36	288.90	79.15	9.20	18.15	294.46	80.67	8.04
雅安市	28.20	316.21	86.63	10.82	14.52	212.33	58.17	13.28
雨城区	21.04	312.54	85.63	14.78	14.62	245.77	67.34	15.25
名山区	34.67	300.61	82.36	7.87	4.98	124.46	34.10	14.32
荥经县	27.40	326.75	89.52	9.73	25.84	216.71	59.37	7.88
汉源县	41.57	340.59	93.31	7.53	8.26	134.19	36.76	16.21
石棉县	38.37	288.24	78.97	7.52	12.54	174.57	47.83	12.28
天全县	30.77	355.46	97.39	10.86	33.95	273.11	74.82	7.55
芦山县	43.97	305.70	83.75	7.47	11.41	223.44	61.22	19.00
宝兴县	24.01	181.61	49.76	6.92				
巴中市	33.17	326.05	89.33	9.69	18.95	231.76	63.49	12.09
巴州区	30.06	316.08	86.60	10.47	20.93	212.14	58.12	9.69
恩阳区	33.72	323.09	88.52	9.65	21.00	172.81	47.34	8.49
通江县	31.83	276.16	75.66	8.95	18.87	257.93	70.67	17.08
南江县	33.20	367.36	100.65	10.70	15.73	284.77	78.02	11.64
平昌县	39.66	348.62	95.51	8.40	15.66	240.78	65.97	13.60
资阳市	25.73	346.82	95.02	13.82	16.39	233.30	63.92	13.62
雁江区	24.09	336.86	92.29	14.45	14.69	241.27	66.10	15.68
安岳县	27.76	367.73	100.75	13.30	14.06	234.77	64.32	16.25
乐至县	27.81	341.39	93.53	12.79	23.11	215.10	58.93	8.72
阿坝州	25.47	232.64	63.74	8.14	21.24	185.89	50.93	7.45
马尔康市	25.79	290.26	79.52	11.13	15.75	155.02	42.47	9.84
汶川县	24.87	223.08	61.12	9.05	22.29	148.07	40.57	6.46
理　县	23.18	146.18	40.05	6.54				
茂　县	36.02	328.68	90.05	8.46	33.23	304.50	83.42	7.12
松潘县	20.04	228.30	62.55	6.68				
九寨沟县	25.53	195.35	53.52	8.73				
金川县	18.89	132.19	36.22	6.96	15.73	125.59	34.41	7.99
小金县	23.93	240.94	66.01	6.96				
黑水县	21.52	161.44	44.23	6.33				
壤塘县	19.18	217.01	59.45	6.96				
阿坝县	32.03	287.00	78.63	6.25	12.64	193.75	53.08	6.00

续表 5-6-5（4）

地区	公立医院				民营医院			
	病床周转次数	病床工作日	病床使用率(%)	平均住院日	病床周转次数	病床工作日	病床使用率(%)	平均住院日
若尔盖县	25.75	157.94	43.27	6.80	17.85	133.48	36.57	7.40
红原县	29.05	225.68	61.83	7.30				
甘孜州	27.00	220.27	60.35	7.59	19.47	167.81	45.97	7.78
康定市	31.51	244.61	67.02	8.03	18.23	156.01	42.74	7.63
泸定县	24.58	168.75	46.23	6.60				
丹巴县	25.81	263.38	72.16	5.52	25.02	220.88	60.52	8.27
九龙县	25.89	213.99	58.63	7.30				
雅江县	21.73	170.11	46.61	7.72				
道孚县	22.70	177.20	48.55	6.22				
炉霍县	17.37	172.30	47.21	9.77				
甘孜县	28.16	250.57	68.65	8.84				
新龙县	17.90	114.72	31.43	6.25				
德格县	27.42	203.80	55.84	7.08				
白玉县	20.64	195.90	53.67	7.32				
石渠县	26.24	233.51	63.98	6.20				
色达县	25.64	167.84	45.98	6.73				
理塘县	24.57	168.36	46.13	6.50				
巴塘县	31.68	317.19	86.90	7.32				
乡城县	24.98	245.43	67.24	9.83				
稻城县	23.69	155.17	42.51	6.52				
得荣县	27.36	224.57	61.53	8.03				
凉山州	34.39	318.86	87.36	9.00	29.01	229.46	62.87	7.66
西昌市	27.25	344.62	94.42	12.68	23.29	222.03	60.83	9.24
会理市	42.57	321.18	87.99	7.30	28.37	179.70	49.23	6.11
木里县	37.27	283.90	77.78	7.64	28.41	199.81	54.74	7.01
盐源县	43.25	334.14	91.55	6.49	22.24	156.93	42.99	6.73
德昌县	30.97	308.39	84.49	9.93				
会东县	47.69	425.84	116.67	7.34	27.72	193.06	52.89	5.86
宁南县	31.10	236.44	64.78	7.62	9.00	73.50	20.14	8.17
普格县	22.79	154.19	42.25	6.36	27.43	173.11	47.43	6.20
布拖县	34.23	279.50	76.58	7.61	29.23	209.75	57.47	7.07
金阳县	44.99	268.82	73.65	5.96	47.48	339.38	92.98	6.86
昭觉县	40.56	316.86	86.81	7.92	31.67	260.54	71.38	8.23
喜德县	53.62	429.85	117.77	7.87	22.88	161.98	44.38	9.15
冕宁县	33.56	315.04	86.31	9.20	26.84	244.33	66.94	8.38
越西县	36.59	289.88	79.42	6.22	33.22	295.10	80.85	8.88
甘洛县	46.53	294.12	80.58	6.51	44.15	261.35	71.60	5.92
美姑县	42.63	264.68	72.51	6.25	27.21	252.78	69.25	9.37
雷波县	41.19	292.41	80.11	7.03	44.61	287.83	78.86	5.85

表 5-7　2021 年全省各类医疗机构医师工作量

分　类	合计		政府办		非营利性		营利性	
	医师日均担负诊疗人次	医师日均担负住院床日	医师日均担负诊疗人次	医师日均担负住院床日	医师日均担负诊疗人次	医师日均担负住院床日	医师日均担负诊疗人次	医师日均担负住院床日
总　计	**7.90**	**2.60**	**8.67**	**2.52**	**8.52**	**2.54**	**4.29**	**2.97**
医　院	6.87	2.94	7.78	2.90	7.53	2.94	4.27	2.95
综合医院	7.00	2.58	7.96	2.56	7.67	2.59	4.05	2.54
中医医院	7.10	2.70	7.29	2.69	7.28	2.71	4.99	2.58
中西医结合医院	7.52	2.38	8.35	2.33	8.22	2.36	3.72	2.49
民族医医院	3.80	1.21	4.09	1.27	4.04	1.27	1.23	0.55
专科医院	5.93	5.18	7.63	6.37	7.04	6.35	4.66	3.83
口腔医院	9.13	0.13	10.95	0.22	10.16	0.18	7.24	0.05
眼科医院	7.82	1.44	11.36	1.32	9.34	2.11	7.78	1.42
耳鼻喉科医院	4.11	2.51			4.42	1.93	4.01	2.68
肿瘤医院	3.83	2.92	4.25	2.62	4.25	2.62	3.02	3.48
心血管病医院	2.11	1.82			1.67	1.11	2.20	1.96
胸科医院	15.65	3.69					15.65	3.69
血液病医院	25.06	2.26					25.06	2.26
妇产（科）医院	5.28	0.78	8.04	1.05	6.25	1.31	5.06	0.65
儿童医院	13.71	1.07	15.32	0.87	15.26	1.06	11.38	1.08
精神病医院	4.48	13.87	5.31	11.13	5.11	11.84	0.91	25.38
传染病医院	9.25	2.89	9.25	2.89	9.25	2.89		
皮肤病医院	5.86	1.79	4.28	0.58	4.09	0.84	6.22	1.98
结核病医院								
麻风病医院	0.32	8.52	0.32	8.52	0.32	8.52		
职业病医院	5.76	2.87	5.41	2.90	5.76	2.87		
骨科医院	3.35	3.34			2.33	3.13	3.56	3.38
康复医院	3.09	5.11	4.26	12.90	3.96	8.74	2.60	3.06
整形外科医院	8.61	0.00					8.61	0.00
美容医院	5.07	0.15					5.07	0.15
其他专科医院	8.02	2.36	12.15	2.00	10.47	2.48	5.00	2.21
护理院（中心）	2.07	6.74			3.49	2.76	1.40	8.64
基层医疗卫生机构	10.62	1.92	10.47	2.00	10.62	1.93	10.36	0.25
社区卫生服务中心（站）	14.44	0.85	14.61	1.02	14.50	0.85	10.14	0.25
社区卫生服务中心	14.80	0.98	14.60	1.02	14.82	0.98	6.12	1.74
社区卫生服务站	12.46	0.10	16.60	0.77	12.59	0.11	10.75	0.03
卫生院	9.65	2.19	9.66	2.19	9.65	2.19		
街道卫生院	8.04	1.56	8.04	1.56	8.04	1.56		
乡镇卫生院	9.66	2.20	9.66	2.20	9.66	2.20		
中心卫生院	8.78	2.32	8.78	2.32	8.78	2.32		
乡卫生院	10.69	2.06	10.70	2.06	10.69	2.06		
专业公共卫生机构	9.12	1.05	9.07	1.05	9.13	1.05	2.17	2.30
专科疾病防治院(所、站)	4.60	3.23	5.86	3.91	4.85	3.33	2.17	2.30
妇幼保健院（所、站）	9.22	1.00	9.13	1.00	9.22	1.00		
妇幼保健院	9.20	1.01	9.10	1.01	9.20	1.01		
妇幼保健所（站）	7.39	1.17	7.39	1.17	7.39	1.17		
其他妇幼保健机构	10.50	0.62	10.50	0.62	10.50	0.62		
其他医疗机构	0.12	15.73			0.11	1.89	0.12	30.27
康复医疗机构	0.12	15.73			0.11	1.89	0.12	30.27

注：本表不包括门诊部、诊所、医务室、卫生所、村卫生室数、急救中心（站）数据。

表 5-8　2021 年市（州）及县（市、区）医院医师工作量

地　区	医　院		政府办医院		公立医院		民营医院	
	医师日均担负诊疗人次	医师日均担负住院床日	医师日均担负诊疗人次	医师日均担负住院床日	医师日均担负诊疗人次	医师日均担负住院床日	医师日均担负诊疗人次	医师日均担负住院床日
总　计	6.87	2.94	7.78	2.90	7.73	2.89	4.41	3.10
成都市	7.05	2.13	8.67	2.26	8.53	2.23	4.10	1.93
锦江区	7.89	2.42	9.14	1.95	8.83	1.87	6.52	3.22
青羊区	7.74	1.83	8.24	1.90	8.36	1.97	4.52	1.08
金牛区	6.75	2.64	9.06	3.10	8.39	2.96	3.61	2.01
武侯区	7.79	1.66	9.10	1.70	8.92	1.71	4.72	1.52
成华区	5.52	1.78	6.57	1.84	6.87	1.78	4.24	1.78
龙泉驿区	6.58	1.90	8.08	1.81	8.08	1.79	2.83	2.16
青白江区	6.26	3.13	6.96	3.15	6.96	3.15	4.62	3.07
新都区	6.81	2.14	7.63	2.31	7.56	2.24	4.21	1.77
温江区	7.30	2.54	7.16	2.72	7.19	2.70	8.15	1.35
双流区	4.46	0.98	11.46	2.16	11.35	2.12	1.55	0.50
郫都区	9.38	2.87	10.02	2.38	9.96	2.35	8.06	4.08
新津区	7.93	2.92	8.57	3.16	8.57	3.16	6.22	2.29
金堂县	6.65	3.69	7.27	3.13	7.27	3.13	4.50	5.64
大邑县	7.05	2.65	8.80	2.56	8.80	2.56	5.68	2.71
蒲江县	7.64	2.80	8.91	2.68	8.91	2.68	2.64	3.31
都江堰市	5.92	2.88	7.64	3.32	7.39	3.33	3.58	2.17
彭州市	7.78	2.95	9.14	3.02	9.14	3.02	4.93	2.82
邛崃市	6.96	3.09	8.84	3.31	8.84	3.31	4.10	2.76
崇州市	5.14	3.35	7.85	3.47	7.85	3.47	3.05	3.27
简阳市	8.44	3.01	9.39	2.49	9.39	2.49	4.12	5.38
自贡市	6.66	3.95	7.32	3.82	7.32	3.82	3.53	4.59
自流井区	7.03	2.67	7.41	2.74	7.41	2.74	2.97	1.89
贡井区	5.38	6.91	5.55	6.66	5.55	6.66	0.88	13.80
大安区	6.11	5.38	6.50	3.60	6.50	3.60	4.52	12.59
沿滩区	11.21	4.35	14.26	3.15	14.26	3.15	4.33	7.04
荣　县	6.84	4.84	8.47	5.78	8.47	5.78	4.39	3.44
富顺县	6.30	3.59	7.60	3.45	7.60	3.45	2.87	3.95
攀枝花市	7.87	3.48	8.15	3.40	7.67	3.58	12.08	1.40
东　区	7.62	3.40	8.30	3.26	7.65	3.45	6.36	0.86
西　区	6.23	3.85	6.94	2.92	6.23	3.85		
仁和区	7.00	5.41	7.16	5.58	7.16	5.58	2.41	0.66
米易县	11.32	2.58	10.10	2.68	10.10	2.68	16.92	2.12
盐边县	8.43	1.95	7.56	2.10	7.56	2.10	13.94	1.00
泸州市	5.93	3.11	6.62	2.80	6.62	2.81	3.86	4.04
江阳区	6.43	2.78	7.04	2.67	7.04	2.68	3.15	3.28
纳溪区	5.46	4.08	7.38	3.50	7.38	3.50	3.90	4.55
龙马潭区	5.45	2.68	6.12	2.42	6.12	2.42	2.22	3.94
泸　县	4.90	3.72	4.98	3.30	4.98	3.30	4.75	4.44
合江县	6.53	4.19	7.06	3.36	7.06	3.36	5.71	5.48
叙永县	5.81	3.36	6.99	3.37	6.99	3.37	3.54	3.35

续表 5-8（1）

地　区	医　院		政府办医院		公立医院		民营医院	
	医师日均担负诊疗人次	医师日均担负住院床日	医师日均担负诊疗人次	医师日均担负住院床日	医师日均担负诊疗人次	医师日均担负住院床日	医师日均担负诊疗人次	医师日均担负住院床日
古蔺县	5.65	3.02	6.30	2.91	6.30	2.91	4.22	3.24
德阳市	7.76	2.99	8.53	2.75	8.45	2.72	5.60	3.81
旌阳区	7.41	2.48	8.31	2.30	8.31	2.30	4.46	3.08
罗江区	8.61	3.42	8.81	2.97	8.81	2.97	6.25	8.72
中江县	7.02	3.74	7.58	3.45	7.58	3.45	4.14	5.22
广汉市	7.16	3.21	8.51	2.97	7.97	2.76	5.47	4.15
什邡市	7.44	3.09	7.71	2.30	7.71	2.30	6.92	4.58
绵竹市	10.10	3.27	10.58	3.39	10.58	3.39	8.30	2.80
绵阳市	8.16	3.23	8.58	3.27	8.57	3.25	6.06	3.12
涪城区	8.25	2.49	8.71	2.72	8.69	2.70	6.50	1.69
游仙区	6.46	3.49	6.80	3.28	6.76	3.23	3.14	6.53
安州区	8.05	2.09	8.63	2.27	8.63	2.27	5.57	1.27
三台县	9.88	4.52	10.03	4.66	10.03	4.66	9.30	3.98
盐亭县	6.76	4.39	7.52	3.14	7.52	3.14	3.54	9.71
梓潼县	8.20	3.59	9.70	3.40	9.70	3.40	5.48	3.95
北川县	10.50	5.39	10.50	5.39	10.50	5.39		
平武县	9.90	2.98	9.90	2.98	9.90	2.98		
江油市	8.45	3.51	8.82	3.63	8.87	3.62	5.00	2.55
广元市	7.60	3.56	7.84	3.53	7.71	3.51	6.96	3.89
利州区	8.02	3.73	8.42	3.97	8.17	3.90	7.11	2.66
昭化区	5.38	2.38	5.31	1.92	5.31	1.92	5.76	4.87
朝天区	6.10	2.85	6.40	2.85	6.40	2.85	3.59	2.85
旺苍县	7.81	3.65	7.77	3.05	7.70	3.14	8.12	5.06
青川县	6.10	2.58	6.29	2.65	6.29	2.65	1.22	0.70
剑阁县	8.57	3.59	8.93	3.06	8.93	3.06	5.62	7.86
苍溪县	6.27	3.49	6.16	3.20	6.16	3.20	6.86	4.96
遂宁市	6.99	3.04	7.62	2.85	7.62	2.85	4.58	3.78
船山区	6.55	2.74	7.05	2.68	7.05	2.68	3.36	3.08
安居区	6.56	5.09	6.19	3.81	6.19	3.81	8.04	10.25
蓬溪县	6.33	4.08	8.05	3.03	8.05	3.03	4.98	4.91
大英县	7.50	3.85	9.04	3.38	9.04	3.38	3.68	5.00
射洪市	8.60	2.51	9.28	2.88	9.28	2.88	6.23	1.18
内江市	5.36	3.67	5.90	3.51	5.90	3.51	3.21	4.30
市中区	5.37	3.21	5.53	3.14	5.53	3.14	3.54	3.97
东兴区	4.85	3.91	5.34	3.39	5.34	3.39	3.13	5.75
威远县	5.21	3.08	6.57	2.39	6.57	2.39	2.67	4.38
资中县	5.79	4.21	6.64	4.25	6.64	4.25	3.78	4.10
隆昌市	5.81	4.41	6.43	4.92	6.43	4.92	3.05	2.12
乐山市	7.17	3.37	8.10	3.24	8.08	3.25	4.60	3.70
市中区	7.50	3.30	8.86	3.03	8.86	3.03	3.61	4.05
沙湾区	4.94	4.07	5.87	2.42	5.87	2.42	4.10	5.57

续表 5-8（2）

地　区	医　院		政府办医院		公立医院		民营医院	
	医师日均担负诊疗人次	医师日均担负住院床日	医师日均担负诊疗人次	医师日均担负住院床日	医师日均担负诊疗人次	医师日均担负住院床日	医师日均担负诊疗人次	医师日均担负住院床日
五通桥区	7.07	4.55	7.68	4.84	7.68	4.84	4.89	3.51
金口河区	6.02	1.43	6.02	1.43	6.02	1.43		
犍为县	8.46	4.13	8.95	4.13	8.78	4.20	6.47	3.66
井研县	6.40	3.44	7.30	2.97	7.30	2.97	1.44	6.00
夹江县	6.44	4.07	6.75	4.24	6.75	4.24	4.41	2.98
沐川县	4.86	2.32	8.39	3.11	8.39	3.11	0.86	1.42
峨边县	7.59	3.75	7.82	4.11	7.82	4.11	6.22	1.66
马边县	6.73	3.16	6.41	1.80	6.41	1.80	8.33	9.94
峨眉山市	7.67	2.62	7.65	2.61	7.58	2.59	7.81	2.66
南充市	6.90	3.73	7.82	3.30	7.76	3.28	4.16	5.17
顺庆区	7.44	2.71	8.21	2.68	8.06	2.65	4.33	2.97
高坪区	5.61	4.53	6.33	3.27	6.31	3.25	3.66	8.06
嘉陵区	6.51	3.62	10.38	4.21	10.38	4.21	4.05	3.24
南部县	6.50	3.69	8.12	3.24	8.12	3.24	4.17	4.34
营山县	7.04	5.73	7.92	5.46	7.92	5.46	2.23	7.20
蓬安县	6.38	4.50	7.55	3.33	7.55	3.33	4.05	6.84
仪陇县	7.52	4.29	7.91	3.41	7.91	3.41	5.96	7.86
西充县	6.47	5.49	7.55	3.39	7.55	3.39	3.50	11.28
阆中市	6.38	3.62	6.99	3.69	6.99	3.69	4.53	3.38
眉山市	7.23	2.95	8.90	2.99	8.90	2.99	3.83	2.88
东坡区	6.74	2.85	9.23	3.14	9.23	3.14	3.17	2.43
彭山区	6.88	2.48	7.13	2.51	7.13	2.51	5.71	2.33
仁寿县	8.16	3.32	9.69	3.40	9.69	3.40	4.83	3.14
洪雅县	8.83	2.81	9.36	2.66	9.36	2.66	4.58	4.01
丹棱县	5.52	2.53	7.00	1.88	7.00	1.88	3.71	3.31
青神县	7.22	3.87	8.42	2.92	8.42	2.92	4.01	6.45
宜宾市	7.08	3.75	7.67	3.36	7.66	3.42	5.12	4.88
翠屏区	6.99	3.23	7.97	2.71	7.97	2.71	3.32	5.17
南溪区	7.22	3.20	8.07	2.68	8.07	2.68	3.33	5.57
叙州区	6.21	4.92	6.83	5.80	6.79	5.81	5.02	3.09
江安县	9.74	4.39	8.68	4.12	8.68	4.12	13.15	5.24
长宁县	7.69	4.02	7.98	3.95	7.98	3.95	5.70	4.52
高　县	6.28	2.66	6.19	2.26	6.19	2.26	7.08	5.97
珙　县	7.19	3.77	7.62	2.63	7.75	3.35	5.30	5.21
筠连县	6.91	3.26	6.79	3.11	6.79	3.11	7.08	3.49
兴文县	7.13	4.33	8.04	2.71	8.04	2.71	3.42	10.94
屏山县	6.66	4.61	7.40	3.81	7.40	3.81	2.35	9.22
广安市	6.88	3.59	7.30	3.02	7.30	3.01	5.82	5.06
广安区	6.38	3.37	6.71	3.07	6.71	3.07	5.37	4.29
前锋区	4.55	2.04	3.02	1.21	3.02	1.21	5.54	2.58
岳池县	6.43	4.27	7.75	3.41	7.75	3.41	3.77	6.02
武胜县	8.68	4.58	9.13	2.38	9.13	2.38	6.69	14.26

续表 5-8（3）

地 区	医 院		政府办医院		公立医院		民营医院	
	医师日均担负诊疗人次	医师日均担负住院床日	医师日均担负诊疗人次	医师日均担负住院床日	医师日均担负诊疗人次	医师日均担负住院床日	医师日均担负诊疗人次	医师日均担负住院床日
邻水县	7.26	3.28	6.68	3.56	6.68	3.56	8.36	2.74
华蓥市	7.60	2.91	8.55	2.71	8.09	2.74	2.41	4.66
达州市	4.54	3.19	5.50	2.76	5.37	2.80	2.91	3.94
通川区	4.13	2.17	4.74	1.99	4.51	2.16	2.65	2.20
达川区	4.08	4.70	5.60	5.81	5.60	5.81	2.41	3.47
宣汉县	5.54	3.19	6.33	3.10	6.24	3.07	3.79	3.48
开江县	4.29	3.35	4.35	1.80	4.35	1.80	4.21	5.22
大竹县	4.43	3.24	5.68	2.29	5.68	2.29	2.32	4.86
渠 县	4.99	3.80	6.96	2.38	6.96	2.38	3.24	5.07
万源市	5.24	3.89	6.59	3.39	6.59	3.39	2.29	4.98
雅安市	7.44	3.47	7.59	3.28	7.59	3.28	6.71	4.38
雨城区	5.41	3.82	5.52	3.60	5.52	3.60	4.93	4.73
名山区	5.78	2.43	6.37	2.28	6.37	2.28	1.89	3.41
荥经县	11.13	2.54	13.28	2.95	13.28	2.95	7.85	1.92
汉源县	7.56	3.68	7.99	3.38	7.99	3.38	3.63	6.38
石棉县	9.57	3.09	9.81	2.93	9.81	2.93	5.97	5.46
天全县	13.31	4.19	12.43	4.29	12.43	4.29	17.38	3.74
芦山县	9.50	3.13	9.11	1.84	9.11	1.84	11.08	8.36
宝兴县	5.50	1.12	5.50	1.12	5.50	1.12		
巴中市	6.74	3.83	6.85	3.77	6.85	3.77	6.50	3.94
巴州区	6.22	3.20	5.63	3.42	5.63	3.42	7.27	2.80
恩阳区	8.42	2.73	10.70	2.76	10.70	2.76	4.59	2.66
通江县	6.61	4.44	7.55	3.72	7.55	3.72	5.10	5.59
南江县	8.48	4.94	8.70	5.22	8.70	5.22	7.86	4.16
平昌县	6.05	4.52	6.12	3.88	6.12	3.88	5.75	7.46
资阳市	6.75	4.25	7.25	4.26	7.24	4.25	3.79	4.27
雁江区	6.18	4.30	6.53	4.31	6.52	4.30	3.85	4.35
安岳县	7.04	4.34	7.52	4.20	7.52	4.20	3.25	5.45
乐至县	8.04	3.94	9.31	4.21	9.31	4.21	4.18	3.11
阿坝州	4.60	1.76	4.45	1.68	4.45	1.68	7.47	3.45
马尔康市	4.75	2.15	4.82	2.05	4.82	2.05	3.05	4.57
汶川县	5.53	1.55	5.21	1.40	5.21	1.40	8.15	2.69
理 县	3.62	0.73	3.62	0.73	3.62	0.73		
茂 县	4.59	2.02	3.88	1.69	3.88	1.69	10.98	4.96
松潘县	3.35	1.56	3.35	1.56	3.35	1.56		
九寨沟县	5.54	1.33	5.54	1.33	5.54	1.33		
金川县	4.47	1.32	4.49	1.36	4.49	1.36	4.35	1.01
小金县	2.33	1.70	2.33	1.70	2.33	1.70		
黑水县	2.79	1.03	2.79	1.03	2.79	1.03		
壤塘县	5.56	3.57	5.56	3.57	5.56	3.57		
阿坝县	8.03	4.31	8.39	4.35	8.39	4.35	4.65	3.98

续表 5-8（4）

地　区	医　院		政府办医院		公立医院		民营医院	
	医师日均担负诊疗人次	医师日均担负住院床日	医师日均担负诊疗人次	医师日均担负住院床日	医师日均担负诊疗人次	医师日均担负住院床日	医师日均担负诊疗人次	医师日均担负住院床日
若尔盖县	4.52	0.95	4.12	0.85	4.12	0.85	14.30	3.45
红原县	4.29	1.60	4.29	1.60	4.29	1.60		
甘孜州	5.75	1.75	5.94	1.74	5.94	1.74	1.98	2.07
康定市	4.24	2.13	4.58	2.17	4.58	2.17	1.74	1.85
泸定县	6.68	0.83	6.68	0.83	6.68	0.83		
丹巴县	5.20	2.27	5.41	2.15	5.41	2.15	3.38	3.36
九龙县	5.43	1.48	5.43	1.48	5.43	1.48		
雅江县	4.94	1.86	4.94	1.86	4.94	1.86		
道孚县	6.31	1.27	6.31	1.27	6.31	1.27		
炉霍县	3.82	2.01	3.82	2.01	3.82	2.01		
甘孜县	10.72	2.65	10.72	2.65	10.72	2.65		
新龙县	4.17	0.87	4.17	0.87	4.17	0.87		
德格县	4.92	1.31	4.92	1.31	4.92	1.31		
白玉县	8.06	1.62	8.06	1.62	8.06	1.62		
石渠县	7.31	1.72	7.31	1.72	7.31	1.72		
色达县	6.40	0.91	6.40	0.91	6.40	0.91		
理塘县	8.06	1.33	8.06	1.33	8.06	1.33		
巴塘县	11.86	2.22	11.86	2.22	11.86	2.22		
乡城县	4.17	1.24	4.17	1.24	4.17	1.24		
稻城县	8.54	0.90	8.54	0.90	8.54	0.90		
得荣县	4.40	1.81	4.40	1.81	4.40	1.81		
凉山州	6.71	3.32	7.10	3.15	7.12	3.15	4.86	4.10
西昌市	6.26	3.11	6.40	3.19	6.40	3.20	5.53	2.63
会理市	7.40	2.56	8.01	2.53	8.01	2.53	1.60	2.85
木里县	4.53	2.32	4.68	2.14	4.68	2.14	3.38	3.61
盐源县	6.95	3.18	7.21	2.99	7.21	2.99	6.16	3.75
德昌县	10.24	3.65	10.24	3.65	10.24	3.65		
会东县	7.84	4.02	8.66	4.01	8.66	4.01	3.79	4.04
宁南县	5.95	2.28	6.02	2.27	6.02	2.27	1.64	2.52
普格县	3.58	2.01	3.67	1.61	3.67	1.61	3.00	4.58
布拖县	5.39	5.51	5.29	5.13	5.29	5.13	6.55	9.85
金阳县	4.68	4.52	4.56	3.20	4.56	3.20	5.08	8.89
昭觉县	6.67	5.85	5.79	4.81	5.79	4.81	14.31	14.84
喜德县	3.89	4.01	4.00	3.78	4.00	3.78	3.54	4.74
冕宁县	9.86	3.37	12.83	3.34	12.61	3.30	4.77	3.50
越西县	5.00	3.55	6.32	2.55	6.32	2.55	2.65	5.30
甘洛县	8.08	4.12	8.49	3.70	8.49	3.70	5.35	6.95
美姑县	5.39	4.05	5.79	3.20	5.79	3.20	4.65	5.64
雷波县	6.27	3.65	7.22	2.60	7.22	2.60	5.05	4.99

表 5-9 2017—2021 年卫生部门办综合医院工作效率

分 类	年 份	医师日均担负		医师人均年医疗收入（万元）	病床使用率（%）	平均住院日
		诊疗人次	住院床日			
合 计	2017	7.92	3.23	157.13	103.28	9.24
	2018	8.15	3.16	166.12	100.16	9.20
	2019	8.64	3.14	179.62	102.45	8.79
	2020	7.21	2.56	159.77	87.18	8.70
	2021	8.03	2.58	171.37	91.60	8.43
省部属	2017	7.87	2.45	259.76	101.28	10.26
	2018	8.17	2.44	286.55	101.60	9.34
	2019	9.44	2.37	305.60	102.01	8.62
	2020	7.31	1.83	260.21	83.61	8.48
	2021	8.06	1.89	274.76	93.38	7.95
地级市属	2017	7.43	3.21	168.50	107.54	10.21
	2018	7.79	3.16	179.39	103.41	9.90
	2019	8.23	3.07	192.90	105.19	9.52
	2020	6.73	2.50	169.66	88.41	9.41
	2021	7.84	2.57	187.76	93.28	8.91
县级市属	2017	8.06	3.11	117.50	101.70	9.11
	2018	8.28	3.12	124.79	98.62	9.19
	2019	8.79	3.21	138.42	102.05	9.05
	2020	7.57	2.62	128.16	86.84	8.99
	2021	8.39	2.61	139.94	90.18	8.66
县 属	2017	8.42	3.77	124.61	101.02	8.25
	2018	8.45	3.57	126.41	97.65	8.57
	2019	8.63	3.55	137.80	100.20	8.03
	2020	7.42	2.95	124.70	87.39	7.94
	2021	7.91	2.91	126.90	90.48	7.97

六、基层医疗卫生服务

简要说明

1. 本部分主要介绍全省及 21 个市（州）、183 个县（市、区）基层医疗卫生机构门诊、住院和床位利用情况，包括诊疗人次、住院人数、病床使用率、出院者平均住院日、医师人均工作量等。

2. 本部分数据来源于四川省卫生健康统计数据综合采集与决策支持系统年报数据库。

3. 本部分及其他有关社区卫生服务中心（站）数据系登记注册机构数，均不包括医疗机构下设的、未注册的社区卫生服务站数。

主要指标解释

家庭卫生服务人次数：医生赴病人家中提供医疗、预防和保健服务的人次数。

表 6-1-1 2017—2021 年基层医疗卫生机构、床位、人员数

指　标	2017	2018	2019	2020	2021
机构数（个）	**77484**	**78427**	**80499**	**79491**	**76875**
按经济类型分					
公　立	35141	36034	36393	36658	35393
民　营	42343	42393	44106	42833	41482
按主办单位分					
政府办	8482	8470	8522	8437	7681
社会办	35663	35887	36334	35401	33854
个人办	33339	34070	35643	35653	35340
按管理类别分					
非营利性	59699	59584	59569	58067	54096
营利性	17785	18843	20930	21424	22779
床位数（张）	**139395**	**143846**	**148297**	**149587**	**148484**
按经济类型分					
公　立	136474	141148	145816	147713	146843
民　营	2921	2698	2481	1874	1641
按主办单位分					
政府办	135997	140688	145486	147343	146355
社会办	1561	1592	1421	1290	1316
个人办	1837	1566	1390	954	813
按管理类别分					
非营利性	138649	143321	147894	149223	148213
营利性	746	525	403	364	271
人员数（人）	**251534**	**260793**	**278516**	**287943**	**296185**
卫生技术人员	161541	171487	187765	198447	210589
执业（助理）医师	77631	81043	88555	94451	99613
注册护士	48879	54499	63093	68735	74849
其他技术人员	4832	4623	5523	6178	8194
管理人员	6993	7412	7841	8445	9395
仅从事管理的人数	—	—	—	—	5275
工勤技能人员	13402	14364	16196	16520	17989

表 6-1-2　2017—2021 年基层医疗卫生机构诊疗人次和入院人次数

分　类	诊疗人次数（万人次）					入院人次数（万人次）				
	2017	2018	2019	2020	2021	2017	2018	2019	2020	2021
总　计	**28034.34**	**29769.11**	**31578.76**	**29333.32**	**29212.45**	**517.89**	**487.82**	**519.13**	**457.26**	**449.65**
社区卫生服务中心	2166.72	2380.08	2672.35	2678.19	3042.15	26.26	26.51	29.42	29.35	36.56
政府办	1883.88	2074.88	2354.60	2403.08	2742.85	23.74	24.40	27.56	27.92	35.28
社区卫生服务站	449.41	478.63	543.98	448.28	468.64	2.52	1.92	1.03	0.29	0.26
政府办	22.70	30.58	33.22	23.69	22.50	0.08	0.13	0.11	0.08	0.10
街道卫生院	20.71	12.22	10.12	66.01	39.78	0.96	0.65	0.53	2.02	1.49
乡镇卫生院	9710.86	9926.65	10339.96	9589.95	9271.63	488.15	458.75	488.15	425.60	411.33
政府办	9694.25	9897.05	10308.90	9564.29	9239.58	487.07	457.15	486.50	424.27	409.36
门诊部	294.00	383.09	542.24	422.68	792.18					
诊所、卫生所、医务室	5731.33	6906.12	7783.55	7244.62	7392.30					
村卫生室	9661.32	9682.33	9686.50	8883.57	8204.70					
护理站			0.07	0.02	1.07					
构成比（%）										
社区卫生服务中心	7.73	8.00	8.46	9.13	10.41	5.07	5.43	5.67	6.42	8.13
政府办	6.72	6.97	7.46	8.19	9.39	4.58	5.00	5.31	6.11	7.85
社区卫生服务站	1.60	1.61	1.72	1.53	1.60	0.49	0.39	0.20	0.06	0.06
政府办	0.08	0.10	0.11	0.08	0.08	0.02	0.03	0.02	0.02	0.02
街道卫生院	0.07	0.04	0.03	0.23	0.14	0.19	0.13	0.10	0.44	0.33
乡镇卫生院	34.64	33.35	32.74	32.69	31.74	94.26	94.04	94.03	93.08	91.48
政府办	34.58	33.25	32.65	32.61	31.63	94.05	93.71	93.71	92.79	91.04
门诊部	1.05	1.29	1.72	1.44	2.71					
诊所、卫生所、医务室	20.44	23.20	24.65	24.70	25.31					
村卫生室	34.46	32.52	30.67	30.28	28.09					
护理站			0.00	0.00	0.00					

表 6-1-3　2021 年市（州）及县（市、区）基层医疗卫生机构工作情况

地　区	机构数	床位数	卫生人员数	诊疗人次数	入院人次数
总　计	**76875**	**148484**	**296185**	**292124542**	**4496517**
成都市	11642	22642	75428	68932781	707446
锦江区	530	98	4477	3505822	778
青羊区	615	454	6439	3606870	6187
金牛区	719	432	5553	4651164	10055
武侯区	1220	86	12087	7310701	430
成华区	751	200	4138	3988822	737
龙泉驿区	595	449	3623	3490986	6952
青白江区	245	1230	1624	1578302	49114
新都区	709	979	3883	3353895	25318
温江区	600	766	2837	4563975	25027
双流区	1130	1270	6800	7157954	30232
郫都区	676	1238	4410	4698935	56832
新津区	151	727	965	1305071	27517
金堂县	448	2158	2038	2076688	62617
大邑县	444	1425	1893	1679669	52153
蒲江县	148	818	837	872744	31881
都江堰市	440	1828	2556	2498250	72560
彭州市	526	1457	2346	2858296	46853
邛崃市	437	1534	1689	2036949	49931
崇州市	412	1717	2348	2930776	55397
简阳市	846	3776	4885	4766912	96875
自贡市	2048	4393	7966	11973404	141516
自流井区	245	339	1244	1700717	2116
贡井区	219	440	788	1164553	9025
大安区	236	554	999	1425295	16366
沿滩区	168	934	1147	1058816	31373
荣　县	527	751	1651	1814227	23088
富顺县	653	1375	2137	4809796	59548
攀枝花市	1025	665	3780	4388230	12732
东　区	230	28	939	1334121	0
西　区	85	0	419	531692	0
仁和区	228	249	884	1098105	4331
米易县	239	221	881	925115	8092
盐边县	243	167	657	499197	309

表 6-1-3（1）

地　区	机构数	床位数	卫生人员数	诊疗人次数	入院人次数
泸州市	4379	9199	15894	12451075	322806
江阳区	551	1147	2633	2073157	38512
纳溪区	419	799	1377	810490	32041
龙马潭区	371	572	1540	1211755	19970
泸　县	1144	1514	3166	3005117	58895
合江县	779	2195	2849	2360386	72505
叙永县	518	1728	2414	1480945	65535
古蔺县	597	1244	1915	1509225	35348
德阳市	2124	7783	12047	15803093	231897
旌阳区	406	904	2845	3508616	24234
罗江区	157	682	824	1027489	20080
中江县	656	2825	3257	4223004	92660
广汉市	383	967	1761	2878135	27908
什邡市	249	995	1673	1769112	29714
绵竹市	273	1410	1687	2396737	37301
绵阳市	4381	12464	16551	22109656	371092
涪城区	605	806	3717	4577397	19606
游仙区	407	1779	1959	2289306	45321
安州区	310	662	1091	1790493	15211
三台县	1046	4578	3529	5397818	159306
盐亭县	546	1209	1388	1883543	43572
梓潼县	309	468	857	1009644	9828
北川县	239	513	958	714403	12457
平武县	270	412	660	789898	7483
江油市	649	2037	2392	3657154	58308
广元市	3095	4958	9898	10265654	167268
利州区	608	452	2127	2823454	8515
昭化区	256	331	695	649342	6002
朝天区	252	372	734	704544	5289
旺苍县	481	1103	1430	1176392	32443
青川县	322	306	862	682211	9557
剑阁县	472	1377	2018	1898010	55424
苍溪县	704	1017	2032	2331701	50038
遂宁市	3801	5896	11360	12355152	133688
船山区	810	972	2675	2572928	22756

表 6-1-3（2）

地　区	机构数	床位数	卫生人员数	诊疗人次数	入院人次数
安居区	740	1159	1842	2200046	27910
蓬溪县	601	1089	1981	2347967	30063
大英县	581	542	1561	1508641	16805
射洪市	1069	2134	3301	3725570	36154
内江市	3660	7037	11335	10920715	210722
市中区	440	723	1851	1243679	19162
东兴区	749	1765	3007	2729901	43732
威远县	726	1186	2078	2030645	37205
资中县	1055	2319	2754	3006686	70829
隆昌市	690	1044	1645	1909804	39794
乐山市	3098	6197	10603	9195210	214084
市中区	567	1194	2570	2134539	31863
沙湾区	199	332	633	524012	9268
五通桥区	227	781	869	829817	24510
金口河区	56	48	145	86448	18
犍为县	540	1212	1550	1499628	38111
井研县	380	790	1255	960689	44472
夹江县	297	365	824	889432	11637
沐川县	220	401	662	577045	15368
峨边县	145	120	359	223281	1635
马边县	160	219	598	422552	8078
峨眉山市	307	735	1138	1047767	29124
南充市	8085	9411	19524	21254423	251424
顺庆区	726	640	2312	2350517	16767
高坪区	596	629	1333	1842837	12902
嘉陵区	556	1188	1733	1512417	42117
南部县	1213	1717	3314	3856559	44551
营山县	1398	1267	2607	2544671	27131
蓬安县	732	937	1498	2101141	25810
仪陇县	1118	1211	2911	3200463	35665
西充县	746	844	1617	1394927	19015
阆中市	1000	978	2199	2450891	27466
眉山市	2136	6186	10175	8403916	199443
东坡区	456	1522	2566	2671088	42714
彭山区	248	669	1119	1165113	26459
仁寿县	854	2974	4546	2833709	91028

表 6-1-3（3）

地　区	机构数	床位数	卫生人员数	诊疗人次数	入院人次数
洪雅县	230	587	956	785326	24874
丹棱县	171	210	493	423788	8105
青神县	177	224	495	524892	6263
宜宾市	4691	8520	15228	14457909	286612
翠屏区	635	1635	3107	2798603	61888
南溪区	350	416	1028	951793	11087
叙州区	886	2056	3226	3072640	72621
江安县	559	605	1321	1383262	21572
长宁县	443	893	1134	1329436	29359
高　县	393	948	1259	1078465	27291
珙　县	341	500	1044	949478	15631
筠连县	400	418	1075	1321115	12718
兴文县	478	678	1277	995235	18066
屏山县	206	371	757	577882	16379
广安市	2222	4888	9683	10906083	107359
广安区	547	850	1669	2323412	18090
前锋区	237	492	809	998217	11071
岳池县	543	1100	2600	1990747	19770
武胜县	408	930	1878	2130696	16311
邻水县	342	1113	1971	2547888	32728
华蓥市	145	403	756	915123	9389
达州市	4045	13106	19107	14492294	456701
通川区	610	658	2065	1777304	18113
达川区	747	2045	3601	1890180	77354
宣汉县	837	2089	3597	2751277	72360
开江县	266	893	1242	1234908	29513
大竹县	572	3221	3436	2430821	111804
渠　县	621	3139	3634	2757447	109939
万源市	392	1061	1532	1650357	37618
雅安市	1285	1897	4483	4359064	32776
雨城区	325	386	1231	1085692	5265
名山区	203	726	763	680853	17249
荥经县	183	176	525	498210	2977
汉源县	256	211	737	1003115	3397
石棉县	66	140	320	318277	1363

表 6-1-3（4）

地　区	机构数	床位数	卫生人员数	诊疗人次数	入院人次数
天全县	116	110	426	350058	1279
芦山县	90	108	297	344305	1203
宝兴县	46	40	184	78554	43
巴中市	3253	7236	10438	14449914	195375
巴州区	677	1323	2230	3087740	32297
恩阳区	503	1195	1549	1879326	36493
通江县	675	1577	1980	2017686	36000
南江县	647	1239	1885	3907137	34572
平昌县	751	1902	2794	3558025	56013
资阳市	3153	6925	9515	13733686	261843
雁江区	1068	2297	3327	4894147	79642
安岳县	1413	3312	4088	6904532	142127
乐至县	672	1316	2100	1935007	40074
阿坝州	1547	1040	3776	1212356	2802
马尔康市	131	50	320	97721	39
汶川县	136	93	469	167498	694
理　县	76	59	202	35996	108
茂　县	174	109	419	162519	9
松潘县	166	66	322	75445	32
九寨沟县	124	86	363	136758	216
金川县	107	103	297	102679	441
小金县	138	97	308	160248	404
黑水县	142	55	307	41108	14
壤塘县	73	60	162	31822	315
阿坝县	108	97	231	36282	357
若尔盖县	123	82	244	124630	78
红原县	49	83	132	39650	95
甘孜州	2421	1311	4828	1324192	4129
康定市	249	78	552	140138	244
泸定县	131	114	310	106419	1021
丹巴县	164	73	325	223994	978
九龙县	83	123	189	70335	837
雅江县	98	60	170	38420	10
道孚县	138	110	265	57788	0
炉霍县	190	48	302	100269	0

表 6-1-3（5）

地　区	机构数	床位数	卫生人员数	诊疗人次数	入院人次数
甘孜县	156	89	305	31861	0
新龙县	109	64	205	34184	0
德格县	173	83	329	77556	0
白玉县	146	97	295	141201	205
石渠县	147	83	283	58256	6
色达县	145	49	266	39714	15
理塘县	135	66	297	29857	0
巴塘县	72	54	201	54845	68
乡城县	73	29	154	27114	413
稻城县	102	66	202	63048	332
得荣县	110	25	178	29193	0
凉山州	4784	6730	14566	9135735	184802
西昌市	725	592	2641	2932252	9687
会理市	495	1069	1333	1548029	35419
木里县	168	214	388	104329	2803
盐源县	309	458	949	531341	11176
德昌县	205	281	691	655641	8273
会东县	404	615	1244	1216372	23404
宁南县	155	335	653	490406	12866
普格县	100	208	412	102654	13283
布拖县	153	317	540	54803	9613
金阳县	114	430	477	70111	11678
昭觉县	317	401	852	98465	9055
喜德县	196	182	616	70420	2822
冕宁县	281	378	806	497269	12157
越西县	308	359	975	339631	8334
甘洛县	204	160	575	133074	2773
美姑县	333	398	751	75581	5568

表 6-1-4　2017—2021 年基层医疗机构次均门诊费用

年　份	次均门诊费用(元)		药费(元)		药费占门诊费用比例(%)	
	基层医疗机构	其中：政府办	基层医疗机构	其中：政府办	基层医疗机构	其中：政府办
2017	57.10	59.84	27.46	29.57	48.09	49.42
2018	58.04	58.48	27.48	28.85	47.34	49.34
2019	64.39	61.95	31.03	34.27	48.18	55.32
2020	76.88	72.16	38.83	44.69	50.50	61.93
2021	89.03	80.63	41.80	47.93	46.95	59.44

注：表中基层医疗卫生机构不含村卫生室。

表 6-1-5　2017—2021 年基层医疗机构次均住院费用

年　份	次均住院费用(元)		药费(元)		药费占住院费用比例(%)	
	基层医疗机构	其中：政府办	基层医疗机构	其中：政府办	基层医疗机构	其中：政府办
2017	1702.52	1696.30	737.44	734.29	43.31	43.29
2018	1807.92	1803.73	751.79	749.68	41.58	41.56
2019	1916.21	1911.43	793.48	791.46	41.41	41.41
2020	2048.17	2047.46	802.87	802.81	39.20	39.21
2021	2064.57	2064.20	787.68	787.35	38.15	38.14

表 6-2-1　2017—2021 年社区卫生服务机构、床位、人员数

指　标	2017	2018	2019	2020	2021
机构数（个）	**940**	**981**	**1039**	**1058**	**1116**
社区卫生服务中心	417	424	433	459	498
社区卫生服务站	523	557	606	599	618
按经济类型分					
公　立	548	539	560	560	603
国　有	430	433	436	439	465
集　体	118	106	124	121	138
民　营	392	442	479	498	513
联　营	0	0	0	0	0
私　营	363	395	429	460	470
其　他	29	47	50	38	43
按主办单位分					
政府办	463	474	476	479	520
社会办	120	107	121	119	116
个体办	357	400	442	460	480
按床位分					
无床	584	629	686	689	698
1 ~ 9 张	71	64	67	66	66
10 ~ 49 张	206	206	197	202	228
50 ~ 99 张	66	70	74	84	104
100 张及以上	13	12	15	17	20
床位数（张）	**11582**	**11761**	**12133**	**13513**	**15970**
社区卫生服务中心	10135	10649	11192	12959	15483
社区卫生服务站	1447	1112	941	554	487
人员数（人）	**22263**	**23231**	**24471**	**27164**	**30856**
卫生技术人员	18692	19477	20578	22914	26366
执业（助理）医师	7122	7340	7784	8598	9873
注册护士	7755	8326	9038	10201	11654
其他技术人员	630	652	750	917	1275
管理人员	1160	1223	1200	1273	1426
仅从事管理的人员					862
工勤技能人员	1781	1879	1943	2060	2353

表 6-2-2 2017—2021 年社区卫生服务中心（站）医疗服务情况

年份	社区卫生服务中心							社区卫生服务站	
	诊疗人次	入院人次数	出院人次数	病床使用率(%)	平均住院日	医师日均担负诊疗人次	医师日均担负住院床日	诊疗人次	医师日均担负诊疗人次
2017	21667171	262607	261144	64.86	7.98	15.20	1.06	4494066	13.10
2018	23800763	265053	264534	62.89	8.27	16.09	1.06	4786270	14.02
2019	26723522	294206	292759	65.27	8.29	17.10	1.09	5439818	14.78
2020	26781860	293516	293498	56.37	8.24	15.25	0.97	4482796	12.45
2021	30421525	365645	362646	56.36	7.79	14.80	0.98	4686371	12.46

表 6-2-3 2021 年市（州）社区卫生服务中心（站）医疗服务情况

地区	社区卫生服务中心							社区卫生服务站	
	诊疗人次	入院人次数	出院人次数	病床使用率(%)	平均住院日	医师日均担负诊疗人次	医师日均担负住院床日	诊疗人次	医师日均担负诊疗人次
总计	**30421525**	**365645**	**362646**	**56.36**	**7.79**	**14.80**	**0.98**	**4686371**	**12.46**
成都市	17344039	151489	149330	58.59	7.78	17.76	0.84	592469	9.04
自贡市	535372	15178	15185	63.68	7.52	11.41	1.55	209902	13.49
攀枝花市	737033	394	404	17.87	7.53	17.58	0.05	191168	10.88
泸州市	1212721	43282	43175	65.14	7.03	11.48	1.99	110169	5.78
德阳市	1473900	15852	15859	56.90	8.44	14.22	0.92	268280	21.81
绵阳市	1221587	6739	6661	46.99	10.07	18.30	0.72	774409	13.36
广元市	818166	6999	6964	60.02	8.49	23.45	1.35	64403	11.16
遂宁市	319466	6253	6173	46.92	13.50	9.43	1.82	670100	13.02
内江市	212162	993	990	19.80	8.60	10.06	0.28	870	1.73
乐山市	715808	20689	20562	59.74	7.78	11.59	1.85	101487	9.40
南充市	1061514	14843	14808	46.15	7.86	9.29	0.76	816074	14.65
眉山市	776845	14565	14613	51.71	7.31	12.19	1.19	0	0.00
宜宾市	942518	19421	19178	66.53	8.28	12.60	1.49	249930	19.91
广安市	710591	5727	5706	30.85	8.26	13.11	0.69	203282	12.09
达州市	471211	18284	18282	65.45	7.12	6.04	1.22	179926	6.23
雅安市	339683	3958	3964	55.27	8.09	10.83	0.72	0	0.00
巴中市	738475	8774	8641	64.46	8.34	15.99	1.25	214073	60.92
资阳市	238631	0	0	0.00	0.00	9.41	0	16	0.02
阿坝州	46713	8	8	0.31	5.00	3.58	0	39813	26.44
甘孜州	9783	0	0	0.00	0.00	4.87	0	0	0.00
凉山州	495307	12197	12143	52.12	5.58	8.40	0.82	0	0.00

表 6-2-4　2017—2021 年社区卫生服务中心次均门诊费用

年　份	次均门诊费用(元)		药费(元)		药费占门诊费用（%）	
	社区卫生服务中心	其中：政府办	社区卫生服务中心	其中：政府办	社区卫生服务中心	其中：政府办
2017	86.60	86.33	45.60	43.69	52.66	50.61
2018	93.93	93.35	49.00	46.86	52.17	50.20
2019	102.42	102.12	58.28	57.24	56.91	56.05
2020	123.62	122.71	84.92	84.92	68.69	69.21
2021	135.54	134.50	90.11	89.76	66.48	66.74

表 6-2-5　2017—2021 年社区卫生服务中心次均住院费用

年　份	次均住院费用(元)		药费(元)		药费占住院医费用比例（%）	
	社区卫生服务中心	其中：政府办	社区卫生服务中心	其中：政府办	社区卫生服务中心	其中：政府办
2017	2442.63	2404.93	1050.90	1032.70	43.02	42.94
2018	2417.53	2398.01	1003.94	997.18	41.53	41.58
2019	2472.82	2456.89	1029.13	1020.35	41.62	41.53
2020	2613.68	2612.77	996.57	999.38	38.13	38.25
2021	2347.94	2337.61	870.62	866.47	37.08	37.07

表 6-3　2021 年市（州）家庭卫生服务人次数

地　区	合　计	医　院	社区卫生服务中心(站)	其他医疗机构
总　计	**9039128**	**324258**	**2680755**	**6034115**
成都市	2298809	104894	1445919	747996
自贡市	574389	39819	107991	426579
攀枝花市	68676	11730	14221	42725
泸州市	313995	4494	144060	165441
德阳市	455855	13815	74637	367403
绵阳市	1584329	24115	117279	1442935
广元市	390233	21040	188173	181020
遂宁市	67274	0	8266	59008
内江市	100424	17062	237	83125
乐山市	242047	0	34059	207988
南充市	430322	69499	41646	319177
眉山市	36443	315	488	35640
宜宾市	193301	2374	57403	133524
广安市	430493	22	99648	330823
达州市	216026	1633	29582	184811
雅安市	643162	1400	109680	532082
巴中市	446466	11771	167095	267600
资阳市	240166	71	23257	216838
阿坝州	82661	0	8068	74593
甘孜州	71147	204	461	70482
凉山州	152910	0	8585	144325

表 6-4-1 2017—2021 年全省乡镇卫生院机构、床位、人员数

指 标	2017	2018	2019	2020	2021
机构数(个)	**4466**	**4432**	**4416**	**4284**	**3661**
中心卫生院	1039	1038	1046	1026	1028
乡卫生院	3427	3394	3370	3258	2633
按经济类型分					
公 立	4462	4422	4407	4276	3653
国 有	3263	3324	3365	3269	2884
集 体	1199	1098	1042	1007	769
民 营	4	10	9	8	8
联 营	0	6	5	5	5
私 营	2	3	2	2	2
其 他	2	1	2	1	1
按主办单位分					
政府办	4447	4412	4401	4271	3643
社会办	18	18	13	12	17
个体办	1	2	2	1	1
按床位分					
无 床	69	61	50	52	38
1～9 张	1277	1257	1260	1233	963
10～49 张	2279	2228	2166	2055	1721
50～99 张	634	664	699	684	627
100 张及以上	207	222	241	260	312
床位数(张)	**127062**	**131474**	**135705**	**134980**	**131720**
中心卫生院	60949	63239	66356	66362	70819
乡卫生院	66113	68235	69349	68618	60901
人员数(人)	**108961**	**112582**	**115790**	**115163**	**114843**
卫生技术人员	89539	93589	96543	96516	98133
执业（助理）医师	32858	33892	35730	36861	38397
注册护士	28869	31169	32680	33113	33728
其他技术人员	4074	3762	4160	4435	5437
管理人员	5471	5438	5473	5243	4940
仅从事管理的人员					2390
工勤技能人员	9877	9793	9614	8969	8883

表 6-4-2　2017—2021 年全省乡镇卫生院医疗服务及病床使用情况

年份	诊疗人次	入院人次数	出院人次数	病床周转次数	病床使用率(%)	平均住院日	医师日均担负诊疗人次	医师日均担负住院床日
2017	97108597	4881517	4858055	40.21	75.33	6.49	11.79	2.77
2018	99266468	4587491	4568043	36.49	72.18	6.86	11.68	2.67
2019	103399575	4881484	4858305	37.47	73.13	6.79	11.53	2.65
2020	95899486	4256005	4243361	32.82	66.76	7.03	10.39	2.35
2021	92716339	4113329	4097587	32.65	66.91	7.08	9.66	2.20

表 6-4-3　2021 年市（州）乡镇卫生院医疗服务情况

地　区	诊疗人次	入院人次数	出院人次数	病床周转次数	病床使用率(%)	平均住院日	医师日均担负诊疗人次	医师日均担负住院床日
总　计	**92716339**	**4113329**	**4097587**	**32.65**	**66.91**	**7.08**	**9.66**	**2.20**
成都市	13653857	555957	548827	33.91	71.25	7.45	12.54	2.66
自贡市	2906175	125734	125870	35.47	67.21	6.62	11.05	2.28
攀枝花市	830195	12338	12336	20.8	39.00	5.82	8.59	0.60
泸州市	3288456	279524	281083	37.61	69.83	6.40	7.17	2.86
德阳市	6161650	215063	215353	32.46	70.59	7.54	13.68	2.61
绵阳市	10237291	364353	363998	31.93	72.97	8.03	14.56	2.97
广元市	4260662	160269	160048	35.65	70.56	6.72	10.03	1.87
遂宁市	2648641	127435	127360	25.18	67.78	9.30	8.35	2.71
内江市	2587280	209729	209624	31.65	65.13	7.24	6.47	2.71
乐山市	3984195	193395	192212	37.03	68.95	6.53	10.16	2.29
南充市	7573547	236581	235727	29.12	55.70	6.62	10.81	1.62
眉山市	3676142	183831	183246	33.51	64.04	6.85	8.55	2.05
宜宾市	4198424	267191	265563	35.11	75.58	7.60	7.85	2.68
广安市	4468913	101632	101422	23.56	51.32	7.55	11.44	1.42
达州市	4831527	437364	434011	37.03	70.10	6.60	5.36	2.29
雅安市	1903976	27284	27174	18.45	47.11	7.86	8.01	0.73
巴中市	5737076	175721	175225	29.69	66.54	7.01	11.67	2.00
资阳市	5048861	260686	259699	40.39	78.81	6.86	12.78	3.22
阿坝州	619371	2794	2787	3.75	19.62	6.49	4.19	0.25
甘孜州	921046	4129	4113	4	19.79	5.59	5.70	0.35
凉山州	3179054	172319	171909	31.44	53.29	5.24	5.20	1.20

表 6-4-4 2017—2021 年乡镇卫生院次均门诊费用

年份	次均门诊费用(元)		药费(元)		药费占门诊费用比例(%)	
	乡镇卫生院	其中：政府办	乡镇卫生院	其中：政府办	乡镇卫生院	其中：政府办
2017	54.77	54.77	26.87	26.86	49.06	49.04
2018	51.26	51.27	25.12	25.13	49.02	49.01
2019	52.84	52.86	29.07	29.08	55.02	55.02
2020	59.46	59.47	34.60	34.62	58.20	58.20
2021	64.82	64.87	35.58	35.61	54.90	54.89

表 6-4-5 2017—2021 年乡镇卫生院次均住院费用

年份	次均住院费用(元)		药费(元)		药费占住院医费用比例(%)	
	乡镇卫生院	其中：政府办	乡镇卫生院	其中：政府办	乡镇卫生院	其中：政府办
2017	1663.11	1662.22	720.24	719.97	43.31	43.31
2018	1772.80	1772.18	736.39	736.45	41.54	41.56
2019	1881.51	1880.76	779.10	778.73	41.41	41.41
2020	2012.94	2013.01	790.39	790.46	39.27	39.27
2021	2041.97	2043.27	780.90	781.22	38.24	38.23

表 6-5　2021 年市（州）及县（市、区）村卫生室工作情况

地　区	机构数	执业（助理）医师数	注册护士	乡村医生和卫生员	诊疗人次数	门急诊人次数
总　计	**50309**	**13249**	**889**	**54070**	**82047021**	**77770031**
成都市	3133	1132	169	3205	7329873	7274126
锦江区						
青羊区						
金牛区						
武侯区						
成华区						
龙泉驿区	80	57	27	108	130753	130112
青白江区	117	54	11	94	295720	295327
新都区	246	103	27	228	738271	735825
温江区	148	53	16	113	525347	524684
双流区	204	115	10	172	323499	322909
郫都区	156	58	26	209	369864	368936
新津区	61	26	2	57	260025	259368
金堂县	280	37	3	304	421231	403712
大邑县	281	82	3	223	428770	423261
蒲江县	86	18	0	78	93676	91571
都江堰市	174	60	10	229	380072	377676
彭州市	344	95	12	310	958705	957561
邛崃市	231	61	1	217	401216	395556
崇州市	150	74	3	157	492254	490324
简阳市	575	239	18	706	1510470	1497304
自贡市	1368	553	16	1098	4475677	4400698
自流井区	34	10	1	34	81291	78595
贡井区	149	72	0	91	285597	283717
大安区	150	58	1	122	609599	595563
沿滩区	110	52	0	209	466806	457164
荣　县	398	170	13	274	706298	691887
富顺县	527	191	1	368	2326086	2293772
攀枝花市	453	128	18	415	585876	574284
东　区	7	0	0	8	14370	14370
西　区	5	2	0	5	18043	16685
仁和区	83	28	3	66	73519	70937
米易县	171	52	1	156	286712	280667
盐边县	187	46	14	180	193232	191625
泸州市	3149	862	70	3542	4522715	4409007
江阳区	251	95	11	236	537880	527808
纳溪区	296	80	5	339	265779	262134
龙马潭区	147	50	12	140	129418	128379
泸　县	970	322	7	804	1805345	1787750
合江县	553	117	4	933	688086	659354
叙永县	401	99	29	549	521454	501772
古蔺县	531	99	2	541	574753	541810

续表 6-5（1）

地　区	机构数	执业（助理）医师数	注册护士	乡村医生和卫生员	诊疗人次数	门急诊人次数
德阳市	1093	407	41	2270	3730408	3663814
旌阳区	118	27	3	214	377797	372805
罗江区	75	10	0	177	179250	176949
中江县	436	186	9	943	1089527	1040689
广汉市	199	52	24	325	1035518	1032885
什邡市	133	50	5	239	415626	414162
绵竹市	132	82	0	372	632690	626324
绵阳市	2895	700	17	2574	4761141	4550010
涪城区	121	43	7	98	171927	167456
游仙区	224	24	0	204	327504	311502
安州区	237	93	0	190	532356	528875
三台县	874	302	8	664	1887328	1811405
盐亭县	435	20	2	432	773580	705160
梓潼县	205	44	0	162	291827	276404
北川县	193	32	0	174	152588	149754
平武县	215	9	0	209	169524	159026
江油市	391	133	0	441	454507	440428
广元市	2109	285	6	2431	2607919	2149152
利州区	185	17	3	182	268343	240046
昭化区	210	63	0	199	299572	252879
朝天区	214	18	0	226	349784	299608
旺苍县	352	43	2	342	303307	279390
青川县	268	34	1	286	135138	124394
剑阁县	358	65	0	626	456196	339406
苍溪县	522	45	0	570	795579	613429
遂宁市	2675	925	39	2498	6118319	5600024
船山区	303	142	6	219	695889	660423
安居区	664	113	2	618	1429296	1336363
蓬溪县	488	74	4	785	1284544	1052222
大英县	425	144	0	419	783973	697666
射洪市	795	452	27	457	1924617	1853350
内江市	2791	1143	88	2051	4600771	4500163
市中区	229	79	16	222	211254	209329
东兴区	541	212	43	425	799847	776957
威远县	572	204	0	435	854434	827385
资中县	858	442	4	483	1490431	1454859
隆昌市	591	206	25	486	1244805	1231633
乐山市	2133	733	68	2037	1846256	1809748
市中区	231	113	6	197	180952	161897
沙湾区	143	37	3	135	125232	123847

续表 6-5（2）

地　区	机构数	执业（助理）医师数	注册护士	乡村医生和卫生员	诊疗人次数	门急诊人次数
五通桥区	167	64	11	192	181646	179663
金口河区	41	4	0	39	34224	33468
犍为县	422	226	16	366	351643	349147
井研县	306	66	0	346	244792	241409
夹江县	209	54	19	212	203335	201290
沐川县	181	57	4	175	144300	141775
峨边县	121	10	1	111	91289	89892
马边县	123	6	3	119	71007	69962
峨眉山市	189	96	5	145	217836	217398
南充市	6187	1488	8	6418	7878204	6945956
顺庆区	248	26	1	319	208747	186341
高坪区	376	88	1	384	727369	686957
嘉陵区	421	72	0	413	421870	380287
南部县	1044	436	0	1230	1624856	1511121
营山县	1265	232	0	1060	1201307	1027186
蓬安县	590	99	0	600	1000953	912563
仪陇县	887	70	0	1335	1357986	1069695
西充县	611	73	1	706	382531	351617
阆中市	745	392	5	371	952585	820189
眉山市	1439	699	38	1805	2035230	1963006
东坡区	232	158	8	467	389953	344146
彭山区	174	56	6	187	448166	445857
仁寿县	570	382	8	744	692928	673709
洪雅县	193	51	12	164	189163	188207
丹棱县	142	16	2	133	132099	130588
青神县	128	36	2	110	182921	180499
宜宾市	3689	875	86	3547	5745111	5620798
翠屏区	356	130	6	329	521706	512100
南溪区	261	63	0	230	388646	383673
叙州区	651	95	7	803	1016775	1000986
江安县	512	99	10	477	896856	880398
长宁县	348	166	14	230	639108	632087
高　县	336	67	6	289	485364	474332
珙　县	291	68	7	304	349459	341873
筠连县	333	64	29	300	679039	672470
兴文县	427	88	4	405	598369	557188
屏山县	174	35	3	180	169789	165691
广安市	1677	458	3	2217	3936779	3768746
广安区	461	54	0	440	1215890	1154863
前锋区	204	54	0	203	485269	468923
岳池县	406	102	0	544	669283	642195
武胜县	276	87	0	444	907110	880950

续表 6-5（3）

地　区	机构数	执业（助理）医师数	注册护士	乡村医生和卫生员	诊疗人次数	门急诊人次数
邻水县	253	79	3	454	281569	270459
华蓥市	77	82	0	132	377658	351356
达州市	2602	850	27	5042	5257577	4820022
通川区	218	35	1	333	197557	172020
达川区	466	211	1	939	528887	491087
宣汉县	692	138	6	1225	1304835	1136934
开江县	194	125	5	362	620237	549804
大竹县	382	187	6	948	948658	915188
渠　县	399	117	7	924	1111689	1053735
万源市	251	37	1	311	545714	501254
雅安市	677	159	48	589	608337	584841
雨城区	111	24	13	101	133394	128949
名山区	141	21	1	128	108382	107987
荥经县	126	32	0	96	167250	163415
汉源县	136	46	29	126	122639	110371
石棉县	38	4	2	34	9339	9209
天全县	73	23	0	54	34417	33815
芦山县	22	6	3	22	26201	26018
宝兴县	30	3	0	28	6715	5077
巴中市	2427	718	7	2737	5124109	4534839
巴州区	418	260	2	472	766943	638416
恩阳区	443	230	2	434	657120	561293
通江县	523	46	0	568	838369	732777
南江县	522	46	1	561	1391444	1262489
平昌县	521	136	2	702	1470233	1339864
资阳市	2603	610	27	2347	6607786	6375712
雁江区	842	264	19	714	2913671	2880477
安岳县	1209	244	7	1007	2791576	2661370
乐至县	552	102	1	626	902539	833865
阿坝州	1250	48	2	1325	267894	255547
马尔康市	105	10	0	94	19656	16841
汶川县	109	6	0	199	6382	6381
理　县	63	0	0	73	1792	1783
茂　县	136	10	0	131	67485	64337
松潘县	143	3	1	139	30495	29501
九寨沟县	108	2	0	106	8185	7698
金川县	77	3	0	80	20169	18896
小金县	111	11	0	114	56892	54691
黑水县	123	0	0	123	1736	1705
壤塘县	60	0	0	60	1384	1384
阿坝县	80	0	1	79	7386	6740

续表 6-5（4）

地 区	机构数	执业（助理）医师数	注册护士	乡村医生和卫生员	诊疗人次数	门急诊人次数
若尔盖县	102	3	0	105	42020	41288
红原县	33	0	0	22	4312	4302
甘孜州	2037	14	0	2098	216896	212705
康定市	203	7	0	207	14462	14388
泸定县	92	2	0	89	2286	2240
丹巴县	140	0	0	191	56361	56361
九龙县	63	0	0	63	19255	19255
雅江县	79	0	0	79	10395	9580
道孚县	118	1	0	117	5409	5287
炉霍县	175	0	0	175	23378	23378
甘孜县	132	0	0	132	2346	2344
新龙县	92	0	0	92	14090	12508
德格县	150	0	0	150	17818	17812
白玉县	130	4	0	126	7541	7541
石渠县	125	0	0	125	7290	6864
色达县	129	0	0	141	17925	17925
理塘县	109	0	0	109	1067	1067
巴塘县	52	0	0	52	7668	6987
乡城县	59	0	0	61	439	2
稻城县	89	0	0	89	448	448
得荣县	100	0	0	100	8718	8718
凉山州	3922	462	111	3824	3790143	3756833
西昌市	402	97	17	419	834231	828606
会理市	442	129	28	337	1067932	1067003
木里县	136	0	0	136	1863	1845
盐源县	286	66	35	248	223008	221583
德昌县	178	73	6	156	306433	300189
会东县	363	4	0	368	765245	754075
宁南县	131	40	5	107	99819	98127
普格县	76	2	1	69	19967	18419
布拖县	120	0	0	134	1277	734
金阳县	98	0	1	126	5048	4717
昭觉县	261	5	9	249	1708	1602
喜德县	173	0	0	248	3537	3106
冕宁县	240	45	4	196	189430	187239
越西县	287	0	0	288	245744	245486
甘洛县	177	0	1	176	2163	2140
美姑县	290	0	4	306	10986	10308
雷波县	262	1	0	261	11752	11654

表 6-6-1　2017—2021 年县及县级市医院工作情况

年 份	县医院					县级市医院				
	机构数	床位数	人员数	诊疗人次	入院人次数	机构数	床位数	人员数	诊疗人次	入院人次数
2017	836	137592	117872	54388577	4610587	320	56101	55973	26243502	1649256
2018	883	143553	121976	55741102	4491032	305	54216	51204	23503977	1533552
2019	901	152657	127544	59461636	4801070	321	59347	55129	27117049	1720425
2020	916	156596	131562	54522366	4316118	318	60470	57529	24296035	1553168
2021	905	158362	135924	60121798	4455699	318	62611	60509	27922336	1647027

表 6-6-2　2021 年市（州）及县（市、区）县及县级市医院工作情况

地　区	县医院					县级市医院				
	机构数	床位数	人员数	诊疗人次	入院人次数	机构数	床位数	人员数	诊疗人次	入院人次数
总　计	**905**	**158362**	**135924**	**60121798**	**4455699**	**318**	**62611**	**60509**	**27922336**	**1647027**
成都市	47	9354	8639	4217352	253893	134	24270	22906	10379360	666291
金堂县	20	4718	3965	1767600	101566					
大邑县	18	3059	3207	1624827	101636					
蒲江县	9	1577	1467	824925	50691					
都江堰市						34	5718	5944	2281794	162857
彭州市						33	5756	4671	2584845	131260
邛崃市						23	3687	3478	1693788	127245
崇州市						30	5107	4579	1536132	119268
简阳市						14	4002	4234	2282801	125661
自贡市	31	6334	5169	2323515	177564					
荣　县	12	2873	2115	985916	77918					
富顺县	19	3461	3054	1337599	99646					
攀枝花市	12	1470	1646	1054755	46437					
米易县	6	923	1003	716047	30281					
盐边县	6	547	643	338708	16156					
泸州市	59	9522	8684	3093281	329804					
泸　县	21	2899	2386	791537	98726					
合江县	15	3164	2499	1024591	92117					
叙永县	10	1772	1790	584705	60948					
古蔺县	13	1687	2009	692448	78013					
德阳市	12	2854	2256	1142406	66712	45	8557	8625	4570632	205505
中江县	12	2854	2256	1142406	66712					
广汉市						18	3328	3298	1479165	66990
什邡市						12	2475	2446	1263670	65993
绵竹市						15	2754	2881	1827797	72522
绵阳市	52	8763	7145	3929867	235072	22	5554	5296	3011125	137675
三台县	24	3719	2848	1753382	100578					
盐亭县	10	1968	1648	724824	57817					
梓潼县	12	1586	1308	666939	38420					
北川县	3	1150	914	511375	25456					
平武县	3	340	427	273347	12801					
江油市						22	5554	5296	3011125	137675
广元市	38	6142	5715	2739923	192868					
旺苍县	16	1772	1606	744816	49415					
青川县	4	471	606	249626	19776					
剑阁县	7	1771	1493	855985	52747					
苍溪县	11	2128	2010	889496	70930					
遂宁市	20	3444	2860	1319301	86667	12	2119	2414	1526928	74578
蓬溪县	10	1882	1356	613643	43452					
大英县	10	1562	1504	705658	43215					
射洪市						12	2119	2414	1526928	74578

续表 6-6-2（1）

地区	县医院					县级市医院				
	机构数	床位数	人员数	诊疗人次	入院人次数	机构数	床位数	人员数	诊疗人次	入院人次数
内江市	30	6323	5206	1871584	162425	10	3279	2215	887338	69317
威远县	18	2714	2481	866746	73927					
资中县	12	3609	2725	1004838	88498					
隆昌市						10	3279	2215	887338	69317
乐山市	33	6464	5665	2424416	172650	15	2455	2407	1333679	60673
犍为县	9	1730	1436	772822	47770					
井研县	6	1254	849	347193	29167					
夹江县	7	1906	1684	641468	41448					
沐川县	4	610	693	252514	23180					
峨边县	3	473	473	207601	12352					
马边县	4	491	530	202818	18733					
峨眉山市						15	2455	2407	1333679	60673
南充市	72	17567	12142	5060992	390071	21	3805	3495	1384219	102043
南部县	25	4625	3354	1389610	95816					
营山县	11	4145	2710	1118938	83126					
蓬安县	14	2461	1697	648656	62566					
仪陇县	11	3147	2530	1170989	92666					
西充县	11	3189	1851	732799	55897					
阆中市						21	3805	3495	1384219	102043
眉山市	43	6478	6310	3189988	188220					
仁寿县	24	3701	3560	1813959	107418					
洪雅县	6	1188	1128	702710	30480					
丹棱县	7	615	697	285236	19350					
青神县	6	974	925	388083	30972					
宜宾市	67	10965	10029	4654980	365566					
江安县	11	2179	1755	1131754	81866					
长宁县	9	1541	1488	652764	59934					
高　县	7	1052	1307	528381	34959					
珙　县	15	1978	1746	798077	56153					
筠连县	12	1448	1429	595031	52987					
兴文县	8	1681	1389	574731	49661					
屏山县	5	1086	915	374242	30006					
广安市	49	9376	7619	3543541	273275	6	1196	1012	486175	38457
岳池县	17	3784	2915	1106399	103429					
武胜县	17	3225	1978	1154473	62567					
邻水县	15	2367	2726	1282669	107279					
华蓥市						6	1196	1012	486175	38457
达州市	87	13783	11100	3654798	344089	10	1950	1501	500216	48205
宣汉县	27	4011	3316	1252963	101568					
开江县	10	1553	1532	440072	45298					
大竹县	19	3603	2895	949002	90837					
渠　县	31	4616	3357	1012761	106386					

续表 6-6-2（2）

地区	县医院					县级市医院				
	机构数	床位数	人员数	诊疗人次	入院人次数	机构数	床位数	人员数	诊疗人次	入院人次数
万源市						10	1950	1501	500216	48205
雅安市	26	5303	4916	3053371	156871					
荥经县	5	659	757	550463	17621					
汉源县	5	1623	1343	618758	48787					
石棉县	4	1026	978	588620	34922					
天全县	5	1275	1168	945281	40067					
芦山县	5	580	446	264700	11978					
宝兴县	2	140	224	85549	3496					
巴中市	44	8208	6006	2509207	225622					
通江县	16	2937	2062	783309	72243					
南江县	11	2202	1569	866292	60497					
平昌县	17	3069	2375	859606	92882					
资阳市	28	6604	5477	2605510	166702					
安岳县	16	4298	3362	1637308	107141					
乐至县	12	2306	2115	968202	59561					
阿坝州	34	3320	3779	1341540	82765	5	764	1006	311068	18531
马尔康市						5	764	1006	311068	18531
汶川县	6	477	591	237448	11636					
理　县	2	122	222	60842	2831					
茂　县	4	396	576	194820	13679					
松潘县	2	294	341	99265	5904					
九寨沟县	2	357	410	193287	9034					
金川县	3	301	335	95352	5753					
小金县	2	256	310	57237	6094					
黑水县	2	135	171	40591	2895					
壤塘县	2	198	151	44670	3696					
阿坝县	3	374	231	129071	11035					
若尔盖县	4	232	256	114584	4893					
红原县	2	178	185	74373	5315					
甘孜州	36	2346	2708	1368209	57518	9	1514	1840	461099	42727
康定市						9	1514	1840	461099	42727
泸定县	3	193	347	164262	4245					
丹巴县	3	282	265	113584	7349					
九龙县	2	126	119	68202	3301					
雅江县	2	140	150	43406	3124					
道孚县	2	128	152	77557	2921					
炉霍县	2	165	149	39268	3263					
甘孜县	2	212	179	148018	5887					
新龙县	2	92	124	34556	1686					
德格县	2	132	181	69117	3658					
白玉县	2	135	114	87027	2621					
石渠县	2	110	117	75226	3156					

续表 6-6-2（3）

地　区	县医院					县级市医院				
	机构数	床位数	人员数	诊疗人次	入院人次数	机构数	床位数	人员数	诊疗人次	入院人次数
色达县	2	73	157	59482	1872					
理塘县	2	158	144	86960	3652					
巴塘县	2	110	137	127967	3503					
乡城县	2	98	116	51273	2312					
稻城县	2	80	119	81428	1921					
得荣县	2	112	138	40876	3047					
凉山州	85	13742	12853	5023262	480908	29	7148	7792	3070497	183025
西昌市						29	7148	7792	3070497	183025
木里县	3	403	547	139714	13800					
盐源县	11	1501	1384	550947	49249					
德昌县	2	1200	1162	714571	37243					
会东县	7	1150	1047	515781	45519					
宁南县	3	875	981	356760	25982					
普格县	4	578	567	126829	16043					
布拖县	3	663	469	118974	21947					
金阳县	5	553	493	116378	25297					
昭觉县	4	970	727	226042	36097					
喜德县	5	596	507	112226	21876					
冕宁县	15	1772	1633	979681	52542					
越西县	6	1010	991	284604	35184					
甘洛县	4	693	649	267870	31566					
美姑县	4	820	764	193428	28513					
雷波县	9	958	932	319457	40050					

表 6-7　2017—2021 年县及县级市妇幼保健院（所、站）工作情况

年　份	县妇幼保健院(所、站)					县级市妇幼保健院(所、站)				
	机构数	床位数	人员数	诊疗人次	入院人次数	机构数	床位数	人员数	诊疗人次	入院人次数
2017	113	4943	9604	5846289	224255	20	1504	3267	2407721	75403
2018	112	5194	10179	6177610	216172	20	1523	3397	2507176	74620
2019	111	5397	10847	6802970	232135	21	1582	3701	2760123	79074
2020	110	5466	11152	6056139	191030	21	1640	3871	2306256	65107
2021	109	5401	11325	6180319	196609	21	1662	4088	2533035	71146

表 6-8　2017—2021 年县及县级市专科疾病防治院（所、站）工作情况

年份	县专科疾病防治院(所、站)					县级市专科疾病防治院(所、站)				
	机构数	床位数	人员数	诊疗人次	入院人次数	机构数	床位数	人员数	诊疗人次	入院人次数
2017	9	155	271	82861	3951	6	35	81	60895	0
2018	9	170	195	106635	4137	6	32	90	72779	0
2019	7	590	253	119165	4962	6	33	103	92244	0
2020	8	150	139	24266	1387	6	33	94	76808	0
2021	9	750	280	32440	4161	6	35	92	75451	0

七、妇幼保健

简要说明

1. 本部分主要介绍全省及 21 个市（州）孕产妇保健、儿童保健、婚前医学检查、计划生育手术及其质量等情况，主要包括 5 岁以下儿童死亡率、孕产妇死亡率、孕产妇系统管理率、新生儿访视率、住院分娩率、儿童保健系统管理率、男女婚前医学检查及查出疾病情况和人工流产及结扎等。

2. 本部分统计数据来源于四川省妇幼健康年报及四川省妇幼健康监测报表。

主要指标解释

新生儿死亡率：年内新生儿死亡数与活产数之比，一般以千分率表示。新生儿死亡数指出生至 28 天以内（即 0～27 天）死亡人数。

5 岁以下儿童死亡率：年内未满 5 岁儿童死亡人数与活产数之比，一般以千分率表示。

孕产妇死亡率：年内每 10 万名孕产妇的死亡人数。孕产妇死亡指从妊娠期至产后 42 天，因为任何妊娠或妊娠处理有关的原因导致的死亡，但不包括意外原因死亡者。按国际通用计算方法，"孕产妇总数"以"活产数"代替计算。

孕产妇系统管理率：年内孕产妇系统管理人数与活产数之比，一般用百分率表示。孕产妇系统管理人数指妊娠至产后 28 天内接受过早孕检查、至少 5 次产前检查、住院分娩和产后访视的产妇人数。

住院分娩率：年内在取得助产技术资质的机构分娩的活产数与所有活产数之比，一般用百分率表示。

出生体重低于 2500 克婴儿比重：年内出生体重低于 2500 克的婴儿数与活产数之比。

新生儿访视率：接受 1 次及以上访视的新生儿人数与活产数之比。一般以百分率表示。

3 岁以下儿童系统管理率：年内 3 岁以下儿童系统管理人数与当地 3 岁以下儿童数之比，一般以百分率表示。3 岁以下儿童系统管理人数是指 3 岁以下儿童在本年度内按年龄要求接受生长监测或 4∶2∶2 体格检查（身高和体重等）的总人数，新生儿访视时的体检次数不包括在内。

7 岁以下儿童健康管理率：年内 7 岁以下儿童保健覆盖人数与当地 7 岁以下儿童数之比，一般以百分率表示。7 岁以下儿童健康管理人数是指 7 岁以下儿童中当年实际接受 1 次及以上体格检查（身高和体重）的人数。

5 岁以下儿童中重度营养不良比重：包括低体重患病率和发育迟缓患病率两个指标。本资料指低体重患病率，即对照世界卫生组织各年龄段体重标准，5 岁以下儿童体重低于同龄标准人群中位数减 2 个标准差的人数占 5 岁以下体检儿童总数的百分比。

婚前检查率：年内进行婚前医学检查人数与结婚登记人数之比，一般以百分率表示。

指定传染病：《中华人民共和国传染病防治法》中规定的医学上认为影响结婚和生育的传染病。

严重遗传疾病：由于遗传因素先天形成、患者全部或部分丧失自主生活能力，子代再现风险高，医学上认为不宜生育的疾病。

对影响婚育疾病的医学意见人数：医生向接受婚前医学检查的当事人提出医学上认为不宜结婚、不宜生育、暂缓结婚或尊重受检者意愿的意见人数。

表 7-1　2017—2021 年监测地区分城市、农村 5 岁以下儿童和孕产妇死亡率

年份	新生儿死亡率（‰）			婴儿死亡率（‰）			5 岁以下儿童死亡率（‰）			孕产妇死亡率（1/10 万）		
	合计	城市	农村	合计	城市	农村	合计	城市	农村	合计	城市	农村
2017	3.15	2.41	3.50	5.58	3.68	6.48	7.62	5.00	8.87	18.63	16.35	19.81
2018	3.09	2.38	3.19	5.48	4.98	5.59	7.53	6.19	7.83	18.20	20.30	17.06
2019	2.85	2.10	3.25	5.38	3.04	6.36	7.40	4.56	8.90	17.69	14.26	20.12
2020	2.81	2.07	3.20	5.22	2.95	6.17	7.30	4.50	8.78	16.84	13.57	17.14
2021	2.59	2.03	2.83	4.70	3.47	5.23	6.96	4.60	8.00	13.65	14.37	13.15

注：数据来源于妇幼健康监测。

表 7-2-1　2017—2021 年全省孕产妇保健情况

年份	系统管理率（%）	住院分娩率（%）	产前检查率（%）	产后访视率（%）
2017	94.33	99.32	96.88	95.68
2018	93.56	99.58	96.61	95.58
2019	94.33	99.77	96.94	95.90
2020	95.52	99.83	97.75	97.06
2021	95.11	99.83	97.95	96.64

注：数据来源于妇幼健康年报。

表 7-2-2 2021 年市（州）孕产妇保健情况

地　区	孕产妇系统管理率（%）	住院分娩率（%）
总　计	**95.11**	**99.83**
成都市	97.73	100.00
自贡市	97.65	99.96
攀枝花市	94.37	99.89
泸州市	96.01	99.92
德阳市	96.77	99.95
绵阳市	98.56	99.99
广元市	97.10	99.95
遂宁市	95.55	99.97
内江市	96.28	99.98
乐山市	98.28	99.92
南充市	93.84	100.00
眉山市	98.06	99.97
宜宾市	96.65	99.88
广安市	95.50	99.98
达州市	96.26	99.92
雅安市	94.42	100.00
巴中市	96.81	99.99
资阳市	96.09	99.99
阿坝州	83.19	96.92
甘孜州	91.04	98.73
凉山州	87.27	99.46

注：数据来源于妇幼健康年报。

表 7-3-1　2017—2021 年全省儿童保健情况

年份	低出生体重率（%）	5 岁以下儿童低体重患病率（%）	新生儿访视率（%）	3 岁以下儿童系统管理率（%）	7 岁以下儿童健康管理率（%）
2017	2.23	1.14	95.36	94.43	94.05
2018	2.48	1.08	95.65	94.23	94.11
2019	2.59	1.11	95.97	94.95	95.20
2020	2.61	1.00	97.23	95.83	95.69
2021	3.20	1.11	96.88	95.51	95.66

注：数据来源于妇幼健康年报。

表 7-3-2　2021 年市（州）儿童保健情况

年份	低出生体重率（%）	5 岁以下儿童低体重患病率（%）	新生儿访视率（%）	3 岁以下儿童系统管理率（%）	7 岁以下儿童健康管理率（%）
总　计	**3.20**	**1.11**	**96.88**	**95.51**	**95.66**
成都市	5.12	0.61	98.97	97.83	98.20
自贡市	3.52	1.13	99.52	98.13	98.22
攀枝花市	4.44	1.51	98.57	95.68	95.84
泸州市	3.86	1.09	99.24	96.48	96.36
德阳市	3.18	1.13	97.79	96.43	96.45
绵阳市	2.85	1.09	99.02	98.57	98.50
广元市	2.09	0.86	98.48	95.96	95.39
遂宁市	2.21	1.13	95.99	93.49	94.11
内江市	4.76	1.46	97.50	95.50	95.23
乐山市	3.52	1.13	99.71	98.40	97.50
南充市	2.14	1.69	96.49	93.37	93.40
眉山市	3.07	0.90	98.78	97.78	97.64
宜宾市	2.26	0.95	98.04	96.23	96.31
广安市	2.13	1.76	96.31	94.22	94.52
达州市	1.57	0.81	97.75	96.01	95.50
雅安市	3.69	1.22	96.38	93.39	92.91
巴中市	2.06	2.82	97.90	97.50	96.78
资阳市	1.59	0.68	97.47	96.55	96.49
阿坝州	2.79	1.10	91.46	88.74	90.30
甘孜州	5.82	0.84	93.82	91.54	92.37
凉山州	3.10	1.10	90.33	90.73	91.16

注：数据来源于妇幼健康年报。

表 7-4 2021 年市（州）避孕节育服务情况

地　区	各项计划生育技术服务总例数	放置节育器例数	取出节育器例数	放置皮下埋植剂术例数	取出皮下埋植剂术例数	输卵管绝育术例数	输卵管吻合术例数	输精管绝育术例数	输精管吻合术例数	负压吸引术例数	钳刮术例数	药物流产例数
总　计	**1050881**	**147274**	**235557**	**5002**	**4001**	**8899**	**542**	**148**	**51**	**544465**	**25815**	**79127**
成都市	312618	39852	60712	161	244	1452	159	89	43	195857	4050	9999
自贡市	30885	3296	9740	0	13	347	3	0	0	14151	273	3062
攀枝花市	20953	3204	5079	28	46	27	3	0	0	9724	1049	1793
泸州市	48276	6446	12011	25	26	463	118	6	2	24628	1635	2916
德阳市	44548	4412	9568	40	20	379	11	2	0	23694	1539	4883
绵阳市	65338	9223	16316	50	36	487	8	18	0	32374	1637	5189
广元市	29208	3807	7787	0	4	149	51	2	0	12892	1152	3364
遂宁市	32531	5046	6952	13	40	234	4	4	0	16332	2116	1790
内江市	31405	4844	7574	32	22	131	7	0	0	15330	475	2990
乐山市	48086	5753	13844	19	114	388	11	3	3	22966	1481	3504
南充市	51833	7098	12804	2	42	137	12	0	0	28826	535	2377
眉山市	37368	5242	8871	27	66	214	5	7	0	19038	283	3615
宜宾市	50285	6975	11364	3	15	1589	79	2	1	25358	1239	3660
广安市	27520	4909	6484	92	126	188	3	0	0	13602	473	1643
达州市	41004	4819	9267	11	31	396	17	7	0	22879	617	2960
雅安市	24498	2658	5612	0	10	141	6	0	0	10586	953	4532
巴中市	29448	4921	6051	639	10	187	3	8	0	14185	671	2773
资阳市	23992	3158	6770	0	6	98	2	0	2	10944	601	2411
阿坝州	9906	1564	2278	649	470	857	0	0	0	1449	594	2045
甘孜州	15698	2910	2857	2554	2222	553	37	0	0	2102	220	2243
凉山州	75481	17137	13616	657	438	482	3	0	0	27548	4222	11378

注：数据来源于妇幼健康年报。

表 7-5-1　2017—2021 年全省婚前检查保健情况（合计）

年份	结婚登记人数	婚前医学检查人数	检查率（%）	检出疾病人数	指定传染病		严重遗传病	精神病	生殖系统疾病	内科系统疾病	影响婚育疾病医学指导意见
					小计	其中：性病					
2017	1215446	991361	81.56	106116	34572	10056	375	70	23092	34994	38933
2018	1131505	971142	85.83	109144	31645	7504	411	89	19069	36800	36806
2019	1025638	914787	89.19	103220	31733	8396	235	92	20195	42116	36667
2020	899576	822159	91.39	107255	27673	8027	4048	85	20043	46268	34826
2021	828513	775239	93.57	101206	27376	8065	694	115	17348	34411	33503

注：数据来源于妇幼健康年报。

表 7-5-2　2021 年市（州）婚前检查保健情况（合计）

地区	结婚登记人数	婚前医学检查人数	检查率（%）	检出疾病人数	指定传染病		严重遗传病	精神病	生殖系统疾病	内科系统疾病	影响婚育疾病医学指导意见
					小计	其中：性病					
总计	**828513**	**775239**	**93.57**	**101206**	**27376**	**8065**	**694**	**115**	**17348**	**34411**	**33503**
成都市	138904	128457	92.48	25493	963	514	10	6	6497	14445	5958
自贡市	27980	26686	95.38	4131	545	155	0	5	720	88	1685
攀枝花市	11024	10259	93.06	527	469	94	0	0	17	14	527
泸州市	43854	41568	94.79	5184	2670	168	25	20	833	662	4925
德阳市	37092	36221	97.65	967	409	286	6	2	273	277	967
绵阳市	53268	52524	98.60	13872	1115	307	45	6	4164	4725	1347
广元市	29718	27816	93.60	2660	1374	341	8	10	360	851	1456
遂宁市	28516	25373	88.98	2606	152	152	17	1	462	984	687
内江市	30054	29222	97.23	2733	1887	433	9	0	63	795	1169
乐山市	36566	34234	93.62	4663	1933	620	1	4	297	638	628
南充市	64964	53156	81.82	899	505	102	2	1	85	306	483
眉山市	31764	30516	96.07	3641	1050	489	19	4	175	1110	2452
宜宾市	53360	51380	96.29	7405	654	532	72	9	642	4549	810
广安市	35648	32608	91.47	3751	2009	89	66	0	967	395	1786
达州市	44088	40933	92.84	2678	553	185	6	11	340	249	684
雅安市	19860	18912	95.23	3493	992	230	10	4	657	1629	1027
巴中市	21975	18991	86.42	821	350	21	3	1	85	5	158
资阳市	25008	22796	91.15	3553	2365	233	362	19	59	748	355
阿坝州	10330	6095	59.00	478	183	73	1	0	56	11	37
甘孜州	13730	12640	92.06	470	190	116	0	0	36	132	470
凉山州	70810	74852	105.71	11181	7008	2925	32	12	560	1798	5892

注：数据来源于妇幼健康年报。

表 7-5-3 2017—2021 年全省婚前检查保健情况（男性）

年 份	结婚登记人数	婚前医学检查人数	检查率（%）	检出疾病人数	指定传染病		严 重遗传病	精神病	生殖系统疾病	内科系统疾病	影响婚育疾病医学指导意见
					小计	其中：性病					
2017	607773	494710	81.40	58860	19695	5525	104	10	16367	16884	20995
2018	565532	485127	85.78	59430	17545	3874	113	12	14010	17505	19965
2019	513214	456307	88.91	58264	17589	4267	74	10	15684	20547	19635
2020	449601	410221	91.24	58824	15251	4107	128	8	14788	22164	18611
2021	414264	386576	93.32	54471	14851	3848	269	8	12310	16640	17706

注：数据来源于妇幼健康年报。

表 7-5-4 2021 年市（州）婚前检查保健情况（男性）

年 份	结婚登记人数	婚前医学检查人数	检查率（%）	检出疾病人数	指定传染病		严 重遗传病	精神病	生殖系统疾病	内科系统疾病	影响婚育疾病医学指导意见
					小计	其中：性病					
总 计	**414264**	**386576**	**93.32**	**54471**	**14851**	**3848**	**269**	**8**	**12310**	**16640**	**17706**
成都市	69466	63939	92.04	12644	536	268	6	0	3492	6988	3321
自贡市	13985	13285	94.99	2054	311	73	0	0	473	47	937
攀枝花市	5512	5113	92.76	292	249	45	0	0	17	3	292
泸州市	21927	20668	94.26	2908	1531	66	4	0	627	229	2793
德阳市	18546	18083	97.50	358	189	120	3	0	61	105	358
绵阳市	26633	26239	98.52	8745	550	158	29	1	4069	2102	713
广元市	14859	13862	93.29	1461	727	145	1	0	338	369	748
遂宁市	14258	12617	88.49	1332	74	74	4	0	212	518	265
内江市	15027	14567	96.94	1583	1085	217	6	0	38	454	586
乐山市	18283	17122	93.65	2493	1029	254	0	1	47	351	273
南充市	32482	26398	81.27	525	298	43	1	0	53	173	257
眉山市	15882	15257	96.06	1906	571	273	10	2	107	653	1310
宜宾市	26680	25658	96.17	3961	287	225	8	0	604	2328	408
广安市	17824	16304	91.47	2204	1078	34	33	0	963	196	983
达州市	22044	20399	92.54	1514	277	65	4	0	291	129	340
雅安市	9930	9427	94.93	1733	522	105	3	0	294	807	468
巴中市	10987	9486	86.34	434	184	11	0	0	26	2	54
资阳市	12504	11379	91.00	1772	1378	105	143	0	58	193	186
阿坝州	5165	3044	58.94	245	81	33	0	0	0	10	15
甘孜州	6865	6320	92.06	255	99	53	0	0	15	82	255
凉山州	35405	37409	105.66	6052	3795	1481	14	4	525	901	3144

注：数据来源于妇幼健康年报。

表 7-5-5　2017—2021 年全省婚前检查保健情况（女性）

年　份	结婚登记人数	婚前医学检查人数	检查率（%）	检出疾病人数	指定传染病		严　重遗传病	精神病	生殖系统疾病	内科系统疾病	对影响婚育疾病的女性医学意见人数
					小计	其中：性病					
2017	607673	496651	81.73	47256	14877	4531	271	60	6725	18110	17938
2018	565973	486015	85.87	49714	14100	3630	298	77	5059	19295	16841
2019	512424	458480	89.47	44956	14144	4129	161	82	4511	21569	17032
2020	449975	411938	91.55	48431	12422	3920	151	77	5255	24104	16215
2021	414249	388663	93.82	46735	12525	4217	425	107	5038	17771	15797

注：数据来源于妇幼健康年报。

表 7-5-6　2021 年市（州）婚前检查保健情况（女性）

年　份	结婚登记人数	婚前医学检查人数	检查率（%）	检出疾病人数	指定传染病		严　重遗传病	精神病	生殖系统疾病	内科系统疾病	对影响婚育疾病的女性医学意见人数
					小计	其中：性病					
总　计	**414249**	**388663**	**93.82**	**46735**	**12525**	**4217**	**425**	**107**	**5038**	**17771**	**15797**
成都市	69438	64518	92.91	12849	427	246	4	6	3005	7457	2637
自贡市	13995	13401	95.76	2077	234	82	0	5	247	41	748
攀枝花市	5512	5146	93.36	235	220	49	0	0	0	11	235
泸州市	21927	20900	95.32	2276	1139	102	21	20	206	433	2132
德阳市	18546	18138	97.80	609	220	166	3	2	212	172	609
绵阳市	26635	26285	98.69	5127	565	149	16	5	95	2623	634
广元市	14859	13954	93.91	1199	647	196	7	10	22	482	708
遂宁市	14258	12756	89.47	1274	78	78	13	1	250	466	422
内江市	15027	14655	97.52	1150	802	216	3	0	25	341	583
乐山市	18283	17112	93.60	2170	904	366	1	3	250	287	355
南充市	32482	26758	82.38	374	207	59	1	1	32	133	226
眉山市	15882	15259	96.08	1735	479	216	9	2	68	457	1142
宜宾市	26680	25722	96.41	3444	367	307	64	9	38	2221	402
广安市	17824	16304	91.47	1547	931	55	33	0	4	199	803
达州市	22044	20534	93.15	1164	276	120	2	11	49	120	344
雅安市	9930	9485	95.52	1760	470	125	7	4	363	822	559
巴中市	10988	9505	86.50	387	166	10	3	1	59	3	104
资阳市	12504	11417	91.31	1781	987	128	219	19	1	555	169
阿坝州	5165	3051	59.07	233	102	40	1	0	56	1	22
甘孜州	6865	6320	92.06	215	91	63	0	0	21	50	215
凉山州	35405	37443	105.76	5129	3213	1444	18	8	35	897	2748

注：数据来源于妇幼健康年报。

八、人民健康水平

简要说明

1. 本部分主要介绍全省人民健康水平，包括人口出生率、死亡率、期望寿命等。

2. 出生率和死亡率的统计数据来源于四川省公安厅户籍统计资料；期望寿命数据来源于四川省死因监测点数据，纳入统计的监测县区为31个国家监测点，分别是成都市青羊区、武侯区、金堂县、双流区、彭州市、邛崃市，自贡市贡井区、富顺县，攀枝花东区、仁和区、米易县，泸州市泸县，德阳市什邡市，绵阳市盐亭县，广元市利州区、旺苍县，遂宁市安居区，内江市市中区、资中县，乐山市峨眉山市，南充市西充县、阆中市，眉山市青神县，宜宾市叙州区（原宜宾县）、长宁县，雅安市名山区、汉源县，巴中市巴州区，资阳市乐至县，甘孜州康定市，凉山州越西县。

主要指标解释

出生率：又称“粗出生率”，指年内一定地区出生人数与同期平均人口数之比，一般以千分率表示。出生人数指活产数，年平均人口数指年初和年底人口数的平均数，也可用年中人口数代替。

死亡率：又称“粗死亡率”，指年内一定地区的死亡人数与同期平均人数之比，一般以千分率表示。

人口自然增长率：年内一定地区的人口自然增加数（出生人数减死亡人数）与同期平均人口数之比（或者人口自然增长率=出生率－死亡率），一般以千分率表示。

期望寿命：又称“平均期望寿命”，指0岁时的预期寿命，一般用“岁”表示，即在某一死亡水平下，已经活到X岁年龄的人们平均还有可能继续存活的年岁数。

表 8-1-1　2017—2021 年全省人口出生率、死亡率与自然增长率

年　份	出生率（‰）	死亡率（‰）	自然增长率（‰）
2017	11.3	7.0	4.3
2018	11.1	7.0	4.1
2019	10.7	7.1	3.6
2020	7.6	6.3	1.3
2021	6.9	8.7	－1.9

注：本表数据来源于四川省统计局，表 8-1-2 同。

表 8-1-2　2021 年市（州）人口出生率和死亡率

地　区	出生率（‰）	死亡率（‰）	自然增长率（‰）
四川省	**6.85**	**8.74**	**－1.89**
成都市	7.40	4.00	3.40
自贡市	5.95	6.48	－0.53
攀枝花市	7.95	6.40	1.55
泸州市	8.43	8.36	0.07
德阳市	6.07	7.23	－1.16
绵阳市	5.50	7.51	－2.01
广元市	6.20	6.08	0.12
遂宁市	5.74	3.40	2.34
内江市	6.22	6.02	0.20
乐山市	7.34	6.88	0.46
南充市	5.19	4.66	0.53
眉山市	6.22	7.66	－1.44
宜宾市	8.15	6.44	1.71
广安市	5.51	4.96	0.55
达州市	6.98	7.96	－0.98
雅安市	7.77	7.11	0.66
巴中市	6.37	4.56	1.81
资阳市	5.65	6.15	－0.50
阿坝州	8.37	3.66	4.71
甘孜州	10.80	4.44	6.36
凉山州	14.80	5.00	9.80

注：数据来源于省统计局。（全省出生率、死亡率、自然增长率数据，由国家统计局核定。市（州）出生率、死亡率、自然增长率数据，由市（州）统计局基于人口普查、年度人口变动调查、公安、卫健、民政等部门数据综合评估确定。）

表 8-2-1 全省历年人口期望寿命（岁）

年 份	资料来源	合 计	男 性	女 性
1990	全国第四次人口普查	66.33	65.05	67.7
2000	全国第五次人口普查	71.2	69.25	73.39
2005	人口变动情况抽样调查	73.26	70.88	75.78
2010	全国第六次人口普查	74.75	72.25	77.59
2015	人口变动情况抽样调查	76.38	74.06	79.14
2020	全国第七次人口普查	77.79	75.01	80.93

注：本表数据来源于四川省统计局。

表 8-2-2 2017—2021 年全省死因监测地区户籍人口期望寿命（岁）

年 份	总 计	男 性	女 性
2017	76.90	74.01	80.31
2018	77.10	74.34	80.34
2019	77.34	74.60	80.54
2020	77.56	74.73	80.88
2021	77.95	75.24	81.12

注：本表数据来源于四川省疾病预防控制中心。

九、疾病控制与公共卫生

简要说明

1. 本章主要介绍全省及 21 个市（州）疾病控制与公共卫生情况，包括：法定报告传染病发病及死亡率，恶性肿瘤死亡率，儿童疫苗接种率，血吸虫病、寄生虫病和地方病防治情况。

2. 传染病发病率、死亡率、病死率数据来源于中国疾病预防控制系统法定报告传染病统计年报资料；恶性肿瘤死亡数据来源于四川省死因监测点数据（监测点范围见第八章简要说明）；血吸虫病、寄生虫和地方病防治情况数据来源于血吸虫病防治工作调查表及中国地方病预防控制中心统一编制的地方病年报表；1 岁儿童国家免疫规划接种率数据来源于中国免疫规划监测信息管理系统。

3. 随着新的传染性疾病的出现和流行，我国对甲、乙类法定报告传染病的病种有所调整。

1989 年及以前按《四川省传染病管理办法》，法定报告传染病包括鼠疫、霍乱及副霍乱、白喉、流行性脑脊髓膜炎（流脑）、百日咳、猩红热、麻疹、流行性感冒（流感）、痢疾、伤寒和副伤寒、病毒性肝炎、脊髓灰质炎、流行性乙型脑炎（乙脑）、疟疾、斑疹伤寒、回归热、黑热病、森林脑炎、恙虫病、流行性出血热、登革热、钩端螺旋体病、布鲁氏菌病、狂犬病、炭疽共 25 种。

根据 1989 年颁布的《中华人民共和国传染病防治法》，1990—1995 年我国甲、乙类法定报告传染病包括鼠疫、霍乱、病毒性肝炎、痢疾、伤寒和副伤寒、艾滋病、淋病、梅毒、脊髓灰质炎、麻疹、百日咳、白喉、流行性脑脊髓膜炎、猩红热、流行性出血热、狂犬病、钩端螺旋体病、布鲁氏菌病、炭疽、流行性和地方性斑疹伤寒、流行性乙型脑炎、黑热病、疟疾、登革热共 24 种。乙类传染病 1996 年增加新生儿破伤风；1997 年增加肺结核；2002 年增加 HIV 感染者；2003 年增加传染性非典型肺炎；2005 年增加人感染高致病性禽流感和血吸虫病，减少黑热病、流行性和地方性斑疹伤寒；2009 年增加甲型 H1N1 流感。丙类传染病 1990—1995 年报告病种包括肺结核、血吸虫病、丝虫病、棘球蚴病（又称包虫病）、麻风病、流行性感冒、流行性腮腺炎、风疹、新生儿破伤风、急性出血性结膜炎、除霍乱、痢疾、伤寒和副伤寒以外的感染性腹泻病共 11 种。1996 年减少了新生儿破伤风；1997 年减少了肺结核；2005 年减少了血吸虫病、增加了黑热病、流行性和地方性斑疹伤寒，2008 年增加了手足口病；2020 增加了新型冠状病毒肺炎。

主要指标解释

甲、乙类法定报告传染病发病率：某年、某地区每 10 万人口中甲、乙类法定报告传染病发病数，即甲、乙类法定报告传染病发病率=甲、乙类法定报告传染病发病数/人口数×10 万。

甲、乙类法定报告传染病死亡率：某年、某地区每 10 万人口中甲、乙类法定报告传染病死亡数，即甲、乙类法定报告传染病死亡率=甲、乙类法定报告传染病死亡数/人口数×10 万。

甲、乙类法定报告传染病病死率：某年、某地区甲、乙类法定报告传染病死亡数与发病数之比，即甲、乙类法定报告传染病病死率=甲、乙类法定报告传染病死亡数/发病数×100%。

1 岁儿童免疫接种率：按照我国儿童免疫程序进行合格接种的人数占全部应接种人数的百分比。

大骨节病临床Ⅰ度以上病人数：年底实有Ⅰ度以上病人总数。

表 9-1-1 2021 年甲、乙类法定报告传染病发病率、死亡率及病死率及其顺位

顺位	发病		死亡		病死	
	疾病名称	发病率（1/10 万）	疾病名称	死亡率（1/10 万）	疾病名称	病死率（%）
1	乙肝	62.52	艾滋病	4.26	狂犬病	85.71
2	肺结核	54.93	肺结核	0.13	艾滋病	30.57
3	梅毒	41.35	乙肝	0.04	钩体病	4.35
4	丙肝	18.56	丙肝	0.02	肝炎（未分型）	0.32
5	艾滋病	13.95	狂犬病	0.01	肺结核	0.24
6	淋病	4.57	梅毒	0.01	丙肝	0.10
7	痢疾	4.50	钩体病	0.002	乙肝	0.06
8	百日咳	2.15	百日咳	0.001	百日咳	0.06
9	猩红热	2.04	肝炎（未分型）	0.001	梅毒	0.01
10	戊肝	1.64				
11	甲肝	1.15				
12	伤寒+副伤寒	0.55				
13	新型冠状病毒肺炎	0.54				
14	肝炎（未分型）	0.37				
15	出血热	0.24				
16	布病	0.24				
17	钩体病	0.06				
18	疟疾	0.05				
19	炭疽	0.05				
20	丁肝	0.04				
21	麻疹	0.03				
22	乙脑	0.02				
23	流脑	0.01				
24	狂犬病	0.01				
25	血吸虫病	0.00				

注：新生儿破伤风发病率和死亡率以千分率计。

表 9-1-2　2021 年四川省法定报告传染病发病率、死亡率及病死率

病　种	发病率（1/10 万）	死亡率（1/10 万）	病死率（%）
甲、乙、丙类传染病合计	**491.3195**	**4.4757**	**0.9109**
甲、乙类传染病合计	**209.5635**	**4.4721**	**0.2134**
鼠　疫	—	—	—
霍　乱	—	—	—
传染性非典型肺炎	—	—	—
艾滋病	13.9492	4.2641	30.5689
H I V	18.7141	3.9785	21.2593
病毒性肝炎	84.2786	0.0586	0.0695
甲　肝	1.1461	—	—
乙　肝	62.5194	0.0394	0.0631
丙　肝	18.5611	0.0179	0.0966
丁　肝	0.0418	—	—
戊　肝	1.6421	—	—
肝　炎（未分型）	0.3681	0.0012	0.3247
脊髓灰质炎	—	—	—
人感染高致病性禽流感	—	—	—
麻　疹	0.0335	—	—
流行性出血热	0.2438	—	—
狂犬病	0.0084	0.0072	85.7143
流行性乙型脑炎	0.0215	—	—
登革热	—	—	—
炭　疽	0.0454	—	—
细菌性和阿米巴性痢疾	4.5043	—	—
肺结核	54.9329	0.1327	0.2415
伤寒和副伤寒	0.5545	—	—
流行性脑脊髓膜炎	0.0096	—	—
百日咳	2.1464	0.0012	0.0557
白　喉	—	—	—
新生儿破伤风*	—	—	—
猩红热	2.0365	—	—
布鲁氏菌病	0.2378	—	—
淋　病	4.5653	—	—
梅　毒	41.3505	0.0060	0.0145
钩端螺旋体病	0.0550	0.0024	4.3478
血吸虫病	0.0024	—	—
疟　疾	0.0502	—	—
人感染 H7N9 禽流感	—	—	—
新型冠状病毒肺炎	0.5378	—	—
丙类合计	281.7560	0.0036	0.0001
流行性感冒	106.5804	0.0012	0.0011
流行性腮腺炎	9.1366	—	—
风　疹	0.0621	—	—
急性出血性结膜炎	0.4816	—	—
麻风病	0.0323	—	—
流行性和地方性斑疹伤寒	0.1494	—	—
黑热病	0.0143	—	—
棘球蚴病	0.5486	0.0012	0.2179
丝虫病	—	—	—
其他感染性腹泻病	67.7073	—	—
手足口病	97.0435	0.0012	0.0012

注：新生儿破伤风发病率（死亡率）= 当年发病数（死亡数）/当年 0 岁组人口数×1000‰。

表 9-2-1 2017—2021 年全省儿童国家免疫规划接种率（%）

年 份	卡介苗（BCG）	百白破（DPT）	脊髓灰质炎疫苗（OPV）	麻疹疫苗（MV）	乙型肝炎疫苗（HepB）	乙型肝炎首针及时率
2017	99.71	99.58	99.55	99.66	99.60	95.96
2018	99.71	99.22	99.66	98.96	99.63	95.67
2019	99.41	99.24	99.29	98.90	99.14	94.92
2020	99.18	98.85	98.63	98.99	98.92	91.19
2021	99.39	98.90	98.89	98.96	99.15	92.56

表 9-2-2 2021 年市（州）儿童免疫规划疫苗接种率（%）

地 区	卡介苗（BCG）	百白破（DPT）	脊髓灰质炎疫苗（OPV）	麻疹疫苗（MV）	乙型肝炎疫苗（HepB）	乙型肝炎首针及时率
总 计	**99.39**	**98.90**	**98.89**	**98.96**	**99.15**	**92.56**
成都市	99.08	98.17	98.12	98.24	98.57	97.23
自贡市	99.48	99.35	99.38	99.38	99.32	96.19
攀枝花市	99.72	99.49	99.50	99.51	99.60	98.51
泸州市	99.22	99.05	99.02	99.11	99.06	95.70
德阳市	99.81	99.71	99.68	99.70	99.77	99.45
绵阳市	99.46	98.79	98.73	98.44	99.03	98.11
广元市	99.40	99.83	99.82	99.80	99.88	97.41
遂宁市	99.81	99.10	99.16	99.22	99.31	85.97
内江市	99.64	99.36	99.34	99.34	99.42	97.97
乐山市	99.77	98.73	98.79	98.89	99.10	97.31
南充市	99.75	99.34	99.47	99.64	99.71	95.31
眉山市	99.86	99.65	99.57	99.60	99.66	98.15
宜宾市	99.47	99.60	99.67	99.64	99.71	98.60
广安市	99.79	99.78	99.80	99.79	99.77	97.67
达州市	99.60	99.55	99.59	99.61	99.59	94.51
雅安市	99.29	98.75	98.84	99.08	98.99	94.27
巴中市	99.86	99.78	99.78	99.79	99.84	97.49
资阳市	99.86	99.50	99.39	99.61	99.55	99.53
阿坝州	99.30	97.16	98.31	98.63	98.85	87.74
甘孜州	99.47	98.43	97.91	98.46	98.50	76.97
凉山州	99.00	98.75	98.58	98.59	99.04	70.13

表 9-3-1　2021 年全省前十位恶性肿瘤死亡率（合计）

顺位	疾病名称	占恶性肿瘤死亡构成比（%）	死亡率（1/10 万）
1	肺癌	30.46	53.24
2	肝癌	15.05	26.31
3	食道癌	10.33	18.06
4	结直肠癌	8.83	15.43
5	胃癌	8.19	14.31
6	胰腺癌	3.72	6.51
7	唇、口腔和咽恶性肿瘤	2.30	4.02
8	淋巴瘤与多发性骨髓瘤	2.05	3.59
9	白血病	2.00	3.49
10	乳腺癌	1.75	6.12

表 9-3-2　2021 年全省前十位恶性肿瘤死亡率（男）

顺位	疾病名称	占恶性肿瘤死亡构成比（%）	死亡率（1/10 万）
1	肺癌	32.88	75.14
2	肝癌	16.40	37.49
3	食道癌	12.32	28.15
4	胃癌	8.68	19.83
5	结直肠癌	8.05	18.39
6	胰腺癌	3.29	7.52
7	唇、口腔和咽恶性肿瘤	2.54	5.81
8	前列腺癌	2.44	5.58
9	淋巴瘤与多发性骨髓瘤	1.88	4.30
10	白血病	1.66	3.80

表 9-3-3　2021 年全省前十位恶性肿瘤死亡率（女）

顺位	疾病名称	占恶性肿瘤死亡构成比（%）	死亡率（1/10 万）
1	肺癌	25.64	30.49
2	肝癌	12.35	14.69
3	结直肠癌	10.39	12.36
4	胃癌	7.21	8.57
5	食道癌	6.37	7.58
6	乳腺癌	5.15	6.12
7	胰腺癌	4.58	5.45
8	子宫颈癌	4.44	5.28
9	白血病	2.67	3.17
10	卵巢癌	2.65	3.15

表 9-4-1 2021 年市（州）血吸虫病防治情况

地 区	流行县个数	流行乡个数	流行村人口数（万人）	达到消除标准县个数	达到传播阻断标准县个数	现有（推算）病人数（人）	晚 期病人数	急性血吸虫病感染人数	治疗及扩大化疗人数（人次）
总 计	**63**	**500**	**1245.45**	61	**2**	**1367**	**1367**	**0**	**165799**
成都市	21	177	559.45	21	0	180	180	**0**	17403
攀枝花市	2	4	4.84	2	0	0	0	**0**	0
德阳市	6	57	181.71	6	0	273	273	**0**	34232
绵阳市	6	40	75.72	6	0	43	43	**0**	14207
内江市	1	5	1.81	1	0	0	0	**0**	0
乐山市	6	46	78.58	6	0	17	17	**0**	3279
眉山市	6	65	204.32	6	0	624	624	**0**	48843
宜宾市	1	2	0.53	1	0	0	0	**0**	0
雅安市	5	35	40.72	4	1	180	180	**0**	11632
资阳市	2	8	5.12	2	0	0	0	**0**	0
凉山州	7	61	92.65	6	1	50	50	**0**	36203

表 9-4-2 2021 年市（州）血吸虫病查螺、灭螺情况

地 区	有螺乡个数	有螺村个数	实有钉螺面积（hm^2）	查螺乡个数	查出有螺乡个数	查出有螺村个数	查出钉螺面积（hm^2）	新发现有螺面积（hm^2）	灭 螺总面积（hm^2）	环改灭螺面积（hm^2）
总 计	**331**	**1863**	**7545.06**	**424**	**277**	**1444**	**3602.05**	**5.60**	**17642.97**	**56.05**
成都市	87	511	795.99	143	72	382	464.01	0.00	3138.50	0.90
攀枝花市	1	3	0.73	2	1	3	0.73	0.00	2.25	0.00
德阳市	53	414	1912.16	57	53	377	1174.88	5.60	3498.52	53.05
绵阳市	27	146	267.15	25	20	120	92.99	0.00	1106.27	0.00
内江市	0	0	0.00	5	0	0	0.00	0.00	0.00	0.00
乐山市	24	94	343.94	30	19	68	180.28	0.00	411.67	0.03
眉山市	57	352	1110.36	65	56	299	624.39	0.00	2612.68	2.07
宜宾市	0	0	0.00	3	0	0	0.00	0.00	0.00	0.00
雅安市	33	129	1449.45	34	19	69	972.93	0.00	1809.88	0.00
资阳市	2	2	6.41	8	2	2	2.48	0.00	14.50	0.00
凉山州	47	212	1658.87	52	35	124	89.36	0.00	5048.70	0.00

表9-5-1　2021年市（州）及县（市、区）克山病防治情况

地　区	病区县	病区乡镇		已基本控制县个数	现症病人数			年内死亡人数
	个数	个数	人口数（万人）		潜在型	慢型	急型、亚急型	
总　计	**55**	**639**	**1179.74**	**56**	**146**	**132**	**0**	**15**
成都市	1	10	21.53	1	6	2	0	0
简阳市	1	10	21.53	1	6	2	0	0
攀枝花市	3	22	45.82	3	30	11	0	2
仁和区	1	7	17.31	1	27	10	0	2
米易县	1	11	20.38	1	3	1	0	0
盐边县	1	4	8.13	1	0	0	0	0
广元市	4	36	75.13	4	1	13	0	1
利州区	1	1	1.72	1	0	0	0	0
昭化区	1	5	12.12	1	0	1	0	0
青川县	1	6	9.79	1	0	0	0	0
剑阁县	1	24	51.50	1	1	12	0	1
内江市	2	5	24.72	2	1	0	0	0
东兴区	1	4	17.90	1	1	0	0	0
威远县	1	1	6.82	1	0	0	0	0
乐山市	6	46	63.08	6	18	4	0	0
犍为县	1	4	4.71	1	1	1	0	0
沐川县	1	6	12.74	1	0	1	0	0
峨边县	1	12	12.00	1	0	0	0	0
马边县	1	13	16.98	1	13	1	0	0
金口河区	1	5	4.64	1	2	0	0	0
峨眉山市	1	6	12.01	1	2	1	0	0
眉山市	1	9	19.65	1	1	0	0	0
洪雅县	1	9	19.65	1	1	0	0	0
广安市	1	20	54.32	1	2	1	0	0
邻水县	1	20	54.32	1	2	1	0	0
达州市	6	113	311.87	6	24	7	0	2
达川区	1	19	61.08	1	2	1	0	0
通川区	1	7	17.14	1	0	0	0	0
宣汉县	1	20	35.70	1	4	1	0	0
大竹县	1	31	89.30	1	16	5	0	2
渠　县	1	27	89.48	1	2	0	0	0
万源市	1	9	19.18	1	0	0	0	0
雅安市	8	75	119.37	8	24	36	0	1
雨城区	1	9	22.69	1	3	5	0	0
名山区	1	6	10.50	1	1	0	0	0

续表 9-5-1（1）

地区	病区县	病区乡镇		已基本控制县个数	现症病人数			年内死亡人数
	个数	个数	人口数（万人）		潜在型	慢型	急型、亚急型	
荥经县	1	11	13.01	1	1	2	0	0
汉源县	1	21	31.53	1	12	12	0	1
石棉县	1	8	13.08	1	1	0	0	0
天全县	1	10	15.93	1	3	13	0	0
芦山县	1	4	7.59	1	1	1	0	0
宝兴县	1	6	5.03	1	2	3	0	0
巴中市	1	1	0.38	1	1	0	0	0
南江县	1	1	0.38	1	1	0	0	0
资阳市	3	16	60.15	3	3	0	0	3
雁江区	1	9	29.46	1	2	0	0	1
安岳县	1	2	10.55	1	1	0	0	1
乐至县	1	5	20.14	1	0	0	0	1
阿坝州	3	23	19.83	3	29	3	0	1
汶川县	1	3	5.46	1	12	1	0	1
理　县	1	9	3.45	1	6	1	0	0
茂　县	1	11	10.92	1	11	1	0	0
甘孜州	1	1	0.60	1	0	0	0	0
九龙县	1	1	0.60	1	0	0	0	0
凉山州	15	262	363.28	15	6	55	0	5
西昌市	1	37	49.00	1	6	0	0	0
会理市	1	16	42.30	1	0	0	0	0
德昌县	1	12	21.97	1	0	0	0	0
会东县	1	8	17.07	1	0	0	0	0
宁南县	1	8	12.94	1	0	0	0	0
普格县	1	11	17.40	1	0	0	0	0
布拖县	1	11	18.84	1	0	0	0	0
金阳县	1	13	7.76	1	0	0	0	0
昭觉县	1	20	27.49	1	0	0	0	0
喜德县	1	13	19.85	1	0	2	0	0
冕宁县	1	38	42.88	1	0	53	0	5
越西县	1	18	32.49	1	0	0	0	0
甘洛县	1	7	14.22	1	0	0	0	0
美姑县	1	36	27.12	1	0	0	0	0
雷波县	1	14	11.97	1	0	0	0	0

表 9-5-2　2021 年市（州）及县（市、区）大骨节病防治情况

地　区	病区县	病区乡镇		临床Ⅰ度及以上病人数	16 岁以下病人数
	个数	个数	人口数（万人）		
总　计	**32**	**134**	**101.41**	**32335**	**0**
绵阳市	3	8	3.77	298	0
北川县	1	3	1.78	34	0
平武县	1	3	1.37	225	0
江油市	1	2	0.62	39	0
广元市	2	8	9.42	545	0
旺苍县	1	6	4.81	451	0
青川县	1	2	4.62	94	0
达州市	1	2	7.14	0	0
大竹县	1	2	7.14	0	0
雅安市	4	10	21.03	161	0
雨城区	1	4	9.37	14	0
汉源县	1	3	9.20	96	0
石棉县	1	2	1.16	43	0
天全县	1	1	1.31	8	0
巴中市	2	2	1.32	259	0
通江县	1	1	0.68	161	0
南江县	1	1	0.64	98	0
阿坝州	12	87	41.88	29713	0
汶川县	1	1	1.21	91	0
茂　县	1	3	4.38	410	0
松潘县	1	6	1.76	1586	0
九寨沟县	1	5	2.66	459	0
金川县	1	11	2.60	863	0
小金县	1	1	0.53	86	0
黑水县	1	3	1.17	229	0
马尔康市	1	13	5.74	3867	0
壤塘县	1	11	4.17	7690	0
阿坝县	1	15	7.41	8009	0
若尔盖县	1	8	5.58	3103	0
红原县	1	10	4.66	3320	0
甘孜州	7	12	4.47	794	0
泸定县	1	3	1.97	375	0
丹巴县	1	2	0.92	96	0
道孚县	1	3	0.40	150	0
甘孜县	1	1	0.33	9	0
新龙县	1	1	0.20	34	0
德格县	1	1	0.58	1	0
色达县	1	1	0.08	129	0
凉山州	1	5	12.38	565	0
冕宁县	1	5	12.38	565	0

表 9-5-3　2021 年各市（州）地方性氟中毒（水型）防治情况

地　区	病区县个数	基本控制县个数	病区村个数	病区村人口数（万人）	已改水		现症病人数	
					村个数	受益人口（万人）	氟斑牙	氟骨症
总　计	**12**	**8**	**83**	**16.97**	**83**	**16.97**	**1480**	**333**
攀枝花市	2	2	17	4.66	17	4.66	176	22
仁和区	1	1	8	2.28	8	2.28	99	0
盐边县	1	1	9	2.37	9	2.37	77	22
绵阳市	2	2	4	1.23	4	1.23	1	0
江油市	1	1	1	0.26	1	0.26	0	0
游仙区	1	1	3	0.98	3	0.98	1	0
德阳市	1	1	11	3.14	11	3.14	31	0
什邡市	1	1	11	3.14	11	3.14	31	0
雅安市	2	1	17	2.36	17	2.36	273	142
汉源县	1	1	1	0.11	1	0.11	35	12
石棉县	1	0	16	2.24	16	2.24	238	130
甘孜州	1	1	9	0.34	9	0.34	49	74
泸定县	1	1	9	0.34	9	0.34	49	74
凉山州	4	1	25	5.24	25	5.24	950	95
会理市	1	0	6	0.81	6	0.81	47	0
喜德县	1	0	5	0.86	5	0.86	198	0
冕宁县	1	0	10	2.77	10	2.77	670	95
德昌县	1	1	4	0.80	4	0.80	35	0

表 9-5-4　2021 年各市（州）地方性氟中毒（燃煤污染型）防治情况

地　区	病区县个数	基本控制县个数	病区村个数	病区村人口数（万人）	病区户数	已改炉改灶		现症病人数	
						户数	受益人口（万人）	氟斑牙	氟骨症
总　计	**23**	**23**	**1333**	**259.14**	**732299**	**727416**	**255.02**	**19143**	**5846**
泸州市	**2**	**2**	**351**	**88.34**	**218589**	**217901**	**87.83**	**11240**	**4192**
叙永县	1	1	96	19.08	52620	52327	19.01	1298	626
古蔺县	1	1	255	69.26	165969	165574	68.82	9942	3566
德阳市	1	1	18	2.75	10676	10676	2.75	14	**0**
什邡市	1	1	18	2.75	10676	10676	2.75	14	0
广元市	**4**	**4**	**114**	**14.51**	**44300**	**44300**	**14.51**	**97**	0
朝天区	1	1	43	5.57	15831	15831	5.57	72	0
旺苍县	1	1	55	7.10	21665	21665	7.10	13	0
青川县	1	1	10	1.23	4218	4218	1.23	9	0
剑阁县	1	1	6	0.61	2586	2586	0.61	3	0
眉山市	1	1	21	3.87	14401	14401	3.87	7	0
洪雅县	1	1	21	3.87	14401	14401	3.87	7	0
宜宾市	**6**	**6**	**478**	**92.47**	**256513**	**252422**	**91.32**	**1492**	**1654**
高　县	1	1	12	1.89	5727	5727	1.89	49	0
珙　县	1	1	74	13.90	35358	35358	13.90	78	256
江安县	1	1	15	4.82	12376	12071	4.73	124	15
兴文县	1	1	186	27.95	83966	81752	27.07	528	1383
长宁县	1	1	40	9.30	31769	31769	9.30	133	0
筠连县	1	1	151	34.61	87317	85745	34.43	580	0
广安市	1	1	7	0.56	2032	2032	0.56	4	**0**
邻水市	1	1	7	0.56	2032	2032	0.56	4	0
达州市	1	1	102	13.46	51533	51533	11.07	229	**0**
万源市	1	1	102	13.46	51533	51533	11.07	229	0
雅安市	**4**	**4**	**115**	**20.86**	**69220**	**69209**	**20.85**	**2909**	0
雨城区	1	1	14	2.45	7716	7705	2.44	1024	0
荥经县	1	1	41	7.58	27997	27997	7.58	757	0
汉源县	1	1	43	8.71	27887	27887	8.71	537	0
天全县	1	1	17	2.12	5620	5620	2.12	591	0
巴中市	1	1	41	3.73	11937	11844	3.67	**0**	**0**
南江县	1	1	41	3.73	11937	11844	3.67	0	0
凉山州	**2**	**2**	**86**	**18.59**	**53098**	**53098**	**18.59**	**3151**	**0**
甘洛县	1	1	11	1.07	2544	2544	1.07	21	0
越西县	1	1	75	17.52	50554	50554	17.52	3130	0

表 9-5-5　2021 年各市（州）及县（市、区）碘缺乏病防治情况

地　区	现症病人数			8～10 岁儿童尿碘中位数（μg/L）	居民户碘盐监测		
	甲肿	Ⅱ度甲肿	克汀病		碘盐份数	合格碘盐份数	非碘盐份数
总　计	**214**	**0**	**0**	**203.5**	**55892**	**54072**	**308**
成都市	44	0	0	211.0	6741	6528	172
锦江区	0	0	0	261.0	289	287	11
青羊区	0	0	0	118.8	288	277	12
金牛区	0	0	0	244.5	290	283	10
武侯区	0	0	0	207.0	600	566	15
成华区	0	0	0	182.4	299	299	1
龙泉驿区	0	0	0	208.0	300	296	0
青白江区	0	0	0	211.5	298	294	2
新都区	0	0	0	219.7	300	297	0
温江区	0	0	0	251.7	286	267	14
双流区	13	0	0	196.1	597	562	26
郫都区	0	0	0	219.2	297	280	3
新津区	8	0	0	169.8	294	272	6
金堂县	0	0	0	196.6	297	287	3
大邑县	0	0	0	200.0	295	295	5
蒲江县	2	0	0	199.3	300	299	0
都江堰市	8	0	0	202.7	296	290	4
彭州市	0	0	0	234.5	295	277	6
邛崃市	0	0	0	232.7	267	230	34
崇州市	8	0	0	166.1	306	305	2
简阳市	5	0	0	183.5	586	565	18
自贡市	2	0	0	199.0	1802	1761	18
自流井区	1	0	0	225.8	299	290	1
贡井区	0	0	0	192.5	292	289	8
大安区	0	0	0	184.4	300	298	0
沿滩区	1	0	0	223.1	291	282	9
荣　县	0	0	0	181.4	304	292	0
富顺县	0	0	0	195.1	316	310	0
攀枝花市	2	0	0	208.5	1481	1414	19
东　区	0	0	0	204.9	288	272	12
西　区	0	0	0	214.7	294	290	6
仁和区	0	0	0	198.0	300	282	0
米易县	2	0	0	214.8	299	297	1
盐边县	0	0	0	259.1	300	273	0

续表 9-5-5（1）

地 区	现症病人数			8～10 岁儿童尿碘中位数（μg/L）	居民户碘盐监测		
	甲肿	Ⅱ度甲肿	克汀病		碘盐份数	合格碘盐份数	非碘盐份数
泸州市	20	0	0	211.4	2095	2017	5
江阳区	0	0	0	217.9	299	285	1
纳溪区	6	0	0	227.4	300	293	0
龙马潭区	8	0	0	198.8	297	283	3
泸 县	6	0	0	229.5	299	292	1
合江县	0	0	0	163.1	300	278	0
叙永县	0	0	0	248.4	300	295	0
古蔺县	0	0	0	201.6	300	291	0
德阳市	7	0	0	165.1	1799	1672	19
旌阳区	0	0	0	196.7	306	268	6
罗江区	0	0	0	101.7	299	288	1
中江县	0	0	0	233.2	302	294	3
广汉市	5	0	0	160.9	296	279	4
什邡市	2	0	0	229.6	296	272	5
绵竹市	0	0	0	147.0	300	271	0
绵阳市	11	0	0	213.9	2697	2566	11
涪城区	0	0	0	224.0	297	283	3
游仙区	6	0	0	199.3	297	283	3
安州区	0	0	0	231.3	300	294	0
三台县	0	0	0	191.9	300	255	0
盐亭县	0	0	0	224.0	300	278	0
梓潼县	5	0	0	249.0	296	276	4
北川县	0	0	0	196.5	308	305	0
平武县	0	0	0	261.7	300	298	0
江油市	0	0	0	202.3	299	294	1
广元市	7	0	0	249.7	2117	2078	1
利州区	2	0	0	259.3	300	293	0
昭化区	0	0	0	259.9	299	295	1
朝天区	0	0	0	246.6	300	300	0
旺苍县	0	0	0	228.1	300	293	0
青川县	0	0	0	323.1	300	281	0
剑阁县	0	0	0	252.1	300	300	0
苍溪县	5	0	0	195.7	318	316	0

续表 9-5-5（2）

地　区	现症病人数			8～10岁儿童尿碘中位数（μg/L）	居民户碘盐监测		
	甲肿	Ⅱ度甲肿	克汀病		碘盐份数	合格碘盐份数	非碘盐份数
遂宁市	1	0	0	190.7	1496	1474	6
船山区	0	0	0	224.4	302	294	0
安居区	0	0	0	225.5	300	299	0
蓬溪县	1	0	0	149.0	300	299	0
大英县	0	0	0	198.5	294	291	6
射洪市	0	0	0	184.5	300	291	0
内江市	1	0	0	213.0	1568	1537	20
市中区	0	0	0	191.2	369	364	9
东兴区	1	0	0	224.6	303	297	7
威远县	0	0	0	203.1	297	291	3
资中县	0	0	0	201.0	299	289	1
隆昌市	0	0	0	237.0	300	296	0
乐山市	13	0	0	197.8	3304	3172	4
市中区	0	0	0	242.0	297	290	3
沙湾区	0	0	0	182.7	308	299	0
五通桥区	0	0	0	147.2	300	293	0
金口河区	0	0	0	218.0	300	280	0
犍为县	0	0	0	184.6	299	286	1
井研县	1	0	0	154.5	300	285	0
夹江县	0	0	0	177.6	300	294	0
沐川县	8	0	0	188.8	300	300	0
峨边县	0	0	0	222.2	300	284	0
马边县	0	0	0	303.2	300	279	0
峨眉山市	0	0	0	247.4	300	282	0
南充市	9	0	0	193.8	2699	2660	1
顺庆区	0	0	0	179.5	300	299	0
高坪区	0	0	0	219.9	300	293	0
嘉陵区	4	0	0	160.4	300	298	0
南部县	0	0	0	197.4	300	299	0
营山县	0	0	0	174.6	300	293	0
蓬安县	1	0	0	226.0	299	290	1
仪陇县	0	0	0	186.2	300	295	0
西充县	4	0	0	233.2	300	298	0
阆中市	0	0	0	167.4	300	295	0

续表 9-5-5（3）

地　区	现症病人数			8～10岁儿童尿碘中位数（μg/L）	居民户碘盐监测		
	甲肿	Ⅱ度甲肿	克汀病		碘盐份数	合格碘盐份数	非碘盐份数
眉山市	8	0	0	228.5	1800	1749	0
东坡区	0	0	0	206.4	300	300	0
彭山区	0	0	0	252.2	300	289	0
仁寿县	3	0	0	250.5	300	300	0
洪雅县	5	0	0	345.4	300	277	0
丹棱县	0	0	0	163.1	300	283	0
青神县	0	0	0	233.5	300	300	0
宜宾市	17	0	0	208.3	2997	2874	3
翠屏区	0	0	0	158.4	300	286	0
南溪区	3	0	0	223.2	300	295	0
叙州区	4	0	0	178.0	297	293	3
江安县	0	0	0	217.5	300	298	0
长宁县	0	0	0	218.6	300	279	0
高　县	5	0	0	337.1	300	291	0
珙　县	0	0	0	196.4	300	285	0
筠连县	0	0	0	183.4	300	273	0
兴文县	0	0	0	196.2	300	291	0
屏山县	5	0	0	208.8	300	283	0
广安市	4	0	0	227.9	1795	1714	5
广安区	0	0	0	246.1	295	267	5
前锋区	2	0	0	278.9	300	289	0
岳池县	2	0	0	298.2	300	287	0
武胜县	0	0	0	189.4	300	288	0
邻水县	0	0	0	223.0	300	290	0
华蓥市	0	0	0	185.0	300	293	0
达州市	14	0	0	219.5	2101	1975	2
通川区	5	0	0	221.2	303	302	0
达川区	1	0	0	240.1	299	274	1
宣汉县	0	0	0	262.7	300	240	0
开江县	0	0	0	235.6	299	282	1
大竹县	0	0	0	203.5	300	294	0
渠　县	0	0	0	175.4	300	284	0
万源市	8	0	0	279.8	300	299	0
雅安市	7	0	0	170.8	2483	2421	3
雨城区	4	0	0	159.0	308	308	0

续表 9-5-5（4）

地　区	现症病人数			8～10岁儿童尿碘中位数（μg/L）	居民户碘盐监测		
	甲肿	Ⅱ度甲肿	克汀病		碘盐份数	合格碘盐份数	非碘盐份数
名山区	0	0	0	157.1	316	315	0
荥经县	0	0	0	181.0	314	295	0
汉源县	0	0	0	256.0	330	322	0
石棉县	0	0	0	178.0	314	309	0
天全县	0	0	0	210.9	300	287	0
芦山县	0	0	0	167.5	304	289	0
宝兴县	3	0	0	138.4	297	296	3
巴中市	13	0	0	233.4	1496	1441	5
巴州区	8	0	0	246.1	300	296	0
恩阳区	5	0	0	267.2	299	292	1
通江县	0	0	0	233.7	297	272	4
南江县	0	0	0	253.2	300	287	0
平昌县	0	0	0	186.0	300	294	0
资阳市	2	0	0	217.4	898	867	2
雁江区	0	0	0	191.9	298	286	2
安岳县	0	0	0	307.7	300	281	0
乐至县	2	0	0	179.3	300	300	0
阿坝州	0	0	0	198.2	3883	3790	2
马尔康市	0	0	0	197.5	238	235	1
汶川县	0	0	0	213.4	300	298	0
理　县	0	0	0	160.4	340	317	0
茂　县	0	0	0	157.0	306	301	0
松潘县	0	0	0	223.7	300	300	0
九寨沟县	0	0	0	204.6	300	300	0
金川县	0	0	0	169.7	300	300	0
小金县	0	0	0	210.0	300	280	0
黑水县	0	0	0	222.5	300	287	0
壤塘县	0	0	0	175.7	300	299	0
阿坝县	0	0	0	216.6	300	300	0
若尔盖县	0	0	0	267.7	299	284	1
红原县	0	0	0	249.7	300	289	0
甘孜州	27	0	0	201.9	5465	5285	9
康定市	7	0	0	203.3	299	292	1
泸定县	0	0	0	208.4	300	295	0

续表 9-5-5（5）

地　区	现症病人数			8～10 岁儿童尿碘中位数（μg/L）	居民户碘盐监测		
	甲肿	Ⅱ度甲肿	克汀病		碘盐份数	合格碘盐份数	非碘盐份数
丹巴县	0	0	0	199.0	300	298	0
九龙县	0	0	0	111.5	300	298	0
雅江县	0	0	0	166.3	299	292	1
道孚县	6	0	0	163.8	300	272	0
炉霍县	3	0	0	159.8	300	300	0
甘孜县	3	0	0	144.1	301	301	0
新龙县	0	0	0	222.9	306	238	0
德格县	0	0	0	179.7	317	313	0
白玉县	0	0	0	223.5	300	299	0
石渠县	8	0	0	237.8	299	296	1
色达县	0	0	0	194.5	300	300	0
理塘县	0	0	0	400.6	300	298	0
巴塘县	0	0	0	190.9	301	301	6
乡城县	0	0	0	299.8	343	328	0
稻城县	0	0	0	162.0	300	295	0
得荣县	0	0	0	338.4	300	269	0
凉山州	5	0	0	183.1	5175	5077	1
西昌市	0	0	0	276.3	300	293	0
会理市	0	0	0	169.1	308	275	1
木里县	0	0	0	199.7	310	310	0
盐源县	0	0	0	184.4	304	299	0
德昌县	0	0	0	173.0	322	307	0
会东县	0	0	0	191.1	300	289	0
宁南县	0	0	0	216.3	300	300	0
普格县	4	0	0	224.7	300	285	0
布拖县	0	0	0	163.0	303	302	0
金阳县	0	0	0	227.1	300	300	0
昭觉县	0	0	0	156.3	300	300	0
喜德县	0	0	0	180.8	319	318	0
冕宁县	0	0	0	155.4	300	298	0
越西县	0	0	0	150.1	308	307	0
甘洛县	0	0	0	160.1	301	301	0
美姑县	1	0	0	209.0	300	296	0
雷波县	0	0	0	296.4	300	297	0

表 9-5-6　2021 年全省登记活动性肺结核患者及成功治疗情况

地　区	登记活动性肺结核患者数	成功治疗数	成功治疗率（%）
总　计	**41641**	**39704**	**95.35**
成都市	5406	5257	97.24
锦江区	342	341	99.71
青羊区	365	365	100.00
金牛区	343	335	97.67
武侯区	645	633	98.14
成华区	291	286	98.28
龙泉驿区	229	226	98.69
青白江区	147	143	97.28
新都区	279	262	93.91
温江区	161	158	98.14
双流区	475	460	96.84
郫都区	292	284	97.26
新津区	99	94	94.95
金堂县	301	288	95.68
大邑县	148	145	97.97
蒲江县	78	76	97.44
都江堰市	194	187	96.39
彭州市	269	261	97.03
邛崃市	222	208	93.69
崇州市	208	203	97.60
简阳市	318	302	94.97
自贡市	1250	1204	96.32
自流井区	186	183	98.39
贡井区	120	116	96.67
大安区	158	155	98.10
沿滩区	139	137	98.56
荣　县	285	269	94.39
富顺县	362	344	95.03
攀枝花市	469	453	96.59
东　区	146	143	97.95
西　区	57	54	94.74
仁和区	100	97	97.00
米易县	83	79	95.18
盐边县	83	80	96.39

续表 9-5-6（1）

地　区	登记活动性肺结核患者数	成功治疗数	成功治疗率（%）
泸州市	2228	2081	93.40
江阳区	302	275	91.06
纳溪区	202	195	96.53
龙马潭区	109	102	93.58
泸　县	252	235	93.25
合江县	436	401	91.97
叙永县	453	433	95.58
古蔺县	474	440	92.83
德阳市	1338	1286	96.11
旌阳区	388	378	97.42
罗江区	35	35	100.00
中江县	486	466	95.88
广汉市	123	113	91.87
什邡市	133	123	92.48
绵竹市	173	171	98.84
绵阳市	1832	1771	96.67
涪城区	339	334	98.53
游仙区	189	184	97.35
安州区	140	133	95.00
三台县	392	380	96.94
盐亭县	181	169	93.37
梓潼县	127	122	96.06
北川县	68	63	92.65
平武县	28	28	100.00
江油市	368	358	97.28
广元市	1436	1396	97.21
利州区	389	381	97.94
昭化区	136	133	97.79
朝天区	102	98	96.08
旺苍县	177	177	100.00
青川县	119	114	95.80
剑阁县	214	200	93.46
苍溪县	299	293	97.99

续表 9-5-6（2）

地　区	登记活动性肺结核患者数	成功治疗数	成功治疗率（%）
遂宁市	1547	1467	94.83
船山区	439	405	92.26
安居区	259	250	96.53
蓬溪县	229	217	94.76
大英县	203	202	99.51
射洪市	417	393	94.24
内江市	1230	1166	94.80
市中区	90	87	96.67
东兴区	275	250	90.91
威远县	252	243	96.43
资中县	309	295	95.47
隆昌市	304	291	95.72
乐山市	1226	1173	95.68
市中区	234	220	94.02
沙湾区	44	42	95.45
五通桥区	67	62	92.54
金口河区	35	33	94.29
犍为县	152	145	95.39
井研县	126	116	92.06
夹江县	106	100	94.34
沐川县	46	46	100.00
峨边县	131	129	98.47
马边县	197	194	98.48
峨眉山市	88	86	97.73
南充市	2668	2602	97.53
顺庆区	303	284	93.73
高坪区	149	143	95.97
嘉陵区	335	330	98.51
南部县	519	507	97.69
营山县	256	253	98.83
蓬安县	238	232	97.48
仪陇县	391	385	98.47
西充县	178	170	95.51
阆中市	299	298	99.67

续表 9-5-6（3）

地　区	登记活动性肺结核患者数	成功治疗数	成功治疗率（%）
眉山市	1225	1185	96.73
东坡区	407	384	94.35
彭山区	131	131	100.00
仁寿县	517	505	97.68
洪雅县	71	69	97.18
丹棱县	51	51	100.00
青神县	48	45	93.75
宜宾市	2513	2354	93.67
翠屏区	409	374	91.44
南溪区	160	154	96.25
叙州区	376	358	95.21
江安县	239	223	93.31
长宁县	270	256	94.81
高　县	259	235	90.73
珙　县	262	248	94.66
筠连县	182	171	93.96
兴文县	211	199	94.31
屏山县	145	136	93.79
广安市	1651	1525	92.37
广安区	416	381	91.59
前锋区	98	91	92.86
岳池县	349	316	90.54
武胜县	240	223	92.92
邻水县	389	362	93.06
华蓥市	159	152	95.60
达州市	2672	2620	98.05
通川区	150	149	99.33
达川区	428	423	98.83
宣汉县	483	479	99.17
开江县	176	167	94.89
大竹县	389	382	98.20
渠　县	558	547	98.03
万源市	488	473	96.93
雅安市	489	458	93.66
雨城区	76	73	96.05

续表 9-5-6（4）

地　区	登记活动性肺结核患者数	成功治疗数	成功治疗率（%）
名山区	59	54	91.53
荥经县	22	20	90.91
汉源县	158	143	90.51
石棉县	86	83	96.51
天全县	40	39	97.50
芦山县	27	26	96.30
宝兴县	21	20	95.24
巴中市	1736	1648	94.93
巴州区	607	557	91.76
恩阳区	113	105	92.92
通江县	346	322	93.06
南江县	246	240	97.56
平昌县	424	424	100.00
资阳市	1016	961	94.59
雁江区	399	385	96.49
安岳县	431	410	95.13
乐至县	186	166	89.25
阿坝州	883	840	95.13
马尔康市	232	206	88.79
汶川县	52	52	100.00
理　县	13	12	92.31
茂　县	50	46	92.00
松潘县	48	48	100.00
九寨沟县	29	29	100.00
金川县	46	43	93.48
小金县	50	50	100.00
黑水县	55	52	94.55
壤塘县	20	19	95.00
阿坝县	139	138	99.28
若尔盖县	91	89	97.80
红原县	58	56	96.55
甘孜州	2162	2079	96.16
康定市	143	136	95.10
泸定县	42	41	97.62

续表 9-5-6（5）

地　区	登记活动性肺结核患者数	成功治疗数	成功治疗率（%）
丹巴县	50	50	100.00
九龙县	45	43	95.56
雅江县	137	134	97.81
道孚县	101	98	97.03
炉霍县	54	54	100.00
甘孜县	118	117	99.15
新龙县	21	21	100.00
德格县	104	88	84.62
白玉县	150	150	100.00
石渠县	230	218	94.78
色达县	288	282	97.92
理塘县	351	340	96.87
巴塘县	116	105	90.52
乡城县	70	64	91.43
稻城县	112	108	96.43
得荣县	30	30	100.00
凉山州	6664	6178	92.71
西昌市	1912	1594	83.37
会理市	137	132	96.35
木里县	103	93	90.29
盐源县	268	256	95.52
德昌县	99	98	98.99
会东县	176	163	92.61
宁南县	178	168	94.38
普格县	479	468	97.70
布拖县	384	368	95.83
金阳县	246	242	98.37
昭觉县	552	538	97.46
喜德县	318	301	94.65
冕宁县	179	163	91.06
越西县	358	355	99.16
甘洛县	370	355	95.95
美姑县	340	337	99.12
雷波县	565	547	96.81

十、居民病伤死亡原因

简要说明

1. 本部分主要介绍我省居民病伤死亡原因，内容各疾病总体和分性别、年龄别死亡率。
2. 本部分数据来源于四川省疾病预防控制中心死因监测点数据（监测点范围见第八章简要说明）。

主要指标解释

性别年龄别死亡率：分性别年龄别计算的死亡率。计算公式为：男（女）性某年龄别死亡率 = 男（女）性某年龄别死亡人数/男（女）性同年龄平均人口数。

表 10-1　2021 年居民年龄别

疾病名称（ICD-10）	合计	1 岁以下	1～4 岁	5～9 岁	10～14 岁	15～19 岁	20～24 岁	25～29 岁	30～34 岁	35～39 岁
总　计	**699.93**	**253.07**	**25.74**	**12.45**	**22.39**	**33.49**	**36.23**	**42.38**	**50.43**	**75.87**
Ⅰ.传染病、母婴疾病和营养缺乏性疾病	22.00	143.28	1.96	0.45	0.77	0.82	1.88	2.47	2.91	4.68
A.传染病和寄生虫病	8.59	4.65	0.90	0.34	0.33	0.47	1.15	1.94	2.48	4.11
1.肺结核	1.45	0.00	0.15	0.00	0.00	0.00	0.10	0.44	0.29	0.48
2.性传播疾病	0.04	0.93	0.00	0.00	0.00	0.00	0.00	0.00	0.00	0.00
a.梅毒	0.02	0.93	0.00	0.00	0.00	0.00	0.00	0.00	0.00	0.00
b.衣原体属	0.00	0.00	0.00	0.00	0.00	0.00	0.00	0.00	0.00	0.00
c.淋病	0.00	0.00	0.00	0.00	0.00	0.00	0.00	0.00	0.00	0.00
d.其他	0.03	0.00	0.00	0.00	0.00	0.00	0.00	0.00	0.00	0.00
3.HIV/AIDS	1.89	0.00	0.00	0.00	0.00	0.00	0.42	0.70	1.53	2.10
4.腹泻性痢疾	0.12	0.93	0.00	0.00	0.00	0.00	0.00	0.09	0.00	0.00
5.好发于儿童期的疾病	0.04	0.00	0.00	0.00	0.00	0.00	0.00	0.09	0.00	0.10
a.百日咳	0.00	0.00	0.00	0.00	0.00	0.00	0.00	0.00	0.00	0.00
b.脊髓灰质炎	0.02	0.00	0.00	0.00	0.00	0.00	0.00	0.09	0.00	0.10
c.白喉	0.00	0.00	0.00	0.00	0.00	0.00	0.00	0.00	0.00	0.00
d.麻疹	0.00	0.00	0.00	0.00	0.00	0.00	0.00	0.00	0.00	0.00
e.破伤风	0.03	0.00	0.00	0.00	0.00	0.00	0.00	0.00	0.00	0.00
6.脑脊髓炎（脑膜炎）	0.21	0.93	0.30	0.11	0.11	0.12	0.10	0.26	0.00	0.38
7.乙型肝炎	3.49	0.00	0.00	0.00	0.00	0.00	0.10	0.18	0.44	0.67
8.丙型肝炎	0.09	0.00	0.00	0.00	0.00	0.00	0.00	0.00	0.00	0.00
9.疟疾	0.01	0.00	0.00	0.00	0.00	0.00	0.10	0.00	0.00	0.00
10.热带病	0.03	0.00	0.00	0.00	0.00	0.00	0.00	0.00	0.00	0.00
a.锥虫病	0.00	0.00	0.00	0.00	0.00	0.00	0.00	0.00	0.00	0.00
b.南美锥虫病	0.00	0.00	0.00	0.00	0.00	0.00	0.00	0.00	0.00	0.00
c.血吸虫病	0.02	0.00	0.00	0.00	0.00	0.00	0.00	0.00	0.00	0.00
d.利什曼病	0.01	0.00	0.00	0.00	0.00	0.00	0.00	0.00	0.00	0.00
e.淋巴性丝虫病	0.00	0.00	0.00	0.00	0.00	0.00	0.00	0.00	0.00	0.00
f.盘尾丝虫病	0.00	0.00	0.00	0.00	0.00	0.00	0.00	0.00	0.00	0.00
11.麻风病	0.00	0.00	0.00	0.00	0.00	0.00	0.00	0.00	0.00	0.00
12.登革热	0.00	0.00	0.00	0.00	0.00	0.00	0.00	0.00	0.00	0.00
13.日本脑炎	0.01	0.00	0.00	0.11	0.00	0.00	0.00	0.00	0.00	0.00
14.沙眼	0.00	0.00	0.00	0.00	0.00	0.00	0.00	0.00	0.00	0.00
15.肠线虫感染	0.01	0.00	0.15	0.00	0.00	0.00	0.00	0.00	0.00	0.00
a.蛔虫病	0.01	0.00	0.15	0.00	0.00	0.00	0.00	0.00	0.00	0.00
b.鞭虫病	0.00	0.00	0.00	0.00	0.00	0.00	0.00	0.00	0.00	0.00
c.钩虫病	0.00	0.00	0.00	0.00	0.00	0.00	0.00	0.00	0.00	0.00
d.其他	0.00	0.00	0.00	0.00	0.00	0.00	0.00	0.00	0.00	0.00
16.其他传染病	1.21	1.86	0.30	0.11	0.22	0.35	0.31	0.18	0.22	0.38
B.呼吸系统感染	9.87	12.10	0.60	0.11	0.33	0.35	0.73	0.44	0.36	0.29
1.下呼吸道感染	9.76	12.10	0.60	0.11	0.33	0.35	0.73	0.44	0.36	0.29
2.上呼吸道感染	0.11	0.00	0.00	0.00	0.00	0.00	0.00	0.00	0.00	0.00
3.中耳炎	0.01	0.00	0.00	0.00	0.00	0.00	0.00	0.00	0.00	0.00

疾病别死亡率（合计）（1/10万）

40～44岁	45～49岁	50～54岁	55～59岁	60～64岁	65～69岁	70～74岁	75～79岁	80～84岁	85岁及以上
121.80	184.34	286.18	451.06	847.62	1238.53	2024.52	3404.85	5868.05	11662.66
7.48	10.30	10.98	12.71	23.01	31.01	47.66	79.92	158.69	416.61
6.12	8.21	8.17	9.25	14.83	18.04	23.00	29.36	36.24	47.31
0.78	1.20	1.38	1.46	2.43	3.77	3.71	5.98	7.89	6.49
0.10	0.05	0.05	0.07	0.00	0.09	0.00	0.00	0.58	0.00
0.00	0.05	0.00	0.00	0.00	0.09	0.00	0.00	0.00	0.00
0.00	0.00	0.00	0.00	0.00	0.00	0.00	0.00	0.00	0.00
0.00	0.00	0.00	0.00	0.00	0.00	0.00	0.00	0.00	0.00
0.10	0.00	0.05	0.07	0.00	0.00	0.00	0.00	0.58	0.00
2.53	2.41	1.75	1.80	1.66	3.68	4.98	4.35	6.72	5.34
0.00	0.05	0.00	0.00	0.26	0.18	0.26	0.72	1.46	1.14
0.10	0.05	0.00	0.00	0.13	0.09	0.00	0.00	0.29	0.38
0.00	0.00	0.00	0.00	0.00	0.00	0.00	0.00	0.00	0.00
0.10	0.00	0.00	0.00	0.00	0.00	0.00	0.00	0.00	0.00
0.00	0.00	0.00	0.00	0.00	0.00	0.00	0.00	0.00	0.00
0.00	0.00	0.00	0.00	0.00	0.00	0.00	0.00	0.00	0.00
0.00	0.05	0.00	0.00	0.13	0.09	0.00	0.00	0.29	0.38
0.10	0.16	0.21	0.20	0.26	0.26	0.38	0.72	0.29	0.00
2.14	3.12	3.77	4.72	8.18	7.53	11.24	12.69	10.52	18.31
0.00	0.27	0.21	0.20	0.13	0.18	0.26	0.00	0.00	0.00
0.00	0.00	0.00	0.00	0.00	0.00	0.00	0.00	0.00	0.00
0.00	0.05	0.00	0.00	0.00	0.09	0.26	0.18	0.00	0.00
0.00	0.00	0.00	0.00	0.00	0.00	0.00	0.00	0.00	0.00
0.00	0.00	0.00	0.00	0.00	0.00	0.00	0.00	0.00	0.00
0.00	0.00	0.00	0.00	0.00	0.09	0.26	0.18	0.00	0.00
0.00	0.05	0.00	0.00	0.00	0.00	0.00	0.00	0.00	0.00
0.00	0.00	0.00	0.00	0.00	0.00	0.00	0.00	0.00	0.00
0.00	0.00	0.00	0.00	0.00	0.00	0.00	0.00	0.00	0.00
0.00	0.00	0.00	0.00	0.00	0.00	0.00	0.00	0.00	0.00
0.00	0.00	0.00	0.00	0.00	0.00	0.00	0.00	0.00	0.00
0.00	0.00	0.00	0.00	0.00	0.00	0.00	0.00	0.00	0.00
0.00	0.00	0.00	0.00	0.00	0.00	0.00	0.00	0.00	0.00
0.00	0.00	0.00	0.00	0.00	0.00	0.00	0.00	0.00	0.00
0.00	0.00	0.00	0.00	0.00	0.00	0.00	0.00	0.00	0.00
0.00	0.00	0.00	0.00	0.00	0.00	0.00	0.00	0.00	0.00
0.00	0.00	0.00	0.00	0.00	0.00	0.00	0.00	0.00	0.00
0.00	0.00	0.00	0.00	0.00	0.00	0.00	0.00	0.00	0.00
0.39	0.82	0.80	0.80	1.79	2.19	1.92	4.71	8.48	15.64
0.97	1.75	2.49	2.99	7.03	10.95	20.70	42.04	96.15	266.67
0.78	1.64	2.39	2.93	7.03	10.95	20.32	41.86	95.57	263.62
0.19	0.11	0.11	0.07	0.00	0.00	0.26	0.18	0.58	2.67
0.00	0.00	0.00	0.00	0.00	0.00	0.13	0.00	0.00	0.38

续表

疾病名称（ICD-10）	合计	1岁以下	1~4岁	5~9岁	10~14岁	15~19岁	20~24岁	25~29岁	30~34岁	35~39岁
C.妊娠、分娩和产褥期并发征	0.02	0.93	0.00	0.00	0.00	0.00	0.00	0.00	0.00	0.19
1.产后出血	0.00	0.00	0.00	0.00	0.00	0.00	0.00	0.00	0.00	0.00
2.产妇败血症	0.00	0.00	0.00	0.00	0.00	0.00	0.00	0.00	0.00	0.00
3.妊娠高血压综合症	0.00	0.00	0.00	0.00	0.00	0.00	0.00	0.00	0.00	0.00
4.阻梗性分娩	0.01	0.00	0.00	0.00	0.00	0.00	0.00	0.00	0.00	0.10
5.流产	0.00	0.00	0.00	0.00	0.00	0.00	0.00	0.00	0.00	0.00
6.其他	0.01	0.93	0.00	0.00	0.00	0.00	0.00	0.00	0.00	0.10
D.起源于围生期的情况	0.78	124.68	0.45	0.00	0.11	0.00	0.00	0.00	0.07	0.10
1.出生低体重	0.22	36.29	0.00	0.00	0.00	0.00	0.00	0.00	0.07	0.00
2.出生产伤和窒息	0.41	66.99	0.15	0.00	0.11	0.00	0.00	0.00	0.00	0.00
3.其他	0.15	21.40	0.30	0.00	0.00	0.00	0.00	0.00	0.00	0.10
E.营养缺乏	2.73	0.93	0.00	0.00	0.00	0.00	0.00	0.09	0.00	0.00
1.蛋白质-能量营养不良	2.21	0.00	0.00	0.00	0.00	0.00	0.00	0.09	0.00	0.00
2.碘缺乏	0.00	0.00	0.00	0.00	0.00	0.00	0.00	0.00	0.00	0.00
3.维生素 A 缺乏病	0.00	0.00	0.00	0.00	0.00	0.00	0.00	0.00	0.00	0.00
4.缺铁性贫血	0.32	0.93	0.00	0.00	0.00	0.00	0.00	0.00	0.00	0.00
5.其他营养病症	0.20	0.00	0.00	0.00	0.00	0.00	0.00	0.00	0.00	0.00
Ⅱ.非传染疾病（慢性病）	619.90	63.27	7.83	4.98	7.94	13.39	13.05	17.18	27.04	48.83
A.恶性肿瘤	174.78	5.58	2.26	1.81	2.43	3.88	5.43	5.55	12.17	20.45
1.唇、口腔和咽恶性肿瘤	4.02	0.00	0.00	0.23	0.00	0.00	0.10	0.09	0.51	1.24
2.食道癌	18.06	0.00	0.00	0.00	0.00	0.12	0.00	0.00	0.22	0.29
3.胃癌	14.31	0.00	0.00	0.00	0.00	0.12	0.21	0.62	1.17	0.76
4.结直肠癌	15.43	0.00	0.00	0.11	0.11	0.23	0.84	0.35	1.09	0.96
5.肝癌	26.31	0.00	0.30	0.00	0.00	0.00	0.84	1.32	3.50	6.02
6.胰腺癌	6.51	0.00	0.00	0.00	0.00	0.00	0.00	0.00	0.51	0.57
7.肺癌	53.24	0.00	0.00	0.00	0.00	0.00	0.42	0.35	1.02	2.39
8.皮肤癌	1.15	0.00	0.00	0.00	0.11	0.00	0.10	0.09	0.15	0.10
9.乳腺癌	3.06	0.00	0.00	0.00	0.00	0.00	0.00	0.26	0.29	1.43
10.子宫颈癌	2.59	0.00	0.00	0.00	0.00	0.00	0.10	0.09	0.29	0.67
11.子宫体癌	1.11	0.00	0.00	0.00	0.00	0.00	0.00	0.09	0.07	0.29
12.卵巢癌	1.55	0.00	0.00	0.00	0.00	0.12	0.00	0.09	0.51	0.29
13.前列腺癌	2.85	0.00	0.00	0.00	0.00	0.00	0.00	0.00	0.07	0.00
14.膀胱癌	2.06	0.00	0.00	0.00	0.00	0.00	0.00	0.00	0.00	0.00
15.淋巴瘤与多发性骨髓瘤	3.59	0.00	0.00	0.00	0.00	0.23	0.21	0.09	0.44	1.24
16.白血病	3.49	1.86	0.75	0.68	0.88	1.88	0.94	1.32	0.66	1.05
17.其他	15.46	3.72	1.20	0.79	1.32	1.17	1.67	0.79	1.68	3.15
B.其他肿瘤	2.28	0.93	0.00	0.11	0.00	0.00	0.00	0.09	0.15	0.29
C.糖尿病	20.16	0.00	0.00	0.00	0.11	0.00	0.42	0.26	0.51	1.34
D.内分泌紊乱	1.51	1.86	0.45	0.00	0.33	0.23	0.21	0.44	0.15	0.67

10-1（1）

40～44岁	45～49岁	50～54岁	55～59岁	60～64岁	65～69岁	70～74岁	75～79岁	80～84岁	85岁及以上
0.00	0.00	0.00	0.00	0.00	0.00	0.00	0.00	0.00	0.00
0.00	0.00	0.00	0.00	0.00	0.00	0.00	0.00	0.00	0.00
0.00	0.00	0.00	0.00	0.00	0.00	0.00	0.00	0.00	0.00
0.00	0.00	0.00	0.00	0.00	0.00	0.00	0.00	0.00	0.00
0.00	0.00	0.00	0.00	0.00	0.00	0.00	0.00	0.00	0.00
0.00	0.00	0.00	0.00	0.00	0.00	0.00	0.00	0.00	0.00
0.00	0.00	0.00	0.00	0.00	0.00	0.00	0.00	0.00	0.00
0.10	0.00	0.00	0.00	0.00	0.00	0.00	0.00	0.00	0.00
0.00	0.00	0.00	0.00	0.00	0.00	0.00	0.00	0.00	0.00
0.00	0.00	0.00	0.00	0.00	0.00	0.00	0.00	0.00	0.00
0.10	0.00	0.00	0.00	0.00	0.00	0.00	0.00	0.00	0.00
0.29	0.33	0.27	0.47	1.15	2.01	3.96	8.52	26.30	102.63
0.10	0.22	0.05	0.33	0.64	1.05	2.56	5.98	21.63	92.32
0.00	0.00	0.00	0.00	0.00	0.00	0.00	0.00	0.00	0.00
0.00	0.00	0.00	0.00	0.00	0.00	0.00	0.00	0.00	0.00
0.00	0.11	0.16	0.13	0.51	0.79	0.89	1.81	2.05	4.96
0.19	0.00	0.05	0.00	0.00	0.18	0.51	0.72	2.63	5.34
86.16	138.33	230.40	384.98	752.39	1123.95	1869.01	3145.71	5396.65	10494.11
35.74	62.21	111.97	188.99	347.95	480.38	661.00	856.60	1047.42	1060.59
1.46	2.52	3.77	4.99	9.71	10.42	13.16	15.95	18.70	16.40
0.19	2.03	7.48	15.31	32.98	55.71	80.63	104.74	134.43	105.30
1.55	3.34	6.21	12.38	27.61	38.81	59.03	82.63	96.44	98.81
2.14	4.93	8.97	13.97	27.10	36.09	52.90	77.92	124.50	135.82
10.98	15.61	23.83	37.00	61.48	71.57	90.34	96.04	111.05	110.26
1.17	2.52	4.30	7.32	13.55	18.75	21.72	35.16	36.53	38.91
6.70	12.92	27.22	56.90	111.72	163.19	221.57	273.09	316.21	312.45
0.39	0.22	0.37	0.53	0.89	2.28	3.07	6.52	9.35	20.22
1.36	3.67	4.62	5.99	6.39	6.48	6.26	8.52	6.43	11.06
1.46	2.19	3.71	4.13	4.73	6.13	7.28	9.60	9.64	6.49
0.19	0.93	1.75	1.80	1.66	2.63	3.96	3.99	3.80	3.05
0.49	1.10	2.65	2.60	2.56	4.56	4.09	5.07	4.09	2.67
0.10	0.05	0.00	0.47	2.43	4.12	8.94	19.93	35.36	52.27
0.19	0.27	0.21	0.87	1.92	3.94	6.52	13.77	22.21	32.43
0.49	1.53	3.34	3.53	7.41	8.32	13.67	18.12	21.04	16.40
2.23	1.81	2.65	3.73	5.50	6.48	11.50	13.77	19.87	13.35
4.66	6.57	10.88	17.50	30.30	40.91	56.35	71.76	77.74	84.69
1.07	0.93	1.43	1.86	3.20	5.26	6.39	11.60	19.29	20.98
1.94	4.16	8.22	14.64	30.04	41.78	69.38	119.42	175.64	236.15
0.39	0.99	0.58	1.66	1.53	2.10	3.58	5.07	11.40	22.13

续表

疾病名称（ICD-10）	合计	1 岁以下	1～4 岁	5～9 岁	10～14 岁	15～19 岁	20～24 岁	25～29 岁	30～34 岁	35～39 岁
E.神经系统和精神障碍疾病	13.27	1.86	1.35	1.36	2.21	2.94	1.46	2.03	1.24	2.01
1.单项精神抑郁	0.07	0.00	0.00	0.00	0.00	0.00	0.00	0.00	0.07	0.00
2.双相情感障碍	0.03	0.00	0.00	0.00	0.00	0.00	0.00	0.00	0.00	0.00
3.精神分裂症	0.45	0.00	0.00	0.00	0.00	0.00	0.00	0.00	0.00	0.10
4.癫痫症	0.79	0.00	0.45	0.45	0.33	0.47	0.21	0.88	0.66	0.86
5.酒精使用所致精神障碍	0.13	0.00	0.00	0.00	0.00	0.00	0.00	0.00	0.07	0.10
6.老年痴呆	7.38	0.00	0.00	0.11	0.00	0.00	0.10	0.00	0.15	0.29
7.帕金森病	1.69	0.00	0.00	0.00	0.00	0.00	0.00	0.00	0.00	0.00
8.多发性硬化	0.01	0.00	0.00	0.00	0.00	0.00	0.00	0.00	0.00	0.00
9.药物使用所致精神障碍	0.06	0.00	0.00	0.00	0.11	0.00	0.00	0.00	0.00	0.00
10.创伤后精神紧张性（精神）障碍	0.01	0.00	0.00	0.00	0.00	0.00	0.00	0.00	0.00	0.00
11.强迫症	0.00	0.00	0.00	0.00	0.00	0.00	0.00	0.00	0.00	0.00
12.惊恐障碍	0.00	0.00	0.00	0.00	0.00	0.00	0.00	0.00	0.00	0.00
13.失眠症	0.00	0.00	0.00	0.00	0.00	0.00	0.00	0.00	0.00	0.00
14.偏头痛	0.00	0.00	0.00	0.00	0.00	0.00	0.00	0.00	0.00	0.00
15.由于铅暴露引起的精神发育障碍	0.05	0.00	0.00	0.00	0.00	0.23	0.00	0.00	0.00	0.00
16.其他	3.23	1.86	0.90	0.79	1.76	2.23	1.15	1.15	0.29	0.67
F.感官疾病	0.02	0.00	0.00	0.00	0.00	0.00	0.00	0.00	0.00	0.00
1.青光眼	0.00	0.00	0.00	0.00	0.00	0.00	0.00	0.00	0.00	0.00
2.白内障	0.00	0.00	0.00	0.00	0.00	0.00	0.00	0.00	0.00	0.00
3.与年龄有关的视觉障碍	0.00	0.00	0.00	0.00	0.00	0.00	0.00	0.00	0.00	0.00
4.成年开始的听力损失	0.00	0.00	0.00	0.00	0.00	0.00	0.00	0.00	0.00	0.00
5.其他	0.02	0.00	0.00	0.00	0.00	0.00	0.00	0.00	0.00	0.00
G.心脑血管疾病	264.26	5.58	0.90	0.68	1.43	3.17	3.34	5.90	8.89	17.58
1.风湿性心脏病	5.83	0.00	0.00	0.00	0.00	0.00	0.10	0.00	0.36	0.57
2.高血压及并发症	17.62	0.00	0.00	0.00	0.00	0.00	0.00	0.26	0.51	0.86
3.缺血性心脏病	93.84	0.00	0.00	0.11	0.22	1.06	1.25	2.03	3.43	5.64
4.脑血管病	135.86	0.93	0.15	0.00	0.55	1.17	1.25	1.85	3.21	8.03
5.炎性心脏病	1.89	2.79	0.60	0.11	0.44	0.47	0.21	0.44	0.44	0.38
6.其他	8.71	0.93	0.15	0.45	0.22	0.47	0.52	1.32	0.95	2.01
H.呼吸系统疾病	110.63	1.86	0.00	0.11	0.33	0.47	0.21	0.35	0.66	1.05
1.COPD 慢性阻塞性肺疾患	103.94	0.00	0.00	0.00	0.00	0.12	0.21	0.00	0.15	0.29
2.哮喘	0.95	0.00	0.00	0.00	0.00	0.12	0.00	0.09	0.15	0.19
3.其他	5.74	1.86	0.00	0.11	0.33	0.23	0.00	0.26	0.36	0.57
I.消化系统疾病	21.48	4.65	0.30	0.11	0.00	0.35	0.94	1.15	2.11	3.63
1.消化性溃疡	3.53	0.00	0.00	0.00	0.00	0.00	0.10	0.00	0.36	0.19
2.肝硬化	7.18	0.00	0.00	0.00	0.00	0.12	0.31	0.70	1.17	1.72
3.阑尾炎	0.10	0.00	0.00	0.00	0.00	0.00	0.00	0.00	0.00	0.00
4.其他	10.67	4.65	0.30	0.11	0.00	0.23	0.52	0.44	0.58	1.72
J.泌尿生殖系统疾病	7.81	0.00	0.15	0.23	0.44	0.70	0.21	0.44	0.73	0.96
1.肾炎和肾病	7.20	0.00	0.15	0.11	0.44	0.70	0.21	0.44	0.66	0.96
2.良性前列腺肥大	0.08	0.00	0.00	0.00	0.00	0.00	0.00	0.00	0.00	0.00
3.其他	0.53	0.00	0.00	0.11	0.00	0.00	0.00	0.00	0.07	0.00

10-1（2）

40～44 岁	45～49 岁	50～54 岁	55～59 岁	60～64 岁	65～69 岁	70～74 岁	75～79 岁	80～84 岁	85 岁及以上
2.62	3.12	4.14	4.33	10.10	13.14	27.60	53.10	118.65	335.34
0.00	0.05	0.16	0.07	0.13	0.18	0.13	0.18	0.29	0.00
0.10	0.11	0.00	0.00	0.00	0.09	0.13	0.18	0.00	0.00
0.39	0.33	0.58	0.47	0.64	1.40	0.64	2.54	1.46	2.67
0.39	0.77	0.96	0.67	1.28	0.88	1.66	1.63	1.75	1.91
0.29	0.16	0.32	0.07	0.26	0.18	0.38	0.18	0.00	0.38
0.10	0.05	0.37	0.87	2.56	4.12	11.37	32.80	86.21	255.61
0.00	0.16	0.27	0.33	1.66	2.80	7.41	9.60	17.24	29.38
0.00	0.00	0.00	0.00	0.13	0.00	0.00	0.00	0.00	0.00
0.19	0.11	0.05	0.07	0.00	0.18	0.00	0.18	0.29	0.00
0.00	0.00	0.00	0.00	0.00	0.00	0.00	0.18	0.00	0.00
0.00	0.00	0.00	0.00	0.00	0.00	0.00	0.00	0.00	0.00
0.00	0.00	0.00	0.00	0.00	0.00	0.00	0.00	0.00	0.00
0.00	0.00	0.00	0.00	0.00	0.00	0.00	0.00	0.00	0.00
0.00	0.00	0.00	0.00	0.00	0.00	0.00	0.00	0.00	0.00
0.00	0.22	0.16	0.00	0.00	0.00	0.00	0.00	0.00	0.00
1.17	1.15	1.27	1.80	3.45	3.59	7.28	9.42	19.29	65.24
0.00	0.00	0.00	0.00	0.00	0.09	0.13	0.00	0.00	0.76
0.00	0.00	0.00	0.00	0.00	0.00	0.00	0.00	0.00	0.00
0.00	0.00	0.00	0.00	0.00	0.00	0.00	0.00	0.00	0.00
0.00	0.00	0.00	0.00	0.00	0.00	0.00	0.00	0.00	0.00
0.00	0.00	0.00	0.00	0.00	0.00	0.00	0.00	0.00	0.00
0.00	0.00	0.00	0.00	0.00	0.09	0.13	0.00	0.00	0.76
30.89	45.34	73.23	120.38	240.70	375.79	712.62	1359.66	2582.60	5630.28
0.68	1.20	2.44	4.46	6.39	10.51	17.12	33.34	43.84	98.81
1.07	2.30	3.40	6.46	12.40	19.88	45.11	89.70	182.07	438.35
11.17	15.06	23.72	38.40	69.92	118.17	219.78	430.57	924.09	2364.58
15.15	22.67	37.57	64.15	137.16	211.55	405.31	758.02	1343.17	2532.06
0.87	0.71	1.11	2.13	2.81	3.94	4.60	8.34	10.52	18.31
1.94	3.23	4.83	4.46	11.50	10.86	19.42	37.15	75.11	167.86
2.72	6.74	12.47	26.55	77.34	148.74	304.75	598.55	1211.08	2666.73
1.26	4.05	9.23	21.49	68.90	137.00	285.97	571.73	1163.44	2545.03
0.39	0.93	0.64	1.26	1.15	1.84	1.92	2.54	7.60	10.68
1.07	1.75	2.60	3.79	7.29	9.90	16.87	24.28	40.04	111.02
7.38	9.20	12.15	17.44	27.36	37.05	52.13	92.06	148.75	371.97
0.58	0.66	0.90	2.86	2.43	5.52	10.35	20.84	32.73	61.04
4.57	5.59	7.64	9.65	16.36	19.18	18.66	24.65	24.84	36.62
0.00	0.00	0.00	0.00	0.00	0.00	0.51	0.54	1.46	2.29
2.23	2.96	3.61	4.92	8.56	12.35	22.62	46.03	89.72	272.01
2.14	3.56	4.25	6.32	10.99	13.84	24.92	37.87	58.74	98.05
2.14	3.50	4.14	5.99	10.87	13.31	23.51	33.52	52.90	83.93
0.00	0.00	0.00	0.00	0.00	0.00	0.00	0.18	1.46	3.05
0.00	0.05	0.11	0.33	0.13	0.53	1.41	4.17	4.38	11.06

续表

疾病名称（ICD-10）	合计	1 岁以下	1～4 岁	5～9 岁	10～14 岁	15～19 岁	20～24 岁	25～29 岁	30～34 岁	35～39 岁
K.皮肤病	0.29	0.00	0.00	0.00	0.00	0.00	0.00	0.00	0.00	0.00
L.肌肉骨骼和结缔组织疾病	2.47	0.00	0.00	0.00	0.11	0.35	0.21	0.35	0.15	0.29
1.风湿性关节炎	0.98	0.00	0.00	0.00	0.00	0.00	0.00	0.00	0.00	0.00
2.骨关节炎	0.02	0.00	0.00	0.00	0.00	0.00	0.00	0.00	0.00	0.00
3.痛风	0.22	0.00	0.00	0.00	0.00	0.00	0.00	0.09	0.00	0.00
4.腰痛	0.02	0.00	0.00	0.00	0.00	0.00	0.00	0.00	0.00	0.00
5.其他	1.22	0.00	0.00	0.00	0.11	0.35	0.21	0.26	0.15	0.29
M.先天异常	0.92	40.94	2.41	0.57	0.55	1.29	0.63	0.62	0.29	0.57
1.腹壁缺损	0.00	0.00	0.00	0.00	0.00	0.00	0.00	0.00	0.00	0.00
2.无脑畸形	0.00	0.00	0.00	0.00	0.00	0.00	0.00	0.00	0.00	0.00
3.肛门直肠闭锁	0.00	0.00	0.00	0.00	0.00	0.00	0.00	0.00	0.00	0.00
4.唇裂	0.00	0.00	0.00	0.00	0.00	0.00	0.00	0.00	0.00	0.00
5.腭裂	0.00	0.00	0.00	0.00	0.00	0.00	0.00	0.00	0.00	0.00
6.食管闭锁	0.01	1.86	0.00	0.00	0.00	0.00	0.00	0.00	0.00	0.00
7.肾发育不全	0.01	0.00	0.00	0.00	0.00	0.00	0.10	0.00	0.00	0.00
8.唐氏综合征	0.02	0.93	0.00	0.00	0.11	0.00	0.00	0.00	0.00	0.00
9.先天性心脏异常	0.66	22.33	1.81	0.57	0.22	1.06	0.21	0.62	0.29	0.57
10.脊柱裂	0.00	0.00	0.00	0.00	0.00	0.00	0.00	0.00	0.00	0.00
11.其他	0.22	15.82	0.60	0.00	0.22	0.23	0.31	0.00	0.00	0.00
N.口腔疾病	0.04	0.00	0.00	0.00	0.00	0.00	0.00	0.00	0.00	0.00
1.龋齿	0.00	0.00	0.00	0.00	0.00	0.00	0.00	0.00	0.00	0.00
2.牙周病	0.00	0.00	0.00	0.00	0.00	0.00	0.00	0.00	0.00	0.00
3.无牙症	0.00	0.00	0.00	0.00	0.00	0.00	0.00	0.00	0.00	0.00
4.其他	0.04	0.00	0.00	0.00	0.00	0.00	0.00	0.00	0.00	0.00
Ⅲ.损伤	53.21	40.01	15.20	6.34	13.24	18.33	20.04	21.58	19.46	21.21
A.意外	45.79	39.08	14.75	6.00	10.15	13.39	13.57	15.77	14.72	16.72
1.道路交通事故	12.14	2.79	3.16	1.58	1.88	4.70	5.74	6.43	6.05	6.21
2.中毒	2.40	0.00	0.30	0.23	0.33	0.59	1.46	1.76	1.60	1.53
3.跌倒	19.68	0.93	2.56	1.13	0.88	2.47	1.98	2.64	2.40	4.11
4.火灾	0.45	0.00	0.00	0.23	0.11	0.23	0.00	0.00	0.07	0.19
5.淹死	4.90	0.93	6.17	2.38	6.29	4.70	3.24	2.11	2.19	1.43
6.其他	6.23	34.43	2.56	0.45	0.66	0.70	1.15	2.82	2.40	3.25
B.故意	7.10	0.93	0.45	0.34	3.09	4.82	6.16	5.55	4.59	4.01
1.自害	6.73	0.00	0.15	0.23	2.87	4.82	5.85	5.37	3.94	3.44
2.暴力	0.31	0.93	0.30	0.11	0.22	0.00	0.31	0.09	0.29	0.48
3.战争	0.00	0.00	0.00	0.00	0.00	0.00	0.00	0.00	0.00	0.00
4.其他	0.07	0.00	0.00	0.00	0.00	0.00	0.00	0.09	0.36	0.10

10-1（3）

40～44岁	45～49岁	50～54岁	55～59岁	60～64岁	65～69岁	70～74岁	75～79岁	80～84岁	85岁及以上
0.10	0.22	0.21	0.13	0.13	0.53	0.26	1.27	2.34	6.49
0.58	1.37	1.06	1.53	2.94	4.56	5.75	10.15	19.87	42.73
0.00	0.16	0.11	0.27	1.79	2.01	2.94	5.26	9.94	16.79
0.00	0.00	0.00	0.00	0.00	0.09	0.00	0.00	0.29	0.76
0.00	0.16	0.11	0.20	0.26	0.44	0.64	0.54	2.05	3.43
0.00	0.00	0.00	0.00	0.00	0.00	0.00	0.36	0.58	0.00
0.58	1.04	0.85	1.06	0.89	2.01	2.17	3.81	7.01	21.75
0.58	0.49	0.69	0.93	0.13	0.61	0.38	0.18	0.88	1.53
0.00	0.00	0.00	0.00	0.00	0.00	0.00	0.00	0.00	0.00
0.00	0.00	0.00	0.00	0.00	0.00	0.00	0.00	0.00	0.00
0.00	0.00	0.00	0.00	0.00	0.00	0.00	0.00	0.00	0.00
0.00	0.00	0.00	0.00	0.00	0.00	0.00	0.00	0.00	0.00
0.00	0.00	0.00	0.00	0.00	0.00	0.00	0.00	0.00	0.00
0.00	0.00	0.00	0.00	0.00	0.00	0.00	0.00	0.00	0.00
0.00	0.00	0.00	0.00	0.00	0.00	0.00	0.00	0.29	0.00
0.00	0.05	0.00	0.00	0.00	0.00	0.00	0.00	0.00	0.00
0.49	0.38	0.69	0.67	0.13	0.35	0.38	0.00	0.58	1.14
0.00	0.00	0.00	0.00	0.00	0.00	0.00	0.00	0.00	0.00
0.10	0.05	0.00	0.27	0.00	0.26	0.00	0.18	0.00	0.38
0.00	0.00	0.00	0.20	0.00	0.09	0.13	0.18	0.00	0.38
0.00	0.00	0.00	0.00	0.00	0.00	0.00	0.00	0.00	0.00
0.00	0.00	0.00	0.00	0.00	0.00	0.00	0.00	0.00	0.00
0.00	0.00	0.00	0.00	0.00	0.00	0.00	0.00	0.00	0.00
0.00	0.00	0.00	0.20	0.00	0.09	0.13	0.18	0.00	0.38
26.13	33.24	42.08	49.84	68.26	80.50	100.94	164.91	284.36	628.72
20.79	28.48	35.08	41.46	56.12	66.92	87.02	141.53	260.10	609.65
7.28	11.28	13.64	16.77	23.65	25.05	25.56	30.44	36.53	24.03
2.82	2.52	3.18	2.73	3.71	3.33	4.34	5.80	4.97	8.39
4.95	8.21	9.87	11.98	16.11	23.74	36.93	71.94	159.86	445.98
0.58	0.11	0.16	0.13	0.13	0.26	1.41	1.81	3.51	8.77
1.94	2.19	3.45	3.79	6.01	8.58	10.99	15.77	17.83	24.03
3.21	4.16	4.78	6.06	6.52	5.96	7.79	15.77	37.41	98.43
4.95	4.27	6.85	7.99	11.50	13.14	13.42	22.65	23.67	18.69
4.27	3.89	6.16	7.72	11.50	12.88	13.29	21.75	23.67	17.93
0.58	0.27	0.58	0.27	0.00	0.26	0.13	0.91	0.00	0.76
0.00	0.00	0.00	0.00	0.00	0.00	0.00	0.00	0.00	0.00
0.10	0.11	0.11	0.00	0.00	0.00	0.00	0.00	0.00	0.00

表 10-2 2021 年居民年龄别

疾病名称（ICD-10）	合计	1 岁以下	1～4 岁	5～9 岁	10～14 岁	15～19 岁	20～24 岁	25～29 岁	30～34 岁	35～39 岁
总　计	**809.58**	**241.51**	**32.54**	**14.64**	**27.22**	**41.44**	**49.09**	**57.49**	**70.77**	**108.68**
Ⅰ.传染病、母婴疾病和营养缺乏性疾病	26.63	134.17	2.32	0.66	0.64	0.45	2.02	3.40	4.07	5.95
A.传染病和寄生虫病	12.12	3.58	1.16	0.44	0.21	0.23	1.41	2.89	3.93	5.57
1.肺结核	2.39	0.00	0.00	0.00	0.00	0.00	0.20	0.85	0.56	0.37
2.性传播疾病	0.02	0.00	0.00	0.00	0.00	0.00	0.00	0.00	0.00	0.00
a.梅毒	0.02	0.00	0.00	0.00	0.00	0.00	0.00	0.00	0.00	0.00
b.衣原体属	0.00	0.00	0.00	0.00	0.00	0.00	0.00	0.00	0.00	0.00
c.淋病	0.00	0.00	0.00	0.00	0.00	0.00	0.00	0.00	0.00	0.00
d.其他	0.00	0.00	0.00	0.00	0.00	0.00	0.00	0.00	0.00	0.00
3.HIV/AIDS	3.05	0.00	0.00	0.00	0.00	0.00	0.81	1.19	2.25	3.34
4.腹泻性痢疾	0.14	1.79	0.00	0.00	0.00	0.00	0.00	0.17	0.00	0.00
5.好发于儿童期的疾病	0.05	0.00	0.00	0.00	0.00	0.00	0.00	0.17	0.00	0.19
a.百日咳	0.00	0.00	0.00	0.00	0.00	0.00	0.00	0.00	0.00	0.00
b.脊髓灰质炎	0.03	0.00	0.00	0.00	0.00	0.00	0.00	0.17	0.00	0.19
c.白喉	0.00	0.00	0.00	0.00	0.00	0.00	0.00	0.00	0.00	0.00
d.麻疹	0.00	0.00	0.00	0.00	0.00	0.00	0.00	0.00	0.00	0.00
e.破伤风	0.02	0.00	0.00	0.00	0.00	0.00	0.00	0.00	0.00	0.00
6.脑脊髓炎（脑膜炎）	0.21	1.79	0.29	0.22	0.00	0.23	0.00	0.17	0.00	0.37
7.乙型肝炎	4.64	0.00	0.00	0.00	0.00	0.00	0.00	0.34	0.70	0.74
8.丙型肝炎	0.15	0.00	0.00	0.00	0.00	0.00	0.00	0.00	0.00	0.00
9.疟疾	0.01	0.00	0.00	0.00	0.00	0.00	0.20	0.00	0.00	0.00
10.热带病	0.04	0.00	0.00	0.00	0.00	0.00	0.00	0.00	0.00	0.00
a.锥虫病	0.00	0.00	0.00	0.00	0.00	0.00	0.00	0.00	0.00	0.00
b.南美锥虫病	0.00	0.00	0.00	0.00	0.00	0.00	0.00	0.00	0.00	0.00
c.血吸虫病	0.03	0.00	0.00	0.00	0.00	0.00	0.00	0.00	0.00	0.00
d.利什曼病	0.01	0.00	0.00	0.00	0.00	0.00	0.00	0.00	0.00	0.00
e.淋巴性丝虫病	0.00	0.00	0.00	0.00	0.00	0.00	0.00	0.00	0.00	0.00
f.盘尾丝虫病	0.00	0.00	0.00	0.00	0.00	0.00	0.00	0.00	0.00	0.00
11.麻风病	0.00	0.00	0.00	0.00	0.00	0.00	0.00	0.00	0.00	0.00
12.登革热	0.00	0.00	0.00	0.00	0.00	0.00	0.00	0.00	0.00	0.00
13.日本脑炎	0.00	0.00	0.00	0.00	0.00	0.00	0.00	0.00	0.00	0.00
14.沙眼	0.00	0.00	0.00	0.00	0.00	0.00	0.00	0.00	0.00	0.00
15.肠线虫感染	0.01	0.00	0.29	0.00	0.00	0.00	0.00	0.00	0.00	0.00
a.蛔虫病	0.01	0.00	0.29	0.00	0.00	0.00	0.00	0.00	0.00	0.00
b.鞭虫病	0.00	0.00	0.00	0.00	0.00	0.00	0.00	0.00	0.00	0.00
c.钩虫病	0.00	0.00	0.00	0.00	0.00	0.00	0.00	0.00	0.00	0.00
d.其他	0.00	0.00	0.00	0.00	0.00	0.00	0.00	0.00	0.00	0.00
16.其他传染病	1.39	0.00	0.58	0.22	0.21	0.00	0.20	0.00	0.42	0.56
B.呼吸系统感染	11.31	5.37	0.58	0.22	0.43	0.23	0.61	0.34	0.14	0.19
1.下呼吸道感染	11.20	5.37	0.58	0.22	0.43	0.23	0.61	0.34	0.14	0.19
2.上呼吸道感染	0.10	0.00	0.00	0.00	0.00	0.00	0.00	0.00	0.00	0.00
3.中耳炎	0.01	0.00	0.00	0.00	0.00	0.00	0.00	0.00	0.00	0.00

疾病别死亡率（男性）（1/10万）

40～44岁	45～49岁	50～54岁	55～59岁	60～64岁	65～69岁	70～74岁	75～79岁	80～84岁	85岁及以上
166.68	249.15	391.49	629.62	1199.40	1674.23	2602.11	4146.34	6835.82	12653.78
10.49	16.15	17.38	19.10	30.97	44.81	65.51	101.80	198.68	475.75
8.39	13.26	13.22	14.29	20.56	26.75	32.11	38.17	51.39	67.19
1.53	1.71	2.50	2.60	4.21	6.38	5.96	10.85	14.41	10.90
0.00	0.11	0.00	0.00	0.00	0.18	0.00	0.00	0.00	0.00
0.00	0.11	0.00	0.00	0.00	0.18	0.00	0.00	0.00	0.00
0.00	0.00	0.00	0.00	0.00	0.00	0.00	0.00	0.00	0.00
0.00	0.00	0.00	0.00	0.00	0.00	0.00	0.00	0.00	0.00
0.00	0.00	0.00	0.00	0.00	0.00	0.00	0.00	0.00	0.00
3.24	3.74	3.02	2.73	2.97	5.67	8.55	7.86	13.79	11.80
0.00	0.11	0.00	0.00	0.50	0.00	0.26	0.75	1.88	1.82
0.19	0.11	0.00	0.00	0.00	0.00	0.00	0.00	0.63	0.00
0.00	0.00	0.00	0.00	0.00	0.00	0.00	0.00	0.00	0.00
0.19	0.00	0.00	0.00	0.00	0.00	0.00	0.00	0.00	0.00
0.00	0.00	0.00	0.00	0.00	0.00	0.00	0.00	0.00	0.00
0.00	0.00	0.00	0.00	0.00	0.00	0.00	0.00	0.00	0.00
0.00	0.11	0.00	0.00	0.00	0.00	0.00	0.00	0.63	0.00
0.19	0.11	0.31	0.13	0.00	0.18	0.26	1.50	0.00	0.00
2.67	5.67	6.14	7.54	11.15	10.98	14.50	11.23	11.28	18.16
0.00	0.53	0.31	0.26	0.00	0.35	0.52	0.00	0.00	0.00
0.00	0.00	0.00	0.00	0.00	0.00	0.00	0.00	0.00	0.00
0.00	0.11	0.00	0.00	0.00	0.18	0.26	0.37	0.00	0.00
0.00	0.00	0.00	0.00	0.00	0.00	0.00	0.00	0.00	0.00
0.00	0.00	0.00	0.00	0.00	0.00	0.00	0.00	0.00	0.00
0.00	0.00	0.00	0.00	0.00	0.18	0.26	0.37	0.00	0.00
0.00	0.11	0.00	0.00	0.00	0.00	0.00	0.00	0.00	0.00
0.00	0.00	0.00	0.00	0.00	0.00	0.00	0.00	0.00	0.00
0.00	0.00	0.00	0.00	0.00	0.00	0.00	0.00	0.00	0.00
0.00	0.00	0.00	0.00	0.00	0.00	0.00	0.00	0.00	0.00
0.00	0.00	0.00	0.00	0.00	0.00	0.00	0.00	0.00	0.00
0.00	0.00	0.00	0.00	0.00	0.00	0.00	0.00	0.00	0.00
0.00	0.00	0.00	0.00	0.00	0.00	0.00	0.00	0.00	0.00
0.00	0.00	0.00	0.00	0.00	0.00	0.00	0.00	0.00	0.00
0.00	0.00	0.00	0.00	0.00	0.00	0.00	0.00	0.00	0.00
0.00	0.00	0.00	0.00	0.00	0.00	0.00	0.00	0.00	0.00
0.00	0.00	0.00	0.00	0.00	0.00	0.00	0.00	0.00	0.00
0.00	0.00	0.00	0.00	0.00	0.00	0.00	0.00	0.00	0.00
0.57	1.07	0.94	1.04	1.73	2.83	1.81	5.61	9.40	24.51
1.53	2.57	3.75	4.03	8.67	15.94	29.00	54.64	121.59	315.05
1.14	2.57	3.54	4.03	8.67	15.94	28.48	54.27	121.59	312.33
0.38	0.00	0.21	0.00	0.00	0.00	0.52	0.37	0.00	1.82
0.00	0.00	0.00	0.00	0.00	0.00	0.00	0.00	0.00	0.91

续表

疾病名称（ICD-10）	合计	1 岁以下	1 ~ 4 岁	5 ~ 9 岁	10 ~ 14 岁	15 ~ 19 岁	20 ~ 24 岁	25 ~ 29 岁	30 ~ 34 岁	35 ~ 39 岁
C.妊娠、分娩和产褥期并发症	0.00	0.00	0.00	0.00	0.00	0.00	0.00	0.00	0.00	0.00
1.产后出血	0.00	0.00	0.00	0.00	0.00	0.00	0.00	0.00	0.00	0.00
2.产妇败血症	0.00	0.00	0.00	0.00	0.00	0.00	0.00	0.00	0.00	0.00
3.妊娠高血压综合征	0.00	0.00	0.00	0.00	0.00	0.00	0.00	0.00	0.00	0.00
4.阻梗性分娩	0.00	0.00	0.00	0.00	0.00	0.00	0.00	0.00	0.00	0.00
5.流产	0.00	0.00	0.00	0.00	0.00	0.00	0.00	0.00	0.00	0.00
6.其他	0.00	0.00	0.00	0.00	0.00	0.00	0.00	0.00	0.00	0.00
D.起源于围生期的情况	0.79	123.44	0.58	0.00	0.00	0.00	0.00	0.00	0.00	0.19
1.出生低体重	0.25	41.15	0.00	0.00	0.00	0.00	0.00	0.00	0.00	0.00
2.出生产伤和窒息	0.35	55.46	0.29	0.00	0.00	0.00	0.00	0.00	0.00	0.00
3.其他	0.20	26.83	0.29	0.00	0.00	0.00	0.00	0.00	0.00	0.19
E.营养缺乏	2.39	1.79	0.00	0.00	0.00	0.00	0.00	0.17	0.00	0.00
1.蛋白质-能量营养不良	1.88	0.00	0.00	0.00	0.00	0.00	0.00	0.17	0.00	0.00
2.碘缺乏	0.00	0.00	0.00	0.00	0.00	0.00	0.00	0.00	0.00	0.00
3.维生素 A 缺乏病	0.00	0.00	0.00	0.00	0.00	0.00	0.00	0.00	0.00	0.00
4.缺铁性贫血	0.35	1.79	0.00	0.00	0.00	0.00	0.00	0.00	0.00	0.00
5.其他营养病症	0.16	0.00	0.00	0.00	0.00	0.00	0.00	0.00	0.00	0.00
Ⅱ.非传染疾病（慢性病）	713.27	60.82	9.01	4.81	8.51	17.57	16.56	23.30	37.07	67.44
A.恶性肿瘤	228.56	8.94	2.61	2.40	2.34	4.28	6.46	6.80	14.88	25.27
1.唇、口腔和咽恶性肿瘤	5.81	0.00	0.00	0.22	0.00	0.00	0.20	0.00	0.84	1.49
2.食道癌	28.15	0.00	0.00	0.00	0.00	0.00	0.00	0.00	0.42	0.56
3.胃癌	19.83	0.00	0.00	0.00	0.00	0.23	0.20	0.68	1.26	0.93
4.结直肠癌	18.39	0.00	0.00	0.22	0.21	0.45	1.21	0.51	1.26	1.11
5.肝癌	37.49	0.00	0.58	0.00	0.00	0.00	0.61	2.38	6.18	10.03
6.胰腺癌	7.52	0.00	0.00	0.00	0.00	0.00	0.00	0.00	0.28	0.93
7.肺癌	75.14	0.00	0.00	0.00	0.00	0.00	0.40	0.68	1.12	3.53
8.皮肤癌	1.15	0.00	0.00	0.00	0.00	0.00	0.20	0.00	0.14	0.19
9.乳腺癌	0.11	0.00	0.00	0.00	0.00	0.00	0.00	0.00	0.00	0.00
10.子宫颈癌	0.00	0.00	0.00	0.00	0.00	0.00	0.00	0.00	0.00	0.00
11.子宫体癌	0.00	0.00	0.00	0.00	0.00	0.00	0.00	0.00	0.00	0.00
12.卵巢癌	0.00	0.00	0.00	0.00	0.00	0.00	0.00	0.00	0.00	0.00
13.前列腺癌	5.58	0.00	0.00	0.00	0.00	0.00	0.00	0.00	0.14	0.00
14.膀胱癌	3.19	0.00	0.00	0.00	0.00	0.00	0.00	0.00	0.00	0.00
15.淋巴瘤与多发性骨髓瘤	4.30	0.00	0.00	0.00	0.00	0.45	0.20	0.00	0.42	1.86
16.白血病	3.80	3.58	0.87	1.31	0.43	1.80	1.62	1.53	0.98	1.49
17.其他	18.08	5.37	1.16	0.66	1.70	1.35	1.82	1.02	1.83	3.16
B.其他肿瘤	2.42	0.00	0.00	0.22	0.00	0.00	0.00	0.17	0.14	0.37
C.糖尿病	19.05	0.00	0.00	0.00	0.21	0.00	0.40	0.34	0.70	1.67
D.内分泌紊乱	1.64	1.79	0.29	0.00	0.64	0.23	0.20	0.34	0.28	0.56

10-2（1）

40～44岁	45～49岁	50～54岁	55～59岁	60～64岁	65～69岁	70～74岁	75～79岁	80～84岁	85岁及以上
0.00	0.00	0.00	0.00	0.00	0.00	0.00	0.00	0.00	0.00
0.00	0.00	0.00	0.00	0.00	0.00	0.00	0.00	0.00	0.00
0.00	0.00	0.00	0.00	0.00	0.00	0.00	0.00	0.00	0.00
0.00	0.00	0.00	0.00	0.00	0.00	0.00	0.00	0.00	0.00
0.00	0.00	0.00	0.00	0.00	0.00	0.00	0.00	0.00	0.00
0.00	0.00	0.00	0.00	0.00	0.00	0.00	0.00	0.00	0.00
0.00	0.00	0.00	0.00	0.00	0.00	0.00	0.00	0.00	0.00
0.19	0.00	0.00	0.00	0.00	0.00	0.00	0.00	0.00	0.00
0.00	0.00	0.00	0.00	0.00	0.00	0.00	0.00	0.00	0.00
0.00	0.00	0.00	0.00	0.00	0.00	0.00	0.00	0.00	0.00
0.19	0.00	0.00	0.00	0.00	0.00	0.00	0.00	0.00	0.00
0.38	0.32	0.31	0.78	1.73	2.13	4.40	8.98	25.70	93.52
0.00	0.32	0.00	0.52	0.99	0.89	2.85	6.36	21.94	84.44
0.00	0.00	0.00	0.00	0.00	0.00	0.00	0.00	0.00	0.00
0.00	0.00	0.00	0.00	0.00	0.00	0.00	0.00	0.00	0.00
0.00	0.00	0.21	0.26	0.74	0.89	1.04	1.87	1.88	6.36
0.38	0.00	0.10	0.00	0.00	0.35	0.52	0.75	1.88	2.72
118.43	179.22	310.30	532.28	1065.85	1527.57	2394.44	3832.72	6296.83	11473.47
40.81	73.25	144.90	259.90	505.18	682.84	905.00	1154.57	1423.32	1444.51
1.53	4.06	6.45	7.41	14.37	15.94	20.46	24.70	23.19	20.88
0.19	3.74	13.01	26.64	56.74	95.12	132.06	162.43	208.70	155.26
1.72	3.64	9.06	18.19	42.61	62.35	87.78	114.90	136.00	131.65
1.91	5.88	9.78	16.89	35.18	47.83	68.10	98.43	154.80	169.78
16.97	24.59	39.24	59.39	94.15	103.27	124.81	125.75	142.27	150.72
1.53	3.10	6.25	9.88	17.34	22.50	24.86	38.92	43.24	40.86
7.25	16.47	39.14	88.89	177.39	249.93	323.16	394.09	446.86	433.08
0.19	0.32	0.62	0.91	1.24	3.19	3.37	8.61	5.64	16.34
0.00	0.00	0.00	0.00	0.00	0.35	1.29	0.75	0.00	0.91
0.00	0.00	0.00	0.00	0.00	0.00	0.00	0.00	0.00	0.00
0.00	0.00	0.00	0.00	0.00	0.00	0.00	0.00	0.00	0.00
0.00	0.00	0.00	0.00	0.00	0.00	0.00	0.00	0.00	0.00
0.19	0.11	0.00	0.91	4.71	8.33	18.13	41.17	75.84	123.48
0.00	0.32	0.31	1.17	2.97	7.62	10.10	21.33	39.48	58.11
0.57	1.60	4.27	4.16	11.15	10.80	16.83	19.46	27.58	19.07
2.29	1.50	3.44	2.99	6.44	6.38	11.65	16.47	26.95	18.16
6.48	7.91	13.32	22.48	40.88	49.24	62.41	87.58	92.76	106.23
1.33	0.43	1.25	2.47	3.72	6.73	8.03	12.35	18.18	26.33
3.05	5.45	10.51	17.80	33.70	40.56	63.96	113.77	162.95	226.98
0.57	1.07	0.52	2.21	2.48	2.48	4.14	6.74	11.28	23.61

续表

疾病名称（ICD-10）	合计	1 岁以下	1 ~ 4 岁	5 ~ 9 岁	10 ~ 14 岁	15 ~ 19 岁	20 ~ 24 岁	25 ~ 29 岁	30 ~ 34 岁	35 ~ 39 岁
E.神经系统和精神障碍疾病	12.95	1.79	2.03	1.31	2.55	4.28	2.22	2.89	1.97	3.16
1.单项精神抑郁	0.07	0.00	0.00	0.00	0.00	0.00	0.00	0.00	0.14	0.00
2.双相情感障碍	0.05	0.00	0.00	0.00	0.00	0.00	0.00	0.00	0.00	0.00
3.精神分裂症	0.40	0.00	0.00	0.00	0.00	0.00	0.00	0.00	0.00	0.00
4.癫痫症	1.07	0.00	0.87	0.44	0.64	0.23	0.20	1.02	0.98	1.67
5.酒精使用所致精神障碍	0.25	0.00	0.00	0.00	0.00	0.00	0.00	0.00	0.14	0.19
6.老年痴呆	6.26	0.00	0.00	0.22	0.00	0.00	0.20	0.00	0.14	0.37
7.帕金森病	1.79	0.00	0.00	0.00	0.00	0.00	0.00	0.00	0.00	0.00
8.多发性硬化	0.00	0.00	0.00	0.00	0.00	0.00	0.00	0.00	0.00	0.00
9.药物使用所致精神障碍	0.04	0.00	0.00	0.00	0.00	0.00	0.00	0.00	0.00	0.00
10.创伤后精神紧张性（精神）障碍	0.01	0.00	0.00	0.00	0.00	0.00	0.00	0.00	0.00	0.00
11.强迫症	0.00	0.00	0.00	0.00	0.00	0.00	0.00	0.00	0.00	0.00
12.惊恐障碍	0.00	0.00	0.00	0.00	0.00	0.00	0.00	0.00	0.00	0.00
13.失眠症	0.00	0.00	0.00	0.00	0.00	0.00	0.00	0.00	0.00	0.00
14.偏头痛	0.00	0.00	0.00	0.00	0.00	0.00	0.00	0.00	0.00	0.00
15.由于铅暴露引起的精神发育障碍	0.08	0.00	0.00	0.00	0.00	0.45	0.00	0.00	0.00	0.00
16.其他	3.44	1.79	1.16	0.66	1.91	3.60	1.82	1.87	0.56	0.93
F.感官疾病	0.02	0.00	0.00	0.00	0.00	0.00	0.00	0.00	0.00	0.00
1.青光眼	0.00	0.00	0.00	0.00	0.00	0.00	0.00	0.00	0.00	0.00
2.白内障	0.00	0.00	0.00	0.00	0.00	0.00	0.00	0.00	0.00	0.00
3.与年龄有关的视觉障碍	0.00	0.00	0.00	0.00	0.00	0.00	0.00	0.00	0.00	0.00
4.成年开始的听力损失	0.00	0.00	0.00	0.00	0.00	0.00	0.00	0.00	0.00	0.00
5.其他	0.02	0.00	0.00	0.00	0.00	0.00	0.00	0.00	0.00	0.00
G.心脑血管疾病	278.38	1.79	1.45	0.44	1.49	4.05	5.66	9.19	13.06	27.12
1.风湿性心脏病	4.72	0.00	0.00	0.00	0.00	0.00	0.20	0.00	0.42	0.93
2.高血压及并发症	17.92	0.00	0.00	0.00	0.00	0.00	0.00	0.51	0.70	1.67
3.缺血性心脏病	94.93	0.00	0.00	0.00	0.43	1.13	2.22	3.06	5.62	9.10
4.脑血管病	147.74	1.79	0.29	0.00	0.64	1.58	2.02	2.89	4.21	10.96
5.炎性心脏病	2.30	0.00	1.16	0.00	0.43	0.68	0.40	0.85	0.70	0.74
6.其他	10.22	0.00	0.00	0.44	0.00	0.68	0.81	1.87	1.40	3.53
H.呼吸系统疾病	131.25	1.79	0.00	0.22	0.43	0.90	0.20	0.17	0.98	1.30
1.COPD 慢性阻塞性肺疾患	122.30	0.00	0.00	0.00	0.00	0.23	0.20	0.00	0.14	0.37
2.哮喘	1.10	0.00	0.00	0.00	0.00	0.23	0.00	0.00	0.14	0.37
3.其他	7.85	1.79	0.00	0.22	0.43	0.45	0.00	0.17	0.70	0.56
I.消化系统疾病	26.26	3.58	0.58	0.00	0.00	0.23	0.81	2.04	3.51	6.13
1.消化性溃疡	4.33	0.00	0.00	0.00	0.00	0.00	0.20	0.00	0.56	0.37
2.肝硬化	10.72	0.00	0.00	0.00	0.00	0.00	0.40	1.36	2.11	2.97
3.阑尾炎	0.08	0.00	0.00	0.00	0.00	0.00	0.00	0.00	0.00	0.00
4.其他	11.13	3.58	0.58	0.00	0.00	0.23	0.20	0.68	0.84	2.79
J.泌尿生殖系统疾病	9.30	0.00	0.00	0.00	0.43	0.90	0.00	0.51	0.98	1.30
1.肾炎和肾病	8.46	0.00	0.00	0.00	0.43	0.90	0.00	0.51	0.84	1.30
2.良性前列腺肥大	0.15	0.00	0.00	0.00	0.00	0.00	0.00	0.00	0.00	0.00
3.其他	0.69	0.00	0.00	0.00	0.00	0.00	0.00	0.00	0.14	0.00

10-2（2）

40～44岁	45～49岁	50～54岁	55～59岁	60～64岁	65～69岁	70～74岁	75～79岁	80～84岁	85岁及以上
3.24	3.53	5.73	5.59	13.38	13.28	31.85	55.39	122.21	311.42
0.00	0.11	0.10	0.00	0.25	0.00	0.26	0.00	0.63	0.00
0.00	0.21	0.00	0.00	0.00	0.18	0.26	0.37	0.00	0.00
0.00	0.64	0.62	0.52	0.74	1.24	0.26	2.25	0.63	2.72
0.76	0.86	1.35	0.91	1.24	1.42	2.33	1.87	3.13	1.82
0.57	0.32	0.62	0.13	0.50	0.35	0.52	0.37	0.00	0.91
0.19	0.00	0.21	1.30	2.97	4.43	13.46	29.94	81.48	234.25
0.00	0.11	0.31	0.52	2.97	2.30	8.29	11.98	21.31	29.96
0.00	0.00	0.00	0.00	0.00	0.00	0.00	0.00	0.00	0.00
0.38	0.00	0.00	0.13	0.00	0.18	0.00	0.00	0.00	0.00
0.00	0.00	0.00	0.00	0.00	0.00	0.00	0.37	0.00	0.00
0.00	0.00	0.00	0.00	0.00	0.00	0.00	0.00	0.00	0.00
0.00	0.00	0.00	0.00	0.00	0.00	0.00	0.00	0.00	0.00
0.00	0.00	0.00	0.00	0.00	0.00	0.00	0.00	0.00	0.00
0.00	0.00	0.00	0.00	0.00	0.00	0.00	0.00	0.00	0.00
0.00	0.21	0.31	0.00	0.00	0.00	0.00	0.00	0.00	0.00
1.33	1.07	2.19	2.08	4.46	3.54	8.55	10.48	22.56	59.02
0.00	0.00	0.00	0.00	0.00	0.18	0.00	0.00	0.00	0.91
0.00	0.00	0.00	0.00	0.00	0.00	0.00	0.00	0.00	0.00
0.00	0.00	0.00	0.00	0.00	0.00	0.00	0.00	0.00	0.00
0.00	0.00	0.00	0.00	0.00	0.00	0.00	0.00	0.00	0.00
0.00	0.00	0.00	0.00	0.00	0.00	0.00	0.00	0.00	0.00
0.00	0.00	0.00	0.00	0.00	0.18	0.00	0.00	0.00	0.91
50.16	63.20	101.70	166.47	330.01	478.61	849.85	1523.58	2775.82	5711.77
0.95	0.96	2.39	4.03	5.70	9.57	14.50	31.44	28.83	85.35
1.53	3.31	4.79	9.88	18.09	22.32	53.08	96.56	196.17	447.61
19.83	21.49	33.10	54.58	97.62	149.32	249.88	474.55	931.96	2356.98
23.84	31.76	52.36	88.63	189.04	274.20	498.72	867.52	1522.97	2589.41
1.14	0.96	1.46	2.47	3.72	6.20	5.70	9.73	11.28	19.97
2.86	4.38	7.29	6.50	15.36	15.41	26.67	41.17	81.48	201.56
3.81	9.52	19.15	40.16	118.18	226.37	424.92	796.41	1507.30	3179.56
1.91	5.56	13.95	32.23	105.05	207.60	398.25	755.99	1443.38	3022.49
0.38	1.18	0.73	1.82	1.73	1.77	2.33	3.74	7.52	13.62
1.53	2.78	4.48	6.11	11.40	17.00	24.34	36.68	56.41	143.45
12.21	15.72	19.78	26.77	42.12	54.20	69.66	111.90	171.10	371.34
0.95	1.07	1.35	4.81	3.96	8.15	15.02	25.07	40.74	67.19
8.01	10.05	13.32	15.33	27.50	29.40	24.86	32.56	30.71	48.12
0.00	0.00	0.00	0.00	0.00	0.00	0.52	0.00	1.25	2.72
3.24	4.60	5.10	6.63	10.65	16.65	29.26	54.27	98.40	253.31
1.91	4.49	5.20	8.06	13.13	16.65	30.30	45.28	84.61	133.47
1.91	4.49	5.10	7.93	12.88	16.30	28.22	38.92	73.95	107.14
0.00	0.00	0.00	0.00	0.00	0.00	0.00	0.37	3.13	7.26
0.00	0.00	0.10	0.13	0.25	0.35	2.07	5.99	7.52	19.07

续表

疾病名称（ICD-10）	合计	1 岁以下	1～4 岁	5～9 岁	10～14 岁	15～19 岁	20～24 岁	25～29 岁	30～34 岁	35～39 岁
K.皮肤病	0.22	0.00	0.00	0.00	0.00	0.00	0.00	0.00	0.00	0.00
L.肌肉骨骼和结缔组织疾病	2.21	0.00	0.00	0.00	0.00	0.45	0.20	0.17	0.00	0.00
1.风湿性关节炎	0.74	0.00	0.00	0.00	0.00	0.00	0.00	0.00	0.00	0.00
2.骨关节炎	0.03	0.00	0.00	0.00	0.00	0.00	0.00	0.00	0.00	0.00
3.痛风	0.39	0.00	0.00	0.00	0.00	0.00	0.00	0.17	0.00	0.00
4.腰痛	0.03	0.00	0.00	0.00	0.00	0.00	0.00	0.00	0.00	0.00
5.其他	1.00	0.00	0.00	0.00	0.00	0.45	0.20	0.00	0.00	0.00
M.先天异常	0.96	41.15	2.03	0.22	0.43	2.25	0.40	0.68	0.56	0.56
1.腹壁缺损	0.00	0.00	0.00	0.00	0.00	0.00	0.00	0.00	0.00	0.00
2.无脑畸形	0.00	0.00	0.00	0.00	0.00	0.00	0.00	0.00	0.00	0.00
3.肛门直肠闭锁	0.00	0.00	0.00	0.00	0.00	0.00	0.00	0.00	0.00	0.00
4.唇裂	0.00	0.00	0.00	0.00	0.00	0.00	0.00	0.00	0.00	0.00
5.腭裂	0.00	0.00	0.00	0.00	0.00	0.00	0.00	0.00	0.00	0.00
6.食管闭锁	0.02	3.58	0.00	0.00	0.00	0.00	0.00	0.00	0.00	0.00
7.肾发育不全	0.02	0.00	0.00	0.00	0.00	0.00	0.20	0.00	0.00	0.00
8.唐氏综合征	0.02	0.00	0.00	0.00	0.21	0.00	0.00	0.00	0.00	0.00
9.先天性心脏异常	0.64	21.47	1.16	0.22	0.00	1.80	0.20	0.68	0.56	0.56
10.脊柱裂	0.00	0.00	0.00	0.00	0.00	0.00	0.00	0.00	0.00	0.00
11.其他	0.25	16.10	0.87	0.00	0.21	0.45	0.00	0.00	0.00	0.00
N.口腔疾病	0.05	0.00	0.00	0.00	0.00	0.00	0.00	0.00	0.00	0.00
1.龋齿	0.00	0.00	0.00	0.00	0.00	0.00	0.00	0.00	0.00	0.00
2.牙周病	0.00	0.00	0.00	0.00	0.00	0.00	0.00	0.00	0.00	0.00
3.无牙症	0.00	0.00	0.00	0.00	0.00	0.00	0.00	0.00	0.00	0.00
4.其他	0.05	0.00	0.00	0.00	0.00	0.00	0.00	0.00	0.00	0.00
Ⅲ.损伤	64.24	44.72	20.04	8.52	17.65	21.85	28.69	29.09	28.08	33.44
A.意外	55.83	44.72	19.46	7.87	14.67	16.67	20.40	22.28	22.33	27.68
1.道路交通事故	16.29	1.79	4.36	2.62	2.13	5.63	8.48	9.53	8.71	9.10
2.中毒	3.56	0.00	0.00	0.44	0.64	0.45	1.82	1.87	2.39	2.60
3.跌倒	22.05	0.00	2.61	1.09	0.85	2.70	2.83	3.57	3.65	7.62
4.火灾	0.62	0.00	0.00	0.44	0.00	0.00	0.00	0.00	0.14	0.37
5.淹死	5.82	1.79	9.30	2.62	9.99	6.98	5.25	3.23	3.23	2.04
6.其他	7.49	41.15	3.20	0.66	1.06	0.90	2.02	4.08	4.21	5.95
B.故意	8.00	0.00	0.58	0.66	2.98	4.96	8.08	6.46	5.62	5.02
1.自害	7.54	0.00	0.29	0.44	2.55	4.96	7.68	6.12	4.49	4.46
2.暴力	0.33	0.00	0.29	0.22	0.43	0.00	0.40	0.17	0.42	0.37
3.战争	0.00	0.00	0.00	0.00	0.00	0.00	0.00	0.00	0.00	0.00
4.其他	0.13	0.00	0.00	0.00	0.00	0.00	0.00	0.17	0.70	0.19

10-2（3）

40～44岁	45～49岁	50～54岁	55～59岁	60～64岁	65～69岁	70～74岁	75～79岁	80～84岁	85岁及以上
0.00	0.32	0.21	0.00	0.25	0.18	0.52	1.87	3.13	0.91
0.38	1.39	0.73	1.56	3.47	4.96	6.21	10.85	16.30	39.95
0.00	0.21	0.00	0.13	1.49	1.95	2.59	5.99	6.89	9.99
0.00	0.00	0.00	0.00	0.00	0.18	0.00	0.00	0.00	1.82
0.00	0.32	0.21	0.39	0.50	0.89	1.29	1.12	2.51	7.26
0.00	0.00	0.00	0.00	0.00	0.00	0.00	0.75	0.63	0.00
0.38	0.86	0.52	1.04	1.49	1.95	2.33	2.62	6.27	20.88
0.95	0.86	0.62	0.91	0.25	0.35	0.00	0.00	0.63	1.82
0.00	0.00	0.00	0.00	0.00	0.00	0.00	0.00	0.00	0.00
0.00	0.00	0.00	0.00	0.00	0.00	0.00	0.00	0.00	0.00
0.00	0.00	0.00	0.00	0.00	0.00	0.00	0.00	0.00	0.00
0.00	0.00	0.00	0.00	0.00	0.00	0.00	0.00	0.00	0.00
0.00	0.00	0.00	0.00	0.00	0.00	0.00	0.00	0.00	0.00
0.00	0.00	0.00	0.00	0.00	0.00	0.00	0.00	0.00	0.00
0.00	0.00	0.00	0.00	0.00	0.00	0.00	0.00	0.63	0.00
0.00	0.11	0.00	0.00	0.00	0.00	0.00	0.00	0.00	0.00
0.76	0.64	0.62	0.52	0.25	0.00	0.00	0.00	0.00	0.91
0.00	0.00	0.00	0.00	0.00	0.00	0.00	0.00	0.00	0.00
0.19	0.11	0.00	0.39	0.00	0.35	0.00	0.00	0.00	0.91
0.00	0.00	0.00	0.39	0.00	0.18	0.00	0.00	0.00	0.91
0.00	0.00	0.00	0.00	0.00	0.00	0.00	0.00	0.00	0.00
0.00	0.00	0.00	0.00	0.00	0.00	0.00	0.00	0.00	0.00
0.00	0.00	0.00	0.00	0.00	0.00	0.00	0.00	0.00	0.00
0.00	0.00	0.00	0.39	0.00	0.18	0.00	0.00	0.00	0.91
34.90	49.62	59.64	73.03	96.13	97.60	132.84	196.11	308.35	585.61
29.56	43.52	52.57	62.38	79.78	85.20	117.56	165.42	283.29	562.91
9.92	16.04	18.74	23.78	30.47	31.35	35.73	41.54	47.01	31.78
4.00	4.38	5.62	4.42	6.69	5.14	5.18	8.23	5.64	10.90
7.25	13.26	16.03	19.62	24.28	33.30	52.05	81.96	170.47	407.66
0.76	0.11	0.21	0.26	0.25	0.35	2.07	2.99	4.39	15.43
2.48	2.46	4.37	5.33	7.93	7.09	12.43	15.34	16.92	23.61
5.15	7.27	7.60	8.97	10.16	7.97	10.10	15.34	38.86	73.54
4.77	5.24	6.97	10.01	15.36	12.22	14.50	30.69	23.82	21.79
4.20	4.70	6.45	9.75	15.36	11.87	14.24	29.19	23.82	20.88
0.38	0.32	0.31	0.26	0.00	0.35	0.26	1.50	0.00	0.91
0.00	0.00	0.00	0.00	0.00	0.00	0.00	0.00	0.00	0.00
0.19	0.21	0.21	0.00	0.00	0.00	0.00	0.00	0.00	0.00

表 10-3　2021 年居民年龄别

疾病名称（ICD-10）	合计	1 岁以下	1～4 岁	5～9 岁	10～14 岁	15～19 岁	20～24 岁	25～29 岁	30～34 岁	35～39 岁
总　计	586.04	265.61	18.43	10.10	17.19	24.81	22.47	26.13	28.48	41.12
Ⅰ.传染病，母婴疾病和营养缺乏性疾病	17.19	153.16	1.56	0.23	0.92	1.23	1.73	1.46	1.67	3.34
A.传染病和寄生虫病	4.93	5.82	0.62	0.23	0.46	0.74	0.86	0.91	0.91	2.56
1.肺结核	0.47	0.00	0.31	0.00	0.00	0.00	0.00	0.00	0.00	0.59
2.性传播疾病	0.07	1.94	0.00	0.00	0.00	0.00	0.00	0.00	0.00	0.00
a.梅毒	0.01	1.94	0.00	0.00	0.00	0.00	0.00	0.00	0.00	0.00
b.衣原体属	0.00	0.00	0.00	0.00	0.00	0.00	0.00	0.00	0.00	0.00
c.淋病	0.00	0.00	0.00	0.00	0.00	0.00	0.00	0.00	0.00	0.00
d.其他	0.06	0.00	0.00	0.00	0.00	0.00	0.00	0.00	0.00	0.00
3.HIV/AIDS	0.68	0.00	0.00	0.00	0.00	0.00	0.00	0.18	0.76	0.79
4.腹泻性痢疾	0.09	0.00	0.00	0.00	0.00	0.00	0.00	0.00	0.00	0.00
5.好发于儿童期的疾病	0.03	0.00	0.00	0.00	0.00	0.00	0.00	0.00	0.00	0.00
a.百日咳	0.00	0.00	0.00	0.00	0.00	0.00	0.00	0.00	0.00	0.00
b.脊髓灰质炎	0.00	0.00	0.00	0.00	0.00	0.00	0.00	0.00	0.00	0.00
c.白喉	0.00	0.00	0.00	0.00	0.00	0.00	0.00	0.00	0.00	0.00
d.麻疹	0.00	0.00	0.00	0.00	0.00	0.00	0.00	0.00	0.00	0.00
e.破伤风	0.03	0.00	0.00	0.00	0.00	0.00	0.00	0.00	0.00	0.00
6.脑脊髓炎（脑膜炎）	0.21	0.00	0.31	0.00	0.23	0.00	0.22	0.37	0.00	0.39
7.乙型肝炎	2.30	0.00	0.00	0.00	0.00	0.00	0.22	0.00	0.15	0.59
8.丙型肝炎	0.03	0.00	0.00	0.00	0.00	0.00	0.00	0.00	0.00	0.00
9.疟疾	0.00	0.00	0.00	0.00	0.00	0.00	0.00	0.00	0.00	0.00
10.热带病	0.01	0.00	0.00	0.00	0.00	0.00	0.00	0.00	0.00	0.00
a.锥虫病	0.00	0.00	0.00	0.00	0.00	0.00	0.00	0.00	0.00	0.00
b.南美锥虫病	0.00	0.00	0.00	0.00	0.00	0.00	0.00	0.00	0.00	0.00
c.血吸虫病	0.01	0.00	0.00	0.00	0.00	0.00	0.00	0.00	0.00	0.00
d.利什曼病	0.00	0.00	0.00	0.00	0.00	0.00	0.00	0.00	0.00	0.00
e.淋巴性丝虫病	0.00	0.00	0.00	0.00	0.00	0.00	0.00	0.00	0.00	0.00
f.盘尾丝虫病	0.00	0.00	0.00	0.00	0.00	0.00	0.00	0.00	0.00	0.00
11.麻风病	0.00	0.00	0.00	0.00	0.00	0.00	0.00	0.00	0.00	0.00
12.登革热	0.00	0.00	0.00	0.00	0.00	0.00	0.00	0.00	0.00	0.00
13.日本脑炎	0.01	0.00	0.00	0.23	0.00	0.00	0.00	0.00	0.00	0.00
14.沙眼	0.00	0.00	0.00	0.00	0.00	0.00	0.00	0.00	0.00	0.00
15.肠线虫感染	0.00	0.00	0.00	0.00	0.00	0.00	0.00	0.00	0.00	0.00
a.蛔虫病	0.00	0.00	0.00	0.00	0.00	0.00	0.00	0.00	0.00	0.00
b.鞭虫病	0.00	0.00	0.00	0.00	0.00	0.00	0.00	0.00	0.00	0.00
c.钩虫病	0.00	0.00	0.00	0.00	0.00	0.00	0.00	0.00	0.00	0.00
d.其他	0.00	0.00	0.00	0.00	0.00	0.00	0.00	0.00	0.00	0.00
16.其他传染病	1.02	3.88	0.00	0.00	0.23	0.74	0.43	0.37	0.00	0.20
B.呼吸系统感染	8.38	19.39	0.62	0.00	0.23	0.49	0.86	0.55	0.61	0.39
1.下呼吸道感染	8.25	19.39	0.62	0.00	0.23	0.49	0.86	0.55	0.61	0.39
2.上呼吸道感染	0.11	0.00	0.00	0.00	0.00	0.00	0.00	0.00	0.00	0.00
3.中耳炎	0.01	0.00	0.00	0.00	0.00	0.00	0.00	0.00	0.00	0.00

疾病别死亡率（女性）(1/10 万)

40 ~ 44 岁	45 ~ 49 岁	50 ~ 54 岁	55 ~ 59 岁	60 ~ 64 岁	65 ~ 69 岁	70 ~ 74 岁	75 ~ 79 岁	80 ~ 84 岁	85 岁及以上
75.22	116.29	176.66	263.65	472.69	812.25	1461.84	2708.77	5022.49	10944.38
4.36	4.15	4.33	6.00	14.52	17.50	30.27	59.38	123.76	373.74
3.76	2.92	2.92	3.96	8.71	9.53	14.13	21.08	23.00	32.90
0.00	0.67	0.22	0.27	0.53	1.21	1.51	1.41	2.19	3.29
0.20	0.00	0.11	0.14	0.00	0.00	0.00	0.00	1.10	0.00
0.00	0.00	0.00	0.00	0.00	0.00	0.00	0.00	0.00	0.00
0.00	0.00	0.00	0.00	0.00	0.00	0.00	0.00	0.00	0.00
0.00	0.00	0.00	0.00	0.00	0.00	0.00	0.00	0.00	0.00
0.20	0.00	0.11	0.14	0.00	0.00	0.00	0.00	1.10	0.00
1.78	1.01	0.43	0.82	0.26	1.73	1.51	1.05	0.55	0.66
0.00	0.00	0.00	0.00	0.00	0.35	0.25	0.70	1.10	0.66
0.00	0.00	0.00	0.00	0.26	0.17	0.00	0.00	0.00	0.66
0.00	0.00	0.00	0.00	0.00	0.00	0.00	0.00	0.00	0.00
0.00	0.00	0.00	0.00	0.00	0.00	0.00	0.00	0.00	0.00
0.00	0.00	0.00	0.00	0.00	0.00	0.00	0.00	0.00	0.00
0.00	0.00	0.00	0.00	0.00	0.00	0.00	0.00	0.00	0.00
0.00	0.00	0.00	0.00	0.26	0.17	0.00	0.00	0.00	0.66
0.00	0.22	0.11	0.27	0.53	0.35	0.50	0.00	0.55	0.00
1.58	0.45	1.30	1.77	5.02	4.16	8.07	14.05	9.86	18.42
0.00	0.00	0.11	0.14	0.26	0.00	0.00	0.00	0.00	0.00
0.00	0.00	0.00	0.00	0.00	0.00	0.00	0.00	0.00	0.00
0.00	0.00	0.00	0.00	0.00	0.00	0.25	0.00	0.00	0.00
0.00	0.00	0.00	0.00	0.00	0.00	0.00	0.00	0.00	0.00
0.00	0.00	0.00	0.00	0.00	0.00	0.00	0.00	0.00	0.00
0.00	0.00	0.00	0.00	0.00	0.00	0.25	0.00	0.00	0.00
0.00	0.00	0.00	0.00	0.00	0.00	0.00	0.00	0.00	0.00
0.00	0.00	0.00	0.00	0.00	0.00	0.00	0.00	0.00	0.00
0.00	0.00	0.00	0.00	0.00	0.00	0.00	0.00	0.00	0.00
0.00	0.00	0.00	0.00	0.00	0.00	0.00	0.00	0.00	0.00
0.00	0.00	0.00	0.00	0.00	0.00	0.00	0.00	0.00	0.00
0.00	0.00	0.00	0.00	0.00	0.00	0.00	0.00	0.00	0.00
0.00	0.00	0.00	0.00	0.00	0.00	0.00	0.00	0.00	0.00
0.00	0.00	0.00	0.00	0.00	0.00	0.00	0.00	0.00	0.00
0.00	0.00	0.00	0.00	0.00	0.00	0.00	0.00	0.00	0.00
0.00	0.00	0.00	0.00	0.00	0.00	0.00	0.00	0.00	0.00
0.00	0.00	0.00	0.00	0.00	0.00	0.00	0.00	0.00	0.00
0.00	0.00	0.00	0.00	0.00	0.00	0.00	0.00	0.00	0.00
0.20	0.56	0.65	0.55	1.85	1.56	2.02	3.86	7.67	9.21
0.40	0.90	1.19	1.91	5.28	6.07	12.61	30.21	73.92	231.61
0.40	0.67	1.19	1.77	5.28	6.07	12.36	30.21	72.83	228.32
0.00	0.22	0.00	0.14	0.00	0.00	0.00	0.00	1.10	3.29
0.00	0.00	0.00	0.00	0.00	0.00	0.25	0.00	0.00	0.00

续表

疾病名称（ICD-10）	合计	1岁以下	1～4岁	5～9岁	10～14岁	15～19岁	20～24岁	25～29岁	30～34岁	35～39岁
C.妊娠、分娩和产褥期并发症	0.03	1.94	0.00	0.00	0.00	0.00	0.00	0.00	0.00	0.39
1.产后出血	0.00	0.00	0.00	0.00	0.00	0.00	0.00	0.00	0.00	0.00
2.产妇败血症	0.00	0.00	0.00	0.00	0.00	0.00	0.00	0.00	0.00	0.00
3.妊娠高血压综合征	0.00	0.00	0.00	0.00	0.00	0.00	0.00	0.00	0.00	0.00
4.阻梗性分娩	0.01	0.00	0.00	0.00	0.00	0.00	0.00	0.00	0.00	0.20
5.流产	0.00	0.00	0.00	0.00	0.00	0.00	0.00	0.00	0.00	0.00
6.其他	0.02	1.94	0.00	0.00	0.00	0.00	0.00	0.00	0.00	0.20
D.起源于围生期的情况	0.77	126.02	0.31	0.00	0.23	0.00	0.00	0.00	0.15	0.00
1.出生低体重	0.19	31.02	0.00	0.00	0.00	0.00	0.00	0.00	0.15	0.00
2.出生产伤和窒息	0.47	79.49	0.00	0.00	0.23	0.00	0.00	0.00	0.00	0.00
3.其他	0.10	15.51	0.31	0.00	0.00	0.00	0.00	0.00	0.00	0.00
E.营养缺乏	3.08	0.00	0.00	0.00	0.00	0.00	0.00	0.00	0.00	0.00
1.蛋白质-能量营养不良	2.54	0.00	0.00	0.00	0.00	0.00	0.00	0.00	0.00	0.00
2.碘缺乏	0.00	0.00	0.00	0.00	0.00	0.00	0.00	0.00	0.00	0.00
3.维生素A缺乏病	0.00	0.00	0.00	0.00	0.00	0.00	0.00	0.00	0.00	0.00
4.缺铁性贫血	0.29	0.00	0.00	0.00	0.00	0.00	0.00	0.00	0.00	0.00
5.其他营养病症	0.24	0.00	0.00	0.00	0.00	0.00	0.00	0.00	0.00	0.00
Ⅱ.非传染疾病（慢性病）	522.92	65.92	6.56	5.17	7.33	8.84	9.29	10.60	16.21	29.12
A.恶性肿瘤	118.91	1.94	1.87	1.17	2.52	3.44	4.32	4.20	9.24	15.35
1.唇、口腔和咽恶性肿瘤	2.15	0.00	0.00	0.23	0.00	0.00	0.00	0.18	0.15	0.98
2.食道癌	7.58	0.00	0.00	0.00	0.00	0.25	0.00	0.00	0.00	0.00
3.胃癌	8.57	0.00	0.00	0.00	0.00	0.00	0.22	0.55	1.06	0.59
4.结直肠癌	12.36	0.00	0.00	0.00	0.00	0.00	0.43	0.18	0.91	0.79
5.肝癌	14.69	0.00	0.00	0.00	0.00	0.00	1.08	0.18	0.61	1.77
6.胰腺癌	5.45	0.00	0.00	0.00	0.00	0.00	0.00	0.00	0.76	0.20
7.肺癌	30.49	0.00	0.00	0.00	0.00	0.00	0.43	0.00	0.91	1.18
8.皮肤癌	1.14	0.00	0.00	0.00	0.23	0.00	0.00	0.18	0.15	0.00
9.乳腺癌	6.12	0.00	0.00	0.00	0.00	0.00	0.00	0.55	0.61	2.95
10.子宫颈癌	5.28	0.00	0.00	0.00	0.00	0.00	0.22	0.18	0.61	1.38
11.子宫体癌	2.27	0.00	0.00	0.00	0.00	0.00	0.00	0.18	0.15	0.59
12.卵巢癌	3.15	0.00	0.00	0.00	0.00	0.25	0.00	0.18	1.06	0.59
13.前列腺癌	0.01	0.00	0.00	0.00	0.00	0.00	0.00	0.00	0.00	0.00
14.膀胱癌	0.89	0.00	0.00	0.00	0.00	0.00	0.00	0.00	0.00	0.00
15.淋巴瘤与多发性骨髓瘤	2.86	0.00	0.00	0.00	0.00	0.00	0.22	0.18	0.45	0.59
16.白血病	3.17	0.00	0.62	0.00	1.38	1.96	0.22	1.10	0.30	0.59
17.其他	12.73	1.94	1.25	0.94	0.92	0.98	1.51	0.55	1.51	3.15
B.其他肿瘤	2.14	1.94	0.00	0.00	0.00	0.00	0.00	0.00	0.15	0.20
C.糖尿病	21.30	0.00	0.00	0.00	0.00	0.00	0.43	0.18	0.30	0.98
D.内分泌紊乱	1.38	1.94	0.62	0.00	0.00	0.25	0.22	0.55	0.00	0.79

10-3（1）

40～44 岁	45～49 岁	50～54 岁	55～59 岁	60～64 岁	65～69 岁	70～74 岁	75～79 岁	80～84 岁	85 岁及以上
0.00	0.00	0.00	0.00	0.00	0.00	0.00	0.00	0.00	0.00
0.00	0.00	0.00	0.00	0.00	0.00	0.00	0.00	0.00	0.00
0.00	0.00	0.00	0.00	0.00	0.00	0.00	0.00	0.00	0.00
0.00	0.00	0.00	0.00	0.00	0.00	0.00	0.00	0.00	0.00
0.00	0.00	0.00	0.00	0.00	0.00	0.00	0.00	0.00	0.00
0.00	0.00	0.00	0.00	0.00	0.00	0.00	0.00	0.00	0.00
0.00	0.00	0.00	0.00	0.00	0.00	0.00	0.00	0.00	0.00
0.00	0.00	0.00	0.00	0.00	0.00	0.00	0.00	0.00	0.00
0.00	0.00	0.00	0.00	0.00	0.00	0.00	0.00	0.00	0.00
0.00	0.00	0.00	0.00	0.00	0.00	0.00	0.00	0.00	0.00
0.00	0.00	0.00	0.00	0.00	0.00	0.00	0.00	0.00	0.00
0.20	0.34	0.22	0.14	0.53	1.91	3.53	8.08	26.83	109.23
0.20	0.11	0.11	0.14	0.26	1.21	2.27	5.62	21.36	98.04
0.00	0.00	0.00	0.00	0.00	0.00	0.00	0.00	0.00	0.00
0.00	0.00	0.00	0.00	0.00	0.00	0.00	0.00	0.00	0.00
0.00	0.22	0.11	0.00	0.26	0.69	0.76	1.76	2.19	3.95
0.00	0.00	0.00	0.00	0.00	0.00	0.50	0.70	3.29	7.24
52.66	95.42	147.32	230.37	418.29	729.07	1357.15	2500.78	4610.16	9784.34
30.49	50.63	77.72	114.57	180.36	282.30	423.29	576.89	718.99	782.35
1.39	0.90	0.97	2.46	4.75	5.03	6.05	7.73	14.78	13.16
0.20	0.22	1.73	3.41	7.66	17.16	30.52	50.59	69.54	69.09
1.39	3.03	3.25	6.27	11.62	15.77	31.03	52.35	61.88	75.01
2.38	3.93	8.12	10.91	18.48	24.61	38.09	58.67	98.02	111.20
4.75	6.17	7.79	13.50	26.67	40.55	56.76	68.16	83.78	80.93
0.79	1.91	2.27	4.64	9.51	15.08	18.67	31.62	30.67	37.51
6.14	9.20	14.83	23.32	41.72	78.33	122.60	159.50	202.06	225.03
0.59	0.11	0.11	0.14	0.53	1.39	2.77	4.57	12.59	23.03
2.77	7.52	9.42	12.28	13.20	12.48	11.10	15.81	12.05	18.42
2.97	4.49	7.58	8.46	9.77	12.13	14.38	18.62	18.07	11.19
0.40	1.91	3.57	3.68	3.43	5.20	7.82	7.73	7.12	5.26
0.99	2.25	5.41	5.32	5.28	9.01	8.07	9.84	7.67	4.61
0.00	0.00	0.00	0.00	0.00	0.00	0.00	0.00	0.00	0.66
0.40	0.22	0.11	0.55	0.79	0.35	3.03	6.68	7.12	13.82
0.40	1.46	2.38	2.86	3.43	5.89	10.59	16.86	15.33	14.48
2.18	2.13	1.84	4.50	4.49	6.59	11.35	11.24	13.69	9.87
2.77	5.16	8.33	12.28	19.01	32.75	50.45	56.92	64.62	69.09
0.79	1.46	1.62	1.23	2.64	3.81	4.79	10.89	20.26	17.11
0.79	2.81	5.85	11.32	26.14	42.98	74.67	124.72	186.73	242.80
0.20	0.90	0.65	1.09	0.53	1.73	3.03	3.51	11.50	21.06

续表

疾病名称（ICD-10）	合计	1岁以下	1～4岁	5～9岁	10～14岁	15～19岁	20～24岁	25～29岁	30～34岁	35～39岁
E.神经系统和精神障碍疾病	13.60	1.94	0.62	1.41	1.83	1.47	0.65	1.10	0.45	0.79
1.单项精神抑郁	0.07	0.00	0.00	0.00	0.00	0.00	0.00	0.00	0.00	0.00
2.双相情感障碍	0.01	0.00	0.00	0.00	0.00	0.00	0.00	0.00	0.00	0.00
3.精神分裂症	0.50	0.00	0.00	0.00	0.00	0.00	0.00	0.00	0.00	0.20
4.癫痫症	0.51	0.00	0.00	0.47	0.00	0.74	0.22	0.73	0.30	0.00
5.酒精使用所致精神障碍	0.01	0.00	0.00	0.00	0.00	0.00	0.00	0.00	0.00	0.00
6.老年痴呆	8.55	0.00	0.00	0.00	0.00	0.00	0.00	0.00	0.15	0.20
7.帕金森病	1.59	0.00	0.00	0.00	0.00	0.00	0.00	0.00	0.00	0.00
8.多发性硬化	0.01	0.00	0.00	0.00	0.00	0.00	0.00	0.00	0.00	0.00
9.药物使用所致精神障碍	0.08	0.00	0.00	0.00	0.23	0.00	0.00	0.00	0.00	0.00
10.创伤后精神紧张性（精神）障碍	0.00	0.00	0.00	0.00	0.00	0.00	0.00	0.00	0.00	0.00
11.强迫症	0.00	0.00	0.00	0.00	0.00	0.00	0.00	0.00	0.00	0.00
12.惊恐障碍	0.00	0.00	0.00	0.00	0.00	0.00	0.00	0.00	0.00	0.00
13.失眠症	0.00	0.00	0.00	0.00	0.00	0.00	0.00	0.00	0.00	0.00
14.偏头痛	0.00	0.00	0.00	0.00	0.00	0.00	0.00	0.00	0.00	0.00
15.由于铅暴露引起的精神发育障碍	0.02	0.00	0.00	0.00	0.00	0.00	0.00	0.00	0.00	0.00
16.其他	3.02	1.94	0.62	0.94	1.60	0.74	0.43	0.37	0.00	0.39
F.感官疾病	0.02	0.00	0.00	0.00	0.00	0.00	0.00	0.00	0.00	0.00
1.青光眼	0.00	0.00	0.00	0.00	0.00	0.00	0.00	0.00	0.00	0.00
2.白内障	0.00	0.00	0.00	0.00	0.00	0.00	0.00	0.00	0.00	0.00
3.与年龄有关的视觉障碍	0.00	0.00	0.00	0.00	0.00	0.00	0.00	0.00	0.00	0.00
4.成年开始的听力损失	0.00	0.00	0.00	0.00	0.00	0.00	0.00	0.00	0.00	0.00
5.其他	0.02	0.00	0.00	0.00	0.00	0.00	0.00	0.00	0.00	0.00
G.心脑血管疾病	249.59	9.69	0.31	0.94	1.38	2.21	0.86	2.38	4.39	7.48
1.风湿性心脏病	6.98	0.00	0.00	0.00	0.00	0.00	0.00	0.00	0.30	0.20
2.高血压及并发症	17.31	0.00	0.00	0.00	0.00	0.00	0.00	0.00	0.30	0.00
3.缺血性心脏病	92.70	0.00	0.00	0.23	0.00	0.98	0.22	0.91	1.06	1.97
4.脑血管病	123.52	0.00	0.00	0.00	0.46	0.74	0.43	0.73	2.12	4.92
5.炎性心脏病	1.47	5.82	0.00	0.23	0.46	0.25	0.00	0.00	0.15	0.00
6.其他	7.15	1.94	0.31	0.47	0.46	0.25	0.22	0.73	0.45	0.39
H.呼吸系统疾病	89.21	1.94	0.00	0.00	0.23	0.00	0.22	0.55	0.30	0.79
1.COPD慢性阻塞性肺疾患	84.86	0.00	0.00	0.00	0.00	0.00	0.22	0.00	0.15	0.20
2.哮喘	0.79	0.00	0.00	0.00	0.00	0.00	0.00	0.18	0.15	0.00
3.其他	3.55	1.94	0.00	0.00	0.23	0.00	0.00	0.37	0.00	0.59
I.消化系统疾病	16.51	5.82	0.00	0.23	0.00	0.49	1.08	0.18	0.61	0.98
1.消化性溃疡	2.69	0.00	0.00	0.00	0.00	0.00	0.00	0.00	0.15	0.00
2.肝硬化	3.49	0.00	0.00	0.00	0.00	0.25	0.22	0.00	0.15	0.39
3.阑尾炎	0.12	0.00	0.00	0.00	0.00	0.00	0.00	0.00	0.00	0.00
4.其他	10.20	5.82	0.00	0.23	0.00	0.25	0.86	0.18	0.30	0.59
J.泌尿生殖系统疾病	6.26	0.00	0.31	0.47	0.46	0.49	0.43	0.37	0.45	0.59
1.肾炎和肾病	5.90	0.00	0.31	0.23	0.46	0.49	0.43	0.37	0.45	0.59
2.良性前列腺肥大	0.36	0.00	0.00	0.23	0.00	0.00	0.00	0.00	0.00	0.00
3.其他	0.36	0.00	0.00	0.00	0.00	0.00	0.00	0.00	0.00	0.00

10-3（2）

40～44岁	45～49岁	50～54岁	55～59岁	60～64岁	65～69岁	70～74岁	75～79岁	80～84岁	85岁及以上
1.98	2.69	2.49	3.00	6.60	13.00	23.46	50.94	115.54	352.68
0.00	0.00	0.22	0.14	0.00	0.35	0.00	0.35	0.00	0.00
0.20	0.00	0.00	0.00	0.00	0.00	0.00	0.00	0.00	0.00
0.79	0.00	0.54	0.41	0.53	1.56	1.01	2.81	2.19	2.63
0.00	0.67	0.54	0.41	1.32	0.35	1.01	1.41	0.55	1.97
0.00	0.00	0.00	0.00	0.00	0.00	0.25	0.00	0.00	0.00
0.00	0.11	0.54	0.41	2.11	3.81	9.33	35.48	90.35	271.09
0.00	0.22	0.22	0.14	0.26	3.29	6.56	7.38	13.69	28.95
0.00	0.00	0.00	0.00	0.26	0.00	0.00	0.00	0.00	0.00
0.00	0.22	0.11	0.00	0.00	0.17	0.00	0.35	0.55	0.00
0.00	0.00	0.00	0.00	0.00	0.00	0.00	0.00	0.00	0.00
0.00	0.00	0.00	0.00	0.00	0.00	0.00	0.00	0.00	0.00
0.00	0.00	0.00	0.00	0.00	0.00	0.00	0.00	0.00	0.00
0.00	0.00	0.00	0.00	0.00	0.00	0.00	0.00	0.00	0.00
0.00	0.00	0.00	0.00	0.00	0.00	0.00	0.00	0.00	0.00
0.00	0.22	0.00	0.00	0.00	0.00	0.00	0.00	0.00	0.00
0.99	1.23	0.32	1.50	2.38	3.64	6.05	8.43	16.43	69.75
0.00	0.00	0.00	0.00	0.00	0.00	0.25	0.00	0.00	0.66
0.00	0.00	0.00	0.00	0.00	0.00	0.00	0.00	0.00	0.00
0.00	0.00	0.00	0.00	0.00	0.00	0.00	0.00	0.00	0.00
0.00	0.00	0.00	0.00	0.00	0.00	0.00	0.00	0.00	0.00
0.00	0.00	0.00	0.00	0.00	0.00	0.00	0.00	0.00	0.00
0.00	0.00	0.00	0.00	0.00	0.00	0.25	0.00	0.00	0.66
10.89	26.60	43.62	72.02	145.50	275.20	578.93	1205.77	2413.78	5571.22
0.40	1.46	2.49	4.91	7.13	11.44	19.68	35.13	56.95	108.57
0.59	1.23	1.95	2.86	6.34	17.50	37.33	83.27	169.75	431.64
2.18	8.31	13.96	21.41	40.40	87.69	190.46	389.28	917.21	2370.09
6.14	13.13	22.19	38.46	81.86	150.25	314.31	655.23	1186.08	2490.50
0.59	0.45	0.76	1.77	1.85	1.73	3.53	7.03	9.86	17.11
0.99	2.02	2.27	2.32	7.39	6.41	12.36	33.38	69.54	143.44
1.58	3.82	5.52	12.28	33.80	72.79	187.68	412.82	952.26	2295.08
0.59	2.47	4.33	10.23	30.37	67.93	176.58	398.76	918.86	2199.01
0.40	0.67	0.54	0.68	0.53	1.91	1.51	1.41	7.67	8.55
0.59	0.67	0.65	1.36	2.90	2.95	9.59	12.65	25.74	87.51
2.38	2.36	4.22	7.64	11.62	20.28	35.06	73.43	129.23	372.42
0.20	0.22	0.43	0.82	0.79	2.95	5.80	16.86	25.74	56.59
0.99	0.90	1.73	3.68	4.49	9.18	12.61	17.22	19.71	28.29
0.00	0.00	0.00	0.00	0.00	0.00	0.50	1.05	1.64	1.97
1.19	1.23	2.06	3.14	6.34	8.15	16.14	38.30	82.14	285.57
2.38	2.58	3.25	4.50	8.71	11.09	19.68	30.92	36.14	72.38
2.38	2.47	3.14	3.96	8.71	10.40	18.92	28.46	34.50	67.12
0.00	0.11	0.11	0.55	0.00	0.69	0.76	2.46	1.64	5.26
0.20	0.11	0.22	0.27	0.00	0.87	0.00	0.70	1.64	10.53

续表

疾病名称（ICD-10）	合计	1岁以下	1～4岁	5～9岁	10～14岁	15～19岁	20～24岁	25～29岁	30～34岁	35～39岁
K.皮肤病	2.74	0.00	0.00	0.00	0.23	0.25	0.22	0.55	0.30	0.59
L.肌肉骨骼和结缔组织疾病	1.22	0.00	0.00	0.00	0.00	0.00	0.00	0.00	0.00	0.00
1.风湿性关节炎	0.01	0.00	0.00	0.00	0.00	0.00	0.00	0.00	0.00	0.00
2.骨关节炎	0.05	0.00	0.00	0.00	0.00	0.00	0.00	0.00	0.00	0.00
3.痛风	0.01	0.00	0.00	0.00	0.00	0.00	0.00	0.00	0.00	0.00
4.腰痛	1.45	0.00	0.00	0.00	0.23	0.25	0.22	0.55	0.30	0.59
5.其他	0.87	40.71	2.81	0.94	0.69	0.25	0.86	0.55	0.00	0.59
M.先天异常	0.00	0.00	0.00	0.00	0.00	0.00	0.00	0.00	0.00	0.00
1.腹壁缺损	0.00	0.00	0.00	0.00	0.00	0.00	0.00	0.00	0.00	0.00
2.无脑畸形	0.00	0.00	0.00	0.00	0.00	0.00	0.00	0.00	0.00	0.00
3.肛门直肠闭锁	0.00	0.00	0.00	0.00	0.00	0.00	0.00	0.00	0.00	0.00
4.唇裂	0.00	0.00	0.00	0.00	0.00	0.00	0.00	0.00	0.00	0.00
5.腭裂	0.00	0.00	0.00	0.00	0.00	0.00	0.00	0.00	0.00	0.00
6.食管闭锁	0.00	0.00	0.00	0.00	0.00	0.00	0.00	0.00	0.00	0.00
7.肾发育不全	0.00	0.00	0.00	0.00	0.00	0.00	0.00	0.00	0.00	0.00
8.唐氏综合征	0.01	1.94	0.00	0.00	0.00	0.00	0.00	0.00	0.00	0.00
9.先天性心脏异常	0.68	23.26	2.50	0.94	0.46	0.25	0.22	0.55	0.00	0.59
10.脊柱裂	0.00	0.00	0.00	0.00	0.00	0.00	0.00	0.00	0.00	0.00
11.其他	0.18	15.51	0.31	0.00	0.23	0.00	0.65	0.00	0.00	0.00
N.口腔疾病	0.02	0.00	0.00	0.00	0.00	0.00	0.00	0.00	0.00	0.00
1.龋齿	0.00	0.00	0.00	0.00	0.00	0.00	0.00	0.00	0.00	0.00
2.牙周病	0.00	0.00	0.00	0.00	0.00	0.00	0.00	0.00	0.00	0.00
3.无牙症	0.00	0.00	0.00	0.00	0.00	0.00	0.00	0.00	0.00	0.00
4.其他	0.02	0.00	0.00	0.00	0.00	0.00	0.00	0.00	0.00	0.00
Ⅲ.损伤	41.76	34.90	10.00	3.99	8.48	14.49	10.80	13.52	10.15	8.26
A.意外	35.36	32.96	9.69	3.99	5.27	9.82	6.27	8.77	6.51	5.12
1.道路交通事故	7.82	3.88	1.87	0.47	1.60	3.68	2.81	3.11	3.18	3.15
2.中毒	1.19	0.00	0.62	0.00	0.00	0.74	1.08	1.64	0.76	0.39
3.跌倒	17.21	1.94	2.50	1.17	0.92	2.21	1.08	1.64	1.06	0.39
4.火灾	0.27	0.00	0.00	0.00	0.23	0.49	0.00	0.00	0.00	0.00
5.淹死	3.95	0.00	2.81	2.11	2.29	2.21	1.08	0.91	1.06	0.79
6.其他	4.92	27.14	1.87	0.23	0.23	0.49	0.22	1.46	0.45	0.39
B.故意	6.17	1.94	0.31	0.00	3.21	4.67	4.10	4.57	3.48	2.95
1.自害	5.88	0.00	0.00	0.00	3.21	4.67	3.89	4.57	3.33	2.36
2.暴力	0.29	1.94	0.31	0.00	0.00	0.00	0.22	0.00	0.15	0.59
3.战争	0.00	0.00	0.00	0.00	0.00	0.00	0.00	0.00	0.00	0.00
4.其他	0.00	0.00	0.00	0.00	0.00	0.00	0.00	0.00	0.00	0.00

10-3（3）

40～44岁	45～49岁	50～54岁	55～59岁	60～64岁	65～69岁	70～74岁	75～79岁	80～84岁	85岁及以上
0.79	1.35	1.41	1.50	2.38	4.16	5.30	9.49	23.00	44.74
0.00	0.11	0.22	0.41	2.11	2.08	3.28	4.57	12.59	21.71
0.00	0.00	0.00	0.00	0.00	0.00	0.00	0.00	0.55	0.00
0.00	0.00	0.00	0.00	0.00	0.00	0.00	0.00	1.64	0.66
0.00	0.00	0.00	0.00	0.00	0.00	0.00	0.00	0.55	0.00
0.79	1.23	1.19	1.09	0.26	2.08	2.02	4.92	7.67	22.37
0.20	0.11	0.76	0.95	0.00	0.87	0.76	0.35	1.10	1.32
0.00	0.00	0.00	0.00	0.00	0.00	0.00	0.00	0.00	0.00
0.00	0.00	0.00	0.00	0.00	0.00	0.00	0.00	0.00	0.00
0.00	0.00	0.00	0.00	0.00	0.00	0.00	0.00	0.00	0.00
0.00	0.00	0.00	0.00	0.00	0.00	0.00	0.00	0.00	0.00
0.00	0.00	0.00	0.00	0.00	0.00	0.00	0.00	0.00	0.00
0.00	0.00	0.00	0.00	0.00	0.00	0.00	0.00	0.00	0.00
0.00	0.00	0.00	0.00	0.00	0.00	0.00	0.00	0.00	0.00
0.00	0.00	0.00	0.00	0.00	0.00	0.00	0.00	0.00	0.00
0.00	0.00	0.00	0.00	0.00	0.00	0.00	0.00	0.00	0.00
0.20	0.11	0.76	0.82	0.00	0.69	0.76	0.00	1.10	1.32
0.00	0.00	0.00	0.00	0.00	0.00	0.00	0.00	0.00	0.00
0.00	0.00	0.00	0.14	0.00	0.17	0.00	0.35	0.00	0.00
0.00	0.00	0.00	0.00	0.00	0.00	0.25	0.35	0.00	0.00
0.00	0.00	0.00	0.00	0.00	0.00	0.00	0.00	0.00	0.00
0.00	0.00	0.00	0.00	0.00	0.00	0.00	0.00	0.00	0.00
0.00	0.00	0.00	0.00	0.00	0.00	0.00	0.00	0.00	0.00
0.00	0.00	0.00	0.00	0.00	0.00	0.25	0.35	0.00	0.00
17.02	16.05	23.81	25.51	38.55	63.77	69.88	135.61	263.39	659.97
11.68	12.68	16.89	19.50	30.90	49.04	57.26	119.10	239.84	643.52
4.55	6.29	8.33	9.41	16.37	18.89	15.64	20.03	27.38	18.42
1.58	0.56	0.65	0.95	0.53	1.56	3.53	3.51	4.38	6.58
2.57	2.92	3.46	3.96	7.39	14.38	22.20	62.54	150.59	473.75
0.40	0.11	0.11	0.00	0.00	0.17	0.76	0.70	2.74	3.95
1.39	1.91	2.49	2.18	3.96	10.05	9.59	16.16	18.62	24.35
1.19	0.90	1.84	3.00	2.64	3.99	5.55	16.16	36.14	116.46
5.15	3.26	6.71	5.86	7.39	14.04	12.36	15.11	23.55	16.45
4.36	3.03	5.85	5.59	7.39	13.86	12.36	14.76	23.55	15.79
0.79	0.22	0.87	0.27	0.00	0.17	0.00	0.35	0.00	0.66
0.00	0.00	0.00	0.00	0.00	0.00	0.00	0.00	0.00	0.00
0.00	0.00	0.00	0.00	0.00	0.00	0.00	0.00	0.00	0.00

十一、卫生监督

简要说明

1. 本部分反映我省卫生监督、监测、处罚情况，主要包括医疗卫生、传染病卫生、生活饮用水卫生、公共场所卫生、学校卫生、职业卫生、放射卫生等的监督、监测、处罚情况。

2. 本部分数据来源于四川智慧卫监平台。

主要指标解释

卫生监督户次：卫生监督的生产、经营企业的户次数。

卫生抽检合格率：卫生抽样监测合格件数/监测件数×100%。

表 11-1-1 2021 年全省公共场所卫生被监督单位情况

单位类别	单位数	专职从业人员数（人）	持健康合格证明人数（人）	公共用品用具消毒设施	公共用品用具保洁设施	集中空调通风系统		饮用水			
								集中式供水			
						合计	检测合格	小计	公共供水	自建设施供水	分质供水
总　计	**86723**	**505436**	**490912**	**85052**	**85308**	**4298**	**3870**	**73526**	**73160**	**280**	**86**
宾　馆	9310	94758	92661	9089	9123	1073	966	7837	7765	54	18
旅　店	17312	63359	62794	16994	17032	485	437	14463	14299	158	6
招待所	579	2063	2022	565	564	21	19	467	466	1	0
游泳场（馆）	1273	14663	13801	1252	1255	121	109	993	981	7	5
公共浴室	6533	31311	30516	6457	6465	218	196	5497	5483	6	8
理发店	26577	55353	55015	26047	26195	328	295	23088	23039	33	16
美容店	16952	45981	45704	16748	16761	441	397	14326	14289	12	25
车马店	7	92	92	6	7	0	0	5	5	0	0
影剧院	668	7264	7133	654	656	305	275	556	555	1	0
录像厅（室）	6	62	62	6	6	2	2	5	5	0	0
游艺厅（室）	146	1320	1313	146	146	48	43	111	110	0	1
舞　厅	1937	14012	13821	1907	1907	222	200	1689	1686	1	2
音乐厅	692	5636	5401	678	677	109	98	607	605	1	1
体育场（馆）	70	645	631	64	65	9	8	62	62	0	0
公　园	1	6	6	1	1	0	0	1	1	0	0
展览馆	11	228	228	11	10	4	4	7	7	0	0
博物馆	20	603	563	20	19	4	4	15	15	0	0
美术馆	3	43	43	3	3	0	0	1	1	0	0
图书馆	54	948	910	50	50	10	9	47	46	0	1
商场（店）	3298	96948	93554	3142	3152	663	597	2681	2675	4	2
书　店	118	1358	1330	114	113	26	23	101	101	0	0
候诊室	941	61964	56772	897	899	180	162	774	771	2	1
候车（机、船）室	214	6814	6535	200	201	28	25	193	193	0	0
公共交通工具	1	5	5	1	1	1	1	0	0	0	0

单位类别	饮用水			卫生许可证发放情况（份）						量化分级管理等级评定情况				
	二次供水	分散式供水	其他	合计	新发	变更	延续（复核）	注销	补发	合计	A 级	B 级	C 级	不予评级
总　计	**4522**	**917**	**7755**	**86650**	**68619**	**3847**	**14072**	**93**	**19**	**80671**	**301**	**6390**	**71771**	**2209**
宾　馆	655	138	680	9310	6309	598	2384	19	0	8582	178	1333	6943	128
旅　店	733	258	1858	17312	12045	806	4446	8	7	16657	13	1192	15158	294
招待所	18	7	87	579	323	46	209	1	0	541	1	25	510	5
游泳场（馆）	50	8	222	1273	973	93	207	0	0	1190	13	245	916	16
公共浴室	420	66	550	6532	5903	222	398	9	0	6063	5	290	5642	126
理发店	1452	240	1795	26577	22527	431	3581	29	9	24802	15	1046	23269	472
美容店	853	114	1659	16952	15255	442	1238	15	2	15534	16	985	14312	221
车马店	1	0	1	7	4	2	1	0	0	7	0	0	7	0
影剧院	21	4	87	668	434	106	127	1	0	612	12	157	395	48
录像厅（室）	1	0	0	6	5	1	0	0	0	5	0	3	2	0
游艺厅（室）	6	0	29	146	123	5	18	0	0	121	0	21	82	18
舞　厅	61	17	170	1937	1175	542	217	3	0	1780	2	219	1311	248
音乐厅	15	14	56	692	440	104	146	2	0	619	0	79	476	64
体育场（馆）	4	0	4	0	0	0	0	0	0	60	1	5	31	23
公　园	0	0	0	0	0	0	0	0	0	1	0	0	1	0
展览馆	0	0	4	11	9	0	2	0	0	11	1	2	5	3
博物馆	0	0	5	20	10	5	5	0	0	18	2	5	8	3
美术馆	1	0	1	3	2	1	0	0	0	3	0	1	2	0
图书馆	1	1	5	54	42	3	9	0	0	48	1	15	29	3
商场（店）	166	39	412	3298	2231	258	805	3	1	2959	31	571	2037	320
书　店	3	1	13	118	91	4	23	0	0	108	0	28	74	6
候诊室	50	10	106	941	572	167	200	2	0	754	3	133	436	182
候车（机、船）室	10	0	11	214	146	11	56	1	0	195	7	35	124	29
公共交通工具	1	0	0	0	0	0	0	0	0	1	0	0	1	0

表 11-1-2　2021 年全省公共场所

单位类别	查处案件数	违法事实						行政强制及其他措施				行政处罚案件数	结案案件数
		违反卫生管理有关规定	违反设施设备和公共卫生间有关规定	违反通风系统有关规定	违反公共用品用具有关规定	违反预防性卫生审查有关规定	违反危害健康事故处置有关规定	责令限期改进	封闭场所	封存相关物品	其他		
总　计	**4065**	**3226**	**227**	**53**	**490**	**31**	**293**	**1443**	**0**	**0**	**87**	**4060**	**4020**
宾　馆	612	429	59	11	131	5	34	189	0	0	19	612	606
旅　店	759	544	49	3	130	2	66	307	0	0	9	759	754
招待所	36	29	2	2	4	1	3	6	0	0	0	36	36
车马店	0	0	0	0	0	0	0	0	0	0	0	0	0
公共浴室	326	233	13	8	31	1	53	106	0	0	9	322	325
理发店	1046	843	48	6	107	6	79	373	0	0	20	1046	1042
美容店	687	590	16	10	66	9	47	262	0	0	13	686	675
影剧院	10	8	0	2	0	0	0	5	0	0	0	10	10
录像厅（室）	0	0	0	0	0	0	0	0	0	0	0	0	0
游艺厅（室）	10	10	1	1	1	1	1	4	0	0	0	10	10
舞　厅	73	66	0	2	3	0	2	23	0	0	7	73	73
音乐厅	27	26	0	0	1	0	0	20	0	0	1	27	27
体育场（馆）	2	2	0	0	0	0	0	0	0	0	0	2	2
游泳场（馆）	322	298	33	2	6	1	2	100	0	0	4	322	305
公　园	0	0	0	0	0	0	0	0	0	0	0	0	0
展览馆	0	0	0	0	0	0	0	0	0	0	0	0	0
博物馆	0	0	0	0	0	0	0	0	0	0	0	0	0
美术馆	0	0	0	0	0	0	0	0	0	0	0	0	0
图书馆	1	1	0	0	0	0	0	0	0	0	0	1	1
商场（店）	131	127	2	1	5	1	1	45	0	0	2	131	131
书　店	0	0	0	0	0	0	0	0	0	0	0	0	0
候诊室	11	9	0	1	0	0	1	2	0	0	0	11	11
候车（机、船）室	7	7	0	0	0	0	0	1	0	0	3	7	7
公共交通工具	1	0	0	0	1	0	0	0	0	0	0	1	1
其　他	4	4	4	4	4	4	4	0	0	0	0	4	4

卫生监督案件查处情况

处罚程序			行政处罚决定					行政复议	行政诉讼	结案情况					
										执行方式		执行结果			不作行政处罚
简易程序	一般程序	其中：听证	警告	罚款	罚款金额（元）	停业整顿	吊销卫生许可证			自觉履行	强制执行	完全履行	不完全履行	未履行	
3032	1033	3	3917	1834	3070800	2	0	0	0	4008	6	3994	0	21	5
418	194	0	589	350	527750	0	0	0	0	605	0	604	0	2	0
603	156	1	750	308	387990	0	0	0	0	754	0	746	0	8	0
26	10	0	36	20	28150	0	0	0	0	36	0	36	0	0	0
0	0	0	0	0	0	0	0	0	0	0	0	0	0	0	0
246	80	1	315	130	185350	0	0	0	0	320	1	319	0	2	4
933	113	0	1007	221	210800	1	0	0	0	1040	2	1041	0	1	0
510	177	1	661	289	625620	1	0	0	0	672	2	670	0	4	1
5	5	0	10	9	36600	0	0	0	0	10	0	10	0	0	0
0	0	0	0	0	0	0	0	0	0	0	0	0	0	0	0
5	5	0	9	8	16400	0	0	0	0	10	0	10	0	0	0
34	39	0	62	62	196350	0	0	0	0	73	0	73	0	0	0
21	6	0	26	22	33000	0	0	0	0	27	0	26	0	1	0
1	1	0	2	2	2000	0	0	0	0	2	0	2	0	0	0
158	164	0	308	285	413060	0	0	0	0	305	0	303	0	2	0
0	0	0	0	0	0	0	0	0	0	0	0	0	0	0	0
0	0	0	0	0	0	0	0	0	0	0	0	0	0	0	0
0	0	0	0	0	0	0	0	0	0	0	0	0	0	0	0
0	0	0	0	0	0	0	0	0	0	0	0	0	0	0	0
0	1	0	0	1	5500	0	0	0	0	1	0	1	0	0	0
56	75	0	127	110	382850	0	0	0	0	131	0	131	0	0	0
0	0	0	0	0	0	0	0	0	0	0	0	0	0	0	0
10	1	0	7	10	8980	0	0	0	0	10	1	11	0	0	0
4	3	0	7	7	10400	0	0	0	0	7	0	7	0	0	0
1	0	0	1	0	0	0	0	0	0	1	0	1	0	0	0
1	3	0	0	0	0	0	0	0	0	4	0	3	0	1	0

表 11-2-1　2021 年全省生活饮用水

单位类别	单位数	专职从业人员数（人）	持健康合格证人数（人）	卫生知识培训合格人数（人）	水源水类型									制水工艺				
					地表水					地下水								
					江河	湖泊	水库	窖水	其他	浅层	深层	泉水	其他	混凝沉淀	过滤	消毒	深度处理	特殊处理
总　计	**6856**	**86940**	**75466**	**34522**	**1176**	**536**	**986**	**474**	**646**	**664**	**744**	**504**	**471**	**2018**	**1763**	**2036**	**250**	**101**
集中式供水	2574	16460	14945	12329	1176	536	986	474	646	664	744	504	471	2018	1763	2036	250	101
设计日供水千吨以上	641	8286	7276	6838	304	20	191	2	54	27	66	8	3	568	569	634	95	33
乡镇公共供水	378	2279	2198	2143	150	10	124	2	36	16	46	7	1	327	328	377	54	18
自建设施供水	12	153	153	153	3	0	0	0	1	0	8	0	0	9	6	11	1	1
城市公共供水	251	5854	4925	4542	151	10	67	0	17	11	12	1	2	232	235	246	40	14
设计日供水千吨以下	1773	6779	6591	4800	872	516	795	472	592	637	678	496	468	1432	1088	1286	116	34
乡镇公共供水	212	2748	2664	954	82	77	78	74	82	114	148	75	75	133	74	134	5	2
自建设施供水	105	892	869	863	40	7	35	4	17	8	9	5	4	67	85	99	16	16
城市公共供水	1456	3139	3058	2983	750	432	682	394	493	515	521	416	389	1232	929	1053	95	16
分质供水	160	1395	1078	691	0	0	0	0	0	0	0	0	0	18	106	116	39	34
二次供水	4282	70480	60521	22193	0	0	0	0	0	0	0	0	0	0	0	0	0	0
居民住宅区	2767	31253	26804	7698	0	0	0	0	0	0	0	0	0	0	0	0	0	0
未分类	0	0	0	0	0	0	0	0	0	0	0	0	0	0	0	0	0	0
单　位	1515	39227	33717	14495	0	0	0	0	0	0	0	0	0	0	0	0	0	0

卫生（供水）被监督单位情况

单位：户

有消毒设施数	消毒方式					有加药设施数	消毒加药方式			有检验室数	检验员数（人）	检验内容					可检项次数（项）	持有效的涉水产品卫生许可批件数	卫生许可情况				
	氯化消毒	二氧化氯消毒	臭氧消毒	紫外线消毒	其他		机械加药	部分机械加药	人工加药			微生物指标	毒理指标	感官性状和一般化学指标	放射性指标	消毒剂指标			合计	新发	变更	延续	注销
1962	478	1370	39	61	88	1825	1157	357	400	605	1685	2401	2139	2443	2053	2388	0	0	6316	4212	609	1487	8
1962	478	1370	39	61	88	1825	1157	357	400	605	1685	2401	2139	2443	2053	2388	0	0	2091	1344	279	465	3
629	123	482	2	2	25	624	521	74	35	377	1236	575	404	586	337	545	0	0	639	335	132	171	1
375	60	300	0	0	17	371	296	58	23	172	414	336	252	348	223	330	0	0	378	207	79	92	0
11	0	9	0	1	1	11	8	0	2	6	19	10	7	10	6	11	0	0	12	7	2	3	0
243	63	173	2	1	7	242	217	16	10	199	803	229	145	228	108	204	0	0	249	121	51	76	1
1233	351	874	7	17	37	1154	618	282	358	213	428	1676	1589	1699	1571	1695	0	0	1292	869	136	285	2
129	38	86	2	3	5	121	72	26	30	9	18	207	203	209	203	208	0	0	133	70	27	36	0
94	34	52	3	3	7	83	51	14	27	33	76	97	77	95	74	93	0	0	103	57	21	24	1
1010	279	736	2	11	25	950	495	242	301	171	334	1372	1309	1395	1294	1394	0	0	1056	742	88	225	1
100	4	14	30	42	26	47	18	1	7	15	21	150	146	158	145	148	0	0	160	140	11	9	0
0	0	0	0	0	0	0	0	0	0	0	0	0	0	0	0	0	0	0	4225	2868	330	1022	5
0	0	0	0	0	0	0	0	0	0	0	0	0	0	0	0	0	0	0	2723	1942	193	585	3
0	0	0	0	0	0	0	0	0	0	0	0	0	0	0	0	0	0	0	0	0	0	0	0
0	0	0	0	0	0	0	0	0	0	0	0	0	0	0	0	0	0	0	1502	926	137	437	2

表 11-2-2　2021 年全省生活饮用水卫生（涉水产品）被监督单位情况

单位类别	单位数	专职从业人员数（人）	持健康合格证明人数（人）	卫生知识培训合格人数（人）	有检验室	可检项目（项）	持有效的涉水产品卫生许可批件数（份）
总　计	**348**	**4862**	**4121**	**4045**	**181**	**1122**	**479**
涉及饮用水卫生安全产品生产企业	320	4766	4025	3949	176	1109	439
其他（现制现售及未归类本底等）	28	96	96	96	5	13	40

表 11-2-3　2021 年全省生活饮用水卫生监督案件查处情况

单位类别	查处案件数	违法事实						行政强制及其他措施		行政处罚案件数	结案案件数
		违反供、管水人员健康管理的有关规定	新、改、扩建项目未经选址、设计审查和竣工验收	未取得卫生许可证擅自供水	生产或者销售无卫生许可批件的涉水产品	生活饮用水不符合卫生标准	其他违法行为	责令限期改进	其他		
总　计	**317**	**35**	**102**	**64**	**225**	**49**	**40**	**105**	**11**	**317**	**310**
集中式供水	253	34	68	54	206	36	38	75	11	253	246
城　市	22	0	6	3	13	1	0	6	0	22	22
乡　镇	187	34	56	49	160	34	34	59	7	187	181
自建设施供水	41	0	4	2	32	1	4	8	4	41	40
分质供水	3	0	2	0	1	0	0	2	0	3	3
二次供水	59	1	32	10	17	13	1	25	0	59	59
生产企业	5	0	2	0	2	0	1	5	0	5	5

单位类别	处罚程序			行政处罚决定			行政复议	行政诉讼	结案情况					不作行政处罚
									执行方式		执行结果			
	简易程序	一般程序	其中：听证	罚款	罚款金额（元）	其他			自觉履行	强制执行	完全履行	不完全履行	未履行	
总　计	**114**	**203**	**0**	**277**	**1002904**	**22**	**0**	**0**	**310**	**0**	**305**	**0**	**5**	**0**
集中式供水	92	161	0	218	667292	15	0	0	246	0	242	0	4	0
城　市	9	13	0	22	100000	1	0	0	22	0	22	0	0	0
乡　镇	72	115	0	153	352292	8	0	0	181	0	177	0	4	0
自建设施供水	11	30	0	40	178900	6	0	0	40	0	40	0	0	0
分质供水	0	3	0	3	36100	0	0	0	3	0	3	0	0	0
二次供水	21	38	0	54	296412	7	0	0	59	0	58	0	1	0
生产企业	1	4	0	5	39200	0	0	0	5	0	5	0	0	0

表 11-3　2021 年全省消毒产品被监督单位情况

单位：户

单位类别	单位数	专职从业人员数（人）	持健康合格证明人数（人）	卫生知识培训合格人数（人）	有净化车间户数	有检验室户数	产品类别			产品风险类别			持有效消毒产品卫生许可批件数	持合格消毒产品卫生安全评价报告备案数	卫生许可证发放情况（份）			
							消毒剂	消毒器械	卫生用品	第一类	第二类	第三类			新发	变更	延续	注销
总　计	**381**	**7739**	**7008**	**6833**	**107**	**0**	**683**	**203**	**787**	**251**	**819**	**603**	**298**	**661**	**232**	**45**	**104**	**0**
消毒产品生产单位	381	7739	7008	6833	107	0	683	203	787	251	819	603	298	661	232	45	104	0
消毒产品在华责任单位	0	0	0	0	0	0	0	0	0	0	0	0	0	0	0	0	0	0
委托方	0	0	0	0	0	0	0	0	0	0	0	0	0	0	0	0	0	0

表 11-4-1　2021 年全省学校卫生被监督单位情况

单位：所

学校类别	学校数	教职员工数（人）	学生数（人）			住宿学生数（人）	办学性质			校内辅助设施数（个）						
			合计	男生	女生		公办	民办	其他	学生集体食堂	学生宿舍（间）	公共浴室	学生厕所（蹲位）	游泳场所	体育馆	图书馆、阅览室
总　计	**9064**	**734064**	**10295985**	**5336868**	**4959117**	**3879541**	**8616**	**420**	**28**	**4596**	**632372**	**25788**	**937528**	**117**	**644**	**6019**
小　学	5532	288778	4372593	2297873	2074720	554122	5385	135	12	2537	75414	3199	293590	18	239	3464
城　区	1551	119637	2032700	1071889	960811	131381	1464	79	8	595	20716	1494	126491	8	96	979
镇　区	2186	117923	1700927	892461	808466	247570	2150	33	3	1126	34128	1103	117875	7	76	1495
乡　村	1795	51218	638966	333523	305443	175171	1771	23	1	816	20570	602	49224	3	67	990
初级中学	2596	198396	2623095	1372212	1250883	1028128	2471	118	7	1337	150323	10003	232440	23	167	1687
城　区	722	83106	1176590	611682	564908	451346	638	79	5	386	70192	5865	107279	14	99	491
镇　区	1428	92666	1172652	615996	556656	474704	1395	31	2	693	66450	2986	102539	9	59	928
乡　村	446	22624	273853	144534	129319	102078	438	8	0	258	13681	1152	22622	0	9	268
高级中学	729	147708	2002978	1032940	970038	1206586	599	126	4	511	204044	10518	231153	34	144	653
城　区	491	111458	1539928	795372	744556	905790	402	87	2	353	152509	9264	179138	29	106	433
镇　区	228	35097	450279	231416	218863	291782	189	37	2	152	50092	1243	50245	5	37	205
乡　村	10	1153	12771	6152	6619	9014	8	2	0	6	1443	11	1770	0	1	15
普通高校	181	98393	1289975	630060	659915	1089633	141	36	4	199	202429	2055	179385	42	94	210
城　区	130	77043	943439	467840	475599	794614	109	20	1	135	145593	1104	126824	30	66	130
镇　区	49	20933	341870	161168	180702	290915	31	15	3	63	56096	711	51441	12	28	70
乡　村	2	417	4666	1052	3614	4104	1	1	0	1	740	240	1120	0	0	10
教学点	26	789	7344	3783	3561	1072	20	5	1	12	162	13	960	0	0	5
城　区	19	640	6078	2935	3143	968	16	3	0	6	115	12	702	0	0	4
镇　区	4	118	1068	707	361	0	3	1	0	4	6	0	202	0	0	0
乡　村	3	31	198	141	57	104	1	1	1	2	41	1	56	0	0	1

学校类别	饮用水														健康管理			
	供水方式								饮水类别									
	合计	集中式供水				二次供水	分散式供水	其他	开水	桶装水	现制现售	分质供水	学生自带水	其他	校医院（室）、卫生室数（个）	保健室数（个）	卫生专业技术人员数（人）	保健教师数（人）
		小计	公共供水	自建设施供水	分质供水													
总　计	**9064**	**8575**	**7854**	**633**	**88**	**210**	**277**	**2**	**5453**	**2840**	**275**	**392**	**1671**	**769**	**996**	**2828**	**2780**	**5230**
小　学	5532	5188	4646	509	33	109	233	2	3393	1491	141	203	1101	507	312	1562	623	2788
城　区	1551	1503	1411	77	15	36	10	2	873	479	63	72	277	144	152	718	339	1379
镇　区	2186	2096	1966	116	14	25	65	0	1328	678	43	71	469	134	90	595	169	979
乡　村	1795	1589	1269	316	4	48	158	0	1192	334	35	60	355	229	70	249	115	430
初级中学	2596	2515	2379	109	27	42	39	0	1538	936	83	97	483	190	248	864	416	1494
城　区	722	696	663	17	16	18	8	0	403	280	35	42	96	54	135	347	252	558
镇　区	1428	1388	1330	48	10	21	19	0	881	537	35	47	282	81	92	431	146	799
乡　村	446	431	386	44	1	3	12	0	254	119	13	8	105	55	21	86	18	137
高级中学	729	689	654	10	25	37	3	0	396	308	44	77	77	54	296	304	624	655
城　区	491	457	433	2	22	32	2	0	267	204	32	57	47	33	234	224	516	482
镇　区	228	223	213	7	3	5	0	0	125	101	12	19	29	18	61	76	106	167
乡　村	10	9	8	1	0	0	1	0	4	3	0	1	1	3	1	4	2	6
普通高校	181	159	153	4	2	20	2	0	104	97	6	13	6	16	140	84	1113	271
城　区	130	112	109	2	1	17	1	0	85	61	6	9	5	13	100	77	800	256
镇　区	49	45	42	2	1	3	1	0	18	35	0	3	1	3	39	7	311	15
乡　村	2	2	2	0	0	0	0	0	1	1	0	1	0	0	1	0	2	0
教学点	26	24	22	1	1	2	0	0	22	8	1	2	4	2	0	14	4	22
城　区	19	17	16	0	1	2	0	0	16	4	1	2	2	2	0	10	4	17
镇　区	4	4	4	0	0	0	0	0	3	3	0	0	2	0	0	4	0	5
乡　村	3	3	2	1	0	0	0	0	3	1	0	0	0	0	0	0	0	0

表 11-4-2　2020 年全省学校卫生监督案件查处情况

学校类别	查处案件数	违法事实									行政强制及其他措施	
		学校环境质量以及黑板、课桌椅的设置不符合国家有关标准	学校未按照有关规定为学生设置厕所和洗手设施	寄宿制学校未为学生提供相应的洗漱、洗澡等卫生设施	未为学生提供充足的符合卫生标准的饮用水	学校体育场地和器材不符合卫生和安全要求使学生健康受到伤害	组织学生参加劳动不当致使学生健康受到损害	供学生使用的文具、娱乐器具、保健用品不符合国家有关卫生标准	拒绝或者妨碍学校卫生监督员实施卫生监督	其他违法行为	责令限期改进	其他
总　计	**745**	**524**	**292**	**59**	**106**	**45**	**45**	**45**	**45**	**45**	**384**	**57**
小　学	371	239	150	9	48	5	5	5	5	5	192	32
初级中学	200	133	84	12	24	9	9	9	9	9	109	16
高级中学	40	30	16	2	4	2	2	2	2	2	13	4
普通高校	6	6	2	2	2	2	2	2	2	2	2	0
托幼机构	128	116	40	34	28	27	27	27	27	27	68	5

学校类别	行政处罚案件数	结案案件数	处罚程序			行政处罚决定		行政复议	行政诉讼	结案情况					
			简易程序	一般程序	其中：听证	警告	其他			执行方式		执行结果			不作行政处罚
										自觉履行	强制执行	完全履行	不完全履行	未履行	
总　计	745	745	670	75	1	717	31	0	0	745	0	745	0	0	0
小　学	371	371	339	32	1	367	5	0	0	371	0	371	0	0	0
初级中学	200	200	172	28	0	196	6	0	0	200	0	200	0	0	0
高级中学	40	40	37	3	0	40	1	0	0	40	0	40	0	0	0
普通高校	6	6	6	0	0	5	1	0	0	6	0	6	0	0	0
托幼机构	128	128	116	12	0	109	18	0	0	128	0	128	0	0	0

表 11-5-1　2021 年全省职业（放射）卫生技术机构被监督单位信息情况

单位类别	单位数	业务人员数（人）	其中外聘人员数（人）	人员资质（人）			机构持证情况				
				专业技术人数	执业（助理）医师人数	具有职业病诊断资格的执业医师人数	合计	新发	变更	延续	注销
总　计	302	8255	97	307	2121	198	117	84	7	26	0
放射卫生技术服务	42	1078	18	0	0	0	42	30	2	10	0
职业健康检查	214	5712	51	0	2121	0	50	43	3	4	0
职业病诊断	26	1090	28	307	0	198	25	11	2	12	0
其　他	20	375	0	0	0	0	0	0	0	0	0

表 11-5-2　2021 年全省职业（放射）卫生技术机构监督案件查处情况

单位类别	查处案件数	违法事实							行政强制及其他措施				行政处罚案件数	结案案件数
		医疗卫生机构未按照规定报告职业病、疑似职业病	未经批准或超出批准范围从事		未取得资质认可或超出资质认可范围从事	不按照《职业病防治法》规定履行法定职责	出具虚假证明文件	其他违法行为	责令限期改正	责令停止产生职业病危害的作业	取消资格	其他		
			职业健康检查	职业病诊断										
总　计	14	7	5	5	6	5	5	9	5	1	0	0	14	14
职业健康检查	9	2	0	0	1	0	0	4	4	1	0	0	9	9
其　他	5	5	5	5	5	5	5	5	1	0	0	0	5	5

单位类别	处罚程序			行政处罚决定							行政复议	行政诉讼	结案情况					
	简易程序	一般程序	其中：组织听证	警告	罚款	罚款金额（元）	没收违法所得	没收金额（元）	没收收受的财物	其他			执行方式		执行结果			不予行政处罚
													自觉履行	强制执行	完全履行	不完全履行	未履行	
总　计	8	6	0	14	5	42300	0	0	0	0	0	0	14	0	14	0	0	0
职业健康检查	3	6	0	9	4	39300	0	0	0	0	0	0	9	0	9	0	0	0
其　他	5	0	0	5	1	3000	0	0	0	0	0	0	5	0	5	0	0	0

表 11-6-1　2021 年全省放射卫生被监督单位情况　　单位：户

单位类别	单位数	其中				放射工作人员健康监护（人）								
		X 射线影像诊断	介入放射学	核医学	放射治疗	放射工作人员职业监护健康档案人数	上岗前			在岗期间				
							应体检人数	实体检人数	检出职业禁忌人数	应体检人数	实体检人数	检出疑似放射病病人数	检出职业禁忌人数	调离人数
总　计	4729	4704	147	53	82	24394	14121	14011	448	23564	23512	191	150	99
放射诊疗单位	1	0	0	0	0	1	0	0	0	0	0	0	0	0
其　他	4728	4704	147	53	82	24393	14121	14011	448	23564	23512	191	150	99

单位类别	放射工作人员健康监护（人）			放射工作人员个人剂量监测（人）				许可证发放情况（份）				
	离岗时			建立放射工作人员个人剂量监测档案人数	个人剂量监测			合计	新发	变更	延续	注销
	应体检人数	实体检人数	检出疑似放射病病人数		应监测人数	实监测人数	个人剂量 > 20mSv 人数					
总　计	3969	3569	98	24310	24298	24031	1756	4729	2707	1154	863	5
放射诊疗单位	0	0	0	1	1	1	0	1	0	1	0	0
其　他	3969	3569	98	24309	24297	24030	1756	4728	2707	1153	863	5

表 11-6-2　2020 年全省放射卫生监督案件查处情况

单位类别	查处案件数	违法事实									
		未取得放射诊疗许可从事放射诊疗工作	未办理诊疗科目登记或者未按照规定进行校验	未经批准擅自变更放射诊疗项目或者超出批准范围从事放射诊疗工作	违反放射诊疗建设项目的有关规定				未给从事放射工作的人员办理《放射工作人员证》	未按照规定对放射工作人员进行职业健康检查，未建立职业健康监护档案	未按照规定对放射工作人员进行个人剂量检测，未建立个人剂量档案
					职业病危害预评价制度	职业病危害设计审查制度	职业病危害控制效果评价制度	职业病危害竣工验收制度			
放射诊疗单位	334	105	19	25	4	4	4	4	133	14	67

单位类别	违法事实							行政强制及其他措施		行政处罚案件数	结案案件数	处罚程序		
	未按照规定组织放射工作人员培训	未按照规定使用安全防护装置和个人防护用品	购置、使用不合格或者国家有关部门规定淘汰的放射诊疗设备	使用不具备相应资质的人员从事放射诊疗工作	发生放射事件并造成人员健康严重损害	发生放射事件未立即采取应急救援和控制措施，或者未按照规定及时报告的	其他违法行为	责令改正	其他			简易程序	一般程序	其中：听证
放射诊疗单位	4	4	23	4	4	4	4	106	14	334	328	124	210	3

单位类别	行政处罚决定					行政复议	行政诉讼	结案情况					不作行政处罚
								执行方式		执行结果			
	警告	罚款	罚款金额（元）	吊销许可证	其他			自觉履行	强制执行	完全履行	不完全履行	未履行	
放射诊疗单位	315	246	2403367	0	1	0	0	328	0	325	0	3	0

表 11-7　2021 年全省传染病防治监督案件查处情况

单位类别	查处案件数	违法事实							行政强制及其他措施							行政处罚案件数	结案案件数
		违反预防接种相关规定的行为	违反传染病疫情报告相关规定的行为	违反传染病疫情控制相关规定的行为	违反消毒隔离相关规定的行为	违反医疗废物处置相关规定的行为	违反病原微生物实验室生物安全管理相关规定的行为	其他违法行为	责令限期改正	责令停止有关活动	临时控制措施	查扣场所、设备、工具、物品等	取缔	责令停建、关闭	其他		
总　计	5402	69	298	3145	931	1337	57	109	1921	17	0	0	0	0	14	5399	5382
医疗机构	5382	68	297	3140	926	1324	56	107	1913	17	0	0	0	0	14	5379	5362
医　院	533	8	39	341	84	103	12	19	161	0	0	0	0	0	0	532	528
妇幼保健院、妇幼保健计划生育服务中心	24	1	0	9	5	10	0	1	9	0	0	0	0	0	0	24	24
社区卫生服务机构	105	1	2	61	16	27	0	0	30	1	0	0	0	0	1	105	105
卫生院	496	18	16	195	130	166	3	10	210	0	0	0	0	0	2	496	495
疗养院	2	0	0	0	1	1	0	0	0	0	0	0	0	0	0	2	2
门诊部	132	1	3	79	30	25	1	2	37	0	0	0	0	0	0	132	129
诊所（学校医务室）	2824	36	148	1832	445	585	35	64	980	12	0	0	0	0	8	2823	2814
村卫生室	1216	1	86	594	206	393	1	7	462	4	0	0	0	0	2	1215	1215
临床检验中心	1	0	0	0	0	1	0	0	0	0	0	0	0	0	0	1	1
专科疾病防治机构	3	0	0	2	1	1	0	0	3	0	0	0	0	0	0	3	3
护理院（站）	6	0	0	5	1	1	0	0	1	0	0	0	0	0	1	6	6
其他医疗机构	40	2	3	22	7	11	4	4	20	0	0	0	0	0	0	40	40
疾病预防控制机构	10	0	0	0	1	9	0	1	4	0	0	0	0	0	0	10	10
其　他	10	1	1	5	4	4	1	1	4	0	0	0	0	0	0	10	10

单位类别	处罚程序			行政处罚决定								行政复议	行政诉讼	结案情况					不作行政处罚
														执行方式		执行结果			
	简易程序	一般程序	其中：听证	警告	罚款	罚款金额（元）	没收违法所得	没收金额（元）	暂扣或吊销许可证	吊销执业证书	其他			自觉履行	强制执行	完全履行	不完全履行	未履行	
总　计	**4501**	**901**	**0**	**4810**	**1317**	**3966100**	**1**	**30**	**0**	**2**	**59**	**0**	**0**	**5377**	**0**	**5367**	**0**	**12**	**3**
医疗机构	4490	892	0	4793	1308	3931400	1	30	0	2	59	0	0	5357	0	5347	0	12	3
医　院	398	135	0	466	142	798500	0	0	0	0	17	0	0	525	0	524	0	3	1
妇幼保健院、妇幼保健计划生育服务中心	18	6	0	20	9	64000	0	0	0	0	0	0	0	24	0	24	0	0	0
社区卫生服务机构	87	18	0	97	21	62900	0	0	0	0	2	0	0	105	0	105	0	0	0
卫生院	382	114	0	394	189	505600	0	0	0	0	12	0	0	495	0	493	0	2	0
疗养院	1	1	0	1	1	5000	0	0	0	0	0	0	0	2	0	2	0	0	0
门诊部	101	31	0	108	41	106950	0	0	0	0	0	0	0	129	0	128	0	1	0
诊所（学校医务室）	2389	435	0	2575	571	1641650	0	0	0	2	26	0	0	2813	0	2807	0	6	1
村卫生室	1072	144	0	1087	323	561100	1	30	0	0	2	0	0	1214	0	1214	0	0	1
临床检验中心	0	1	0	0	1	3000	0	0	0	0	0	0	0	1	0	1	0	0	0
专科疾病防治机构	2	1	0	3	1	30000	0	0	0	0	0	0	0	3	0	3	0	0	0
护理院（站）	5	1	0	6	1	6000	0	0	0	0	0	0	0	6	0	6	0	0	0
其他医疗机构	35	5	0	36	8	146700	0	0	0	0	0	0	0	40	0	40	0	0	0
疾病预防控制机构	4	6	0	9	6	23100	0	0	0	0	0	0	0	10	0	10	0	0	0
其　他	7	3	0	8	3	11600	0	0	0	0	0	0	0	10	0	10	0	0	0

注：本表其他医疗机构为医学检验实验室、病理诊断中心、医学影像诊断中心、血液透析中心、安宁疗护中心、消毒供应中心。

表 11-8 2021 年全省医疗卫生

单位类别	查处案件数	违法事实								
		违反医疗机构资质管理相关规定的	违反医务人员管理相关规定的	违反药品和医疗器械管理相关规定的	违反医疗技术管理相关规定的	违反医疗文书相关管理规定的	违反质量管理相关规定的	违反中医机构相关管理规定的	其他(含违反医疗广告有关规定等)的	其他(使用的旧版规范用语)
总　计	**2456**	**616**	**424**	**407**	**64**	**906**	**427**	**52**	**70**	**38**
医疗机构	1750	587	188	365	44	477	377	37	48	24
医　院	398	135	28	55	7	100	139	2	11	1
妇幼保健院、妇幼保健计划生育服务中心	13	4	0	1	0	4	4	0	0	0
社区卫生服务机构	34	11	1	9	1	13	4	0	0	0
卫生院	122	30	12	41	2	35	18	1	1	1
门诊部	69	29	15	14	5	21	9	3	3	3
诊所（学校医务室）	820	321	115	149	27	219	140	31	26	19
村卫生室	279	49	13	96	2	83	57	0	7	0
专科疾病防治机构	6	5	2	0	0	1	0	0	0	0
护理院（站）	1	0	0	0	0	0	1	0	0	0
其他医疗机构	8	3	2	0	0	1	5	0	0	0
个　人	689	22	233	40	20	428	47	14	22	14
医　师	585	7	182	25	7	374	24	1	6	1
药　师	25	0	0	0	0	25	0	0	0	0
护　士	12	0	3	0	0	4	5	0	2	0
医　技	17	0	6	2	0	4	5	0	0	0
乡村医生	50	15	42	13	13	21	13	13	14	13
其他个人	0	0	0	0	0	0	0	0	0	0
其　他	17	7	3	2	0	1	3	1	0	0

监督案件查处情况

行政强制及其他措施						行政处罚案件数	结案案件数	处罚程序			行政处罚决定		
责令改正	责令停止执业	责令限期补办校验手续	查封	扣押	其他			简易程序	一般程序	其中：听证	警告	罚款	罚款金额（元）
699	23	1	0	0	23	2454	2412	1152	1304	25	1926	1406	14360283
569	9	1	0	0	13	1748	1712	672	1078	14	1298	1282	12131513
131	1	0	0	0	2	398	389	83	315	9	307	335	5235316
6	0	1	0	0	0	13	13	5	8	0	12	9	78400
10	0	0	0	0	0	34	34	16	18	1	26	23	166000
45	0	0	0	0	0	120	118	28	94	1	81	96	813199
17	0	0	0	0	1	69	65	18	51	1	51	61	832002
270	6	0	0	0	9	820	803	353	467	1	577	586	3655496
86	2	0	0	0	1	279	275	167	112	1	234	158	1161300
1	0	0	0	0	0	6	6	1	5	0	2	6	53300
0	0	0	0	0	0	1	1	0	1	0	1	1	6000
3	0	0	0	0	0	8	8	1	7	0	7	7	130500
121	14	0	0	0	10	689	683	471	218	11	616	110	2192170
109	5	0	0	0	9	585	579	425	160	7	548	70	1621030
1	0	0	0	0	0	25	25	16	9	0	25	0	0
3	1	0	0	0	1	12	12	2	10	2	5	3	61000
0	0	0	0	0	0	17	17	6	11	0	15	7	113000
8	8	0	0	0	0	50	50	22	28	2	23	30	397140
0	0	0	0	0	0	0	0	0	0	0	0	0	0
9	0	0	0	0	0	17	17	9	8	0	12	14	36600

续表 11-8

单位类别	行政处罚决定									行政复议	行政诉讼	结案情况					不作行政处罚
	没收违法所得	没收金额（元）	没收药品器械	吊销执业许可证	吊销诊疗科目	吊销执业证书	责令暂停执业活动	暂扣乡村医生证	其他			执行方式：自觉履行	执行方式：强制执行	执行结果：完全履行	执行结果：不完全履行	执行结果：未履行	
总　计	66	648069.1	17	5	10	4	40	0	10	0	0	2403	2	2383	3	24	2
医疗机构	46	579242.9	6	5	10	1	6	0	3	0	0	1704	2	1688	1	21	2
医　院	6	510978.0	0	1	5	0	2	0	2	0	0	387	1	386	1	2	0
妇幼保健院、妇幼保健计划生育服务中心	0	0.0	0	0	0	0	0	0	0	0	0	13	0	13	0	0	0
社区卫生服务机构	0	0.0	0	0	0	0	0	0	0	0	0	34	0	34	0	0	0
卫生院	0	0.0	1	0	1	0	0	0	0	0	0	116	0	116	0	0	2
门诊部	2	2180.0	0	2	2	0	0	0	0	0	0	65	0	58	0	7	0
诊所（学校医务室）	31	55876.9	2	2	1	1	4	0	1	0	0	802	1	791	0	12	0
村卫生室	7	10208.0	3	0	0	0	0	0	0	0	0	272	0	275	0	0	0
专科疾病防治机构	0	0.0	0	0	0	0	0	0	0	0	0	6	0	6	0	0	0
护理院（站）	0	0.0	0	0	0	0	0	0	0	0	0	1	0	1	0	0	0
其他医疗机构	0	0.0	0	0	1	0	0	0	0	0	0	8	0	8	0	0	0
个　人	19	66360.2	11	0	0	3	34	0	7	0	0	683	0	680	2	1	0
医　师	6	50164.3	3	0	0	3	22	0	7	0	0	579	0	576	2	1	0
药　师	0	0.0	0	0	0	0	0	0	0	0	0	25	0	25	0	0	0
护　士	0	0.0	0	0	0	0	8	0	0	0	0	12	0	12	0	0	0
医　技	0	0.0	0	0	0	0	3	0	0	0	0	17	0	17	0	0	0
乡村医生	13	16195.9	8	0	0	0	1	0	0	0	0	50	0	50	0	0	0
其他个人	0	0.0	0	0	0	0	0	0	0								
其　他	1	2466.0	0	0	0	0	0	0	0	0	0	16	0	15	0	2	0

注：本表其他医疗机构为医学检验实验室、病理诊断中心、医学影像诊断中心、血液透析中心、安宁疗护中心、消毒供应中心。

表 11-9　2021 年全省无证行医案件查处情况

单位类别	查处案件数	违法事实									
		未取得《医疗机构执业许可证》开展诊疗活动的					①未取得或以非法手段取得医师资格从事医疗活动的	②被依法吊销医师执业证书期间从事医疗活动的	③未取得乡村医生执业证书，从事乡村医疗活动的	④家庭接生员实施家庭接生以外的医疗行为的	取得《医师资格证书》，因本人原因未经注册从事医疗活动的
		①无《医疗机构执业许可证》，擅自开展诊疗活动	②使用伪造、变造的《医疗机构执业许可证》开展诊疗活动	③《医疗机构执业许可证》被撤销、吊销或者已经办理注销登记，继续开展诊疗活动的	④当事人未按规定申请延续以及卫生计生行政部门不予受理延续或者不批准延续，《医疗机构执业许可证》有效期届满后继续开展诊疗活动的	⑤其他法律法规规章规定的未取得《医疗机构执业许可证》擅自开展诊疗活动的					
总　计	**465**	**109**	**0**	**0**	**1**	**13**	**326**	**0**	**6**	**0**	**11**
无证个人	344	1	0	0	0	0	326	0	6	0	11
无证医疗机构	121	108	0	0	1	13	0	0	0	0	0

单位类别	违法低点			曾因非法行医被行政处罚次数				行政强制及其他措施			移送司法机关案件数	行政处罚案件数	结案案件数
	固定场所		流动场所	0 次	1 次	2 次	2 次以上	取缔	责令停止执业活动	其他			
	自有	租赁											
总　计	**145**	**218**	**102**	**415**	**47**	**3**		**82**	**124**	**12**	**3**	**462**	**409**
无证个人	98	148	98	306	37	1		65	89	8	2	342	305
无证医疗机构	47	70	4	109	10	2		17	35	4	1	120	104

单位类别	处罚程序			行政处罚决定						行政复议	行政诉讼	结案情况					不作行政处罚
												执行方式		执行结果			
	简易程序	一般程序	其中：听证	警告	罚款	罚款金额（元）	没收违法所得	没收金额（元）	没收药品器械			自觉履行	强制执行	完全履行	不完全履行	未履行	
总　计	**114**	**351**	**26**	**0**	**459**	**10910574**	**174**	**1593735.33**	**175**	**0**	**0**	**387**	**20**	**385**	**7**	**15**	**3**
无证个人	107	237	18	0	339	6569890	102	1291668.58	131	0	0	288	16	288	5	11	2
无证医疗机构	7	114	8	0	120	4340684	72	302066.75	44	0	0	99	4	97	2	4	1

表 11-10　2021 年全省血液安全卫生监督案件查处情况

单位类别	查处案件数	违法事实					行政强制及其他措施		
		单采血浆站违反相关管理规定的	血站违反采供血相关管理规定的	医疗机构临床用血不符合相关管理规定的	非法组织卖血、强迫卖血（血浆）的	非法采集、供应、倒卖血液、血浆	责令改正	限期整顿	其他
总　计	**0**	**0**	**0**	**0**	**0**	**0**	**0**	**0**	**0**
一般血站	0	0	0	0	0	0	0	0	0
血液中心	0	0	0	0	0	0	0	0	0
中心血站	0	0	0	0	0	0	0	0	0
中心血库	0	0	0	0	0	0	0	0	0
脐带血造血干细胞库	0	0	0	0	0	0	0	0	0
单采血浆站	0	0	0	0	0	0	0	0	0
采供血机构其他	0	0	0	0	0	0	0	0	0
其　他	0	0	0	0	0	0	0	0	0

单位类别	行政处罚案件数	结案案件数	处罚程序			行政处罚决定							
			简易程序	一般程序	其中：听证	警告	罚款	罚款金额（元）	没收违法所得	没收金额（元）	没收药品器械	吊销许可证	其他
总　计	**0**	**0**	**0**	**0**	**0**	**0**	**0**	**0**	**0**	**0**	**0**	**0**	**0**
一般血站	0	0	0	0	0	0	0	0	0	0	0	0	0
血液中心	0	0	0	0	0	0	0	0	0	0	0	0	0
中心血站	0	0	0	0	0	0	0	0	0	0	0	0	0
中心血库	0	0	0	0	0	0	0	0	0	0	0	0	0
脐带血造血干细胞库	0	0	0	0	0	0	0	0	0	0	0	0	0
单采血浆站	0	0	0	0	0	0	0	0	0	0	0	0	0
采供血机构其他	0	0	0	0	0	0	0	0	0	0	0	0	0
其　他	0	0	0	0	0	0	0	0	0	0	0	0	0

单位类别	行政复议	行政诉讼	结案情况					不作行政处罚
			执行方式		执行结果			
			自觉履行	强制执行	完全履行	不完全履行	未履行	
总　计	**0**	**0**	**0**	**0**	**0**	**0**	**0**	**0**
一般血站	0	0	0	0	0	0	0	0
血液中心	0	0	0	0	0	0	0	0
中心血站	0	0	0	0	0	0	0	0
中心血库	0	0	0	0	0	0	0	0
脐带血造血干细胞库	0	0	0	0	0	0	0	0
单采血浆站	0	0	1	0	1	0	0	0
采供血机构其他	0	0	0	0	0	0	0	0
其　他	0	0	0	0	0	0	0	0

表 11-11　2021 年全省计划生育卫生监督案件查处情况

单位类别	查处案件数	违法事实									
		未取得母婴保健技术服务执业许可擅自从事母婴保健技术服务活动	未取得计划生育技术服务许可擅自从事计划生育技术服务	逾期不校验母婴保健技术服务执业许可证	逾期不校验计划生育技术服务许可证	买卖、出借、出租或者涂改、伪造计划生育技术服务执业许可证明文件，擅自营业的	擅自扩大技术服务项目	使用没有依法取得相应的医师资格的人员从事与计划生育技术服务有关的临床医疗服务，擅自营业的	出具虚假证明文件	向农村实行计划生育的育龄夫妻提供避孕、节育技术服务收取费用	开展非医学需要的胎儿性别鉴定或非医学需要选择性别终止妊娠
总　计	**22**	**8**	**4**	**3**	**4**	**1**	**1**	**1**	**1**	**1**	**7**
医疗机构	21	8	3	3	4	1	1	1	1	1	7
医　院	11	4	2	1	3	1	1	1	1	1	5
妇幼保健院	1	0	1	0	0	0	0	0	0	0	0
妇幼保健计划生育技术服务中心	1	0	0	0	0	0	0	0	0	0	1
社区卫生服务机构	1	0	0	0	0	0	0	0	0	0	1
卫生院	3	0	0	2	1	0	0	0	0	0	0
门诊部	0	0	0	0	0	0	0	0	0	0	0
诊　所	3	3	0	0	0	0	0	0	0	0	0
村卫生室	1	1	0	0	0	0	0	0	0	0	0
医学检验实验室、医学影像诊断中心	0	0	0	0	0	0	0	0	0	0	0
医学检验实验室	0	0	0	0	0	0	0	0	0	0	0
医学影像诊断中心	0	0	0	0	0	0	0	0	0	0	0
计划生育技术服务机构	0	0	0	0	0	0	0	0	0	0	0
计生人员	1	0	1	0	0	0	0	0	0	0	0
家庭接生员	0	0	0	0	0	0	0	0	0	0	0
其　他	0	0	0	0	0	0	0	0	0	0	0
其　他	1	0	1	0	0	0	0	0	0	0	0

单位类别	违法事实							行政强制及其他措施			行政处罚案件数	结案案件数
	非法为他人施行计划生育手术，擅自营业的	进行假医学鉴定，擅自营业的	伪造、变造、买卖计划生育证明	擅自开展人类辅助生殖技术	获准开展人类辅助生殖技术的机构违反《人类辅助生殖技术管理办法》的行为	违反《人类精子库管理办法》的行为	其他违法行为	责令改正	限期整顿	其他		
总　计	**1**	**1**	**1**	**1**	**1**	**1**	**1**	**5**	**1**	**0**	**22**	**21**
医疗机构	1	1	1	1	1	1	1	5	1	0	21	20
医　院	1	1	1	1	1	1	1	2	0	0	11	11
妇幼保健院	0	0	0	0	0	0	0	1	0	0	1	1
妇幼保健计划生育技术服务中心	0	0	0	0	0	0	0	0	0	0	1	1
社区卫生服务机构	0	0	0	0	0	0	0	1	0	0	1	1
卫生院	0	0	0	0	0	0	0	1	0	0	3	3
门诊部	0	0	0	0	0	0	0	0	0	0	0	0
诊　所	0	0	0	0	0	0	0	0	0	0	3	2
村卫生室	0	0	0	0	0	0	0	0	1	0	1	1
医学检验实验室、医学影像诊断中心	0	0	0	0	0	0	0	0	0	0	0	0
医学检验实验室	0	0	0	0	0	0	0	0	0	0	0	0
医学影像诊断中心	0	0	0	0	0	0	0	0	0	0	0	0
计划生育技术服务机构	0	0	0	0	0	0	0	0	0	0	0	0
计生人员	0	0	0	0	0	0	0	0	0	0	1	1
家庭接生员	0	0	0	0	0	0	0	0	0	0	0	0
其　他	0	0	0	0	0	0	0	0	0	0	0	0
其　他	0	0	0	0	0	0	0	0	0	0	1	1

续表 11-11

单位类别	处罚程序			行政处罚决定								行政复议	行政诉讼	结案情况					不作行政处罚
	简易程序	一般程序	其中：听证	警告	罚款	罚款金额（元）	没收违法所得	没收金额（元）	没收从事违法活动的器材、设备	吊销许可证	其他			执行方式：自觉履行	执行方式：强制执行	执行结果：完全履行	执行结果：不完全履行	执行结果：未履行	
总　计	**9**	**13**	**0**	**20**	**10**	**206000**	**6**	**15944.52**	**0**	**0**	**0**	**0**	**0**	**21**	**0**	**21**	**0**	**0**	**0**
医疗机构	9	12	0	19	10	206000	6	15944.52	0	0	0	0	0	20	0	20	0	0	0
医　院	5	6	0	9	4	31000	3	7433.33	0	0	0	0	0	11	0	11	0	0	0
妇幼保健院	0	1	0	1	1	6000	0	0	0	0	0	0	0	1	0	1	0	0	0
妇幼保健计划生育技术服务中心	1	0	0	1	0	0	0	0	0	0	0	0	0	1	0	1	0	0	0
社区卫生服务机构	1	0	0	1	0	0	0	0	0	0	0	0	0	1	0	1	0	0	0
卫生院	2	1	0	3	1	5000	1	1513.19	0	0	0	0	0	3	0	3	0	0	0
门诊部	0	0	0	0	0	0	0	0	0	0	0	0	0	0	0	0	0	0	0
诊　所	0	3	0	3	3	144000	1	6400	0	0	0	0	0	2	0	2	0	0	0
村卫生室	0	1	0	1	1	20000	1	598	0	0	0	0	0	1	0	1	0	0	0
医学检验实验室、医学影像诊断中心	0	0	0	0	0	0	0	0	0	0	0	0	0	0	0	0	0	0	0
医学检验实验室	0	0	0	0	0	0	0	0	0	0	0	0	0	0	0	0	0	0	0
医学影像诊断中心	0	0	0	0	0	0	0	0	0	0	0	0	0	0	0	0	0	0	0
计划生育技术服务机构	0	0	0	0	0	0	0	0	0	0	0	0	0	0	0	0	0	0	0
计生人员	0	1	0	1	0	0	0	0	0	0	0	0	0	1	0	1	0	0	0
家庭接生员	0	0	0	0	0	0	0	0	0	0	0	0	0	0	0	0	0	0	0
其　他	0	0	0	0	0	0	0	0	0	0	0	0	0	0	0	0	0	0	0
其　他	0	1	0	1	0	0	0	0	0	0	0	0	0	1	0	1	0	0	0

十二、医疗保障制度

简要说明

1. 本部分反映全省城镇职工和城镇居民基本医疗保险制度、城市（农村）居民最低生活保障情况等。

2. 城乡居民城镇职工基本医疗保险数据来源于四川省医疗保障局，城市（农村）居民最低生活保障数据来源于四川省民政厅。

主要指标解释

城镇职工基本医疗保险参保人数：指报告期末按国家有关规定参加基本医疗保险的人数，包括参加保险的职工人数和退休人员人数。

城乡居民基本医疗保险参保人数：指报告期末按国家相关规定参加城镇居民基本医疗保险（在经办机构参保登记并已建立当年缴费记录）的人数。城乡居民基本医疗保险参保范围为城镇非从业人口。

表 12-1 2021 年市（州）基本医疗保险参保情况

地 区	基本医疗保险参保人数（万人）				
	合计	城乡居民基本医疗保险	城镇职工基本医疗保险		
				在职职工	退休人员
总 计	**8586.23**	**6640.43**	**1945.80**	**1435.43**	**510.38**
省本级	34.67		34.67	20.19	14.48
成都市	1870.83	830.50	1040.32	832.65	207.68
自贡市	273.60	233.32	40.28	21.64	18.64
攀枝花市	110.77	67.92	42.85	22.72	20.14
泸州市	470.42	412.99	57.42	39.69	17.73
德阳市	354.95	267.43	87.53	62.06	25.46
绵阳市	488.19	404.14	84.05	61.23	22.82
广元市	259.74	228.14	31.61	21.17	10.43
遂宁市	293.94	261.84	32.10	21.50	10.60
内江市	351.63	305.28	46.34	28.05	18.30
乐山市	326.12	258.85	67.27	43.00	24.27
南充市	606.84	546.06	60.79	41.25	19.54
眉山市	301.54	264.23	37.31	28.56	8.74
宜宾市	495.68	433.86	61.82	42.44	19.38
广安市	389.41	360.42	29.00	21.87	7.13
达州市	563.42	521.02	42.40	26.90	15.50
雅安市	146.82	119.83	26.99	17.94	9.06
巴中市	313.62	291.52	22.11	14.53	7.58
资阳市	265.32	241.05	24.27	15.39	8.88
阿坝州	84.92	69.14	15.78	10.32	5.46
甘孜州	105.10	89.50	15.60	11.12	4.48
凉山州	478.70	433.41	45.28	31.21	14.08

注：本表数据来源于四川省医疗保障局。

表 12-2　2021 年市（州）城市、农村低保情况

地　区	城市居民最低生活保障人数（人）	城市居民最低生活保障家庭数（户）	农村居民最低生活保障人数（人）	农村居民最低生活保障家庭数（户）
总　计	**588656**	**387684**	**3595608**	**2073615**
成都市	21875	18166	75069	47852
自贡市	43750	31041	115738	78559
攀枝花市	5833	4269	17897	8773
泸州市	16345	12701	177636	109565
德阳市	18258	12861	77806	45505
绵阳市	35189	22757	97728	63636
广元市	63139	34192	180707	113493
遂宁市	16338	11806	105696	80923
内江市	24054	17551	77332	53261
乐山市	23058	17288	117051	57324
南充市	105446	65507	536065	332290
眉山市	9329	7764	83602	69952
宜宾市	20260	14926	133606	64892
广安市	52502	31252	202433	109731
达州市	46731	33802	357490	268505
雅安市	2741	2354	26473	18791
巴中市	26555	14358	302712	143019
资阳市	6752	5013	121386	88302
阿坝州	12855	7881	68601	32970
甘孜州	8307	5767	149534	52926
凉山州	29339	16428	571046	233346

注：本表数据来源于四川省民政厅。

十三、计划生育指标

简要说明

1. 本部分反映人口出生、计划生育奖励与扶助、孕前优生等情况，包括全省及 21 个市（州）的主要指标。

2. 出生人口数及性比例数据来源于四川省健康档案云平台，按实际出生日期统计。国家免费孕前优生健康检查项目于 2010 年 4 月开始实施，采取先试点后扩面的方式实施。

主要指标解释

性别比：出生人口中男性人数与女生人数之比。计算公式：男性人数 ÷ 女性人数 × 100。

三项制度：农村计划生育家庭奖励扶助制度、计划生育家庭特别扶助制度和“少生快富”工程统称为计划生育“三项制度”。

年覆盖率：统计期限内，已接受孕前优生健康检查服务的计划怀孕夫妇人数与当处该地区应检查人数的比值。

表 13-1　2017—2021 年全省出生人口数及性别比

年　份	出生总人数（人）			一孩出生人数（人）			二孩出生人数（人）			多孩出生人数（人）		
	男性	女性	性别比	男性	女性	性别比	男性	女性	性别比	男性	女性	性别比
2017	528983	492329	107.45	289422	269623	107.34	214422	200470	106.96	25139	22236	113.06
2018	505434	470141	107.51	284420	265265	107.22	198191	185678	106.74	22823	19198	118.88
2019	457494	424390	107.80	256684	238247	107.74	175167	163735	106.98	25643	22408	114.44
2020	407863	379620	107.44	234218	220078	108.74	152199	141804	107.33	21446	17738	120.90
2021	276584	255338	108.32	149293	139227	107.23	104103	96462	107.92	23188	19649	118.01

表 13-2　2021 年市（州）出生人口数及性别比

地　区	出生总人数（人）			一孩出生人数（人）			二孩出生人数（人）			多孩出生人数（人）		
	男性	女性	性别比	男性	女性	性别比	男性	女性	性别比	男性	女性	性别比
总　计	**276584**	**255338**	**108.32**	**149293**	**139227**	**107.23**	**104103**	**96462**	**107.92**	**23188**	**19649**	**118.01**
成都市	51209	47739	107.27	31769	29481	107.76	18567	17551	105.79	873	707	123.48
自贡市	7465	6784	110.04	4209	3867	108.84	2813	2574	109.29	443	343	129.15
攀枝花市	3597	3233	111.26	1898	1679	113.04	1405	1297	108.33	294	257	114.40
泸州市	14468	13332	108.52	7378	7008	105.28	5664	5091	111.26	1426	1233	115.65
德阳市	9118	8501	107.26	5383	5127	104.99	3500	3185	109.89	235	189	124.34
绵阳市	13101	12329	106.26	7575	7252	104.45	5257	4809	109.32	269	268	100.37
广元市	9558	8938	106.94	5523	5156	107.12	3825	3617	105.75	210	165	127.27
遂宁市	9387	8615	108.96	5345	4894	109.22	3642	3372	108.01	400	349	114.61
内江市	10303	9723	105.97	5779	5403	106.96	4033	3834	105.19	491	486	101.03
乐山市	9776	9158	106.75	5323	5120	103.96	3491	3227	108.18	962	811	118.62
南充市	16210	15023	107.90	9021	8386	107.57	6481	6018	107.69	708	619	114.38
眉山市	11006	10404	105.79	6438	6140	104.85	4281	4007	106.84	287	257	111.67
宜宾市	17640	16220	108.75	9208	8549	107.71	6825	6296	108.40	1607	1375	116.87
广安市	11788	10940	107.75	6525	6091	107.13	4451	4189	106.25	812	660	123.03
达州市	14938	13755	108.60	7833	7377	106.18	5966	5487	108.73	1139	891	127.83
雅安市	4657	4307	108.13	2559	2310	110.78	1896	1808	104.87	202	189	106.88
巴中市	10261	9399	109.17	5824	5344	108.98	3833	3505	109.36	604	550	109.82
资阳市	7801	7158	108.98	4228	3852	109.76	3060	2873	106.51	513	433	118.48
阿坝州	4221	3967	106.40	2022	1874	107.90	1437	1418	101.34	762	675	112.89
甘孜州	4947	4531	109.18	2101	1967	106.81	1604	1457	110.09	1242	1107	112.20
凉山州	35133	31282	112.31	13352	12350	108.11	12072	10847	111.29	9709	8085	120.09

表 13-3 2017—2021 年三项制度情况

指　标	2017	2018	2019	2020	2021
奖励扶助人数（人）	1833472	1948896	2021914	2143966	2367930
国家级	1715445	1871201	1943731	1992933	2054891
省　级	118027	77695	78183	151033	313039
特别扶助人数（人）	111730	126327	139572	152040	163580
死　亡	76031	84015	91728	99443	106807
伤　残	35699	42312	47844	52597	56773
少生快富项目户数（户）	2783	3366	3122	22842	3651

表 13-4 2021 年市（州）三项制度情况

地　区	奖励扶助人数（人）		特别扶助人数（人）		少生快富项目户数（户）
	国家级	省　级	死　亡	伤　残	
总　计	**2054891**	**313039**	**106807**	**56773**	**3651**
成都市	516689	87815	28357	16577	0
自贡市	59276	10511	4875	3890	0
攀枝花市	9021	1388	1380	662	1
泸州市	155920	22942	6918	3469	0
德阳市	206218	35634	8877	4848	0
绵阳市	189795	32788	8475	2916	0
广元市	78261	14060	2986	1271	0
遂宁市	31132	1254	2181	824	0
内江市	39309	5520	3448	2580	0
乐山市	82262	19223	7239	4622	2
南充市	136441	12514	5413	2771	0
眉山市	58929	8518	4467	2398	0
宜宾市	61192	4654	2207	966	0
广安市	109996	10982	4530	2138	0
达州市	35966	7763	1617	1046	8
雅安市	54162	2543	1678	807	0
巴中市	122049	26326	5166	2755	0
资阳市	54330	5773	2764	1481	0
阿坝州	10509	0	979	151	1761
甘孜州	12411	0	1010	117	1590
凉山州	31023	2831	2240	484	289

表 13-5 2017—2021 年国家免费孕前优生项目检查情况

年 份	项目试点县（个）	检查人数		
			农 村	城 镇
2017	183	618899	512108	106791
2018	183	622409	523427	98982
2019	183	589482	490929	98553
2020	183	552496	—	—
2021	183	524132	—	—

注：项目试点县含国家级和省级试点县。

表 13-6 2021 年市（州）国家免费孕前优生健康检查项目开展情况统计表

地 区	当年应检查人数（人）	年检查人数（人）	年覆盖率（%）
总 计	504508	524132	103.89
成都市	67820	75319	111.06
自贡市	15160	15745	103.86
攀枝花市	6184	6249	101.05
泸州市	22922	24805	108.21
德阳市	23730	23856	100.53
绵阳市	29240	31562	107.94
广元市	18366	18414	100.26
遂宁市	32542	32389	99.53
内江市	17832	20111	112.78
乐山市	18346	19840	108.14
南充市	37358	35108	93.98
眉山市	21320	22523	105.64
宜宾市	33212	38685	116.48
广安市	30000	28148	93.83
达州市	35760	35066	98.06
雅安市	9010	9772	108.46
巴中市	19876	19180	96.50
资阳市	11794	11878	100.71
阿坝州	5252	4499	85.66
甘孜州	6884	7022	102.00
凉山州	41900	43961	104.92

十四、人口指标

简要说明

1. 本部分反映人口普查及历年人口方面的基本情况，包括全省及21个市（州）、183个县（市、区）的主要人口指标。

2. 本部分户籍人口数来源于四川省公安厅，常住人口数来源于四川省统计局。

主要指标解释

人口数：一定时间点、一定范围内的有生命的个人的总和。年度统计的年末人口数指每年12月31日24时的人口数。

表 14-1 2017—2021 年全省分城乡、分性别户籍人口数

年 份	年末总户籍人口（万人）	按城乡地域属性分（万人）		按性别分（万人）	
		城镇人口	乡村人口	男 性	女 性
2017	9113.38	3116.28	5997.10	4677.77	4435.61
2018	9121.06	3248.22	5872.84	4678.39	4442.67
2019	9099.51	3346.84	5752.67	4665.29	4434.22
2020	9081.59	3475.45	5606.14	4653.73	4427.86
2021	9094.48	3496.12	5598.36	4658.44	4436.03

注：本表数据来源于四川省公安厅户籍统计数。

表 14-2 2017—2021 年全省常住人口数（万人）

地 区	2017	2018	2019	2020	2021
总 计	**8289.00**	**8321.00**	**8351.00**	**8371.00**	**8372.00**
成都市	1918.80	1981.30	2040.90	2094.70	2119.20
自贡市	261.30	257.60	253.30	249.00	246.70
攀枝花市	122.00	121.80	121.30	121.30	121.40
泸州市	421.40	422.60	424.40	425.60	425.90
德阳市	347.90	347.40	346.70	345.70	345.90
绵阳市	479.20	481.90	484.90	487.10	488.30
广元市	241.30	237.90	234.40	230.70	228.30
遂宁市	294.30	289.40	285.40	281.50	278.20
内江市	332.80	325.60	320.00	314.20	310.40
乐山市	319.40	318.20	317.20	316.10	315.10
南充市	585.20	577.60	569.30	561.00	556.20
眉山市	296.10	296.20	296.00	295.60	295.90
宜宾市	450.80	453.80	456.90	459.10	460.50
广安市	320.80	322.00	324.00	325.60	324.80
达州市	547.70	545.30	542.20	538.70	537.00
雅安市	146.60	145.70	144.60	143.60	143.10
巴中市	289.40	283.50	277.40	271.40	267.60
资阳市	238.40	235.10	233.00	231.00	228.40
阿坝州	85.80	84.70	83.50	82.30	81.50
甘孜州	111.50	111.40	111.20	110.80	110.20
凉山州	478.30	482.00	484.40	486.00	487.40

注：本表数据来源于四川省统计局。

表14-3 2017—2021年市（州）及县（市、区）常住人口数（万人）

地　区	2017	2018	2019	2020	2021
总　计	8289.00	8321.00	8351.00	8371.00	8372.00
成都市	1918.80	1981.30	2040.90	2094.70	2119.20
锦江区	83.00	85.40	88.00	90.30	90.90
青羊区	90.90	92.50	94.20	95.60	96.10
金牛区	123.20	124.20	125.40	126.50	128.00
武侯区	170.80	176.20	181.20	185.60	188.00
成华区	123.20	128.10	133.20	138.20	139.70
龙泉驿区	118.60	123.20	130.00	134.80	135.60
青白江区	45.80	47.30	48.40	49.10	50.10
新都区	134.10	141.30	148.70	155.90	157.20
温江区	81.60	86.80	92.00	96.80	99.00
双流区	230.20	243.50	255.40	266.10	272.30
郫都区	145.00	154.60	160.30	167.30	168.30
新津区	34.60	35.30	35.90	36.40	37.30
金堂县	75.90	77.40	78.80	80.00	80.70
大邑县	50.70	51.00	51.40	51.60	51.30
蒲江县	25.20	25.40	25.50	25.60	25.90
都江堰市	69.40	70.00	70.60	71.00	71.70
彭州市	76.80	77.20	77.70	78.00	78.50
邛崃市	60.80	60.60	60.50	60.30	60.30
崇州市	70.50	71.50	72.60	73.60	74.60
简阳市	108.50	109.80	111.10	112.00	113.70
自贡市	261.30	257.60	253.30	249.00	246.70
自流井区	48.20	48.50	48.80	48.20	48.10
贡井区	24.40	24.00	23.30	22.70	22.20
大安区	33.50	32.00	30.30	29.20	29.00
沿滩区	31.30	31.60	30.50	29.70	29.40
荣　县	50.10	48.40	47.80	47.00	46.30
富顺县	73.80	73.10	72.60	72.20	71.70
攀枝花市	122.00	121.80	121.30	121.30	121.40
东　区	40.40	40.70	40.80	41.20	41.20
西　区	13.40	13.20	13.00	12.90	12.90
仁和区	26.80	26.80	26.70	26.60	26.70
米易县	22.90	22.80	22.70	22.70	22.70
盐边县	18.50	18.30	18.10	17.90	17.90
泸州市	421.40	422.60	424.40	425.60	425.90
江阳区	68.10	70.70	73.70	76.20	76.30
纳溪区	38.90	37.80	36.70	35.50	35.70
龙马潭区	42.60	44.40	46.40	48.00	48.10
泸　县	79.70	78.60	77.30	76.50	76.60
合江县	69.50	69.20	69.10	68.90	68.90
叙永县	56.20	55.90	55.60	55.30	55.20

续表 14-3（1）

地　区	2017	2018	2019	2020	2021
古蔺县	66.40	66.00	65.60	65.20	65.10
德阳市	347.90	347.40	346.70	345.70	345.90
旌阳区	80.60	81.40	82.10	82.80	82.80
罗江区	21.30	21.30	21.10	20.90	20.90
中江县	98.60	97.30	96.00	94.70	94.80
广汉市	61.80	62.10	62.40	62.60	62.60
什邡市	41.10	40.90	40.90	40.70	40.80
绵竹市	44.50	44.40	44.20	44.00	44.00
绵阳市	479.20	481.90	484.90	487.10	488.30
涪城区	114.90	119.90	125.20	129.90	131.00
游仙区	53.30	54.30	55.40	56.20	56.60
安州区	36.60	37.00	37.20	37.30	38.30
三台县	98.60	97.60	96.60	95.60	94.40
盐亭县	39.60	38.80	37.90	37.10	36.50
梓潼县	28.60	28.40	28.00	27.70	27.80
北川县	18.90	18.40	17.90	17.40	17.90
平武县	13.80	13.30	13.00	12.80	12.70
江油市	74.90	74.20	73.70	73.10	73.10
广元市	241.30	237.90	234.40	230.70	228.30
利州区	60.24	61.10	61.70	62.30	62.70
昭化区	14.90	14.40	13.90	13.40	13.10
朝天区	14.60	13.90	13.30	12.70	12.40
旺苍县	35.50	34.70	33.90	33.00	32.20
青川县	17.40	16.80	16.30	15.70	15.20
剑阁县	44.50	43.80	43.10	42.40	41.90
苍溪县	54.20	53.20	52.20	51.20	50.80
遂宁市	294.30	289.40	285.40	281.50	278.20
船山区	78.70	80.20	81.70	83.40	83.80
安居区	49.50	47.40	45.30	43.10	42.20
蓬溪县	46.30	45.00	44.00	43.00	42.00
大英县	41.70	40.60	39.70	38.70	38.10
射洪市	78.10	76.20	74.70	73.30	72.10
内江市	332.80	325.60	320.00	314.20	310.40
市中区	45.80	44.70	43.50	42.50	42.20
东兴区	76.00	76.30	76.00	75.50	75.90
威远县	55.90	55.60	55.20	54.70	53.00
资中县	95.80	91.00	87.70	84.60	84.10
隆昌市	59.30	58.00	57.60	56.90	55.20
乐山市	319.40	318.20	317.20	316.10	315.10
市中区	77.60	79.00	80.10	81.50	83.00
沙湾区	15.30	15.00	14.80	14.50	14.20

续表 14-3（2）

地　区	2017	2018	2019	2020	2021
五通桥区	26.20	25.30	24.50	23.80	23.20
金口河区	4.10	4.00	4.00	3.90	3.80
犍为县	42.00	41.90	41.80	41.70	41.50
井研县	28.70	28.60	28.40	28.10	27.80
夹江县	31.30	31.00	30.80	30.50	30.20
沐川县	19.80	19.50	19.30	19.20	18.80
峨边县	12.60	12.50	12.40	12.20	12.10
马边县	18.80	18.80	18.80	18.80	18.90
峨眉山市	43.00	42.60	42.30	41.90	41.60
南充市	585.20	577.60	569.30	561.00	556.20
顺庆区	79.90	81.10	82.30	83.40	83.20
高坪区	58.20	57.90	57.50	57.10	56.50
嘉陵区	55.80	55.00	54.10	53.20	52.70
南部县	85.40	84.20	83.00	81.80	80.90
营山县	66.00	64.80	63.40	62.10	61.60
蓬安县	49.50	48.50	47.40	46.20	45.80
仪陇县	79.20	77.10	75.00	72.90	72.10
西充县	45.50	44.40	43.20	42.00	41.60
阆中市	65.70	64.60	63.40	62.30	61.80
眉山市	296.10	296.20	296.00	295.60	295.90
东坡区	88.60	89.40	89.90	90.50	90.60
彭山区	32.60	32.70	32.80	32.80	32.90
仁寿县	113.50	112.80	111.90	111.00	111.10
洪雅县	30.00	29.80	29.70	29.60	29.60
丹棱县	14.70	14.80	14.90	14.90	14.90
青神县	16.70	16.70	16.80	16.80	16.80
宜宾市	450.80	453.80	456.90	459.10	460.50
翠屏区	86.30	87.30	88.20	88.80	90.30
南溪区	32.50	32.80	33.10	33.30	33.70
叙州区	91.20	92.20	93.20	93.80	94.60
江安县	41.70	42.00	42.40	42.60	42.90
长宁县	32.00	32.40	32.60	32.80	33.00
高　县	38.40	38.20	38.10	38.10	38.10
珙　县	34.40	34.10	33.90	33.90	32.70
筠连县	32.60	32.80	33.10	33.30	33.00
兴文县	37.20	37.50	37.80	38.00	37.90
屏山县	24.50	24.50	24.50	24.50	24.30
广安市	320.80	322.00	324.00	325.60	324.80
广安区	68.80	70.60	72.80	74.40	74.50
前锋区	23.10	23.20	23.30	23.30	23.20
岳池县	74.90	74.60	74.30	74.30	74.20
武胜县	55.80	55.70	55.70	55.60	55.40

续表 14-3（3）

地　区	2017	2018	2019	2020	2021
邻水县	70.80	70.50	70.60	70.80	70.60
华蓥市	27.40	27.40	27.30	27.20	26.90
达州市	547.70	545.30	542.20	538.70	537.00
通川区	84.40	88.00	89.30	90.60	91.00
达川区	97.10	96.50	95.60	94.60	94.20
宣汉县	98.00	96.80	96.10	95.40	95.20
开江县	42.60	42.10	41.80	41.40	41.30
大竹县	85.80	85.20	84.70	84.20	83.80
渠　县	98.70	95.90	93.90	91.80	91.00
万源市	41.10	40.80	40.80	40.70	40.50
雅安市	146.60	145.70	144.60	143.60	143.10
雨城区	36.90	36.80	36.90	37.00	36.90
名山区	25.90	25.80	25.60	25.50	25.40
荥经县	13.80	13.60	13.40	13.10	13.10
汉源县	29.60	29.30	29.00	28.60	28.50
石棉县	11.80	11.70	11.50	11.40	11.40
天全县	13.40	13.40	13.30	13.20	13.10
芦山县	10.20	10.10	10.00	10.00	9.90
宝兴县	5.00	5.00	4.90	4.80	4.80
巴中市	289.41	283.51	277.40	271.40	267.60
巴州区	71.45	71.61	71.75	71.95	71.40
恩阳区	35.82	34.83	33.80	34.58	34.00
通江县	58.02	56.40	54.74	52.21	51.30
南江县	51.30	49.87	48.40	46.77	46.00
平昌县	72.81	70.79	68.71	65.89	64.90
资阳市	238.40	235.10	233.00	231.00	228.40
雁江区	88.20	87.60	87.30	86.70	85.90
安岳县	100.50	98.20	96.50	95.20	94.00
乐至县	49.70	49.30	49.20	49.10	48.50
阿坝州	85.80	84.70	83.50	82.30	81.50
马尔康市	6.00	6.10	5.70	5.80	5.70
汶川县	8.80	8.50	8.60	8.30	8.20
理　县	5.50	5.70	4.30	3.70	3.60
茂　县	9.30	9.30	9.30	9.50	9.40
松潘县	6.00	6.20	6.30	6.70	6.70
九寨沟县	6.10	6.30	6.40	6.60	6.60
金川县	6.30	6.20	6.30	5.80	5.70
小金县	7.50	7.00	6.80	6.50	6.40
黑水县	6.20	5.80	5.50	4.50	4.30
壤塘县	4.20	4.10	4.30	4.50	4.50
阿坝县	7.70	7.30	7.60	8.00	8.00

续表 14-3（4）

地　区	2017	2018	2019	2020	2021
若尔盖县	7.30	7.40	7.50	7.70	7.70
红原县	4.90	4.80	4.90	4.70	4.70
甘孜州	111.50	111.40	111.20	110.80	110.20
康定市	12.98	12.77	12.92	12.69	12.70
泸定县	8.55	8.50	8.47	8.42	8.40
丹巴县	5.58	5.37	5.17	4.99	5.00
九龙县	5.75	5.61	5.50	5.38	5.30
雅江县	5.10	5.10	5.10	5.12	5.10
道孚县	5.55	5.50	5.43	5.34	5.30
炉霍县	4.78	4.79	4.76	4.72	4.70
甘孜县	7.10	7.20	7.20	7.27	7.20
新龙县	4.74	4.72	4.64	4.57	4.50
德格县	8.50	8.70	8.80	8.86	8.80
白玉县	5.80	5.90	5.90	5.96	5.90
石渠县	10.00	10.10	10.20	10.37	10.30
色达县	6.20	6.30	6.40	6.47	6.40
理塘县	6.92	6.87	6.80	6.73	6.70
巴塘县	4.90	4.90	4.90	5.00	5.00
乡城县	3.26	3.22	3.18	3.14	3.10
稻城县	3.20	3.30	3.30	3.29	3.30
得荣县	2.59	2.55	2.53	2.48	2.50
凉山州	478.30	482.00	484.40	486.00	487.40
西昌市	88.20	91.20	93.60	95.60	96.30
会理市	40.70	39.80	39.50	39.10	39.10
木里县	12.70	12.60	12.40	12.30	12.40
盐源县	35.00	34.50	34.30	34.10	34.20
德昌县	21.80	21.90	21.80	21.70	21.70
会东县	35.60	35.40	35.00	34.60	34.40
宁南县	18.20	18.20	18.30	18.40	18.40
普格县	17.50	17.50	17.80	18.00	18.10
布拖县	18.10	18.40	18.50	18.60	18.70
金阳县	17.10	17.30	17.10	17.00	17.00
昭觉县	24.80	25.30	25.20	25.20	25.40
喜德县	16.30	16.60	16.20	15.80	15.90
冕宁县	35.80	36.20	36.60	36.90	36.50
越西县	29.20	29.90	30.10	30.20	30.40
甘洛县	20.60	20.50	20.60	20.60	20.70
美姑县	23.20	23.00	23.50	23.90	24.10
雷波县	23.50	23.70	23.90	24.00	24.10

表 14-4　2021 年市（州）及县（市、区）分城乡、分性别户籍人口数（万人）

地　区	年末总人口	按城乡地域属性分		按性别分	
		城镇人口	乡村人口	男　性	女　性
总　计	**9094.48**	**3496.12**	**5598.36**	**4658.44**	**4436.03**
成都市	1556.18	1056.41	499.77	769.65	786.53
锦江区	65.85	65.85	0.00	31.83	34.02
青羊区	75.70	75.70	0.00	36.87	38.84
金牛区	77.77	77.77	0.00	38.04	39.73
武侯区	67.68	67.68	0.00	32.61	35.07
成华区	82.98	82.98	0.00	41.07	41.91
高新区	80.44	80.44	0.00	39.36	41.08
龙泉驿区	78.54	57.42	21.13	38.71	39.83
青白江区	42.67	23.43	19.24	21.11	21.56
新都区	85.65	64.17	21.48	41.87	43.78
温江区	55.59	41.23	14.36	27.12	28.47
双流区	70.43	54.78	15.65	34.49	35.94
郫都区	69.63	42.68	26.95	34.29	35.34
新津区	32.50	17.28	15.22	15.96	16.54
金堂县	90.42	46.54	43.87	46.09	44.32
大邑县	50.65	20.58	30.07	25.48	25.17
蒲江县	26.71	10.47	16.23	13.29	13.41
天府新区	79.76	55.60	24.16	39.56	40.20
东部新区	57.58	16.65	40.93	28.85	28.73
都江堰市	62.39	31.79	30.59	30.59	31.80
彭州市	79.59	27.01	52.58	39.46	40.13
邛崃市	64.94	38.32	26.61	32.66	32.28
崇州市	65.87	29.52	36.35	32.78	33.09
简阳市	92.86	28.52	64.34	47.55	45.30
自贡市	316.66	113.70	202.96	160.80	155.86
自流井区	37.75	31.46	6.28	18.30	19.45
贡井区	27.89	9.57	18.32	14.11	13.78
大安区	40.74	16.17	24.57	20.66	20.07
沿滩区	39.27	13.57	25.71	19.88	19.40
荣　县	65.47	14.54	50.93	33.48	31.99
富顺县	105.55	28.40	77.15	54.38	51.17
攀枝花市	107.52	56.32	51.20	54.43	53.09
东　区	27.67	26.93	0.74	14.00	13.67
西　区	11.94	11.02	0.93	6.07	5.87
仁和区	24.06	11.39	12.67	12.09	11.96
米易县	22.93	3.30	19.62	11.55	11.38
盐边县	20.92	3.68	17.24	10.72	10.20
泸州市	506.73	201.65	305.07	261.18	245.54
江阳区	69.53	57.33	12.20	34.37	35.16
纳溪区	45.73	26.86	18.87	23.75	21.98
龙马潭区	37.40	32.98	4.42	18.18	19.22
泸　县	105.67	27.08	78.60	54.22	51.45
合江县	88.50	24.01	64.49	45.89	42.61
叙永县	71.93	16.51	55.42	37.90	34.02

续表 14-4（1）

地　区	年末总人口	按城乡地域属性分		按性别分	
		城镇人口	乡村人口	男　性	女　性
古蔺县	87.97	16.90	71.07	46.86	41.10
德阳市	381.49	141.47	240.02	193.28	188.21
旌阳区	70.36	45.90	24.47	35.00	35.36
罗江区	24.03	8.24	15.79	12.15	11.88
中江县	136.30	25.19	111.11	71.74	64.56
广汉市	59.63	27.16	32.47	29.26	30.37
什邡市	42.06	15.45	26.61	20.78	21.28
绵竹市	49.10	19.53	29.57	24.34	24.76
绵阳市	526.97	193.18	333.79	269.51	257.46
涪城区	75.98	65.92	10.06	37.33	38.65
游仙区	55.60	33.34	22.26	28.09	27.50
安州区	44.06	13.11	30.95	22.26	21.80
三台县	136.75	18.92	117.83	71.92	64.83
盐亭县	52.56	10.10	42.46	27.29	25.28
梓潼县	36.81	7.84	28.97	18.92	17.89
北川县	23.11	7.00	16.11	11.81	11.30
平武县	17.38	3.15	14.23	9.04	8.34
江油市	84.73	33.80	50.92	42.86	41.87
广元市	295.23	81.92	213.32	151.34	143.90
利州区	49.04	31.28	17.76	24.42	24.62
昭化区	23.20	3.98	19.22	11.92	11.28
朝天区	19.96	2.85	17.10	10.33	9.63
旺苍县	43.38	11.62	31.76	22.33	21.06
青川县	22.16	6.23	15.93	11.46	10.70
剑阁县	63.85	12.91	50.95	33.40	30.45
苍溪县	73.65	13.05	60.60	37.48	36.16
遂宁市	357.60	107.80	249.80	185.19	172.41
船山区	69.58	44.11	25.48	34.73	34.85
安居区	75.80	8.51	67.29	39.87	35.94
蓬溪县	66.87	12.32	54.55	35.42	31.45
大英县	51.96	12.52	39.44	27.09	24.87
射洪市	93.39	30.34	63.05	48.08	45.31
内江市	403.04	111.39	291.65	207.65	195.39
市中区	49.44	22.26	27.19	24.77	24.67
东兴区	88.25	25.66	62.58	45.40	42.85
威远县	69.11	17.95	51.15	35.46	33.65
资中县	120.94	25.54	95.40	63.68	57.27
隆昌市	75.30	19.97	55.33	38.35	36.95
乐山市	347.25	135.02	212.23	176.37	170.88
市中区	65.45	40.41	25.04	32.01	33.44
沙湾区	16.90	6.15	10.76	8.73	8.18

续表 14-4（2）

地　区	年末总人口	按城乡地域属性分		按性别分	
		城镇人口	乡村人口	男　性	女　性
五通桥区	28.89	13.19	15.71	14.45	14.44
金口河区	4.79	1.56	3.23	2.49	2.30
犍为县	54.46	12.53	41.92	28.13	26.32
井研县	38.38	12.30	26.07	19.76	18.61
夹江县	34.06	14.24	19.82	17.12	16.93
沐川县	24.62	4.62	19.99	13.08	11.54
峨边县	14.90	2.99	11.90	7.74	7.15
马边县	22.54	5.77	16.77	11.68	10.86
峨眉山市	42.27	21.26	21.01	21.18	21.09
南充市	714.77	205.02	509.75	373.05	341.72
顺庆区	66.74	45.10	21.64	33.51	33.23
高坪区	59.42	24.97	34.45	30.60	28.82
嘉陵区	67.56	20.06	47.50	35.64	31.93
南部县	121.73	26.07	95.66	63.85	57.88
营山县	88.23	17.58	70.65	46.48	41.75
蓬安县	65.74	12.05	53.69	34.64	31.10
仪陇县	105.49	16.31	89.18	56.20	49.29
西充县	58.14	14.56	43.58	30.55	27.60
阆中市	81.71	28.31	53.40	41.59	40.12
眉山市	340.53	132.89	207.64	172.48	168.05
东坡区	87.40	41.55	45.85	43.50	43.90
彭山区	32.43	15.30	17.13	16.14	16.30
仁寿县	151.33	48.92	102.41	77.82	73.51
洪雅县	34.20	13.07	21.13	17.30	16.90
丹棱县	16.17	6.97	9.21	8.16	8.02
青神县	18.99	7.07	11.92	9.55	9.43
宜宾市	550.49	206.94	343.55	285.56	264.93
翠屏区	88.23	42.62	45.61	44.67	43.56
南溪区	41.30	12.88	28.42	21.25	20.05
叙州区	100.23	50.79	49.45	51.80	48.43
江安县	58.42	14.30	44.12	30.65	27.77
长宁县	42.93	15.45	27.48	22.64	20.29
高　县	52.21	17.79	34.42	27.22	24.99
珙　县	42.83	15.29	27.54	22.22	20.60
筠连县	44.90	11.18	33.73	23.58	21.32
兴文县	48.30	16.23	32.07	25.29	23.02
屏山县	31.13	10.42	20.72	16.23	14.91
广安市	453.18	111.31	341.87	237.24	215.94
广安区	88.74	34.50	54.24	46.02	42.72
前锋区	36.23	11.60	24.62	18.69	17.54
岳池县	113.70	19.41	94.29	59.92	53.79
武胜县	80.24	12.65	67.59	41.99	38.25

续表 14-4（3）

地　区	年末总人口	按城乡地域属性分		按性别分	
		城镇人口	乡村人口	男　性	女　性
邻水县	99.56	21.31	78.26	52.66	46.90
华蓥市	34.71	11.84	22.87	17.97	16.74
达州市	649.06	238.00	411.06	340.93	308.13
通川区	59.22	36.24	22.98	29.94	29.28
达川区	114.87	35.28	79.59	59.53	55.34
宣汉县	126.85	37.18	89.67	66.97	59.87
开江县	56.90	22.14	34.76	30.28	26.62
大竹县	106.50	39.80	66.70	56.58	49.92
渠　县	128.79	54.03	74.75	68.21	60.57
万源市	55.93	13.32	42.61	29.41	26.52
雅安市	152.24	70.42	81.82	77.63	74.61
雨城区	34.09	18.36	15.73	17.20	16.89
名山区	27.56	8.78	18.79	14.03	13.53
荥经县	14.55	5.46	9.09	7.39	7.16
汉源县	31.72	14.69	17.03	16.27	15.45
石棉县	11.99	7.99	4.00	6.09	5.90
天全县	14.85	6.04	8.80	7.66	7.18
芦山县	11.76	7.23	4.54	6.03	5.74
宝兴县	5.72	1.88	3.84	2.95	2.77
巴中市	361.58	104.92	256.66	188.90	172.67
巴州区	76.78	31.72	45.06	39.39	37.39
恩阳区	56.92	16.45	40.47	29.88	27.04
通江县	71.37	15.84	55.53	37.30	34.07
南江县	64.76	16.75	48.01	33.98	30.77
平昌县	91.75	24.17	67.58	48.35	43.40
资阳市	336.88	59.17	277.71	176.07	160.82
雁江区	105.83	25.55	80.29	54.60	51.23
安岳县	152.59	18.53	134.06	80.37	72.23
乐至县	78.46	15.09	63.36	41.10	37.36
阿坝州	89.66	24.26	65.40	45.65	44.01
马尔康市	5.30	2.35	2.95	2.72	2.57
汶川县	9.09	3.69	5.40	4.70	4.39
理　县	4.26	0.86	3.40	2.16	2.10
茂　县	10.90	3.81	7.09	5.55	5.35
松潘县	7.29	2.12	5.17	3.76	3.53
九寨沟县	6.70	2.56	4.14	3.42	3.28
金川县	6.78	1.36	5.42	3.46	3.32
小金县	7.62	1.50	6.12	3.96	3.66
黑水县	5.75	1.42	4.32	2.87	2.88
壤塘县	4.74	0.57	4.18	2.40	2.35
阿坝县	8.26	1.72	6.54	4.16	4.09

续表 14-4（4）

地 区	年末总人口	按城乡地域属性分		按性别分	
		城镇人口	乡村人口	男 性	女 性
若尔盖县	8.05	1.44	6.61	4.03	4.03
红原县	4.92	0.86	4.07	2.46	2.46
甘孜州	109.17	21.59	87.58	54.96	54.21
康定市	10.62	4.22	6.40	5.43	5.19
泸定县	8.62	2.90	5.73	4.33	4.29
丹巴县	5.64	1.23	4.41	2.84	2.80
九龙县	6.40	1.95	4.45	3.28	3.12
雅江县	4.78	0.90	3.88	2.43	2.35
道孚县	5.53	0.98	4.55	2.79	2.75
炉霍县	4.77	0.62	4.15	2.38	2.39
甘孜县	6.52	0.86	5.66	3.17	3.34
新龙县	5.18	1.00	4.18	2.61	2.57
德格县	8.87	1.07	7.80	4.47	4.40
白玉县	5.51	0.54	4.96	2.75	2.76
石渠县	10.40	0.92	9.48	5.25	5.15
色达县	5.73	0.72	5.01	2.87	2.85
理塘县	6.89	1.05	5.83	3.46	3.43
巴塘县	5.13	1.14	3.99	2.57	2.56
乡城县	2.90	0.62	2.28	1.45	1.45
稻城县	3.13	0.38	2.75	1.57	1.56
得荣县	2.56	0.48	2.08	1.30	1.26
凉山州	538.25	122.75	415.51	276.58	261.68
西昌市	73.99	48.68	25.31	37.32	36.67
会理市	46.03	13.13	32.90	23.77	22.26
木里县	13.76	2.17	11.59	7.05	6.71
盐源县	38.80	5.34	33.46	20.21	18.58
德昌县	22.04	6.14	15.90	11.25	10.79
会东县	42.42	9.01	33.41	22.58	19.84
宁南县	20.25	6.55	13.70	10.47	9.79
普格县	22.14	1.33	20.81	11.37	10.77
布拖县	21.71	1.96	19.75	11.07	10.64
金阳县	21.60	1.62	19.97	11.14	10.46
昭觉县	33.45	2.30	31.15	17.00	16.45
喜德县	21.87	2.92	18.95	11.12	10.75
冕宁县	40.73	9.39	31.34	20.91	19.82
越西县	38.00	6.25	31.74	19.35	18.65
甘洛县	24.09	1.96	22.13	12.53	11.56
美姑县	28.49	1.07	27.42	14.48	14.01
雷波县	28.88	2.92	25.97	14.95	13.93

表 14-5　2020 年市（州）人口年龄构成（%）

地　区	合　计	14 岁及以下	15～64 岁	65 岁及以上
总　计	**100.00**	**16.10**	**66.97**	**16.93**
成都市	100.00	13.28	73.10	13.62
自贡市	100.00	15.77	62.94	21.29
攀枝花市	100.00	14.00	70.12	15.88
泸州市	100.00	18.23	64.12	17.65
德阳市	100.00	13.06	66.69	20.25
绵阳市	100.00	14.13	67.51	18.36
广元市	100.00	15.37	65.82	18.81
遂宁市	100.00	15.52	64.63	19.85
内江市	100.00	15.55	64.42	20.03
乐山市	100.00	14.11	66.70	19.19
南充市	100.00	15.72	63.59	20.69
眉山市	100.00	14.01	65.97	20.02
宜宾市	100.00	18.73	65.51	15.76
广安市	100.00	17.55	62.88	19.57
达州市	100.00	17.29	64.75	17.96
雅安市	100.00	15.39	67.60	17.01
巴中市	100.00	17.35	62.98	19.67
资阳市	100.00	16.75	60.63	22.62
阿坝州	100.00	18.87	70.32	10.81
甘孜州	100.00	22.99	68.65	8.36
凉山州	100.00	27.64	62.87	9.49

注：本表数据来源 2020 年第七次全国人口普查初步汇总数据，统计时点为 2020 年 11 月 1 日零时。

附录一　全省行政区划及城乡基层组织

简要说明

本部分反映全省行政区划数、市（州）及县（市、区）城乡基层组织情况等，数据来源于四川省民政厅数据，分县区按四川省民政厅县区分类统计，未按183个县（市、区）分类。

附录 1-1　2017—2021 年全省城乡基层组织情况

年　份	街道办事处	乡镇				村委会
		合计	镇	乡	民族乡	
2017	350	4260	2196	1966	98	45683
2018	353	4259	2232	1929	98	45524
2019	449	2991	1926	982	83	43481
2020	459	2771	1978	710	83	26881
2021	459	2642	2016	543	83	26092

附录 1-2　2021 年全省市（州）行政区划

地　区	市辖区	县级市	县	自治县	街道办事处	乡镇				社　区居委会	村　民委员会
						合　计	镇	乡	民族乡		
总　计	**55**	**19**	**105**	**4**	**459**	**2642**	**2016**	**543**	**83**	**8266**	**26092**
成都市	12	5	3	0	161	100	100	0	0	1745	1294
自贡市	4	0	2	0	25	65	63	2	0	284	703
攀枝花市	3	0	2	0	11	38	23	5	10	106	230
泸州市	3	0	4	0	26	100	92	0	8	344	1143
德阳市	2	3	1	0	13	71	67	4	0	371	816
绵阳市	3	1	4	1	13	153	122	17	14	487	1582
广元市	3	0	4	0	7	135	112	21	2	351	1380
遂宁市	2	1	2	0	20	75	72	3	0	335	1114
内江市	2	1	2	0	13	70	70	0	0	356	924
乐山市	4	1	4	2	11	121	103	16	2	263	1107
南充市	3	1	5	0	42	200	162	37	1	785	2219
眉山市	2	0	4	0	13	67	62	5	0	337	510
宜宾市	3	0	7	0	14	122	105	5	12	309	1792
广安市	2	1	3	0	15	109	99	10	0	349	1366
达州市	2	1	4	0	21	179	149	26	4	621	1662
雅安市	2	0	6	0	10	86	57	16	13	105	554
巴中市	2	0	3	0	17	122	116	6	0	493	1316
资阳市	1	0	2	0	9	80	67	13	0	266	963
阿坝州	0	1	12	0	0	174	82	91	1	64	1090
甘孜州	0	1	17	0	2	287	110	174	3	65	2180
凉山州	0	2	14	1	16	288	183	92	13	230	2147

附录 1-3 2021 年市（州）及县（市、区）城乡基层组织情况

地区	街道办事处	乡镇				村民委员会
		合计	镇	乡	民族乡	
四川省	**459**	**2642**	**2016**	**543**	**83**	**26092**
成都市	**161**	**100**	**100**	**0**	**0**	**1294**
锦江区	11	0	0	0	0	0
青羊区	12	0	0	0	0	0
金牛区	13	0	0	0	0	0
武侯区	11	0	0	0	0	0
成华区	11	0	0	0	0	2
龙泉驿区	7	3	3	0	0	40
青白江区	2	5	5	0	0	33
新都区	7	2	2	0	0	79
温江区	6	3	3	0	0	16
双流区	5	4	4	0	0	13
郫都区	7	3	3	0	0	82
新津区	4	4	4	0	0	45
金堂县	6	10	10	0	0	86
大邑县	3	8	8	0	0	55
蒲江县	2	6	6	0	0	62
都江堰市	6	5	5	0	0	85
彭州市	4	9	9	0	0	119
邛崃市	6	8	8	0	0	117
崇州市	6	9	9	0	0	94
简阳市	7	15	15	0	0	186
东部新区	9	6	6	0	0	122
天府新区	9	0	0	0	0	58
高新区	7	0	0	0	0	0
自贡市	25	65	63	2	0	703
自流井区	9	3	3	0	0	28
贡井区	3	7	7	0	0	90
大安区	6	9	9	0	0	87
沿滩区	2	10	9	1	0	99
荣县	2	19	19	0	0	196
富顺县	3	17	16	1	0	203
高新区	0	0	0	0	0	0
攀枝花市	11	38	23	5	10	230
东区	5	1	1	0	0	7
西区	5	1	1	0	0	6
仁和区	1	13	8	3	2	64
米易县	0	11	7	0	4	73
盐边县	0	12	6	2	4	80
泸州市	26	100	92	0	8	1143
江阳区	9	6	6	0	0	80
纳溪区	3	10	10	0	0	127
龙马潭区	8	3	3	0	0	31
泸县	1	19	19	0	0	251
合江县	2	19	19	0	0	196
叙永县	0	23	18	0	5	212

续附录 1-3（1）

地　区	街道办事处	乡镇				村民委员会
		合计	镇	乡	民族乡	
古蔺县	3	20	17	0	3	246
德阳市	13	71	67	4	0	816
旌阳区	4	7	7	0	0	69
罗江区	0	7	7	0	0	62
中江县	0	30	26	4	0	436
广汉市	3	9	9	0	0	62
什邡市	2	8	8	0	0	87
绵竹市	2	10	10	0	0	100
经济技术开发区	2	0	0	0	0	0
绵阳市	13	153	122	17	14	1582
涪城区	4	5	5	0	0	53
游仙区	3	8	8	0	0	112
安州区	0	10	9	1	0	117
三台县	0	33	31	2	0	383
盐亭县	1	16	14	1	1	189
梓潼县	0	16	15	1	0	162
北川羌族自治县	0	19	9	9	1	202
平武县	0	20	6	2	12	162
江油市	1	23	22	1	0	182
科学城办事处	1	0	0	0	0	0
高新区	1	1	1	0	0	11
经开区	1	1	1	0	0	2
科创区	1	0	0	0	0	0
仙海区	0	1	1	0	0	7
广元市	7	135	112	21	2	1380
利州区	7	7	4	3	0	84
昭化区	0	12	12	0	0	126
朝天区	0	12	10	2	0	124
旺苍县	0	23	21	2	0	220
青川县	0	20	12	6	2	138
剑阁县	0	29	27	2	0	311
苍溪县	0	31	25	6	0	362
利州管委会	0	1	1	0	0	15
遂宁市	20	75	72	3	0	1114
船山区	5	7	6	1	0	73
安居区	2	14	14	0	0	250
蓬溪县	1	19	17	2	0	262
大英县	1	9	9	0	0	168
射洪市	2	21	21	0	0	282
经开区	5	2	2	0	0	40
河东新区	3	0	0	0	0	5
高新区	1	3	3	0	0	34
内江市	13	70	70	0	0	924
市中区	5	7	7	0	0	84
东兴区	3	14	14	0	0	187
威远县	0	14	14	0	0	180
资中县	0	22	22	0	0	301
隆昌市	2	11	11	0	0	164
高新技术产业开发区	2	0	0	0	0	3
经济技术开发区	1	2	2	0	0	5

续附录 1-3（2）

地 区	街道办事处	乡镇				村民委员会
		合计	镇	乡	民族乡	
乐山市	11	121	103	16	2	1107
市中区	5	11	11	0	0	124
沙湾区	1	8	8	0	0	74
五通桥区	0	8	8	0	0	94
金口河区	0	5	2	1	2	25
犍为县	0	15	15	0	0	164
井研县	1	14	14	0	0	96
夹江县	2	7	7	0	0	68
沐川县	0	13	8	5	0	129
峨边彝族自治县	0	13	7	6	0	91
马边彝族自治县	0	15	12	3	0	103
峨眉山市	2	11	10	1	0	128
高新技术产业开发区	0	1	1	0	0	11
南充市	42	200	162	37	1	2219
顺庆区	12	7	6	1	0	97
高坪区	8	11	10	1	0	168
嘉陵区	5	19	17	2	0	192
南部县	4	38	33	5	0	363
营山县	3	26	18	8	0	269
蓬安县	2	19	14	5	0	228
仪陇县	1	36	29	7	0	469
西充县	2	21	16	5	0	221
阆中市	5	23	19	3	1	212
眉山市	13	67	62	5	0	510
东坡区	3	13	13	0	0	125
彭山区	5	3	3	0	0	35
仁寿县	4	28	26	2	0	216
洪雅县	0	12	12	0	0	61
丹棱县	0	5	4	1	0	35
青神县	1	6	4	2	0	38
宜宾市	14	122	105	5	12	1792
翠屏区	8	12	12	0	0	213
南溪区	3	8	8	0	0	129
叙州区	3	14	12	2	0	297
江安县	0	14	14	0	0	189
长宁县	0	13	13	0	0	140
高县	0	13	13	0	0	195
珙县	0	13	10	0	3	161
筠连县	0	12	7	2	3	157
兴文县	0	12	8	0	4	160
屏山县	0	11	8	1	2	151
广安市	15	109	99	10	0	1366
广安区	6	19	16	3	0	238

续附录 1-3（3）

地 区	街道办事处	乡镇				村民委员会
		合计	镇	乡	民族乡	
前锋区	4	8	8	0	0	116
岳池县	2	25	23	2	0	406
武胜县	0	23	19	4	0	276
邻水县	0	25	25	0	0	253
华蓥市	3	9	8	1	0	77
达州市	21	179	149	26	4	1662
通川区	5	13	12	1	0	105
达川区	6	27	22	5	0	340
宣汉县	2	35	28	3	4	342
开江县	1	12	11	1	0	125
大竹县	3	28	23	5	0	235
渠县	3	34	28	6	0	266
万源市	1	30	25	5	0	249
雅安市	10	86	57	16	13	554
雨城区	5	8	8	0	0	93
名山区	2	11	11	0	0	98
荥经县	1	11	7	2	2	64
汉源县	0	21	12	4	5	108
石棉县	1	11	3	3	5	51
天全县	0	10	7	3	0	79
芦山县	1	7	6	1	0	26
宝兴县	0	7	3	3	1	35
巴中市	17	122	116	6	0	1316
巴州区	9	16	14	2	0	228
恩阳区	3	15	15	0	0	209
通江县	1	32	30	2	0	324
南江县	1	31	29	2	0	309
平昌县	3	28	28	0	0	246
资阳市	9	80	67	13	0	963
雁江区	5	15	15	0	0	263
安岳县	2	44	32	12	0	443
乐至县	2	19	18	1	0	234
临空经济区	0	2	2	0	0	23
阿坝藏族羌族自治州	0	174	82	91	1	1090
马尔康市	0	13	3	10	0	94
汶川县	0	9	9	0	0	75
理县	0	11	6	5	0	63
茂县	0	11	11	0	0	104
松潘县	0	17	7	9	1	110
九寨沟县	0	12	5	7	0	100
金川县	0	19	4	15	0	85
小金县	0	18	7	11	0	109
黑水县	0	15	8	7	0	100

续附录 1-3（4）

地区	街道办事处	乡镇				村民委员会
		合计	镇	乡	民族乡	
壤塘县	0	11	3	8	0	51
阿坝县	0	15	6	9	0	80
若尔盖县	0	13	7	6	0	88
红原县	0	10	6	4	0	31
甘孜藏族自治州	2	287	110	174	3	2180
康定市	2	15	8	7	0	204
泸定县	0	7	6	1	0	76
丹巴县	0	12	9	3	0	136
九龙县	0	16	9	4	3	61
雅江县	0	16	6	10	0	79
道孚县	0	19	7	12	0	118
炉霍县	0	15	4	11	0	139
甘孜县	0	21	3	18	0	194
新龙县	0	16	6	10	0	92
德格县	0	23	10	13	0	162
白玉县	0	16	4	12	0	130
石渠县	0	21	7	14	0	161
色达县	0	16	5	11	0	129
理塘县	0	22	7	15	0	148
巴塘县	0	17	5	12	0	91
乡城县	0	10	3	7	0	57
稻城县	0	13	5	8	0	89
得荣县	0	10	4	6	0	100
海螺沟景区管理局	0	2	2	0	0	14
凉山彝族自治州	16	288	183	92	13	2147
西昌市	7	18	11	5	2	129
会理市	3	17	13	3	1	146
木里藏族自治县	0	27	6	16	5	110
盐源县	1	23	17	5	1	145
德昌县	2	10	8	0	2	65
会东县	2	17	13	4	0	189
宁南县	0	13	13	0	0	79
普格县	0	13	8	5	0	81
布拖县	0	12	8	4	0	120
金阳县	0	15	9	6	0	91
昭觉县	0	20	11	9	0	153
喜德县	0	13	7	6	0	93
冕宁县	1	18	15	2	1	118
越西县	0	20	17	2	1	168
甘洛县	0	13	9	4	0	127
美姑县	0	18	7	11	0	175
雷波县	0	21	11	10	0	158

附录二　全国各地区主要指标

简要说明

本部分数据均来自《2022 中国卫生健康统计提要》，分省数据与各省发布数据可能存在少许出入，仅供与其他省份部分主要卫生指标数据作对比与参考。

附录 2-1　2020 年全国各地区卫生总费用

地　区	卫生总费用（亿元）			卫生总费用构成（%）									卫生总费用占地区生产总值比例（%）			人均卫生费用（元）		
				政府卫生支出			社会卫生支出			个人卫生现金支出								
	数值	全国顺位	西部顺位	数值	全国顺位	西部顺位	数值	全国顺位	西部顺位	数值	全国顺位	西部顺位	数值	全国顺位	西部顺位	数值	全国顺位	西部顺位
总　计	**72175.0**			**30.4**			**41.9**			**27.7**			**7.1**			**5111.1**		
北　京	3028.3	9		26.7	25		59.9	1		13.4	30		8.4	11		13834.0	1	
天　津	907.6	27		21.1	31		49.8	5		29.1	12		6.4	25		6545.3	3	
河　北	3069.1	8		27.6	21		41.4	12		30.9	1		8.5	9		4111.4	24	
山　西	1479.9	23		31.7	14		37.5	21		30.8	2		8.4	12		4239.8	23	
辽　宁	1909.4	16		23.4	29		45.8	8		30.8	3		7.6	18		4486.9	21	
吉　林	1174.5	25		31.2	15		39.6	17		29.2	10		9.5	8		4878.7	16	
黑龙江	1776.7	19		29.5	20		40.5	15		30.0	4		13.0	1		5578.4	11	
上　海	2634.2	11		24.1	27		56.6	2		19.3	29		6.8	23		10591.6	2	
江　苏	4917.3	2		23.1	30		53.1	3		23.9	27		4.8	30		5800.6	8	
浙　江	3815.6	6		23.9	28		51.4	4		24.7	23		5.9	29		5909.5	6	
安　徽	2438.4	12		32.9	13		38.0	20		29.2	11		6.3	27		3995.7	27	
福　建	1927.4	14		34.3	11		41.0	14		24.7	22		4.4	31		4632.0	20	
江　西	1795.5	18		37.5	10		35.4	24		27.1	18		7.0	21		3973.3	28	
山　东	4823.4	3		24.3	26		46.4	7		29.4	7		6.6	24		4750.8	19	
河　南	3931.6	5		29.6	19		40.5	16		30.0	5		7.1	20		3954.9	29	
湖　北	3449.8	7		38.1	9		35.7	22		26.1	20		7.9	15		5973.5	5	
湖　南	2878.3	10		27.6	22		43.0	10		29.4	8		6.9	22		4331.9	22	
广　东	7073.1	1		27.6	23		46.6	6		25.9	21		6.4	26		5602.9	10	
海　南	529.8	28		45.2	3		33.0	27		21.7	28		9.6	7		5233.3	14	
四　川	4041.9	4	1	30.2	18	11	42.1	11	2	27.7	15	5	8.3	14	8	4830.5	18	8
重　庆	1559.6	20	5	30.7	17	10	41.1	13	3	28.3	14	4	6.2	28	12	4860.2	17	7
贵　州	1490.4	22	7	41.3	5	4	34.7	25	7	24.0	26	11	8.4	13	7	3863.1	30	11
云　南	1909.9	15	3	40.6	6	5	32.4	28	9	27.1	19	8	7.8	16	9	4044.7	26	10
西　藏	210.4	31	12	69.9	1	1	22.9	31	12	7.2	31	12	11.1	4	3	5765.4	9	3
陕　西	2028.1	13	2	27.5	24	12	43.1	9	1	29.4	9	2	7.7	17	10	5127.8	15	6
甘　肃	1015.3	26	9	41.8	4	3	29.5	29	10	28.7	13	3	11.3	3	2	4059.6	25	9
青　海	382.1	29	10	48.8	2	2	27.2	30	11	24.0	25	10	12.7	2	1	6450.3	4	1
宁　夏	378.1	30	11	34.0	12	8	38.5	19	5	27.5	16	6	9.6	6	5	5244.3	13	5
新　疆	1510.2	21	6	40.1	7	6	35.6	23	6	24.3	24	9	10.9	5	4	5841.5	7	2
内蒙古	1266.6	24	8	31.2	16	9	39.0	18	4	29.8	6	1	7.3	19	11	5271.2	12	4
广　西	1876.7	17	4	39.0	8	7	33.8	26	8	27.2	17	7	8.5	10	6	3739.2	31	12

附录 2-2 2021 年全国各地区医疗卫生机构床位数

地区	床位总数			医院床位数			公立医院床位数			每千人口医疗卫生机构床位数		
	数值	全国顺位	西部顺位	数值	全国顺位	西部顺位	数值	全国顺位	西部顺位	数值	全国顺位	西部顺位
总 计	**9448448**			**7412566**			**5206065**			**6.70**		
东 部	3605380			2949746			2050637			5.93		
中 部	3071055			2341060			1661936			7.32		
西 部	2772013			2121760			1493492			7.24		
北 京	130259	26		122287	26		89138	26		5.95	25	
天 津	68681	27		62238	27		47860	27		5.00	30	
河 北	454994	7		360191	7		255268	6		6.11	23	
山 西	228946	19		186067	18		130338	19		6.58	19	
辽 宁	324528	12		278149	11		188744	11		7.67	5	
吉 林	175296	23		149946	21		101847	24		7.38	8	
黑龙江	260536	17		221206	16		163435	15		8.34	1	
上 海	160378	25		142730	22		99986	25		6.44	21	
江 苏	548560	5		429886	5		254608	7		6.45	20	
浙 江	369875	10		327374	8		215436	9		5.66	27	
安 徽	411023	9		318415	9		214717	10		6.72	17	
福 建	223813	20		176316	20		132547	18		5.35	29	
江 西	307292	14		223990	15		160979	16		6.80	16	
山 东	673920	2		522326	2		372863	2		6.63	18	
河 南	721329	1		536984	1		374187	1		7.30	10	
湖 北	433965	8		314615	10		244265	8		7.44	7	
湖 南	532668	6		389837	6		272168	5		8.04	2	
广 东	588964	4		479712	4		358922	3		4.64	31	
海 南	61408	28		48537	28		35265	28		6.02	24	
四 川	662029	3	1	497531	3	1	324019	4	1	7.91	3	1
重 庆	240741	18	6	178223	19	6	115330	21	7	7.50	6	3
贵 州	296902	15	4	232086	14	4	135441	17	5	7.71	4	2
云 南	330278	11	2	256141	12	2	175587	12	2	7.04	14	8
西 藏	19650	31	12	14808	31	12	11048	31	12	5.37	28	12
陕 西	284545	16	5	233562	13	3	164308	14	4	7.20	11	5
甘 肃	183166	22	8	142546	23	7	113100	22	8	7.36	9	4
青 海	42153	29	10	35825	29	10	29510	29	10	7.10	13	7
宁 夏	41191	30	11	35703	30	11	26618	30	11	5.68	26	11
新 疆	185715	21	7	141772	24	8	121357	20	6	7.17	12	6
内蒙古	166598	24	9	133841	25	9	109174	23	9	6.94	15	9
广 西	319045	13	3	219722	17	5	168000	13	3	6.33	22	10

附录 2-3　2021 年全国各地区卫生人员数

地区	卫生人员			卫生技术人员			执业（助理）医师			注册护士		
	数值	全国顺位	西部顺位	数值	全国顺位	西部顺位	数值	全国顺位	西部顺位	数值	全国顺位	西部顺位
总　计	**13982571**			**11242016**			**4286832**			**5018282**		
东　部	6050798			4905243			1942896			2158251		
中　部	4006991			3204578			1240535			1451130		
西　部	3914782			3122195			1103401			1408901		
北　京	361004	19		289021	18		112514	16		124086	19	
天　津	152472	27		121716	27		51777	27		46810	27	
河　北	710325	6		559392	7		254227	5		225018	8	
山　西	362904	18		281527	19		113349	15		124305	18	
辽　宁	417681	14		334026	14		132022	11		152697	14	
吉　林	274509	23		215568	23		86739	22		96915	23	
黑龙江	314884	20		248554	20		96932	20		107095	21	
上　海	281031	22		229024	22		84055	24		103859	22	
江　苏	853430	5		691785	4		272666	4		308649	4	
浙　江	694794	7		579074	6		232663	7		250311	6	
安　徽	519418	10		435127	10		172581	9		200950	10	
福　建	366095	17		294368	17		111058	18		130171	17	
江　西	381723	16		305662	16		111394	17		139922	16	
山　东	1055684	2		853148	2		342794	1		376542	2	
河　南	969590	3		755597	3		297509	3		328077	3	
湖　北	564152	9		456377	9		169527	10		214644	9	
湖　南	619811	8		506166	8		192504	8		239222	7	
广　东	1058702	1		873183	1		319438	2		401698	1	
海　南	99580	28		80506	28		29682	28		38410	28	
四　川	865416	4	1	672694	5	1	250397	6	1	306685	5	1
重　庆	308519	21	6	246615	21	6	92134	21	6	114010	20	6
贵　州	384145	15	5	309378	15	5	105369	19	5	141650	15	5
云　南	470049	12	3	380657	12	3	125764	13	3	182586	11	2
西　藏	42309	31	12	25605	31	12	10625	31	12	7795	31	12
陕　西	445854	13	4	368607	13	4	120558	14	4	159405	13	4
甘　肃	247665	26	9	200988	25	8	70649	25	8	91701	24	7
青　海	66755	30	11	51656	30	11	18773	30	11	21349	30	11
宁　夏	73110	29	10	60596	29	10	22519	29	10	27255	29	10
新　疆	256121	25	8	199822	26	9	70410	26	9	85120	26	9
内蒙古	261659	24	7	211693	24	7	84230	23	7	88938	25	8
广　西	493180	11	2	393884	11	2	131973	12	2	182407	12	3

附录 2-4　2021 年全国各地区每千人口卫生人员数

地　区	每千人卫生技术人员			每千人口执业（助理）医师			每千人口注册护士			每万人口公共卫生人员数		
	数值	全国顺位	西部顺位	数值	全国顺位	西部顺位	数值	全国顺位	西部顺位	数值	全国顺位	西部顺位
总　计	**7.97**			**3.04**			**3.56**			**6.79**		
东　部	8.06			3.19			3.55			6.17		
中　部	7.64			2.96			3.46			6.83		
西　部	8.16			2.88			3.68			7.47		
北　京	13.20	1		5.14	1		5.67	1		7.38	11	
天　津	8.86	5		3.77	2		3.41	23		4.96	29	
河　北	7.51	26		3.41	6		3.02	30		6.19	23	
山　西	8.09	13		3.26	9		3.57	20		6.54	19	
辽　宁	7.90	18		3.12	12		3.61	18		4.34	30	
吉　林	9.08	4		3.65	3		4.08	3		6.87	16	
黑龙江	7.95	17		3.10	14		3.43	22		6.88	15	
上　海	9.20	3		3.38	7		4.17	2		5.63	26	
江　苏	8.13	11		3.21	10		3.63	15		5.09	27	
浙　江	8.85	6		3.56	4		3.83	6		5.95	25	
安　徽	7.12	27		2.82	24		3.29	26		4.08	31	
福　建	7.03	28		2.65	28		3.11	28		6.12	24	
江　西	6.77	31		2.47	31		3.10	29		7.83	6	
山　东	8.39	9		3.37	8		3.70	10		7.02	14	
河　南	7.65	24		3.01	16		3.32	24		7.64	9	
湖　北	7.83	20		2.91	19		3.68	12		7.44	10	
湖　南	7.64	25		2.91	20		3.61	17		7.07	13	
广　东	6.88	30		2.52	30		3.17	27		6.85	17	
海　南	7.89	19		2.91	18		3.77	7		7.80	7	
四　川	8.04	15	7	2.99	17	5	3.66	14	7	6.34	22	11
重　庆	7.68	23	11	2.87	22	7	3.55	21	10	5.06	28	12
贵　州	8.03	16	8	2.74	25	9	3.68	13	6	7.28	12	7
云　南	8.12	12	5	2.68	27	11	3.89	5	2	8.07	5	5
西　藏	7.00	29	12	2.90	21	6	2.13	31	12	6.39	21	10
陕　西	9.32	2	1	3.05	15	4	4.03	4	1	7.79	8	6
甘　肃	8.07	14	6	2.84	23	8	3.68	11	5	8.69	2	2
青　海	8.70	8	3	3.16	11	2	3.59	19	9	6.58	18	8
宁　夏	8.36	10	4	3.11	13	3	3.76	8	3	8.28	4	4
新　疆	7.72	22	10	2.72	26	10	3.29	25	11	6.45	20	9
内蒙古	8.82	7	2	3.51	5	1	3.71	9	4	8.46	3	3
广　西	7.82	21	9	2.62	29	12	3.62	16	8	9.77	1	1

附录 2-5　2021 年全国各地区农村乡镇卫生院及床位、人员数

地　区	机构数（个）			床位数（张）			人员数（人）			乡镇数（个）		
	数值	全国顺位	西部顺位	数值	全国顺位	西部顺位	数值	全国顺位	西部顺位	数值	全国顺位	西部顺位
总　计	**34943**			**1417410**			**1492416**			**29633**		
东　部	8964			406680			514609			8148		
中　部	11192			522265			472575			9429		
西　部	14787			488465			505232			12056		
北　京		—			—			—		178	29	
天　津	133	29		3893	28		5936	29		128	30	
河　北	1970	4		69928	9		60641	11		1944	2	
山　西	1312	12		30327	18		27426	19		1061	13	
辽　宁	1025	18		30078	19		24125	21		841	20	
吉　林	762	24		15804	24		23174	22		607	25	
黑龙江	964	20		23917	21		21982	24		901	18	
上　海		—			—			—		108	—	
江　苏	973	19		77851	7		105303	4		718	23	
浙　江	1042	17		19123	23		53918	13		876	19	
安　徽	1347	10		70681	8		63688	10		1236	6	
福　建	889	22		33105	17		41088	16		907	17	
江　西	1588	5		60898	11		53345	14		1396	5	
山　东	1492	7		98065	4		110638	3		1129	10	
河　南	2010	3		130970	2		113715	2		1784	3	
湖　北	1110	16		83365	5		80434	8		922	16	
湖　南	2099	2		106303	3		88811	6		1522	4	
广　东	1166	15		66310	10		99670	5		1123	11	
海　南	274	27		8327	25		13290	25		196	27	
四　川	3661	1	1	131720	1	1	114843	1	1	2642	1	1
重　庆	810	23	9	44766	14	5	36276	17	6	786	21	8
贵　州	1331	11	5	45749	13	4	54906	12	4	1145	9	4
云　南	1369	8	3	55086	12	3	63878	9	3	1204	8	3
西　藏	675	25	10	4066	27	11	6326	28	12	676	24	10
陕　西	1531	6	2	35777	15	6	47601	15	5	990	14	6
甘　肃	1357	9	4	28747	20	8	32895	18	7	1229	7	2
青　海	410	26	11	4795	26	10	6368	27	11	362	26	11
宁　夏	205	28	12	3394	29	12	6452	26	10	193	28	12
新　疆	924	21	8	34794	16	7	26785	20	8	932	15	7
内蒙古	1251	14	7	21368	22	9	22938	23	9	779	22	9
广　西	1263	13	6	78203	6	2	85964	7	2	1118	12	5

附录 2-6 2021 年全国各地区村卫生室及人员数

地区	村委会（个）			村卫生室（个）			村卫生室人员数			乡村医生数			平均每村卫生室人员数		
	数值	全国顺位	西部顺位	数值	全国顺位	西部顺位	数值	全国顺位	西部顺位	数值	全国顺位	西部顺位	数值	全国顺位	西部顺位
总计	**490058**			**599292**			**1363361**			**671298**			**2.27**		
东部	193227			206251			482438			209266			2.34		
中部	159294			207292			496931			233751			2.40		
西部	137537			185749			383992			228281			2.07		
北京	3784	27		2559	28		4206	31		2331	30		1.64	30	
天津	3519	28		2214	29		7370	28		3557	27		3.33	4	
河北	48400	2		59967	1		111934	3		53766	3		1.87	25	
山西	19086	9		26355	7		51822	9		27719	9		1.97	23	
辽宁	11566	19		16235	15		31718	18		15869	18		1.95	24	
吉林	9342	21		9463	24		21536	23		11381	23		2.28	15	
黑龙江	9026	22		10128	21		27491	21		13679	20		2.71	9	
上海	1556	31		1147	31		4576	30		438	31		3.99	2	
江苏	13767	16		14936	17		72747	6		20055	13		4.87	1	
浙江	19785	7		11221	20		29392	19		6164	25		2.62	11	
安徽	14258	14		15630	16		45954	11		25292	11		2.94	5	
福建	14267	13		16847	13		33742	17		16650	16		2.00	22	
江西	16989	10		27189	6		57567	8		28902	8		2.12	20	
山东	54621	1		52940	3		134361	2		70134	1		2.54	13	
河南	44700	3		58488	2		151166	1		68481	2		2.58	12	
湖北	22189	6		22961	9		65534	7		29320	6		2.85	6	
湖南	23704	5		37078	5		75861	5		28977	7		2.05	21	
广东	19430	8		25448	8		44647	12		17793	15		1.75	28	
海南	2532	29		2737	27		7745	27		2509	29		2.83	8	
四川	26092	4	1	50309	4	1	93029	4	1	53262	4	1	1.85	26	9
重庆	7956	24	9	9495	23	9	20660	24	9	13288	21	8	2.18	18	7
贵州	13190	17	5	20105	11	3	34173	16	6	23871	12	4	1.70	29	11
云南	11722	18	6	13588	18	6	46433	10	2	31554	5	2	3.42	3	1
西藏	5292	25	10	5258	25	10	12374	25	10	9773	24	10	2.35	14	4
陕西	16859	11	2	22394	10	2	36122	13	3	18362	14	5	1.61	31	12
甘肃	15923	12	3	16301	14	5	35007	14	4	15966	17	6	2.15	19	8
青海	4149	26	11	4472	26	11	9841	26	11	5768	26	11	2.20	16	5
宁夏	2207	30	12	2159	30	12	5806	29	12	2676	28	12	2.69	10	3
新疆	8948	23	8	9615	22	8	27420	22	8	14469	19	7	2.85	7	2
内蒙古	11027	20	7	12965	19	7	28491	20	7	12758	22	9	2.20	17	6
广西	14172	15	4	19088	12	4	34636	15	5	26534	10	3	1.81	27	10

附录 2-7　2021 年全国各地区医疗卫生机构诊疗人次及入院人次数

地　区	总诊疗人次（万人次）			入院人次数（万人次）		
	数值	全国顺位	西部顺位	数值	全国顺位	西部顺位
总　计	**847058.1**			**24725.6**		
东　部	421562.9			9356.3		
中　部	219113.4			7681.6		
西　部	206381.8			7687.7		
北　京	22747.6	16		367.7	24	
天　津	10853.5	23		162.7	27	
河　北	39874.7	7		1025.0	10	
山　西	13440.7	21		445.8	21	
辽　宁	16727.6	20		614.2	17	
吉　林	10360.8	25		343.3	25	
黑龙江	9644.1	27		442.1	23	
上　海	26691.4	13		448.1	20	
江　苏	56976.2	5		1415.7	6	
浙　江	67104.7	3		1081.2	8	
安　徽	36406.1	8		949.3	12	
福　建	26710.0	12		561.0	18	
江　西	22864.6	15		861.6	13	
山　东	67152.7	2		1823.2	3	
河　南	61873.2	4		1914.9	1	
湖　北	34398.4	9		1214.7	7	
湖　南	30125.5	10		1510.0	5	
广　东	81669.4	1		1729.3	4	
海　南	5055.0	28		128.2	28	
四　川	54647.4	6	1	1863.0	2	1
重　庆	19363.3	17	4	730.5	15	5
贵　州	18087.8	19	6	844.9	14	4
云　南	29365.8	11	2	993.9	11	3
西　藏	1620.5	31	12	32.2	31	12
陕　西	18704.9	18	5	728.4	16	6
甘　肃	11520.4	22	7	445.1	22	8
青　海	2651.0	30	11	98.2	30	11
宁　夏	4116.7	29	10	108.1	29	10
新　疆	10442.9	24	8	464.0	19	7
内蒙古	10291.3	26	9	311.8	26	9
广　西	25569.6	14	3	1067.6	9	2

附录 2-8　2021 年全国各地区医院诊疗人次

地区	合计（万人次）			公立医院（万人次）			民营医院（万人次）		
	数值	全国顺位	西部顺位	数值	全国顺位	西部顺位	数值	全国顺位	西部顺位
总　计	**388245.1**			**326954.3**			**61290.8**		
东　部	198942.6			167878.5			31064.1		
中　部	92861.3			77202.5			15658.7		
西　部	96441.2			81873.3			14568.0		
北　京	14254.0	10		11716.0	10		2538.0	9	
天　津	6557.7	22		5163.7	24		1394.0	17	
河　北	17363.4	7		13979.5	8		3383.9	7	
山　西	7370.4	21		6282.6	21		1087.9	21	
辽　宁	10571.5	16		8316.0	17		2255.6	11	
吉　林	5844.9	25		4841.4	27		1003.6	22	
黑龙江	6253.0	24		5287.7	23		965.3	23	
上　海	17019.5	8		15661.9	7		1357.6	18	
江　苏	25239.1	4		19101.1	5		6138.0	1	
浙　江	29842.5	2		26027.6	2		3814.9	6	
安　徽	13984.1	11		11254.8	11		2729.3	8	
福　建	10721.9	15		9479.7	15		1242.2	19	
江　西	8855.8	18		7641.7	18		1214.1	20	
山　东	26023.4	3		21653.4	3		4370.0	3	
河　南	23160.8	6		18304.1	6		4856.7	2	
湖　北	15215.9	9		13400.0	9		1815.8	14	
湖　南	12176.3	13		10190.3	13		1986.1	12	
广　东	39094.3	1		34809.2	1		4285.2	4	
海　南	2255.3	28		1970.5	28		284.8	29	
四　川	23355.1	5	1	19455.3	4	1	3899.8	5	1
重　庆	8422.8	19	5	6841.1	19	5	1581.7	16	5
贵　州	8310.0	20	6	6392.2	20	6	1917.8	13	3
云　南	12456.6	12	2	10097.7	14	3	2358.9	10	2
西　藏	769.8	31	12	603.0	31	12	166.8	31	12
陕　西	10336.7	17	4	8534.4	16	4	1802.3	15	4
甘　肃	5608.2	27	9	5064.5	26	9	543.8	26	8
青　海	1479.1	30	11	1295.7	30	11	183.4	30	11
宁　夏	2139.1	29	10	1807.8	29	10	331.3	28	10
新　疆	6341.4	23	7	5976.7	22	7	364.7	27	9
内蒙古	5672.1	26	8	5071.7	25	8	600.4	25	7
广　西	11550.4	14	3	10733.3	12	2	817.1	24	6

附录 2-9　2021 年全国各地区医院入院人次数

地　区	合计（万人次）			公立医院（万人次）			民营医院（万人次）		
	数值	全国顺位	西部顺位	数值	全国顺位	西部顺位	数值	全国顺位	西部顺位
总　计	**20148.9**			**16403.6**			**3745.3**		
东　部	8082.7			6697.9			1384.8		
中　部	6117.9			4930.0			1187.9		
西　部	5948.3			4775.7			1172.6		
北　京	357.5	24		302.5	24		55.0	22	
天　津	161.0	27		151.4	27		9.6	30	
河　北	897.7	9		727.6	9		170.1	9	
山　西	412.7	21		329.4	22		83.3	17	
辽　宁	579.2	16		454.6	16		124.6	14	
吉　林	328.0	25		257.3	25		70.7	21	
黑龙江	411.1	22		332.7	21		78.4	19	
上　海	432.5	19		405.8	17		26.7	25	
江　苏	1168.3	5		849.3	6		319.0	3	
浙　江	989.2	7		847.1	7		142.1	11	
安　徽	831.7	10		656.6	10		175.1	8	
福　建	481.7	18		402.1	18		79.6	18	
江　西	641.2	15		517.3	13		123.9	15	
山　东	1489.8	2		1236.2	1		253.6	4	
河　南	1524.6	1		1184.6	3		340.0	1	
湖　北	904.0	8		784.2	8		119.8	16	
湖　南	1064.6	6		868.0	5		196.6	6	
广　东	1412.9	3		1225.5	2		187.4	7	
海　南	112.8	28		95.8	28		17.0	27	
四　川	1356.9	4	1	1032.3	4	1	324.6	2	1
重　庆	502.3	17	6	360.8	20	7	141.5	12	4
贵　州	672.1	13	4	473.2	15	5	198.9	5	2
云　南	793.8	11	2	630.9	11	2	162.9	10	3
西　藏	30.7	31	12	21.5	31	12	9.2	31	12
陕　西	649.6	14	5	511.0	14	4	138.6	13	5
甘　肃	361.9	23	8	317.8	23	8	44.1	23	7
青　海	89.5	30	11	77.7	30	11	11.8	29	11
宁　夏	99.1	29	10	85.4	29	10	13.7	28	10
新　疆	417.7	20	7	389.5	19	6	28.2	24	8
内蒙古	281.2	26	9	256.0	26	9	25.2	26	9
广　西	693.4	12	3	619.6	12	3	73.8	20	6

附录 2-10　2021 年全国各地区医院病床使用率（%）

地区	合计			公立医院			民营医院		
	数值	全国顺位	西部顺位	数值	全国顺位	西部顺位	数值	全国顺位	西部顺位
总计	**74.60**			**80.29**			**59.91**		
东部	74.19			79.65			60.56		
中部	73.59			79.36			57.83		
西部	76.24			82.19			61.13		
北京	73.23	17		78.24	17		58.41	14	
天津	68.44	22		74.16	22		43.34	30	
河北	68.91	21		74.96	20		53.03	22	
山西	66.96	25		73.78	23		48.07	26	
辽宁	62.72	28		68.27	28		49.98	25	
吉林	66.27	27		71.42	26		54.26	20	
黑龙江	55.41	31		55.96	31		53.68	21	
上海	89.30	1		92.48	1		81.08	1	
江苏	77.23	10		83.30	11		67.57	2	
浙江	79.88	5		85.87	6		67.11	4	
安徽	70.70	19		78.74	15		52.88	23	
福建	73.56	16		78.19	18		59.25	11	
江西	76.22	12		80.46	13		64.62	7	
山东	75.25	13		81.75	12		56.82	16	
河南	80.12	4		86.41	5		64.08	8	
湖北	78.93	6		84.69	8		55.73	18	
湖南	77.55	9		84.67	9		59.04	12	
广东	74.28	14		79.01	14		59.61	10	
海南	68.30	23		73.48	24		52.43	24	
四川	82.23	2	1	90.04	2	1	66.89	5	2
重庆	78.17	8	4	88.20	3	2	58.82	13	5
贵州	76.48	11	5	83.44	10	5	66.43	6	3
云南	78.50	7	3	86.56	4	3	60.26	9	4
西藏	56.59	30	12	57.20	30	12	54.52	19	8
陕西	72.43	18	7	78.61	16	6	57.10	15	6
甘肃	69.58	20	8	72.08	25	9	56.31	17	7
青海	66.64	26	10	70.21	27	10	46.54	27	9
宁夏	67.41	24	9	74.40	21	8	45.29	28	10
新疆	73.66	15	6	77.75	19	7	43.43	29	11
内蒙古	60.08	29	11	65.95	29	11	31.08	31	12
广西	81.62	3	2	85.69	7	4	67.20	3	1

附录 2-11 2021 年全国各地区基层医疗卫生机构诊疗人次数

地区	基层医疗卫生机构合计（万人次）			社区卫生服务中心（万人次）			社区卫生服务站（万人次）			乡镇卫生院（万人次）			村卫生室（万人次）		
	数值	全国顺位	西部顺位	数值	全国顺位	西部顺位	数值	全国顺位	西部顺位	数值	全国顺位	西部顺位	数值	全国顺位	西部顺位
总 计	**425023.7**			**69596.6**			**14005.9**			**116064.2**			**134184.3**		
东 部	206349.3			50053.5			7383.1			44877.5			58593.5		
中 部	118225.2			10517.5			3716.7			37335.9			46417.3		
西 部	100449.2			9025.6			2906.0			33850.8			29173.6		
北 京	7876.2	18		5722.1	5		764.5	7			—		93.5	31	
天 津	4086.4	25		1678.5	13		219.1	23		765.7	24		411.2	27	
河 北	21024.5	8		795.9	19		802.4	6		3760.9	15		11646.5	3	
山 西	5611.3	21		512.4	24		393.2	10		1441.4	19		1833.3	19	
辽 宁	5899.3	20		950.1	15		380.6	11		1141.6	21		2053.6	18	
吉 林	4304.6	23		711.9	21		29.2	29		689.1	26		1367.9	21	
黑龙江	3148.0	27		805.1	18		49.9	28		756.3	25		885.0	23	
上 海	9160.9	16		7103.6	3			—			—		659.7	25	
江 苏	30214.4	5		6991.3	4		1195.5	4		8954.4	4		7769.8	6	
浙 江	34822.8	4		10490.8	2		304.3	16		10036.6	2		4669.7	12	
安 徽	21689.8	7		2028.7	10		1241.9	3		7143.6	7		6603.6	8	
福 建	14939.1	12		2534.3	8		340.8	12		3945.4	12		4392.4	13	
江 西	12677.7	13		485.4	25		329.5	14		3926.1	13		5769.8	9	
山 东	38405.7	1		3141.6	6		1754.9	1		8119.5	5		17723.9	1	
河 南	36578.8	3		2281.7	9		843.4	5		12640.9	1		17469.5	2	
湖 北	17637.8	9		1826.0	12		572.4	8		5114.9	10		6813.6	7	
湖 南	16577.3	10		1866.3	11		257.3	21		5623.6	9		5674.6	10	
广 东	37433.5	2		10507.1	1		1379.0	2		7296.1	6		8673.2	4	
海 南	2486.4	28		138.3	29		242.1	22		857.4	23		499.8	26	
四 川	29212.5	6	1	3042.2	7	1	468.6	9	1	9271.6	3	1	8204.7	5	1
重 庆	10173.9	15	4	1208.5	14	2	165.2	25	9	2242.8	16	5	2683.9	16	5
贵 州	9156.3	17	5	881.9	17	4	295.2	17	4	3817.3	14	4	2826.6	15	4
云 南	15461.8	11	2	773.9	20	5	307.2	15	3	6222.3	8	2	5260.3	11	2
西 藏	819.1	31	12	18.6	31	12	4.1	30	12	394.4	28	11	131.2	30	12
陕 西	7697.1	19	6	596.3	22	6	271.5	20	7	1953.2	17	6	3029.5	14	3
甘 肃	5347.4	22	7	356.5	27	9	330.3	13	2	1337.6	20	8	1723.7	20	7
青 海	1125.9	30	11	93.6	30	11	152.4	27	11	320.1	29	12	345.0	28	10
宁 夏	1752.0	29	10	158.9	28	10	287.1	18	5	597.8	27	10	325.3	29	11
新 疆	3773.7	26	9	453.8	26	8	160.3	26	10	1826.4	18	7	850.2	24	9
内蒙古	4193.1	24	8	525.7	23	7	274.9	19	6	958.4	22	9	1281.0	22	8
广 西	11736.4	14	3	915.6	16	3	189.3	24	8	4908.9	11	3	2512.3	17	6

附录 2-12　2021 年全国各地区基层医疗卫生机构入院人次数

地区	基层医疗卫生机构合计（万人次）			社区卫生服务中心（万人次）			乡镇卫生院（万人次）		
	数值	全国顺位	西部顺位	数值	全国顺位	西部顺位	数值	全国顺位	西部顺位
总　计	**3591.7**			**319.3**			**3223.0**		
东　部	874.80			99.3			754.0		
中　部	1273.6			105.8			1150.4		
西　部	1443.3			114.2			1318.6		
北　京	1.5	29		1.5	24			—	
天　津	1.3	30		0.2	29		1.1	28	
河　北	86.0	14		4.1	15		79.4	14	
山　西	21.8	22		2.1	22		18.1	22	
辽　宁	30.3	20		2.7	19		24.8	19	
吉　林	12.1	24		1.3	25		9.3	24	
黑龙江	25.1	21		2.3	21		21.1	21	
上　海	2.6	28		2.6	20			—	
江　苏	206.3	7		36.7	2		168.0	9	
浙　江	36.3	19		9.6	12		23.9	20	
安　徽	97.0	13		11.6	9		84.9	13	
福　建	58.7	16		4.8	14		53.9	16	
江　西	165.6	10		3.7	17		159.2	10	
山　东	258.1	6		25.5	5		224.3	6	
河　南	305.1	3		23.7	6		276.0	4	
湖　北	259.4	5		23.4	7		233.6	5	
湖　南	387.5	2		37.6	1		348.3	2	
广　东	186.3	9		10.5	10		174.3	7	
海　南	7.5	26		1.1	26		4.3	26	
四　川	449.8	1	1	36.6	3	1	411.3	1	1
重　庆	206.1	8	3	35.4	4	2	168.8	8	3
贵　州	142.3	12	5	13.6	8	3	125.8	12	5
云　南	163.7	11	4	10.5	10	4	151.9	11	4
西　藏	0.8	31	12	0.0	31	12	0.8	29	12
陕　西	53.6	17	7	4.0	16	6	49.5	17	7
甘　肃	64.0	15	6	3.4	18	7	59.7	15	6
青　海	8.0	25	10	0.5	28	10	7.2	25	10
宁　夏	3.2	27	11	0.1	30	11	3.1	27	11
新　疆	39.6	18	8	1.1	26	9	38.3	18	8
内蒙古	20.9	23	9	2.1	22	8	17.8	23	9
广　西	291.3	4	2	6.8	13	5	284.4	3	2

附录 2-13 全国各地区社区卫生服务中心（站）和乡镇卫生院门诊量占医疗卫生机构门诊总量的比重（%）

地 区	2020			2021		
	数值	全国顺位	西部顺位	数值	全国顺位	西部顺位
总 计	**23.9**			**23.6**		
东 部	24.7			24.3		
中 部	23.2			23.5		
西 部	23.1			22.2		
北 京	31.8	2		28.5	4	
天 津	27.3	8		24.5	13	
河 北	13.4	30		13.4	31	
山 西	17.7	26		17.5	25	
辽 宁	15.5	29		14.8	29	
吉 林	13.3	31		13.8	30	
黑龙江	15.8	28		16.7	27	
上 海	31.4	3		26.6	6	
江 苏	30.6	4		30.1	2	
浙 江	32.6	1		31.0	1	
安 徽	29.4	6		28.6	3	
福 建	25.2	12		25.5	9	
江 西	19.0	22		20.7	21	
山 东	18.6	23		19.4	22	
河 南	24.5	14		25.5	9	
湖 北	23.0	16		21.8	19	
湖 南	24.2	15		25.7	7	
广 东	22.7	18		23.5	15	
海 南	21.9	19		24.5	13	
四 川	24.8	13	6	23.4	17	6
重 庆	18.5	24	10	18.7	23	9
贵 州	27.1	9	3	27.6	5	1
云 南	25.3	11	5	24.9	12	4
西 藏	30.6	4	1	25.7	7	2
陕 西	16.4	27	12	15.1	28	12
甘 肃	19.3	21	9	17.6	24	10
青 海	21.3	20	8	21.4	20	8
宁 夏	25.5	10	4	25.4	11	3
新 疆	28.6	7	2	23.4	17	6
内蒙古	18.0	25	11	17.1	26	11
广 西	22.8	17	7	23.5	15	5

附录 2-14　2021 年全国各地区基层医疗卫生机构病床使用率（%）

地　区	社区卫生服务中心			乡镇卫生院		
	数值	全国顺位	西部顺位	数值	全国顺位	西部顺位
总　计	**43.2**			**48.2**		
东　部	43.9			42.7		
中　部	38.8			47.1		
西　部	47.5			54.0		
北　京	25.5	20			—	
天　津	18.7	25		9.6	28	
河　北	25.9	19		27.7	22	
山　西	17.9	28		17.3	27	
辽　宁	20.6	24		28.5	21	
吉　林	20.7	23		22.9	25	
黑龙江	14.0	29		21.7	26	
上　海	72.7	1			—	
江　苏	45.9	8		52.6	7	
浙　江	42.7	12		38.0	15	
安　徽	28.2	16		29.4	19	
福　建	25.4	21		31.0	17	
江　西	31.0	15		49.8	9	
山　东	47.0	6		53.2	6	
河　南	44.0	11		49.8	9	
湖　北	44.4	10		59.8	4	
湖　南	52.7	5		60.9	3	
广　东	36.6	14		48.5	11	
海　南	26.1	17		23.1	24	
四　川	56.4	4	3	66.9	2	2
重　庆	64.8	2	1	73.8	1	1
贵　州	40.2	13	6	43.6	14	7
云　南	47.0	6	4	47.1	12	5
西　藏	0.2	31	12	9.6	28	12
陕　西	20.9	22	8	28.8	20	10
甘　肃	44.8	9	5	50.3	8	4
青　海	26.1	17	7	34.8	16	8
宁　夏	8.3	30	11	30.1	18	9
新　疆	18.1	26	9	45.4	13	6
内蒙古	18.0	27	10	23.8	23	11
广　西	57.5	3	2	58.8	5	3

附录三　2021 年四川省卫生健康事业发展统计公报

简要说明

本部分资料为 2021 年四川省卫生健康事业发展统计公报资料，已按年报数据进行了校正。

2021 年四川省卫生健康事业发展统计公报

2021 年全省卫生健康系统坚持以习近平新时代中国特色社会主义思想为指导，深入贯彻党的十九大和十九届二中、三中、四中、五中、六中全会精神，全面落实省委省政府决策部署，全力以赴防控新冠肺炎疫情，统筹推进卫生健康重点任务，各项工作取得新的成效。

一、卫生资源

（一）医疗卫生机构总数。

2021 年末，全省医疗卫生机构总数达 80249 个，比上年减少 2544 个。其中：医院 2481 个，基层医疗卫生机构 76875 个，专业公共卫生机构 703 个。与上年相比，医院增加 46 个，基层医疗卫生机构减少 2616 个（见表 1）。

医院中，公立医院 684 个，民营医院 1797 个。医院按等级分：三级医院 299 个（其中：三级甲等医院 129 个），二级医院 751 个，一级医院 932 个，未定级医院 499 个。（见表 1）。

医院按床位数分：100 张以下床位医院 1452 个，100-199 张床位医院 406 个，200-499 张床位医院 342 个，500-799 张床位医院 150 个，800 张及以上床位医院 131 个。

基层医疗卫生机构中，社区卫生服务中心（站）1116 个，乡镇卫生院 3661 个，诊所和医务室 20563 个，村卫生室 50309 个。

专业公共卫生机构中，疾病预防控制中心 211 个，其中：省级 1 个、市（地）级 21 个、县（区、县级市）级 188 个,其他类疾控中心 1 个。卫生监督机构 208 个，其中：省级 1 个、市（地）级 22 个、县（区、县级市）级 185 个。妇幼保健机构 202 个，其中：省级 1 个、市（地）级 21 个、县（区、县级市）级 180 个。

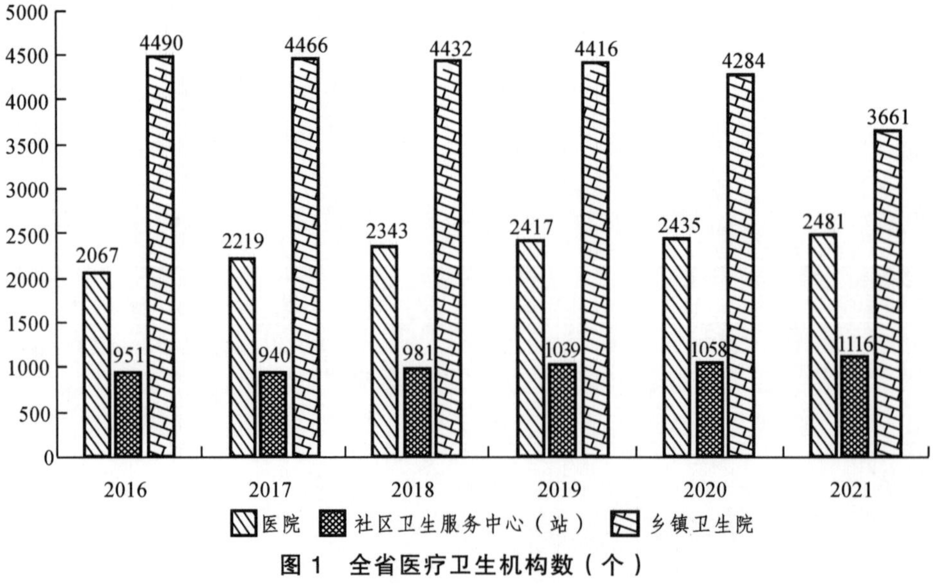

图 1　全省医疗卫生机构数（个）

表 1　全省医疗卫生机构及床位数

机构类别	机构数（个）		床位数（张）	
	2020	2021	2020	2021
总计	**82793**	**80249**	**649658**	**662018**
医院	2435	2481	484823	497531
公立医院	690	684	317240	324019
民营医院	1745	1797	167583	173512
三级医院	269	299	237154	254175
二级医院	741	751	150243	147089
一级医院	859	932	59166	63041
基层医疗卫生机构	79491	76875	149587	148484
社区卫生服务中心(站)	1058	1116	13513	15970
政府办	479	520	12051	14722
乡镇卫生院	4284	3661	134980	131720
政府办	4271	3643	134465	131048
村卫生室	54202	50309	—	—
诊所(卫生所、医务室)	19128	20563	—	—
专业公共卫生机构	716	703	13978	14697
疾病预防控制中心	210	211	—	—
专科疾病防治机构	22	23	705	1299
妇幼保健机构	202	202	13273	13398
卫生监督所(中心)	209	208	—	—
计划生育技术服务机构	4	1	—	—
其他医疗卫生机构	151	190	1270	1306

（二）床位数。

2021 年末，全省医疗卫生机构床位 66.20 万张，其中：医院 49.75 万张（占 75.15%），基层医疗卫生机构 14.85 万张（占 22.43%），专业公共卫生机构 1.47 万张（占 2.22%）。医院中，公立医院床位占 65.13%，民营医院床位占 34.87%。与上年比较，床位增加 1.24 万张，其中：医院床位增加 1.27 万张（公立医院增加 0.68 万张，民营医院增加 0.59 万张），基层医疗卫生机构床位减少 0.11 万张，专业公共卫生机构床位增加 0.07 万张。每千人口医疗卫生机构床位数由 2020 年 7.76 张增加到 2021 年 7.91 张。

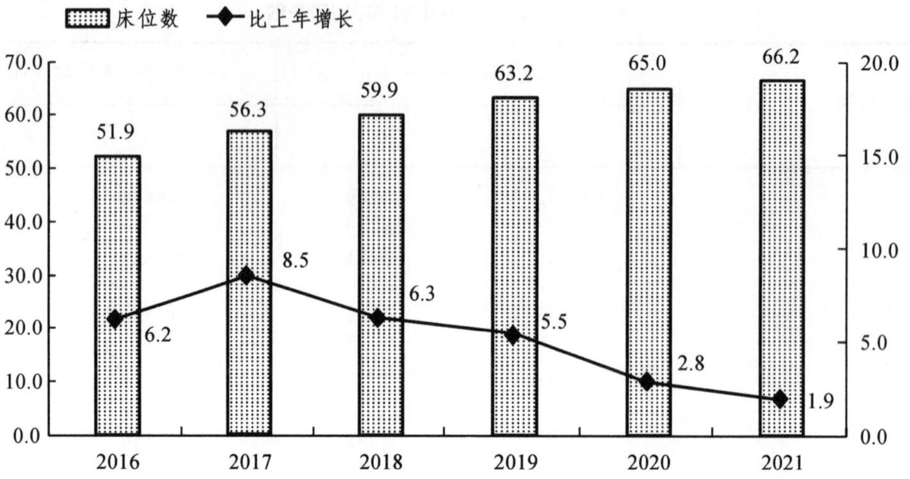

图 2　全省医疗卫生机构床位数（万张）及增长速度（%）

（三）卫生人员总数。

2021 年末，全省卫生人员总数达 86.54 万人，比上年增加 4.05 万人（增长 4.91%）。

2021 年末卫生人员总数中，卫生技术人员 67.27 万人，乡村医生和卫生员 5.41 万人，其他技术人员 3.19 万人，管理人员 4.25 万人，工勤技能人员 7.63 万人。卫生技术人员中，执业（助理）医师 25.04 万人，注册护士 30.67 万人。与上年比较，卫生技术人员增加 4.03 万人（增长 6.37%）（见表 2）。

2021 年末卫生人员机构分布：医院 50.90 万人（占 58.81%），基层医疗卫生机构 29.62 万人（占 34.22%），专业公共卫生机构 5.31 万人（占 6.14%）（见表 3）。

2021 年末卫生技术人员学历结构：本科及以上占 26.95%，大专占 40.93%，中专及技校占 30.51%，高中及以下占 1.61%；技术职务（聘）结构：高级（主任及副主任级）占 8.91%、中级（主治及主管）占 19.54%、初级（师、士级）占 63.88%、待聘占 7.67%。

2021 年，每千人口执业（助理）医师 2.99 人，每千人口注册护士 3.66 人；每万人口全科医生 2.48 人，每万人口公共卫生人员 5.27 人。

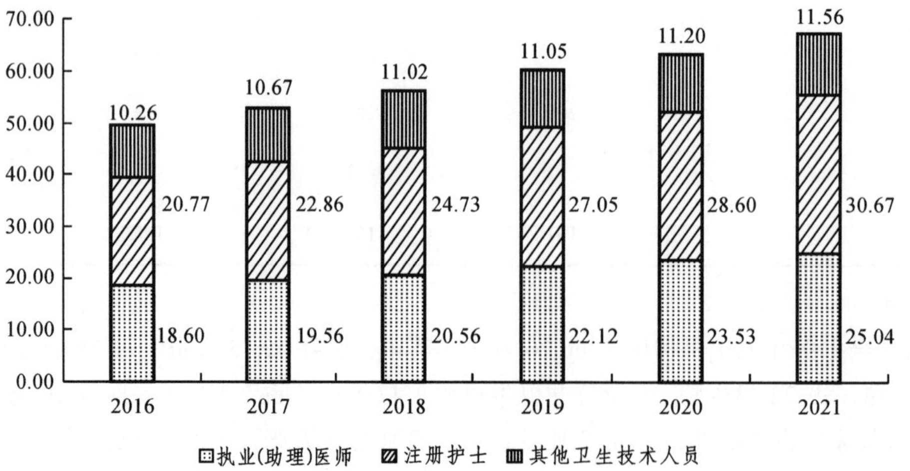

图 3　全省卫生技术人员数（万人）

表 2　全省卫生人员数

指　标	2020	2021
卫生人员（万人）	82.50	86.54
卫生技术人员	63.25	67.27
执业（助理）医师	23.46	25.04
注册护士	28.59	30.67
药师（士）	2.85	3.03
技师（士）	3.34	4.28
检验技师（士）	2.32	2.50
影像技师（士）	1.02	1.10
康复技师（士）	0.00	0.51
其他卫生技术人员	5.01	4.25
其他技术人员	2.65	3.19
管理人员	3.75	4.25
仅从事管理的人员	0.00	3.04
工勤技能人员	7.14	7.63
乡村医生和卫生员	5.71	5.41
每千人口执业（助理）医师（人）	2.80	2.99
每万人口全科医生（人）	2.02	2.48
每千人口注册护士（人）	3.42	3.66
每万人口公共卫生人员（人）	5.00	5.27

注：（1）卫生人员包括卫生技术人员、乡村医生和卫生员、其他技术人员、管理人员和工勤技能人员(按在岗统计)；（2）公共卫生人员口径调整，2020 年及以前为专业公共卫生机构在岗职工数，2021 年起为专业公共卫生机构卫生技术人员和医院、乡镇卫生院、社区卫生服务中心（站）、村卫生室中执业类别为公共卫生的执业（助理）医师；本表按 2021 年口径统计；（3）管理人员口径调整，从 2020 年及以前年份的不含调整为 2021 年开始的包括既从事管理工作，同时也从事临床或监督工作的执业（助理）医师、注册护士、卫生监督员；（4）技师口径调整，2020 年及以前不含康复技师（士）；（5）全科医生口径调整，2021 年起包括乡村全科执业助理医师，不包括取得全科医生培训合格且未注册全科医学专业的人员，本表按 2021 年口径统计。

表 3　全省各类医疗卫生机构人员数（万人）

机构类别	人员数		卫生技术人员	
	2020	2021	2020	2021
总计	82.50	86.54	63.25	67.27
医院	48.27	50.90	39.19	41.58
公立医院	34.27	36.02	28.78	30.39
民营医院	14.00	14.88	10.40	11.19
基层医疗卫生机构	28.59	29.62	19.76	21.06

续表

机构类别	人员数		卫生技术人员	
	2020	2021	2020	2021
社区卫生服务中心（站）	2.72	3.09	2.29	2.64
乡镇卫生院	11.52	11.48	9.65	9.81
专业公共卫生机构	5.12	5.31	4.04	4.25
疾病预防控制中心	1.35	1.40	1.00	1.05
妇幼保健机构	3.01	3.17	2.48	2.65
卫生监督所（中心）	0.30	0.27	0.23	0.22
其他医疗卫生机构	0.51	0.72	0.25	0.38

（四）卫生总费用。

2020 年全省卫生总费用预计达 4041.94 亿元，其中：政府卫生支出 1220.72 亿元（占 30.20%），社会卫生支出 1702.59 亿元(占 42.12%),个人卫生支出 1118.63 亿元(占 27.68%)。人均卫生总费用 4830.52 元，卫生总费用占 GDP 百分比为 8.32%（见表 4）。

表 4　全省卫生总费用

指　标	2019	2020
卫生总费用（亿元）	3705.41	4041.94
政府卫生支出	1020.72	1220.72
社会卫生支出	1651.85	1702.59
个人卫生支出	1032.84	1118.63
人均卫生费用（元）	4424.37	4830.52
卫生总费用构成（%）		
政府卫生支出	27.55	30.20
社会卫生支出	44.58	42.12
个人卫生支出	27.87	27.68
卫生总费用占 GDP%	7.95	8.32

二、医疗服务

（一）门诊量。

2021 年，四川省医疗卫生机构总诊疗人次达 5.46 亿人次，比上年增加 0.34 亿人次（增长 6.63%）。2021 年居民到医疗卫生机构平均就诊 6.53 次。

2021 年总诊疗人次中，医院 2.34 亿人次(占 42.74%)，基层医疗卫生机构 2.92 亿人次(占 53.46%)，其他医疗卫生机构 0.21 亿人次（占 3.81%）。与上年比较，医院诊疗人次增加 0.34 亿人次，基层医疗卫生机构诊疗人次减少 0.01 亿人次。

2021 年公立医院诊疗人次 1.95 亿人次（占医院总数的 83.30%），民营医院 0.39 亿人次（占医院总数的 16.70%）（见表 5）。

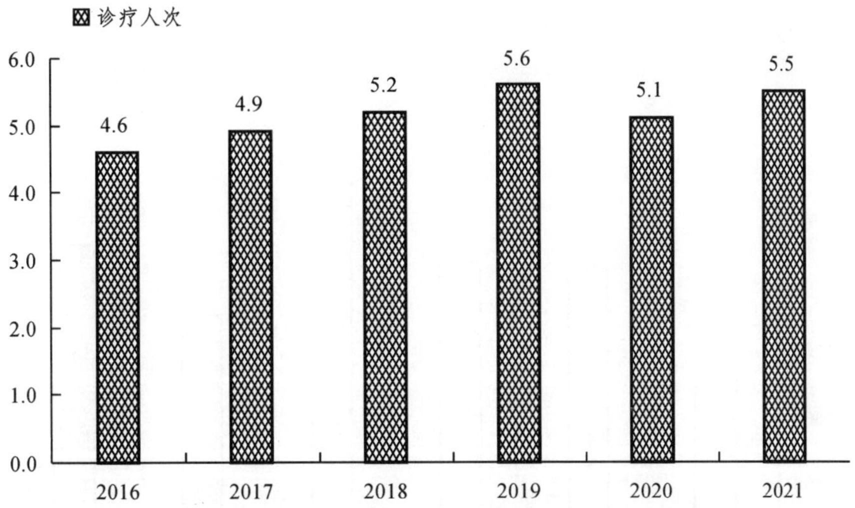

图 4　全省医疗卫生机构门诊量（亿人次）

2021 年乡镇卫生院和社区卫生服务中心（站）门诊量达 1.28 亿人次，比上年增加 66.0 万人次。乡镇卫生院和社区卫生服务中心（站）门诊量占门诊总量的 23.39%，所占比重比上年下降 1.42 个百分点。

表 5　全省医疗服务工作量

机构类别	诊疗人次数（亿人次）		入院人次数（万人次）	
	2020	2021	2020	2021
医疗卫生机构合计	51247.60	54647.38	1756.05	1862.91
医院	20004.67	23355.11	1245.33	1356.98
公立医院	16568.76	19455.32	936.50	1032.34
民营医院	3435.92	3899.79	308.83	324.64
医院中：三级医院	13571.86	16705.64	746.50	867.10
二级医院	4479.90	4618.54	327.21	319.16
一级医院	1190.79	1395.27	115.35	126.43
基层医疗卫生机构	29333.32	29212.45	457.26	449.65
其他医疗机构	1909.61	2079.82	53.47	56.28
合计中：非公医疗机构	15452.33	15884.35	312.93	328.71

（二）入院量。

2021 年，全省医疗卫生机构入院人次数 1862.91 万人次，比上年增加 106.86 万人次（上升 6.09%），年住院率为 22.25%。

2021 年入院人次数中，医院 1356.98 万人次（占 72.84%），基层医疗卫生机构 449.65 万人次（占 24.14%），其他医疗机构 56.28 万人次（占 3.02%）。与上年比较，医院入院增加 111.65 万人次，基层医疗卫生机构入院减少 7.61 万人次，其他医疗机构入院增加 2.81 万人次。

2021 年，公立医院入院人次数 1032.34 万人次（占医院总数的 76.08%），民营医院 324.64 万人次（占医院总数的 23.92%）（见表 5）。

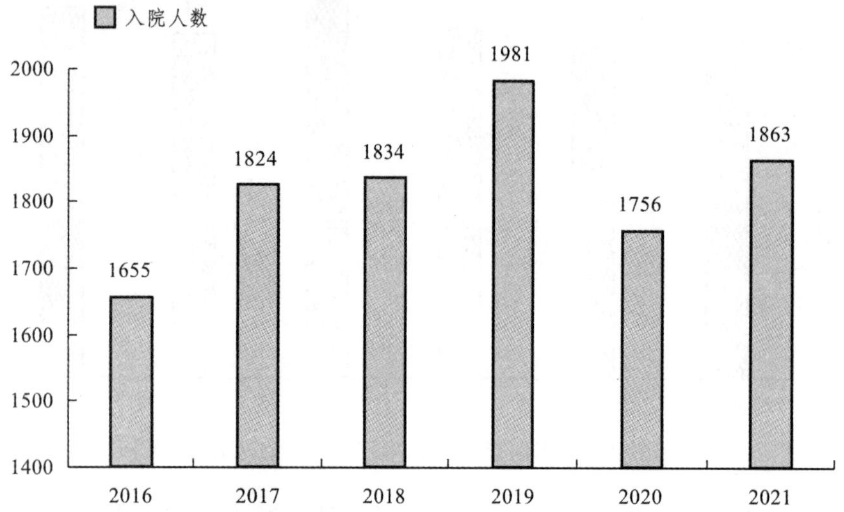

图 5　全省医疗卫生机构入院量（万人次）

（三）医院医师工作负荷。

2021 年，医院医师日均担负诊疗 6.87 人次和住院 2.85 床日，其中：公立医院医师日均担负诊疗 7.73 人次和住院 2.85 床日（见表 6）。

表 6　医院医师担负工作量

机构类别	医师日均担负诊疗人次		医师日均担负住院床日	
	2020	2021	2020	2021
医院	6.28	6.87	2.85	2.85
公立医院	6.94	7.73	2.81	2.85
民营医院	4.30	4.41	2.97	2.85
医院中：三级医院	7.08	7.86	2.67	2.70
二级医院	5.52	5.89	3.38	3.49
一级医院	4.60	4.71	3.00	2.79

（四）病床使用。

2021 年，四川省医院病床使用率 82.23%，其中：公立医院 90.04%。与上年比较，医院病床使用率上升 3.24 个百分点（其中公立医院上升 3.62 个百分点）。2021 年医院平均住院日为 10.43 日，其中：公立医院 10.13 日。与上年比较，医院平均住院日减少 0.18 日（其中公立医院减少 0.28 日）。（见表 7）。

表 7　医院病床使用情况

机构类别	病床使用率（%）		平均住院日	
	2020	2021	2020	2021
医院	78.99	82.23	10.61	10.43
公立医院	86.42	90.04	10.41	10.13
民营医院	64.27	66.89	11.23	11.38
医院中：三级医院	87.65	91.54	9.94	9.65
二级医院	77.91	79.68	12.20	12.54
一级医院	59.94	59.45	9.84	9.55

（五）改善医疗服务。

截至 2021 年底，二级及以上公立医院中，75.27%开展了预约诊疗，96.21%开展临床路径管理，85.56%开展远程医疗服务，92.06%参与同级检查结果互认，93.86%开展优质护理服务。

截至 2021 年末，全省累计注册电子健康卡 4758 万张，注册数占全省常住人口的 56.86%；全省共设置互联网医院 165 家，当年在线提供健康咨询、在线复诊和电子处方等服务 1300 余万人次；全省二级及以上公立医疗机构中 66.9%提供分时段预约诊疗，60.7%提供候诊提醒服务。

（六）血液保障。

2021 年，全年无偿献血人次数达到 92.0 万人次，较 2020 年上升 7.1%，采血量达到 305.0 万单位，较 2020 年上升 6.7%。千人口献血率 11.1。

三、基层卫生服务

（一）农村卫生。

2021 年底，全省共有县级医院 268 所、县级妇幼保健机构 110 所、县级疾病预防控制中心 188 所、县（区、县级市）级卫生监督机构 185 个，四类县级卫生机构共有卫生人员 11.36 万人。

2021 年底，全省共设 3661 个乡镇卫生院，床位 13.17 万张，卫生人员 11.48 万人（其中卫生技术人员 9.81 万人）。与上年比较，乡镇卫生院减少 623 个（乡镇撤并后卫生院合并），床位减少 3260 张，人员减少 321 人。2021 年，每千农村人口乡镇卫生院床位达 2.38 张，每千农村人口乡镇卫生院人员达 2.08 人（见表 8）。

表 8　全省农村乡镇卫生院医疗服务情况

指　标	2020	2021
乡镇卫生院数（个）	4284	3661
床位数（万张）	13.50	13.17
卫生人员数（万人）	11.52	11.48
卫生技术人员	9.65	9.81
执业（助理）医师	3.69	3.84
每千农村人口乡镇卫生院床位（张）	2.41	2.38
每千农村人口乡镇卫生院人员（人）	2.05	2.08
诊疗人次（万人次）	9589.95	9271.63

续表

指标	2020	2021
入院人次数（万人次）	425.60	411.33
医师日均担负诊疗人次	10.39	9.66
医师日均担负住院床日	2.22	2.08
病床使用率（%）	66.76	66.91
平均住院日（日）	7.03	7.08

注：2021 年底农村人口数系推算数。

2021 年底，全省共设 50309 个村卫生室。村卫生室人员 68286 人，其中：执业（助理）医师 13249 人、注册护士 889 人、乡村医生 53262 人、卫生员 808 人。平均每村卫生室人员 1.36 人。与上年比较，村卫生室数减少 3893 个，人员总数减少 3552 人（见表 9）。

表 9　全省村卫生室及人员数

指标	2020	2021
村卫生室数（个）	54202	50309
人员总数	71838	68286
执业（助理）医师数	13951	13249
注册护士数	794	889
乡村医生数	56181	53262
卫生员数	912	808
平均每村卫生室人员数（人）	1.33	1.36

注：村卫生室执业（助理）医师和注册护士数不包括乡镇卫生院设点的数字。

2021 年，全省县级（含县级市）医院诊疗人次达 6889.98 万人次，比上年增加 712.61 万人次；入院人次数 420.46 万人次，比上年增加 13.25 万人次。医师日均担负诊疗 7.80 人次和住院 3.11 床日。病床使用率 90.17%，平均住院日 9.51 日。与上年相比，县级（含县级市）医院医师日均担负诊疗人次增加 0.48 人次，日均担负住院床日减少 0.06 床日，病床使用率上升 2.23 个百分点，平均住院日比上年减少 0.03 日。

2021 年，乡镇卫生院诊疗人次为 9271.63 万人次，比上年减少 318.32 万人次；入院人次数 411.33 万人次，比上年减少 14.27 万人次。医师日均担负诊疗 9.66 人次和住院 2.08 床日。病床使用率 66.91%，平均住院日 7.08 日。与上年相比，乡镇卫生院医师日均担负诊疗和日均担负住院床日分别减少 0.73 人次和 0.14 床日，病床使用率上升 0.15 个百分点，平均住院日比上年延长 0.05 日。

2021 年村卫生室诊疗量达 8204.70 万人次，比上年减少 678.87 万人次，平均每个村卫生室年诊疗量 1631 人次。

（二）社区卫生。

2021 年底，全省已设立社区卫生服务中心（站）1116 个，其中：社区卫生服务中心 498 个，社区卫生服务站 618 个。与上年相比，社区卫生服务中心增加 39 个，社区卫生服务站增加 19 个。社区卫生服务中心人员 2.72 万人，平均每个中心 55 人；社区卫生服务站人员 0.37 万人，平均每站 6 人。社区卫生服务中心（站）人员数比上年增加 0.37 万人，增长 13.59%。

表 10　全省社区卫生服务情况

指　标	2020	2021
社区卫生服务中心数（个）	459	498
床位数	12959	15483
卫生人员数	23597	27195
卫生技术人员	19783	23080
执业（助理）医师	7133	8343
总诊疗人次（万人次）	2678.19	3042.15
入院人次数（万人次）	29.35	36.56
医师日均担负诊疗人次	15.25	14.80
医师日均担负住院床日	0.95	0.95
病床使用率（%）	56.37	56.36
平均住院日	8.24	7.79
社区卫生服务站数（个）	599	618
卫生人员数	3567	3661
卫生技术人员	3131	3286
执业（助理）医师	1465	1530
总诊疗人次（万人次）	448.28	468.64
医师日均担负诊疗人次	12.45	12.46

2021 年，全省社区卫生服务中心诊疗人次 3042.2 万人次，入院人次数 36.6 万人；平均每个中心年诊疗量 6.1 万人次，年入院量 734 人次；医师日均担负诊疗 14.8 人次和住院 1.0 床日。2021 年，全省社区卫生服务站诊疗人次 468.64 万人次，平均每站年诊疗量 7583 人次，医师日均担负诊疗 12.5 人次（见表 10）。

（三）国家基本公共卫生服务项目。

2021 年，全省接受健康管理的 65 岁及以上老年人数 707 万人，按照规范要求进行高血压患者健康管理的人数 491.31 万人，按照规范要求进行 2 型糖尿病患者健康管理的人数 173.54 万人。

四、中医药服务

（一）中医类机构、床位及人员数。

2021 年末，全省中医类医疗卫生机构总数达 8166 个，比上年增加 876 个。其中：中医类医院 343 个，中医类门诊部 91 个，中医类诊所 7728 个，中医类研究机构 4 个。与上年比较，中医类医院增加 15 个，中医类门诊部增加 6 个，中医类诊所增加 855 个（见表 11）。

表 11　全省中医类医疗卫生机构数和床位数

机构类别	机构数（个）		床位数（张）	
	2020	2021	2020	2021
总计	**7290**	**8166**	**79104**	**84041**
中医类医院	328	343	79036	83988
中医医院	260	266	68343	72554
中西医结合医院	30	34	8923	9383
民族医医院	38	43	1770	2051
中医类门诊部	85	91	68	53
中医门诊部	73	78	38	33
中西医结合门诊部	11	13	30	20
民族医门诊部	1	0	—	—
中医类诊所	6873	7728	—	—
中医诊所	5608	5428	—	—
中西医结合诊所	1261	1290	—	—
民族医诊所	4	7	—	—
中医类研究机构	4	4	—	—
中医（药）研究院（所）	3	3	—	—
中西医结合研究所	0	0	—	—
民族医（药）学研究所	1	1	—	—
其他医疗机构中医类临床科室	—	—	31100	33638

注：中医类临床科室包括中医科各专业、中西医结合科、民族医学科。

2021 年末，全省中医类医疗卫生机构床位 84041 张，其中：中医类医院 83988 万张（占 99.94%）。与上年比较，中医类床位增加 4937 张，其中：中医类医院床位增加 4952 万张。

2021 年末，提供中医服务的社区卫生服务中心占同类机构的 100.00%，社区卫生服务站占 99.80%，乡镇卫生院占 99.86%，村卫生室占 90.88%（见表 12）。

表 12　提供中医服务的基层医疗卫生机构占同类机构的比重（%）

机构类别	2020	2021
社区卫生服务中心	98.18	100.00
社区卫生服务站	99.56	99.80
乡镇卫生院	94.49	99.86
村卫生室	86.54	90.88

注：本表不含分支机构。

2021 年末，全省中医药卫生人员总数 73042 人，比上年增加 5512 人（增长 8.13%）。其中：中医类别执业（助理）医师 64217 人，中药师（士）7630 人，两类人员较上年增长 8.33%、7.13%（见表 13）。

表 13　全省中医药人员数

指标	2020	2021
中医药人员总数（人）	67530	73042
中医类别执业（助理）医师	59279	64217
见习中医师	1129	1195
中药师（士）	7122	7630
中医药人员占同类人员总数的%		
中医类别执业（助理）医师	25.27	25.65
见习中医师	10.25	11.23
中药师（士）	24.99	25.17

（二）中医医疗服务。

2021 年，全省中医类总诊疗人次达 9936.33 万人次，比上年增加 1085.33 万人次（增长 12.26%）。其中：中医类医院 4588.87 万人次（占 46.18%），中医类门诊部及诊所 2675.91 万人次（占 26.93%），其他医疗机构中医类临床科室 2671.55 万人次（占 26.89%）。

2021 年，全省中医类出院人次数 330.26 万人次，比上年增加 28.09 万人次（增长 9.30%）。其中：中医类医院 244.38 万人次（占 74.0%），中医类门诊部 0.05 万人次，其他医疗机构中医类临床科室 85.83 万人次（占 25.99%）（见表 14）。

表 14　全省中医类医疗卫生机构医疗服务量

指标	诊疗人次（万人次）		出院人次数（万人次）	
	2020	2021	2020	2021
中医类服务量总计	8851.00	9936.33	302.17	330.26
中医类医院	3953.25	4588.87	224.12	244.38
中医医院	3394.57	3938.46	198.03	214.75
中西医结合医院	497.55	580.57	23.32	26.74
民族医医院	61.14	69.84	2.77	2.88
中医类门诊部	93.85	105.96	0.04	0.05
中医门诊部	78.94	92.61	0.01	0.04
中西医结合门诊部	14.85	13.35	0.03	0.01
民族医门诊部	0.06	0.00	0.00	0.00
中医类诊所	2461.57	2569.95	—	—
中医诊所	1895.26	1816.52	—	—

续表

指标	诊疗人次（万人次）		出院人次数（万人次）	
	2020	2021	2020	2021
中西医结合诊所	564.51	536.44	—	—
民族医诊所	1.80	1.96	—	—
中医备案医诊所	—	215.03	—	—
其他医疗机构中医类临床科室	2342.33	2671.55	78.01	85.83
中医类服务量占医疗服务总量的%	20.89	21.39	17.21	17.79

注：本表不含村卫生室数据。

五、病人医药费用

（一）医院病人医药费用。

2021年，医院次均门诊费用306.15元，按当年价格比上年上涨2.86%，按可比价格上涨2.55%；次均住院费用9263.28元，按当年价格比上年上涨1.92%，按可比价格上涨1.62%。日均住院费用888.50元（见表15）。

2021年，医院次均门诊药费（95.22元）占31.10%，比上年（33.78%）下降2.68个百分点；医院人均住院药费（2087.71元）占22.54%，比上年（23.58%）下降1.04个百分点。

2021年各级公立医院中，三级医院次均门诊费用上涨0.75%（当年价格，下同），次均住院费用下降0.44%，低于公立医院病人费用涨幅（见表15）。

表15　医院病人门诊和住院费用

指标	医院		公立医院					
					三级医院		二级医院	
	2020	2021	2020	2021	2020	2021	2020	2021
次均门诊费用（元）	297.64	306.15	281.92	287.73	306.51	308.82	184.01	183.58
上涨%（当年价格）	10.32	2.86	9.60	2.06	6.52	0.75	11.24	－0.23
上涨%（可比价格）	6.90	2.55	6.20	1.76	3.21	0.45	7.80	－0.53
次均住院费用（元）	9088.45	9263.28	10005.35	10125.89	11217.58	11168.18	5957.25	5753.7
上涨%（当年价格）	6.57	1.92	7.00	1.20	4.12	－0.44	3.99	－3.42
上涨%（可比价格）	3.27	1.62	3.68	0.90	0.89	－0.74	0.76	－3.71
日均住院费用（元）	856.35	888.5	960.96	999.92	1125.71	1155.62	516.2	493.35
上涨%（当年价格）	3.26	3.75	6.05	4.05	2.68	2.66	－0.66	－4.43
上涨%（可比价格）	0.06	3.44	2.76	3.74	-0.50	2.35	－3.74	－4.71

注：①绝对数按2021年价格计算；②次均门诊费用指门诊病人次均医药费用，次均住院费用指出院病人人均医药费用，日均住院费用指出院病人日均医药费用。下表同。2021年居民消费价格指数为100.30。

（二）基层医疗卫生机构病人医药费用。

2021 年，社区卫生服务中心次均门诊费用 135.54 元，按当年价格比上年上涨 9.64%，按可比价格上涨 9.31%；次均住院费用 2347.94 元，按当年价格比上年下降 10.17%，按可比价格下降 10.44%；日均住院费用 301.36 元（见表 16）。

2021 年，社区卫生服务中心次均门诊药费（90.11 元）占 66.48%，比上年（68.69%）下降 2.21 个百分点；人均住院药费（870.62 元）占 37.08%，比上年（38.13%）下降 1.05 个百分点。

2021 年，乡镇卫生院次均门诊费用 64.82 元，按当年价格比上年上涨 9.01%，按可比价格上涨 8.69%；次均住院费用 2041.97 元，按当年价格比上年上涨 1.44%，按可比价格上涨 1.14%；日均住院费用 288.54 元。

2021 年，乡镇卫生院次均门诊药费（35.58 元）占 54.90%，比上年（58.20%）下降 3.30 个百分点；人均住院药费（780.90 元）占 38.24%，比上年（39.27%）下降 1.03 个百分点。

表 16　基层医疗卫生机构病人门诊和住院费用

指　标	社区卫生服务中心		乡镇卫生院	
	2020	2021	2020	2021
次均门诊费用（元）	123.62	135.54	59.46	64.82
上涨%（当年价格）	20.70	9.64	12.53	9.01
上涨%（可比价格）	16.96	9.31	9.04	8.69
次均住院费用（元）	2613.68	2347.94	2012.94	2041.97
上涨%（当年价格）	5.70	− 10.17	6.99	1.44
上涨%（可比价格）	2.42	− 10.44	3.67	1.14
日均住院费用（元）	317.28	301.36	286.46	288.54
上涨%（当年价格）	6.36	− 5.02	3.37	0.73
上涨%（可比价格）	3.06	− 5.30	0.16	0.42

注：绝对数按 2021 年价格计算。2021 年居民消费价格指数为 100.30。

六、疾病控制与公共卫生

（一）传染病报告发病和死亡。

2021 年，全省累计报告新型冠状病毒肺炎确诊病例 468 例（其中境外输入 431 例），累计治愈出院 461 例，死亡 0 例。

全省甲、乙类传染病报告发病 175352 例，报告死亡 3742 人。报告发病数居前 5 位的是乙肝、肺结核、梅毒、丙肝和艾滋病，占甲乙类传染病报告发病总数的 91.29%。报告死亡数居前五位的是艾滋病、肺结核、乙肝、丙肝和狂犬病，占甲乙类传染病报告死亡总数的 99.76%（见表 17）。

2021 年，全省甲乙类传染病报告发病率为 209.56/10 万，死亡率为 4.47/10 万。

表 17　全省甲乙类传染病报告发病及死亡数

病　　名	发病例数		死亡人数	
	2020	2021	2020	2021
总计	**164173**	**175352**	**3618**	**3742**
鼠疫	—	—	—	—
霍乱	—	—	—	—
传染性非典型肺炎	—	—	—	—
艾滋病	13850	11672	3409	3568
病毒性肝炎	59244	70520	51	49
脊髓灰质炎	—	—	—	—
人感染高致病性禽流感	—	—	—	—
麻疹	61	28	—	—
流行性出血热	64	204	—	—
狂犬病	20	7	19	6
流行性乙型脑炎	29	18	2	—
登革热	7	—	—	—
炭疽	47	38	—	—
细菌性和阿米巴性痢疾	4586	3769	1	—
肺结核	46218	45965	118	111
伤寒和副伤寒	437	464	—	—
流行性脑脊髓膜炎	2	8	—	—
百日咳	344	1796	—	1
白喉	—	—	—	—
新生儿破伤风	3	—	1	—
猩红热	660	1704	—	—
布鲁氏菌病	129	199	—	—
淋病	2993	3820	—	—
梅毒	34515	34600	10	5
钩端螺旋体病	68	46	4	2
血吸虫病	1	2	—	—
疟疾	73	42	—	—
人感染 H7N9 禽流感	—	—	—	—
新型冠状病毒肺炎	822	450	3	—

2021 年，全省丙类传染病共报告发病 235759 例，死亡 3 人。报告发病数居前 5 位的病种依次为流行性感冒、手足口病、其它感染性腹泻病、流行性腮腺炎和包虫病，占丙类传染病报告发病总数的 99.74%。有死亡病例报告的病种为流行性感冒、手足口病、包虫病（各 1 人）。（见表 18）。

2021 年，全省丙类传染病报告发病率为 281.76/10 万，死亡率为 0.0036/10 万。

表 18　全省丙类传染病报告发病及死亡数

病　名	发病例数		死亡人数	
	2020	2021	2020	2021
合计	145300	235759	—	3
流行性感冒	30139	89181	—	1
流行性腮腺炎	8311	7645	—	—
风疹	97	52	—	—
急性出血性结膜炎	420	403	—	—
麻风病	17	27	—	—
斑疹伤寒	83	125	—	—
黑热病	3	12	—	—
包虫病	387	459	—	1
丝虫病	—	—	—	—
其他感染性腹泻病	41914	56654	—	—
手足口病	63929	81201	—	1

（二）血吸虫病防治。

2021 年底，全省 63 个血吸虫病流行县（市、区）已有 61 个达到消除标准。

（三）地方病防治。

2021 年底，全省克山病病区县数 56 个，消除县为 56 个，现症病人 0.0278 万人；大骨节病病区县数 32 个，消除县为 32 个，现症病人 3.3 万人；碘缺乏病县数 183 个，消除县 183 个。地方性氟中毒（饮水型）病区县数 12 个，控制县数 8 个，控制措施达标县 4 个，8 ~ 12 周岁氟斑牙病人 0.1579 万人，氟骨症病人 0.0409 万人；地方性氟中毒（燃煤污染型）病区县数 23 个，消除县数 23 个，8 ~ 12 周岁氟斑牙病人 0.5078 万人，氟骨症病人 0.4628 万人。

（四）职业病防治。

截至 2021 年底，全省共有职业健康检查机构 261 个、职业病诊断机构 29 个。2021 年全省共报告各类职业病新病例 1334 例，较上年下降 23.3%，报告病例数居前三位的是职业性尘肺病及其他呼吸系统疾病（1185 例，其中职业性尘肺病 1184 例）、职业性耳鼻喉口腔疾病（113 例）和职业性化学中毒（16 例），占总报告病例数的 98.5%。

七、妇幼卫生与健康老龄化

（一）妇幼保健。

2021 年，孕产妇产前检查率 97.95%，比上年增加 0.20%，产后访视率 96.64%。比上年降低 0.42%。2021 年住院分娩率为 99.83%，与上年持平（见表 19）。

2021 年，3 岁以下儿童系统管理率达 95.51 %，比上年下降 0.32 个百分点；孕产妇系统管理率 95.11%，比上年下降 0.41 个百分点（见表 19）。

表 19　孕产妇及儿童保健情况

指　标	2020	2021
产前检查率（%）	97.75	97.95
产后访视率（%）	97.06	96.64
住院分娩率（%）	99.83	99.83
3 岁以下儿童系统管理率（%）	95.83	95.51
产妇系统管理率（%）	95.52	95.11

（二）5 岁以下儿童死亡率。

据妇幼卫生监测，2021 年，5 岁以下儿童死亡率 6.96‰，其中：城市 4.60‰，农村 8.00‰；婴儿死亡率 4.70‰，其中：城市 3.47‰，农村 5.23‰。与上年相比，全省 5 岁以下儿童死亡率、婴儿死亡率均有不同程度的下降（见表 20）。

（三）孕产妇死亡率。

据妇幼卫生监测，2021 年，全省孕产妇死亡率为 13.65/10 万，其中：城市 14.37/10 万，农村 13.15/10 万。与上年相比，全省孕产妇死亡率有所下降（见表 20）。

表 20　监测地区孕产妇和儿童死亡率

指　标	合计		城市		农村	
	2020	2021	2020	2021	2020	2021
孕产妇死亡率（1/10 万）	16.84	13.65	13.57	14.37	17.14	13.15
5 岁以下儿童死亡率（‰）	7.30	6.96	4.50	4.60	8.78	8.00
婴儿死亡率（‰）	5.22	4.70	2.95	3.47	6.17	5.23
新生儿死亡率（‰）	2.81	2.59	2.07	2.03	3.20	2.83

（四）免费孕前优生检查项目。

2021 年全省共为 52.41 万名计划怀孕夫妇提供免费检查，目标人群覆盖率平均达 103.89%。

（五）老年健康服务。

截至 2021 年底，全省设立老年医学科的二级及以上综合性医院 303 家，设置率 46.4%，提供安宁疗护服务的医疗机构 183 家。

（六）医养结合服务。

截至 2021 年底，全省医养服务机构 347 家、床位 9.5 万张，医疗机构与养老机构签约合作 4968 对。

八、卫生监督

(一)公共场所卫生监督。

2021 年，全省公共场所卫生被监督单位 86723 个，从业人员 505436 人。对公共场所进行监督检查 102458 户次，依法查处案件 4065 件。

（二）生活饮用水卫生监督。

2021 年，全省生活饮用水卫生（供水）被监督单位 6856 个，直接从事供、管水人员 86940 人。对生活饮用水卫生（供水）监督检查 6640 户次。全省涉及饮用水卫生安全产品被监督单位 353 个，从业人员 4867 人。对涉及饮用水卫生安全产品进行监督检查 339 户次。依法查处生活饮用水和涉及饮用水安全产品案件 318 件。

（三）消毒产品和餐具饮具集中消毒卫生监督。

2021 年，全省消毒产品生产企业被监督单位 381 个，从业人员 7739 人。消毒产品监督检查 466 户次，抽检 419 件，合格率为 91.89 %。依法查处案件 45 件。2021 年，全省餐具饮具集中消毒服务单位 186 个，从业人员 1656 人。监督检查 228 户次，依法查处案件 35 件。

（四）学校卫生监督。

2021 年，全省被监督学校 9064 所，监督检查 16032 户次，查处案件 763 件。

（五）职业卫生和放射卫生监督。

截至 2021 年底，对职业健康检查、职业病诊断机构、用人单位进行经常性监督 8556 户次，监督覆盖率 87.66 %。依法查处案件 633 件。放射诊疗被监督单位 4729 户，监督覆盖率 92.47%，进行经常性监督 7129 户次，依法查处放射卫生案件 335 件。

（六）医疗卫生、血液安全和传染病防治卫生监督。

2021 年，依法对医疗机构或医务人员作出卫生行政处罚 2456 件。行政处罚无证行医 465 件。依法对采供血机构作出行政处罚 0 件。依法查处传染病防治案件 5402 件，其中依法作出卫生行政处罚案件 5402 件。

（七）妇幼健康监督。

2021 年，全省妇幼健康被监督单位 1117 个，监督检查 1729 户次，依法查处案件 22 件。

九、人口家庭发展

2021 年出生人口 57.1 万人。二孩及以上孩次占比为 43.36 %，出生人口性别比为 108.3。2021 年计划生育“三项制度”资金发放 38.98 亿元（含市、县级配套资金）。农村部分计划生育家庭奖励扶助制度受益 236.79 万人；计划生育家庭特别扶助制度受益 16.36 万人；“少生快富”工程受益 3651 户。

表 21　计划生育“三项制度”进展情况

制度名称	扶助人数（万人）		资金（亿元）		中央财政	
	2020	2021	2020	2021	2020	2021
奖励扶助	214.40	236.79	18.37	19.49	15.29	15.77
特别扶助	15.20	16.36	10.34	11.04	6.65	7.09
少生快富	2.28	0.37	0.68	0.11	0.54	0.08

注：扶助人数合计中未含少生快富，少生快富扶助对象以万户计。

注解：

（1）医疗卫生机构包括医院、基层医疗卫生机构、专业公共卫生机构、其他机构。

（2）公立医院指经济类型为国有和集体办的医院（含政府办医院）。

（3）民营医院指公立医院以外的其他医院，包括联营、股份合作、私营、台港澳投资和外国投资等医院。

（4）基层医疗卫生机构包括社区卫生服务中心（站）、街道卫生院、乡镇卫生院、村卫生室、门诊部、诊所（医务室）。

（5）专业公共卫生机构包括疾病预防控制中心、专科疾病防治机构、妇幼保健机构、健康教育机构、急救中心（站）、采供血机构、卫生监督机构、计划生育技术服务机构。

（6）政府办医疗卫生机构指卫生、教育、民政、公安、司法、兵团等行政部门举办的医疗卫生机构。

（7）中医类医疗卫生机构包括中医、中西医结合、民族医的医院、门诊部、诊所及科研机构。

（8）卫生人员包括卫生技术人员、乡村医生和卫生员、其他技术人员、管理人员、工勤技能人员。按在岗职工数统计，包括在编、合同制、返聘和临聘半年以上人员。

（9）卫生技术人员包括执业（助理）医师、注册护士、药师（士）、技师（士）、卫生监督员（含公务员中取得卫生监督员证书的人数）、其他卫生技术人员。

（10）执业（助理）医师指取得医师执业证书且实际从事临床工作的人员。

（11）注册护士指取得注册护士证书且实际从事护理工作的人员。

（12）每千人口卫生技术人员数、执业（助理）医师数、注册护士数、全科医生数、专业公共卫生机构人员数、医疗卫生机构床位数按常住人口计算。

附录四　四川省特色地区分类一览表

简要说明

本部分为我省 183 个县（市、区）按地震灾区、扶贫开发重点地区、民族地区等特色类别的分类列表。

1. 地震灾区

附录 4–1–1 "5·12"汶川地震国定 39 个重灾县

市（州）	县（市、区）								
成都市	都江堰市	彭州市	崇州市	大邑县					
阿坝州	汶川县	茂　县	理　县	小金县	黑水县	松潘县	九寨沟县		
绵阳市	北川县	安州区	平武县	江油市	梓潼县	游仙区	涪城区	三台县	盐亭县
德阳市	绵竹市	什邡市	旌阳区	罗江区	中江县	广汉市			
广元市	青川县	利州区	旺苍县	剑阁县	苍溪县	昭化区	朝天区		
南充市	阆中市								
雅安市	芦山县	宝兴县	汉源县	石棉县					
巴中市	南江县								

附录 4–1–2 "5·12"汶川地震国定 10 个极重灾县

市（州）	县（市、区）		
成都市	都江堰市	彭州市	
阿坝州	汶川县	茂　县	
绵阳市	北川县	安州区	平武县
德阳市	绵竹市	什邡市	
广元市	青川县		

附录 4-1-3 "5·12"汶川地震省定 12 个重灾县

市（州）	县（市、区）			市（州）	县（市、区）
阿坝州	金川县			遂宁市	射洪市
南充市	南部县	仪陇县		乐山市	夹江县
雅安市	名山区	雨城区	天全县	甘孜州	康定市
巴中市	巴州区			眉山市	仁寿县
成都市	简阳市				

附录 4–1–4 "5·12"汶川地震 18 个对口支援县

市（州）	县（市、区）					
成都市	彭州市	都江堰市	崇州市			
绵阳市	北川县	平武县	安州区	江油市		
广元市	青川县	剑阁县				
德阳市	绵竹市	什邡市				
雅安市	汉源县					
阿坝州	汶川县	茂　县	理　县	黑水县	松潘县	小金县

附录 4-1-5　“5·12”汶川地震 88 个省定一般受灾县

市（州）	县（市、区）							
成都市	成华区	金牛区	金堂县	锦江区	龙泉驿区	郫都区	蒲江县	新津区
	青白江区	青羊区	邛崃市	双流区	温江区	武侯区	新都区	
自贡市	大安区	富顺县	贡井区	沿滩区	自流井区	荣　县		
泸州市	泸　县							
遂宁市	安居区	船山区	大英县	蓬溪县				
内江市	东兴区	隆昌市	市中区	威远县	资中县			
乐山市	峨边县	峨眉山市	犍为县	金口河区	井研县	马边县	沐川县	沙湾区
	市中区	五通桥区						
南充市	高坪区	嘉陵区	蓬安县	顺庆区	西充县	营山县		
眉山市	丹棱县	东坡区	洪雅县	彭山区	青神县			
宜宾市	翠屏区	南溪区	屏山县	叙州区	高　县			
广安市	广安区	武胜县	岳池县	华蓥市	邻水县			
达州市	达川区	渠　县	通川区	万源市	宣汉县	大竹县	开江县	
雅安市	荥经县							
巴中市	通江县	平昌县						
资阳市	安岳县	乐至县	雁江区					
阿坝州	阿坝县	红原县	马尔康市	若尔盖县				
甘孜州	丹巴县	道孚县	九龙县	泸定县				
凉山州	甘洛县	雷波县	美姑县	冕宁县	越西县			

附录 4-1-6　“8·30”会理地震 3 个受灾县

市（州）	县（市、区）	
凉山州	会理市	
攀枝花	仁和区	盐边县

2. 民族地区

附录 4-2-1　四川省民族地区［60 个县（市、区）］

	市（州）	县（市、区）				
国家认定的民族地区	阿坝州	汶川县	九寨沟县	壤塘县	金川县	红原县
		马尔康市	若尔盖县	阿坝县	茂　县	小金县
		理　县	黑水县	松潘县		
	甘孜州	康定市	丹巴县	色达县	德格县	雅江县
		乡城县	巴塘县	道孚县	九龙县	得荣县
		泸定县	白玉县	石渠县	稻城县	新龙县
		甘孜县	炉霍县	理塘县		
	凉山州	甘洛县	昭觉县	盐源县	德昌县	越西县
		金阳县	冕宁县	木里县	布拖县	美姑县
		喜德县	西昌市	普格县	会东县	雷波县
		宁南县	会理市			
	绵阳市	北川县				
	乐山市	马边县				
省认定的民族地区	绵阳市	平武县				
	乐山市	峨边县	金口河区			
	宜宾市	兴文县				
	雅安市	汉源县	宝兴县	石棉县		
	攀枝花市	仁和区	米易县	盐边县		

附录 4-2-2　省政府批准享受少数民族地区待遇县（7 个）

市（州）	县（市、区）		
泸州市	叙永县	古蔺县	
宜宾市	珙　县	筠连县	屏山县
达州市	宣汉县		
雅安市	荥经县		

附录 4-2-3　四川省藏族地区（32 个）

市（州）	县（市、区）				
阿坝州	马尔康市	汶川县	九寨沟县	壤塘县	金川县
	红原县	若尔盖县	阿坝县	茂　县	小金县
	理　县	黑水县	松潘县		
甘孜州	康定市	丹巴县	色达县	德格县	雅江县
	乡城县	巴塘县	道孚县	九龙县	得荣县
	泸定县	白玉县	石渠县	稻城县	新龙县
	甘孜县	炉霍县	理塘县		
凉山州	木里县				

附录 4-2-4　四川省彝族地区（12 个）

市（州）	县（市、区）				
凉山州	盐源县	普格县	布拖县	金阳县	昭觉县
	喜德县	越西县	甘洛县	雷波县	
乐山市	马边县	峨边县	金口河区		

注：本表来源于四川省卫生厅灾后重建组。

3. 经济区分类

附录 4-3-1　四川省按资源配置分三类地区

地区分类	市（州）				
一类地区	成都市	攀枝花市			
二类地区	自贡市	泸州市	德阳市	绵阳市	广元市
	遂宁市	内江市	乐山市	南充市	眉山市
	宜宾市	广安市	达州市	雅安市	巴中市
	资阳市				
三类地区	阿坝州	甘孜州	凉山州		

注：分类标准来源于《2020 四川省卫生资源配置标准》（川卫办发〔2009〕67 号）。

附录 4-3-2　四川省五大经济区

经济区分类	市（州）					
成都经济区	成都市	德阳市	绵阳市	眉山市	资阳市	
川南经济区	自贡市	泸州市	宜宾市	内江市	乐山市	
攀西经济区	攀枝花市	凉山州	雅安市			
川东北经济区	遂宁市	南充市	达州市	广安市	巴中市	广元市
川西北经济区	阿坝州	甘孜州				

注：分类标准来源于四川省发展和改革委员会制定的《四川省国民经济和社会发展第十一个五年规划纲要》。

附录 4-3-3　四川省扩权试点县（市）

市（州）	县（区、市）						
成都市	简阳市						
自贡市	富顺县	荣　县					
攀枝花市	盐边县	米易县					
泸州市	泸　县	合江县	叙永县	古蔺县			
德阳市	绵竹市	广汉市	什邡市	中江县	罗江区		
绵阳市	江油市	三台县	盐亭县	梓潼县	安州区	平武县	北川县
广元市	苍溪县	剑阁县	旺苍县	青川县			
遂宁市	射洪市	蓬溪县	大英县				
内江市	资中县	威远县	隆昌市				
乐山市	峨眉山市	夹江县	犍为县	井研县	沐川县	峨边县	马边县
南充市	南部县	仪陇县	阆中市	西充县	蓬安县	营山县	
眉山市	仁寿县	彭山区	洪雅县	丹棱县	青神县		
宜宾市	叙州区	南溪区	江安县	长宁县	高　县	兴文县	筠连县
	珙　县	屏山县					
广安市	岳池县	华蓥市	邻水县	武胜县			
达州市	大竹县	渠　县	宣汉县	万源市	开江县		
雅安市	荥经县	汉源县	石棉县	天全县	芦山县	宝兴县	
巴中市	平昌县	南江县	通江县				
资阳市	安岳县	乐至县					

附录 4-3-4　各批基本药物制度县

批次	市（州）	县（市、区）				
第一批	成都市	青羊区	金牛区	武侯区	温江区	双流区
		新津区				
	自贡市	自流井区	富顺县			
	攀枝花市	东　区	盐边县			
	泸州市	龙马潭区	泸　县			
	德阳市	旌阳区	罗江区	广汉市		
	绵阳市	涪城区	游仙区	三台县	盐亭县	
	广元市	剑阁县	利州区			
	遂宁市	船山区	大英县			
	内江市	东兴区	资中县			
	乐山市	市中区	夹江县	峨边县		
	南充市	顺庆区	南部县	仪陇县		
	眉山市	东坡区	彭山区	青神县		
	宜宾市	翠屏区	江安县	筠连县	屏山县	
	广安市	广安区	邻水县	华蓥市		
	达州市	通川区	开江县	大竹县		
	雅安市	雨城区	石棉县	宝兴县		
	巴中市	巴州区	平昌县			
	资阳市	雁江区	安岳县			
	阿坝州	理　县	茂　县	九寨沟县	若尔盖县	
	甘孜州	康定市	泸定县	丹巴县	九龙县	乡城县
	凉山州	西昌市	喜德县	德昌县	美姑县	宁南县
		昭觉县				
第二批	成都市	锦江区	龙泉驿区	青白江区	新都区	成华区
		郫都区				
	自贡市	贡井区	荣　县			
	攀枝花市	米易县				
	泸州市	纳溪区	古蔺县			
	德阳市	什邡市	绵竹市			
	绵阳市	北川县	江油市			
	广元市	朝天区	苍溪县			
	遂宁市	射洪市				
	内江市	隆昌市				
	乐山市	沙湾区	金口河区	马边县	峨眉山市	
	南充市	高坪区	阆中市			
	眉山市	丹棱县				
	宜宾市	南溪区	兴文县			
	广安市					
	达州市	宣汉县				
	雅安市	天全县	荥经县			
	阿坝州	汶川县	红原县	阿坝县	马尔康市	
	甘孜州	道孚县	白玉县	理塘县	巴塘县	雅江县
		稻城县				
	凉山州	盐源县	甘洛县	会东县	雷波县	

续附表 4-3-4

批次	市（州）	县（市、区）				
第三批	成都市	简阳市				
	德阳市	中江县				
	达州市	万源市				
	资阳市	乐至县				
第四批	成都市	金堂县	大邑县	蒲江县	都江堰市	彭州市
		邛崃市	崇州市			
	自贡市	大安区	沿滩区			
	攀枝花市	西　区	仁和区			
	泸州市	江阳区	合江县	叙永县		
	绵阳市	安州区	梓潼县	平武县		
	广元市	昭化区	旺苍县	青川县		
	遂宁市	安居区	蓬溪县			
	内江市	市中区	威远县	沐川县		
	乐山市	五通桥区	犍为县	井研县	西充县	
	南充市	嘉陵区	营山县	蓬安县		
	眉山市	仁寿县	洪雅县	珙　县		
	宜宾市	叙州区	长宁县	高　县		
	广安市	岳池县	武胜县			
	达州市	达川区	渠　县			
	雅安市	名山区	汉源县	芦山县		
	巴中市	通江县	南江县			
	阿坝州	松潘县	金川县	小金县	黑水县	壤塘县
	甘孜州	炉霍县	甘孜县	新龙县	德格县	石渠县
		色达县	得荣县			
	凉山州	木里县	会东县	普格县	冕宁县	越西县
		布拖县	金阳县			